国家出版基金项目
NATIONAL PUBLICATION FOUNDATION

"十二五"国家重点图书出版规划项目

国医大师临床研究

张大宁医学丛书

中华中医药学会 组织编写

张大宁临证医案选

总主编 张勉之 范玉强

主编 徐英 张勉之

科学出版社
北京

内 容 简 介

本书是“十二五”国家重点图书出版规划项目《国医大师临床研究·张大宁医学丛书》分册之一，获得国家基金出版项目资助。全书系张大宁教授传承弟子收集、整理其诊治各种急慢性肾脏疾病医案而撰写的临床经验集，疾病涉及慢性肾衰竭、慢性肾小球肾炎、IgA 肾病、隐匿性肾小球肾炎、肾病综合征、过敏性紫癜性肾炎、泌尿系结石等。医案真实记录了张大宁教授诊治疾病的诊疗过程，每个病案附有按语，均可体现张大宁教授学术思想及临证诊治思路，其均为真实、有效病例，辨证思路清晰，治疗特色鲜明。

本书可供广大中医药临床工作者，尤其中医肾病工作者、中医药院校学生阅读参考，可为其在肾病的诊治中提供捷径。

图书在版编目(CIP)数据

张大宁临证医案选／徐英，张勉之主编．—北京：科学出版社，2015.12

（国医大师临床研究·张大宁医学丛书）

国家出版基金项目·“十二五”国家重点图书出版规划项目

ISBN 978-7-03-046510-8

Ⅰ.①张…　Ⅱ.①徐…　②张…　Ⅲ.①医案-汇编-中国-现代　Ⅳ.①R249.7

中国版本图书馆 CIP 数据核字（2015）第 286055 号

责任编辑：郭海燕／责任校对：李　影

责任印制：赵　博／封面设计：黄华斌　陈　敬

科学出版社 出版

北京东黄城根北街 16 号

邮政编码：100717

http://www.sciencep.com

北京厚诚则铭印刷科技有限公司印刷

科学出版社发行　各地新华书店经销

*

2016 年 1 月第　一　版　开本：787×1092　1/16

2024 年 9 月第四次印刷　印张：21 1/2　插页：2

字数：554 000

定价：108.00 元

（如有印装质量问题，我社负责调换）

国医大师张大宁简介

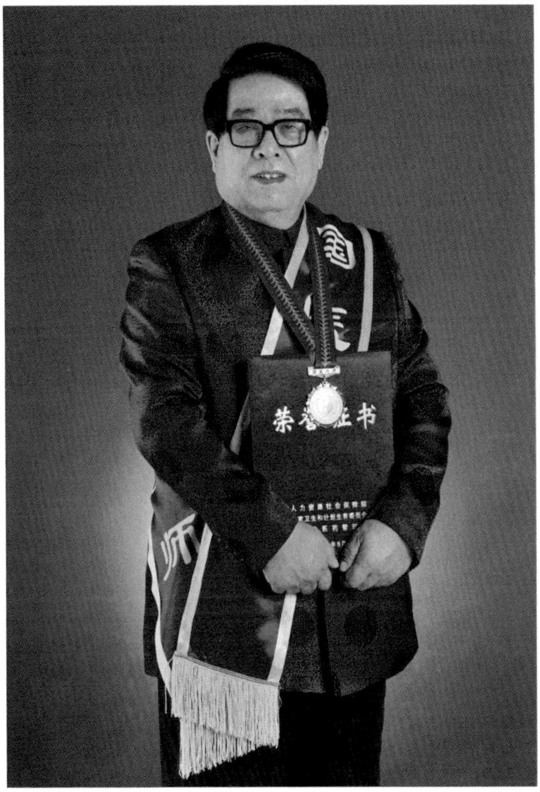

张大宁，生于1944年，天津人，国医大师、中央文史馆馆员、国际欧亚科学院院士、优秀中央保健医生，1998年被授予“张大宁星”。

现任天津市中医药研究院名誉院长、首席专家、天津市中医肾病研究所所长。主任医师、教授、博导、博士后导师、中医肾病学国家授衔专家，首批享受国务院特殊津贴专家，国家卫生和计划生育委员会公共政策专家咨询委员会委员，国家中医药管理局中医药改革发展专家咨询委员会委员。

又任中华中医学会副会长、肾病分会主任委员、中国中医药研究促进会会长、天津中医药学会会长。

曾任第九届、第十届、第十一届全国政协常委，第七届、第八届全国政协委员，第十一届全国政协教科文卫体委员会副主任，第十二届、第十三届、第十四届中国农工民主党中央副主席，第十二届天津市政协副主席，农工党天津市第八届、第九届主委。

作为中医肾病学的奠基人之一，20世纪80年代，张大宁主编了我国第一部

《实用中医肾病学》和《中医肾病学大词典》，提出“肾为人体生命之本”“心-肾轴心系统学说”“补肾活血法”等理论，并以高超的临床疗效赢得广大患者们的赞誉。

多年来，张大宁著述及论文颇丰。出版了我国第一部中医肾病学专著《实用中医肾病学》和《中医肾病学大辞典》，还有其他如《中医补肾活血法研究》《补肾活血法与肾脏疾病》《古今肾病医案精华》《张大宁医学论文集》《中医基础学》《常用中成药》等十余部学术专著，以及发表在国内外重要学术刊物上的百余篇论文，都在中西医学术界产生重要影响，其中有些著作被国外翻译成外文并在国外出版发行。

作为中国中医肾病学的学术带头人，张大宁曾多次主持国际及全国肾脏病学术会议，包括海峡两岸的一些高级学术会议。并应邀赴美国、英国、日本、德国、法国、韩国、澳大利亚以及东南亚等国家著名大学讲学、会诊，广受好评，并为不少外国元首、政要会诊，广受赞誉。

1990 年 8 月，张大宁教授作为大陆首位杰出中医学者应邀赴台湾讲学，半个多月的时间，他走进了台大、荣民总医院、阳明医学院等机构讲学与会诊，广受赞誉，在台湾宝岛引起轰动，使两千多万台湾同胞第一次目睹了大陆中医学者的风采，架起了隔绝四十多年的海峡两岸的第一座桥梁，受到中央领导好评。以后又多次赴台讲学、会诊，深受中国台湾中西医界以及社会上下层的欢迎。

1998 年 8 月，经中国科学院提名，国际天文学联合会批准，将中国科学院发现的 8311 号小行星命名为“张大宁星”，这是世界上第一颗以医学家命名的小行星，被收录世界吉尼斯大全，中国集邮总公司专门发行了纪念首日封。

2013 年，由张大宁亲传弟子张勉之教授主编的 450 万千字五卷精装本《张大宁学术思想文集》正式出版发行。为了祝贺该书的出版和“张大宁星”命名十五周年，全国政协、国家中医药管理局、天津市政协以及中华中医药学会、中国中医药研究促进会等组织了专门大会，现任和曾任党和国家领导人贾庆林、孙春兰、王刚、陈竺、桑国卫、陈宗兴等题字、来电或亲临大会表示祝贺，中国集邮总公司再次专门发行了纪念首日封。

2013 年，李克强总理在中南海紫光阁向张大宁颁发了亲自署名的中央文史馆馆员证书。

2014 年，由人力资源和社会保障部、卫生部和国家中医药管理局三部门共同组织评选，张大宁教授入选第二届国医大师。

《国医大师临床研究》丛书编辑委员会

《国医大师临床研究·张大宁医学丛书》编委会

主　　审　张大宁
总 主 编　张勉之　范玉强
副总主编　张宗礼　车树强　徐　英　张文柱
编　　委　（以下按姓氏笔画排序）
王　莹　王耀光　车树强　司福全
李　立　李树茂　杨洪涛　张文柱
张宗礼　张勉之　张敏英　范玉强
徐　英　焦　剑　樊威伟

《张大宁临证医案选》编写人员

主　　编　徐　英　张勉之
编　　者　（以下按姓氏笔画排序）
于顺义　尹志燕　左春霞　卢爱龙
田　妮　史　荟　司福全　孙亚南
李伟明　何学志　余静雯　周世芬
张兴坤　张勉之　赵　亚　贾胜琴
韩　阳　徐　英　樊威伟

《国医大师临床研究》丛书序

2009年6月19日，人力资源和社会保障部、卫生部和国家中医药管理局在京联合举办了首届“国医大师”表彰暨座谈会。30位从事中医临床工作（包括民族医药）的老专家获得了“国医大师”荣誉称号。这是新中国成立以来，中国政府部门第一次在全国范围内评选国家级中医大师。国医大师是我国中医药事业发展宝贵的智力资源和知识财富，在中医药的继承创新中发挥着不可替代的重要作用。将他们的学术思想、临床经验、医德医风传承下来，并不断加以发展创新，发扬光大，是继承发展中医药学，培养造就高层次中医药人才，提升中医药软实力与核心竞争力的重要途径。

为了弘扬中华民族文化，广泛传播和充分利用中医药文化资源，满足中医药人才队伍建设的需要；进一步完善中医药传承制度，将国医大师的学术思想、经验、技能更好地发扬光大。科学出版社精心组织策划了“国医大师临床研究”丛书的选题项目，这个选题首先被新闻出版总署批准为“十二五”国家重点图书出版规划项目，后经科学出版社遴选后申报国家出版基金项目，并在2012年获得了基金的支持。这是国家重视中医药事业发展的重要体现，同时也为中医药学术传承提供良好契机。国家出版基金是国家重大常设基金，是继国家自然科学基金、国家社会科学基金之后的第三大基金，旨在资助“突出体现国家意志，着力打造传世精品”的重大出版工程，在“弘扬中华文化，建设中华民族共有精神家园”方面与中医药事业有着本质和天然的相通性。国家出版基金设立六年以来，对中医药事业给予了持续的关注和支持。

作为我国成立最早、规模最大的中医药学术团体，中华中医药学会长期以来为弘扬优秀民族医药文化、促进中医药科学技术的繁荣、发展、普及推广发挥了重要作用。本丛书编辑出版工作得到了中华中医药学会大力支持。国家卫生和计划生育委员会副主任、国家中医药管理局局长、中华中医药学会会长王国强亲自出任丛书主编。

作为中国最大的综合性科技出版机构，60年来科学出版社为中国科技优秀成果的传播发挥了重要作用。科学出版社为本丛书的策划立项、稿件组织、编辑出版倾注了大量心血，为丛书高水平出版起到重要保障作用。

本丛书同时还得到了各位国医大师及国医大师传承工作室和所在单位的大力支持，并得到各位中医药界院士的支持。在此，一并表示感谢！

本丛书从重要论著、临床经验等方面对国医大师临床经验发掘整理，涵盖了中医原创思维与个性诊疗经验两个方面。并专设《国医大师临床研究概览》分册，总括国医大师临床研究成果，从成才之路、治学方法、学术思想、技术经验、科研成果、学术传承等方面疏理国医大师临床经验和传承研究情况。这既是对国医大师临床研究成果的概览，又是研究国医大师临床经验的文献通鉴，具有永久的收藏和使用价值。

文以载道，以道育人。丛书将带您走进“国医大师”的学术殿堂，领略他们深邃的理论造诣，卓越的学术成就，精湛的临床经验；丛书愿带您开启中医药文化传承创新的智慧之门。

《国医大师临床研究》丛书编辑委员会

2013年5月

陈竺序

中国医药学是一个伟大的宝库，是中华民族传统文化的重要组成部分。几千年来，对中华民族的繁衍昌盛和世界医学的发展都作出了巨大的贡献，是世界医学宝库中的一块璀璨的瑰宝。

中医学之所以称之为“伟大的宝库”，一方面它有着独立的系统完整的理论体系；另一方面还有着极其丰富、行之有效的临床实践经验。而这些理论和经验，除了记载在《黄帝内经》《伤寒论》《金匮要略》《神农本草经》四部经典和历代不少名家的医学著作中，还存在于众多的老中医的经验之中，所以完整地继承、整理、研究、发扬他们卓有成效的临床经验和理论，实是当务之急。

国医大师张大宁是我国著名中医学大家、国医大师、中央文史馆馆员、国际欧亚科学院院士，多年从事中央领导的医疗保健工作，学术功底深厚，临床经验丰富，尤其在中医肾病学的理论和实践方面造诣颇深。他曾在20世纪80年代主编了我国第一部《实用中医肾病学》和《中医肾病学大辞典》，科学严谨地规范了“中医肾病”的概念、范围及辨证论治的基本规律，并提出“肾为人体生命之本”“心-肾轴心系统学说”“补肾活血法”等理论，被誉为中医肾病学的奠基人之一，是一位被医学界和社会公认的、有着高超医术的中医大家。1998年，经中国科学院提名，国际天文联合会命名“张大宁星”，这是世界上第一颗以医学家命名的小行星。

大宁教授医德高尚，严格律己，善待病人。无论是高官政要、亿万富翁，还是平民布衣、贫困百姓，他都一视同仁，奉为至亲。他经常以孙思邈的《大医精诚论》来要求自己和教育学生，这种崇高的医德在医界和社会上传为佳话。

大宁教授是中国农工民主党党员，曾担任过第十二届、第十三届、第十四届农工党中央副主席，第九届、第十届、第十一届全国政协常委，第七届、第八届全国政协委员，并担任过第十一届全国政协教科文卫体委员会副主任，以及农工党天津市主委、天津市政协副主席等职务。作为担任过中央及地方领导的参政党党员，多年来他不仅努力敬业，做好自己的本职工作，而且积极参政议政，为中央及地方提出很多有价值、有建设性的意见和建议，受到中央领导的多次表扬。

大宁教授有很多名誉，但他从不自傲，总是谦虚待人，礼贤下士。此次《国医大师临床研究·张大宁医学丛书》的出版，凝聚了他及传承弟子的心血，我衷心地祝贺他，愿我们的医学同道及广大农工党员学习他的高尚医德和敬业精神，为我国医学卫生事业的发展做出新的贡献。

即将付梓，是为序。

全国人大常委会副委员长
中国农工民主党中央主席
中华医学会会长
陈竺

2015年11月

邓铁涛序

日前，大宁教授送来他弟子张勉之和范玉强等主编的《国医大师临床研究·张大宁医学丛书》的部分书稿，大体浏览了一下，注意到他说的这样一段话，我很同意。“中医学，从学科的属性来讲，属于自然科学中应用科学的范畴，即属于医学的范畴。但由于它在形成和发展的漫长历史过程中，所具有的特殊历史背景和条件，使其具有浓厚的、中华民族传统文化的底蕴和内涵。中医学是一门独立于现代医学之外的，系统完整的医学科学体系”，这段话既讲明了中医学有关“科学与文化”的双重属性，又讲明了中医学作为一门系统、完整，而又有着自己特色和优势的学科体系，独立地屹立于世界医学之林。

中医学之所以称为伟大的宝库，除了具有自己独特系统的理论体系和临床经验之外，还有着《黄帝内经》《伤寒论》《金匮要略》《神农本草经》等四大经典，及数以千计的历代医家著作。除此之外，还有着数以万计的老中医，这些老中医不仅有着丰富的临床实践经验，而且还有着自己独特的学术思想，总结、整理这些十分宝贵的资源、实是当今中医界的重要任务。

张大宁是我国第二届国医大师，对于我们这些耄耋之年、期颐之年的首届国医大师来讲，属于“小一辈”的国医大师，大宁教授是我国著名的中医大家，多年从事中医肾病学的研究，在中医肾病学的形成和发展中，作出了巨大的贡献，是中医肾病学的奠基人之一。大宁教授有着深厚的中医理论功底，和丰富的临床经验，多年坚持在中医临床工作第一线，以高尚的医德和高超的医术，赢得广大患者的赞誉。此外，他坚持教书育人，言传身教，提携后人，培养了一批又一批的中医高档人才。同时，他坚持临床与科研相结合，在中医肾病研究领域取得了很大的成果。

这里要特别提到大宁教授的亲传弟子张勉之，他从现代医学角度对大宁教授的临床经验，尤其是“补肾活血法”的机理进行了系统的研究，取得了不少的成绩，有力地证实了其科学基础和内涵。

最近，大宁教授的弟子们将其老师多年来积累的临床经验、学术思想、科研成果和心得体会编成大作出版，很有意义，必会推动中医学的发展，促进中医药的传承与创新，作为老一代的中医，我衷心的祝福他们。

谨以此为序。

邓铁涛

2015. 10

传承好中医 发展好中医

——写在《张大宁医学丛书》出版的时候

《张大宁医学丛书》即将付梓了，丛书编者请我写序，我想了想，写点想法，取名“传承好中医发展好中医”，放在丛书正文的前面，算是一点感悟吧。

时间真快，我现在已经是一名七十多岁的老人了，可以说干了一辈子中医，几乎每一天都没闲着，看病、看书、写书、学习，医、教、研忙个不停，看过的病人可以说“数以十万计”，在长期、大量的临床实践中，总结了一些行之有效的经验，也悟出了一些有关中医理论上的问题，学生们整理起来，编套丛书，算作为一次总结，和同道们的交流吧。

我们常说：“中医药学有着几千年的悠久历史，长期以来，在中华民族的繁衍昌盛上作出了巨大的贡献”，我想这是无疑的。但如何看待这门学科，如何评价这门学科，人们看法上却不尽相同。与此，我在2007年3月，在向时任中共中央总书记、国家主席胡锦涛汇报中医工作时，有过这样一段话：“中医学，从学科的属性来讲，属于自然科学中应用科学的范畴，即属于医学的范畴。但由于它在形成和发展的漫长历史过程中，所具有的特殊历史背景和条件，使其具有浓厚的中华民族传统文化的底蕴和内涵”。意思是说，中医学具有“医学”和“文化”的双重属性，我想这是西医所不具备的。正是因为如此，所以中医学算作“国学”的一部分，可以申请世界的“非遗”；也正是如此，中医学要讲传承，要带徒，要评大师，要读经典。纯属自然科学的学科，是“新的代替老的”，“读最新的、学最新的、用最新的”，而“文化”则不然，“文化”是讲经典，讲“新的老的并存，百花齐放”，《诗经》是诗歌的经典，但没有人分析“唐诗是超过了诗经，还是不如诗经”，没有人分析“现代诗是超过了唐诗，还是不如唐诗”，“文化”需要的是“新的继承老的、发展老的，但新的老的都要存在，要讲传承”，这也许能回答一些西医经常问的问题：“为什么中医总是要读古书?”

当然，我要说的一点是，中医学虽然是具有传统文化属性，但它根本的属性是“医学”，换言之，是一门防病、治病的科学。我常讲：“广义的临床疗效，包括防病、治病、康复、养生、延年益寿等，是任何一门医学的根本宗旨与归宿，离开了这点，作为一门医学将不复存在”，中医学也是如此。两千多年来，中医学之所以产生、所以发展，其根本的原因在于它的“疗效”，在于它能防病治病，能养生，能益寿，如果没有这些，它也就早已灭亡了。但由于前面所说的中医学的特点，中医学的双重属性，所以中医学作为世界医学宝库的一部分，它的“宝”

不仅仅在于当代的医疗实践中，而更多的在于中医学的四大经典，在于中医学的历代医学著作，在于现代老中医的经验之中。

不久前，中国中医科学院85 岁的屠呦呦研究员荣获2015 年诺贝尔生理学或医学奖，作为中国大陆第一位诺贝尔自然科学奖的获得者，像是一声惊雷，震动整个神州大地，中国人期盼百余年的梦想变成了现实，除了兴奋、激动、高兴之余，又会带来哪些思考呢？我想会很多、很多，但无疑，其中一条重要的思考是：这第一个诺贝尔奖来自于中医，来自于中药，来自于晋代葛洪的《肘后备急方》，一本看起来不显眼的小册子，“肘后”即放在袖子里，“备急”是医生、老百姓都可以“备急”，“方”即中药方剂、药物，《肘后备急方》充其量不过是一本“可以放在袖子里”的“简明内科急救手册”，传承下来，发展出去，却成了每年可以救活数百万人生命的无价之宝，要知道，这只是数以千计、数以万计的中医药著作中的“一本小书”，沧海之一粟，能量竟然如此之大，那整个中医药学的宝库中该有多少“ 宝”呢？该在世界医学的发展中作出多大的贡献呢？我想，再往大处想，再往远处想，再大也不为大，再远也不为远，真正的宝库啊！

我常和学生们讲：“ 读经典、读历代医学著作，学老中医经验，多临床、多实践、多总结” ，这是学中医、用中医、传承中医、发展中医的必由之路，要系统完整的传承好中医，才能科学创新的发展好中医，我们鼓励西医学中医，鼓励中西医结合，鼓励多学科的专家们加入到研究中医、发展中医的队伍中来。

中共中央总书记、国家主席、中央军委主席习近平非常重视中华民族传统文化的继承与发扬，重视作为中华民族传统文化一部分的中医药的传承与发展，习主席指出：“中医药学凝聚着深邃的哲学智慧和中华民族几千年的健康养生理念及其实践经验，是中国古代科学的瑰宝，也是打开中华文明宝库的钥匙”。这是总书记站在战略的高度，对中医药学所做的最科学、最准确的评价，也是对中医药学最重要的指示。

2014 年10 月30 日，中共中央政治局委员、国务院副总理刘延东在人民大会堂接见第二届国医大师时，曾做过一段中医学整体定位与发展的重要指示：“ 要把中医药这一独特的卫生资源发展好，潜力巨大的经济资源利用好，具有原创优势的科技资源挖掘好，优秀的文化资源弘扬好，重要的生态资源维护好”，这一段精彩的论述，不仅给悠久的中医药学以科学、完整地定位，而且又以简练、准确的语言对中医药学的发展予以高度的概括。所以后来国家中医药管理局让我代表30位国医大师发言时，我以四个“非常”表达了大家的感想和体会，即“ 非常科学、非常全面、非常严谨、非常准确地表明了中医药学的特色和优势，表明了中医药学在我国医疗卫生事业中的重要作用，表明了中医药学作为原创医学在人体生命科学中的重要内涵，表明了中医药学在中华民族传统文化中的重要位置，表明了中医药学在我国经济、文化、科教，乃至整个社会发展中所作出的，和将进一步做出的更大更重要的贡献”。

在这篇感悟文章的最后，我愿以下面一段发自内心的话，与同道们共勉：

我们生活在条件最好的年代里，有这么好的民族，这么好的国家，这么好的制度，这么好的领导，这么好的传统文化，这么好的中医遗产，这么好的老中青结合的队伍，让我们团结起来，“坐下来，安下心，念好书，实好践，多看书、多临床、多研究、多总结”，把我们中华民族传统文化中的瑰宝中医学，系统完整地继承下来、传承下去，科学创新地发展开来，为中国人民、世界人民的健康事业作出贡献，为世界医学宝库增添一份绚丽多彩的礼物。

谢谢大家。

張大寧

2015年11月

[illegible]一往无前[illegible]，[illegible]。[illegible]，[illegible]。[illegible]，[illegible]，让我们团结起来，[illegible]，[illegible]。多读书、多研究、多总结，把我们中华民族传统文化中的精髓传承下去，[illegible]，[illegible]，为中国人民、中华民族的[illegible]。

[illegible]

[illegible]年11月

总 前 言

张大宁，我国著名的中医学大家、中医临床家、中医教育家、中医肾病学专家、国医大师、中央文史馆馆员、国际欧亚科学院院士。从20世纪90年代至今，张大宁连续担任中央保健医生，负责中央领导的医疗保健工作，被中央授予优秀中央保健医生，予以表彰。张大宁现任天津市中医药研究院名誉院长、首席专家，天津市中医肾病研究所所长。主任医师、教授、博导、博士后导师、中医肾病学国家授衔专家、首批享受国务院特殊津贴专家、国家卫生和计划生育委员会公共政策专家咨询委员会委员、国家中医药管理局中医药改革发展专家咨询委员会委员。同时，还兼任中华中医药学会副会长、肾病分会主任委员、中国中医药研究促进会会长、天津市中医药学会会长、天津市老卫生科技工作者协会会长，以及《中医杂志》《中华中医药杂志》等十余种专业学术期刊的编委会主任、副主任。

作为中医肾病学奠基人之一的张大宁教授，在20世纪80年代，就主编了我国第一部《实用中医肾病学》和《中医肾病学大辞典》，科学、严谨地规范了“中医肾病”的概念、范围，及辨证论治的基本规律，从而“中医肾病学”从中医内科学中科学地分离出来，形成一门独立的，系统完整的中医临床学科。其中，他提出的“肾为人体生命之本”“心-肾轴心系统学说”“肾虚血瘀论和补肾活血法”等理论，已被中西医学术界所公认。尤其是“补肾活血法”的理论，经过三十余年中西医多学科的共同研究，现已在100多种病症中得到广泛使用，获得满意的效果。为此，经全国科协、国家中医药管理局、民政部批准，中华中医药学会于2011年成立了全国自然科学二级学会——中医补肾活血法分会，这是第一个以“个人提出的治法”命名的医学会。张大宁治疗各种肾脏疾病，如慢性肾炎、慢性肾盂肾炎、肾病综合征、糖尿病肾病、慢性肾衰竭等，有着卓著的疗效，在全国乃至国际上都享有盛名。几十年来，经他治愈的患者数以万计，不少国家元首政要都慕名求诊。他医德高尚，严格律己，对待病人，都一视同仁，奉为至亲。门诊看病时，他经常从早上八点看到半夜，仔细认真、一丝不苟，病人感动万分。几十年来，他几乎每天不离病人，有求必应。用他自己的话说；“从个体上、现象上看，是病人求医生；但从整体上、本质上看，是医生求病人。脱离了病人，医生就失去了存在的价值”。

科研方面，张大宁多年从事中医药治疗肾脏疾病的临床与基础研究，他强调“在临床实践有效的基础上，从事基础研究”。作为首席专家，负责国家“十五”“十一五”“十二五”“十三五”的课题多项，其研究成果证实，中医药对于肾小球硬化、间质纤维化、小管萎缩以及血管病变等，都有着良好的效果，从而打破了西医“不可逆”的理论，也为其他脏器硬化和纤维化的治疗提供了新的思路。其领衔研究的“肾衰系列方治疗慢性肾衰竭的临床与实验研究”“TNF-α 对肾间质纤维化细胞表型变化的影响及补肾活血法对TEMT的抑制作用”“补肾活血法在肾间质纤维化上的应用研究”“补肾活血法治疗系膜增生性肾小球肾炎的临床与基础研究”等，先后荣获国家各级科技进步一等奖、二等奖等十余项科技成果奖及多项发明专利。他研制的“肾康宁胶囊”“补肾扶正胶囊”“活血化瘀胶囊”“补肾止血胶囊”“肾衰排毒胶囊”“糖肾康胶囊”等二十余种成药，疗效显著，驰名国内外。其他如“碳类药”在慢性肾衰中的应用；中药“脱钾”技术在高血钾患者中的应用等，都堪称国内外一流水平。

1990 年 8 月，张大宁作为首位大陆杰出中医学者赴台湾讲学会诊，破冰之旅，架起了海峡两岸医学交流的第一座桥梁，受到台湾两千多万同胞和中西医界的热烈欢迎，以后又多次赴台，为两岸交流作出重大贡献，受到中央领导的表扬。

1993 年，张大宁用个人款项建立了“张大宁传统医学基金会”，以弘扬祖国传统医学，发扬中医肾病事业。张大宁积极培养接班人，作为博士生导师、博士后导师和国医大师，多年来在全国各地建立了数十个工作站，培养了一批又一批的学术接班人，形成完整的学术梯队。

1998 年 8 月，经中国科学院提名，国际天文学联合会批准，将中国科学院发现的 8311 号小行星命名为“张大宁星”，这是世界上第一颗以医学家命名的小行星，为此被选入世界吉尼斯大全，中国集邮总公司特别发行了纪念首日封。

此外，张大宁作为国学大师，对中华民族的传统文化，对国学，尤其是“经学”，有着深厚的功底和研究，他有自己撰写的 96 字的治家格言和各种教人诲人的警句名言，使后学者，包括子女和学生，都能“做人正，做事强，人忠厚，人包容”，以下仅将张大宁的《治家格言》摘录于下，作为本书总前言的结束语以自勉。

张大宁治家格言；书香门第，诗礼传家；孝悌为首，忠厚为佳；实力立足，事业为重；勤奋好学，若谷为大；人生挑战，笑而相迎；难得糊涂，粗旷儒雅；宏观人世，似与非似；业绩昭昭，为本中华；女子贤惠，端庄规范；敬老爱夫，教子淑达；家庭和睦，老幼各宜；代代相传，兴旺发达。

《张大宁医学丛书》总主编 张勉之 范玉强

2015 年 11 月

目　录

第一章　慢性肾衰竭

慢性肾衰竭属祖国医学“关格”、“虚劳”、“溺毒”等病范畴。多因各种慢性肾脏疾病反复不愈，迁延日久所致。在诸多的病因病机中，张大宁教授认为，要紧紧抓住三个主要病机，即肾虚、血瘀与湿毒，而肾虚从肾气不足到肾阳虚损，至肾元衰败；血瘀从血瘀气滞到瘀血内积，至瘀毒互结；湿毒从湿毒内蕴到湿毒上逆，至湿毒四泛，是慢性肾衰竭病机发展的关键。也就是说，“虚、瘀、毒”的逐渐加重，是慢性肾衰竭从轻到重的根本病因病机。张大宁教授指出，慢性肾衰竭是临床综合征，涉及诸多脏器，如初病脾肾，中期肝肾，后期损及多个脏器，形成肾元衰败、肝风内动、内陷心包等本虚标实的多种病机。

张大宁教授在该病的四诊方面也有自己的独特见解。问诊方面，慢性肾衰竭早期患者重点询问水肿、尿少、眩晕及一般肾虚症状；中期以后重点询问夜尿的增多和畏寒肢冷两个症状；到晚期，重点询问患者恶心呕吐、皮肤瘙痒、小便清长无味，及各种出血倾向等；最后则出现气短不能卧、神昏谵语等。望诊方面，张大宁教授提出了“望诊四要”，即“一望面色二看舌，三望舌下四甲错”。面部望诊为“望诊四要”之首，面部的色泽荣润或枯槁，真实地反映了体内脏腑，尤其是肾中精气的盛衰。就慢性肾衰竭而言，张大宁教授将面色分为较正常、萎黄、㿠白与黧黑四种。即开始时面色较为正常，而后出现萎黄、㿠白，至最后出现面色黧黑，病情由轻至重。二望舌，张大宁教授认为，慢性肾衰竭患者在舌体、舌质与舌苔的表现方面，要注意虚、瘀、湿三个方面。主要为舌体胖大者为脾肾阳虚；舌质红绛者为肝肾阴虚，瘀血内阻；舌苔黄腻或白腻者均为湿毒内蕴。三望舌下，即舌下脉络。望舌下脉络主要是指观察其长度、形态、色泽、粗细及舌下小血络等变化。张大宁教授认为，短细色淡者为肝肾不足、气血虚弱；粗涨青紫，甚至紫黑者为血瘀，色越深者瘀越重，可结合望舌综合分析。但有时舌下脉络变化早于舌的变化。四甲错，即望肌肤甲错。慢性肾衰竭患者由于肾虚血瘀、气血虚弱的原因，致使肌肤不得营养，加之湿毒邪泛，所以呈现一种肌肤甲错的现象。临床上多表现在四肢，且先从下肢开始，延至上肢。

对于诊脉，在慢性肾衰竭中，首先要重视尺脉，尺脉候肾，左尺脉以决肾阴，右尺脉以决肾阳，两者配合，可判断人体元阴元阳之根。张教授认为，切尺脉时，先要重视其“有根与无根”，有根者，虽沉而有力，有力而势柔，势柔而数缓，数缓而律齐；无根者，沉而无力，微而欲散，或浮大而空，虚弱欲绝。若左关弦细者，多虚阳上扰，右关濡弱者，多脾虚湿停，寸关尺三部俱沉细欲绝者，多为死候。

依据对该病病因病机的认识，治疗上应“补肾活血”以治本、“祛湿降逆”以治标；依据整体与局部治疗相结合、理证与治病相结合、多种治法相结合的总体治疗原则。张大宁教授研制的肾衰竭系列方药包括了治本的补肾扶正胶囊（以黄芪、冬虫夏草为主）、活血化瘀胶囊（以蜈蚣、天仙子为主）；治标的化湿汤（重用土茯苓、茵陈等）、降浊汤（重用大黄、甘遂等）、肾衰灌肠液（以大黄、青黛、赤芍为主）等，在临床上取得了满意的临床效果。张教授治疗该病，常重用黄芪、冬虫夏草等，以补肾气，提高机体内在抗病能力，增强体质，改善乏力、腰酸等全身症状。滋补肝肾重用女贞子、旱莲草，以补益精血、滋养肝肾；活血化瘀重用赤芍、三棱、莪术、川芎等，因慢性肾衰竭多是血虚血瘀共见，故应养血活血共用，而选用当归、白芍等品；化湿重用土茯苓、茵陈等；降浊重用大黄；利水重用茯苓（带皮）、车前草等。同时应用大黄、青黛、大黄炭、土茯苓等制成肾衰灌肠液，每日灌肠，以助湿毒排泄，起到综合治疗的目的。

病案 1

牛某，男，42 岁。

初诊 2014 年 6 月 18 日。

主诉 尿常规异常及血肌酐升高 3 个月余。

现病史 患者 3 个月前体检时发现尿常规异常及血肌酐升高，尿常规：PRO：(2+)，血 Cr：161μmol/L，BUN：8.5mmol/L，UA：551μmol/L，遂于天津市第一中心医院住院治疗，行肾穿示：硬化性肾小球肾炎，时查肾功能：血 Cr：155.7μmol/L，BUN：9.22mmol/L，UA：486.1μmol/L；肝功能、血浆蛋白、血常规、血流变及血凝试验均正常。尿常规：PRO：(3+)，BLD：(4+)；镜检：红细胞：81.8/μl；24h 尿蛋白定量 1.36g，双肾 B 超示：双肾实质回声稍增强，前列腺钙化斑，脂肪肝。给予改善肾功能降低血尿素氮及血尿酸等治疗后，化验指标无明显改善。为求中西医结合治疗，慕名就诊于我院。现症：无明显乏力腰痛，双下肢不肿，纳可，大便可，夜尿 1 次，舌淡红胖大，苔薄微黄。BP：120/80mmHg。

既往史 高血压病史 3 年，最高达 170/100mmHg，平素服苯磺酸氨氯地平片、替米沙坦降压治疗，血压控制尚可。血糖异常 2 个月，未服药，未规律检测血糖。

中医诊断 肾衰病。

证候诊断 肾虚血瘀，湿浊内蕴。

西医诊断 慢性肾衰竭，高血压肾病。

治则 补肾活血，利湿降浊。

处方 生黄芪 120g，土茯苓 30g，荠菜花 30g，丹参 30g，川芎 60g，大黄炭 60g，莪术 30g，茵陈 60g，大黄 30g，五灵脂 30g，蒲黄炭 30g，五味子 60g，升麻 10g，芡实 30g，砂仁 30g，蒲公英 60g，败酱草 60g，决明子 30g，海藻炭 30g。水煎服，3 日 1 剂。

另予 肾康宁胶囊，6 粒/次，每日 3 次；肾衰排毒胶囊，3 粒/次，每日 3 次；黄葵胶囊，5 粒/次，每日 3 次；别嘌醇片，1 粒/次，每日 1 次；苏打片，1 粒/次，每日 3 次；药用炭片，5 粒/次，每日 3 次。

二诊 2014 年 8 月 20 日。无特殊不适，纳寐可，二便调，舌淡苔薄白，边有齿痕，脉弦。肾功能：血 Cr：96.7μmol/L，BUN：8.17mmol/L，UA：431μmol/L；尿常规：PRO：(2+)，BLD：(-)；24h 尿蛋白定量 0.81g。

处方 上方黄芪减至 90g，决明子加至 60g，加青蒿 60g。

三诊 2014 年 9 月 17 日。无不适主诉，夜尿 3～4 次，舌淡苔薄白，脉弦。BP：110/90mmHg。肾功能：血 Cr：84.8μmol/L，BUN：9.52mmol/L，UA：492μmol/L；24h 尿蛋白定量 0.88g，尿常规：PRO：(2+)，BLD：(-)。

处方 上方减芡实，加水蛭 10g、三棱 30g。

四诊 2014 年 10 月 29 日。无不适主诉，夜尿多，乏力，舌淡红，苔薄白，脉弦。BP：120/85mmHg。尿常规：PRO：(2+)，24h 尿蛋白定量：0.73g。肾功能：BUN：8.02mmol/L（<7.5mmol/L），Cr、UA 均正常。

处方 上方减败酱草、水蛭、三棱，加女贞子 30g、墨旱莲 30g。

按语 根据该病的临床表现，可归属于祖国医学“水肿”、“虚劳”、“关格”的范畴，其病机归纳为“虚瘀湿逆”，以“补肾活血，降逆排毒”为大法。方中大剂量黄芪和大黄配伍，体现了“祛邪不伤正，扶正不滞邪”的中医整体治疗原则，且大黄对肾衰竭的治疗不单纯是通过泻下来降低尿素氮和肌酐，而是通过祛瘀泄浊、推陈致新、以通为补等多种途径发挥治疗作用。临床应

用时宜根据大便的次数情况灵活掌握其用量。二诊加大决明子用量，用意在润肠通便，配合青蒿增强泻热排浊功能。三诊、四诊尿蛋白定量及血肌酐逐渐下降，考虑患者久病，耗伤阴液，用女贞子、墨旱莲育阴生津，补而不滞，润而不腻，平补肝肾之阴。在生活调养上，注意：①控制饮食；②防止感染；③避免药毒，用药谨慎。

病案2

秦某，男，38岁。

初诊　2011年4月20日。

主诉　发现血肌酐高2个月余。

现病史　患者2个月前因心前区痛，就诊于当地医院，检查时发现肾功能异常，血Cr：108μmol/L（<104μmol/L），UA：510μmol/L，BUN：正常，未重视及针对性治疗，此后未在复查。2011年3月查体时发现尿检异常，尿常规：BLD：（3+），PRO：（-），不伴眼睑及下肢水肿，无腰痛乏力等症状。于沧州市中心医院住院，肾穿报告：局灶增生性IgA肾病伴急性肾小管损伤（待电镜证实），双肾B超：右肾101mm×63mm，左108mm×66mm，双肾及肾动脉结构未见明显异常。肾功能异常（具体数值不详）。考虑"慢性肾炎，慢性肾衰竭，急性肾小管损伤"，给予"黄葵胶囊、肾炎康复片"等治疗后，上述化验指标无明显改善。遂就诊于天津医科大学总医院门诊，予非诺贝特、金水宝胶囊、肾炎康复片治疗，复查尿常规：PRO：（2+），BLD：（3+），STP：83g/L，A：49g/L，血Cr：131μmol/L，BUN：6.1mmol/L，UA：542μmol/L。患者为求中西医结合治疗，就诊于我院。现症：腰沉重不适，余无明显不适，纳可，寐安，大便每日1行，尿量可，夜尿1次，尿中泡沫多，BP：150/85mmHg，舌红苔白，脉沉细。

既往史　高血压病史5年，未系统用药。

2011年4月13日尿常规：PRO：（3+），BLD：（-）；血Cr：152μmol/L，BUN：7.3mmol/L，UA：281μmol/L，24h尿蛋白定量：0.55g。

中医诊断　肾衰病。

证候诊断　肾虚血瘀，湿浊内蕴。

西医诊断　慢性肾衰竭。

治则　补肾活血，利湿降浊。

处方　生黄芪90g，土茯苓30g，荠菜花30g，丹参30g，川芎60g，大黄炭60g，三棱30g，茵陈60g，大黄30g，五灵脂30g，蒲黄炭30g，五味子60g，决明子30g，青蒿60g，半枝莲30g，女贞子30g，墨旱莲30g。水煎服，3日1剂。

另予　肾康宁胶囊，6粒/次，每日3次；肾衰排毒胶囊，3粒/次，每日3次；包醛氧淀粉，8粒/次，每日3次；别嘌醇片，1粒/次，隔日1次；苏打片，1粒/次，每日3次；药用炭片，5粒/次，每日3次。

二诊　2011年5月18日。无明显不适主诉。舌淡暗，苔白，脉弦。BP：130/80mmHg。

2011年5月16日尿常规：PRO：（1+），BLD：（2+）；血Cr：115μmol/L，BUN：5.31mmol/L，UA：417μmol/L，24h尿蛋白定量：0.92g。

血常规：正常。

处方　去三棱，加山药30g、芡实30g、金樱子30g。

三诊　2011年7月6日。无特殊不适，无眼睑及下肢水肿，无腰酸腰痛。舌淡，苔白，脉弦。BP：125/80mmHg。

2011年6月16日血Cr：96μmol/L，BUN：6.78mmol/L，UA：410μmol/L；ALT：51U/L，STP：85.9g/L，A：53g/L。

处方 上方去决明子、山药，加仙茅30g、淫羊藿30g。

四诊 2014年8月17日。面色少华，乏力尿中泡沫多，眼睑及双下肢不肿，无腰痛。舌暗红，苔薄白，脉弦。BP：130/90mmHg。血Cr：82μmol/L，BUN：5.25mmol/L，UA：528μmol/L；24h尿蛋白定量0.7g。

处方 上方去芡实、仙茅、淫羊藿，加金银花30g、山药30g、陈皮30g。

按语 张大宁教授把慢性肾衰竭的病机归纳为“虚瘀湿逆”，湿浊瘀血是脏腑功能减退的病理产物，且会反过来阻碍气机升降，导致肾功能进一步恶化。中医辨证施治，治以温补脾肾之法，辅以活血化瘀、降逆泄浊等治法，不仅可以缓解症状，还可以改善肾功能，延缓慢性肾衰竭的进程。黄芪为主，其品味甘，性微温，有补气益卫固表、利水消肿功效，且有消除蛋白尿、增强机体免疫力、降压的作用。适用于肾衰竭肾炎患者，能降低血清尿素氮及肌酐水平，提高肾小球滤过率和肾脏的代偿能力，保护和改善残余肾单位。川芎其主要成分为川芎嗪，具有活血化瘀的功效，认为可防治慢性肾衰竭的进行性恶化。大黄具有泻下，荡涤肠胃，通利水谷，促使毒素从肠道排泄和利尿作用。陈皮性温味辛，既可通达气机，又能醒胃悦脾，而且予整方以活泼之机，体现出中焦若安、柔和为精的治疗思想。

病案3

任某，男，40岁。

初诊 2014年10月22日。

主诉 发现血肌酐高8个月余。

现病史 8个月前，患者于“肾癌术后”常规体检时发现肾功能异常，时血Cr：131.1μmol/L（<115μmol/L），当地医院考虑“肾癌术后慢性肾衰竭”，予百令胶囊、肾康宁治疗。并于2014年6月在北京五方桥中医肾病医院予超氧治疗。肾功能相对稳定。2014年10月1日，查B超：左肾大小形态未见异常。CT：右肺中叶表面肺大泡，左肾未见异常，肝内多发囊肿。尿常规：蛋白及潜血均阴性。肾功能：血Cr：124.3μmol/L，BUN：4.1mmol/L，UA：443μmol/L。近日患者自觉腰酸乏力不适，为求中西医结合治疗，就诊于我院。现症：乏力，腰酸胀不适，纳可寐差，大便日2行，舌紫暗，苔白，脉沉细，血压正常。

既往史 患者2013年11月因右肾癌，行右肾摘除术，时肾功能正常。术后3个月复查一次肾功能。高血压病史6年，坚持降压治疗，血压控制可。

中医诊断 肾衰病。

证候诊断 肾虚血瘀，湿浊内蕴。

西医诊断 慢性肾衰竭。

治则 补肾活血，利湿降浊。

处方 生黄芪90g，土茯苓30g，荠菜花30g，丹参30g，川芎60g，大黄炭60g，莪术30g，茵陈60g，大黄30g，五灵脂30g，蒲黄炭30g，五味子60g，决明子60g，青蒿60g，白术30g，海藻炭30g。水煎服，3日1剂。

另予 肾康宁胶囊，6粒/次，每日3次；肾衰排毒胶囊，3粒/次，每日3次；别嘌醇片，0.25粒/次，每日1次；苏打片，1粒/次，每日3次；药用炭片，5粒/次，每日3次。

二诊 2014年12月31日。腰酸减轻，无浮肿，纳可，寐差，尿量可，大便调，舌淡紫，苔少，脉细。BP：120/85mmHg。

2014年12月26日血Cr：87.9μmol/L，BUN：4.1mmol/L，UA：328μmol/L，CO_2CP：20.8mmol/L。AST：150U/L，AST：74U/L。

处方 上方加芡实30g、升麻10g。

另予　加多烯磷脂酰胆碱胶囊，2 粒/次，每日 3 次；其余成药同前。

按语　该患者既往有肾癌病史，其肾衰竭是其迁延不愈发展而来，脾肾虚弱是该病发生的基础，湿浊瘀滞是其病理产物也是该病发展的必然结果，治当通补兼施，正邪兼顾，故立益肾健脾、泄浊通便之法，补与泄熔于一炉，扶正不留邪，祛邪不伤正，使脾肾得健，运化开阖功能正常，排泄湿浊之功加强，达到祛邪之目的。方中黄芪补气升阳，利水消肿，托疮生肌；土茯苓解毒利湿；丹参活血化瘀，使气血调畅，既有助于湿浊瘀血的祛除，又有利于脾肾功能的恢复；大黄利湿解毒，通腑泄浊，活血化瘀，推陈出新，补肾温阳，健脾益气，使正胜邪退，水气行其常道，以绝湿毒瘀浊之源；芡实甘涩平，归脾肾经，补肾祛湿，益肾固精。全方寒热补泄兼施并用，共奏滋肾填精、化气行水、活血通络之功，祛邪而不伤正，扶正而不敛邪，切合慢性肾衰竭的病机特点，组方合理精妙。

病案 4

吕某，男，29 岁。

初诊　2013 年 2 月 6 日。

主诉　发现尿蛋白 2 年，肾功能异常 2 个月余。

现病史　患者于 2 年前体检时发现尿检异常，尿 PRO：(2+)，时肾功能正常，血 Cr：93.5μmol/L，BUN：7.91mmol/L，UA：340.1μmol/L，GLU：5.33mmol/L。尿微量白蛋白：31mg/L。未重视。2 个月前因发热伴咽痛，鼻塞，咳嗽，社区医院查血常规：WBC：12.68×10^9/L，Hb：142g/L，PLT：86×10^9/L，RBC：4.57×10^{12}/L，考虑“上呼吸道感染”，予头孢类静脉滴注 10 天。复查 Hb：86g/L，WBC：12.69×10^9/L，RBC：2.78×10^{12}/L，PLT：78×10^9/L；尿常规：PRO：(1+)，BLD：(±)，RBC：13.4/μl；血 Cr：600.1μmol/L，BUN：26.33mmol/L，UA：575.2μmol/L；STP：54.4g/L。肾功能明显异常，就诊于天津中医药大学第一附属医院，考虑“上呼吸道感染肾衰贫血”，予抗炎、结肠透析、肾康注射液治疗，于 2013 年 1 月 21 日出院。出院后复查 2013 年 2 月 4 日血 Cr：344.2μmol/L，BUN：19.17mmol/L，UA：411.8μmol/L，K：4.5mmol/L；血常规：WBC：4.8×10^9/L，Hb：104g/L，PLT：163×10^9/L，RBC：3.28×10^{12}/L。肾功能指标及贫血改善。患者为求中西医结合进一步治疗，慕名就诊于我院。现症：无腰酸乏力，双下肢不肿，纳可，大便可，夜尿可，无畏寒，舌淡红苔薄，脉沉。BP：120/80mmHg。

既往史　高血压病史 4 年，平素血压经药物控制可达 120/80mmHg。

中医诊断　肾衰病。

证候诊断　肾虚血瘀，湿浊内蕴。

西医诊断　慢性肾衰竭。

治则　补肾活血，利湿降浊。

处方　生黄芪 120g，土茯苓 30g，荠菜花 30g，丹参 30g，川芎 60g，蒲公英 60g，败酱草 60g，半枝莲 60g，大黄 30g，大黄炭 60g，茵陈 60g，白术 30g，海藻炭 30g，五灵脂 30g，蒲黄炭 30g，五味子 60g，莪术 30g，决明子 30g。水煎服，3 日 1 剂。

另予　补肾扶正胶囊，3 粒/次，每日 3 次；活血化瘀胶囊，3 粒/次，每日 3 次；肾衰排毒胶囊，3 粒/次，每日 3 次；包醛氧淀粉，10g/次，每日 2 次；药用炭片，5 粒/次，每日 3 次。

二诊　2013 年 3 月 7 日。患者无明显不适主诉，纳寐可，大便日 2 次，夜尿可，舌淡红苔薄，脉弦。BP：120/80mmHg。

2013 年 3 月 4 日血 Cr：221μmol/L，BUN：12.7mmol/L，UA：510μmol/L；血常规：WBC：3.78×10^9/L；Hb：117g/L，PLT：186×10^9/L，RBC：3.78×10^{12}/L。

处方　上方去白术，加茯苓 30g、砂仁 30g。

三诊 2013年4月3日。无明显不适，纳寐可，大便日2次，夜尿1次。舌暗红，苔薄白，脉弦。BP：125/80mmHg。

2013年4月1日血Cr：171.3μmol/L，BUN：11.26mmol/L，UA：448.6μmol/L；K：4.18mmol/L，Ca：2.5mmol/L，CO_2CP：29.8mmol/L，血Hb：127g/L。

处方 上方去茯苓，加山药30g、板蓝根30g。

四诊 2013年6月5日。腰酸，无浮肿，尿量正常，大便日2次，舌淡红苔白，BP：95/65mmHg。

2013年5月13日（天津中医药大学第一附属医院）血Cr：149.1μmol/L，BUN：9.65mmol/L，UA：382.5μmol/L；K：4.29mmol/L，Na：137.8mmol/L，CL：104.7mmol/L；血Hb：124g/L；尿常规：PRO：（1+）。

双肾B超示：右肾9.29cm×4.12cm，左肾：10.17cm×4.42cm，双肾实质回声增强。

处方 上方去山药、板蓝根，加金银花30g、杜仲30g。

五诊 2013年7月3日。无明显不适，大便日1次，纳可，夜尿可，舌淡红苔薄，BP：120/80mmHg。

2013年7月1日血Cr：143μmol/L，BUN：9.5mmol/L，UA：396μmol/L；K：4.63mmol/L，Na：145mmol/L，Cl：105mmol/L，CO_2CP：25mmol/L；Hb：144g/L；尿常规：PRO：（1+），LEU：（±）。

处方 生黄芪90g，土茯苓30g，荠菜花30g，丹参30g，川芎60g，蒲公英60g，败酱草60g，半枝莲60g，大黄30g，大黄炭60g，茵陈60g，决明子60g，海藻炭30g，五灵脂30g，蒲黄炭30g，五味子60g，砂仁30g，女贞子30g，墨旱莲30g。水煎服，3日1剂。

六诊 2013年8月28日。颜面少华，无发热、腰酸乏力等不适，纳呆，寐安，二便调。舌淡，苔薄白，脉弦细。

2013年8月26日（天津医科大学总医院）血Cr：136μmol/L，BUN：9.0mmol/L，UA：368μmol/L；GLU：4.6mmol/L；血常规：WBC：5.37×10^9/L，Hb：146g/L，PLT：208×10^9/L，RBC：4.76×10^{12}/L；尿常规：PRO：（±）。

处方 上方去女贞子、墨旱莲、决明子、砂仁，加水蛭15g、焦三仙30g。

七诊 2013年10月16日。无不适主诉，纳可，大便可，舌淡红苔薄，BP：120/80mmHg。

2013年10月16日血Cr：123μmol/L，BUN：7.3mmol/L，UA：358μmol/L；尿常规：正常，镜检：正常。

处方 上方去半枝莲、焦三仙，水蛭减至10g，加女贞子30g、墨旱莲30g。

八诊 2014年1月29日。乏力，腰酸，大便日1行，舌淡红苔薄，BP：120/80mmHg。

2014年1月28日血Cr：122μmol/L，BUN：8.5mmol/L；尿常规：正常。

处方 上方去水蛭，加莪术30g、决明子90g、升麻10g。

九诊 2014年6月4日。无明显不适主诉。纳寐可，二便调。舌淡红，苔薄白，脉弦。BP：120/70mmHg。血Cr：115μmol/L，BUN：7.8mmol/L，UA：349μmol/L。

处方 生黄芪120g，土茯苓30g，荠菜花30g，丹参30g，川芎60g，蒲公英60g，败酱草60g，大黄30g，大黄炭60g，茵陈60g，白术30g，海藻炭30g，五灵脂30g，蒲黄炭30g，五味子60g，莪术30g，决明子30g，女贞子30g，墨旱莲30g，石韦60g。水煎服，3日1剂。

十诊 2014年7月16日。无明显不适主诉。纳寐可，二便调。舌淡红，苔薄白，脉弦细。BP：160/100mmHg。血Cr：116μmol/L，BUN：7.6mmol/L，UA：317μmol/L。

处方 生黄芪90g，土茯苓30g，荠菜花30g，丹参30g，川芎60g，蒲公英60g，败酱草60g，大黄30g，大黄炭60g，茵陈60g，海藻炭30g，五灵脂30g，蒲黄炭30g，五味子60g，莪术30g，决明子 90g，升麻 10g，芡实 10g，火麻仁 30g，郁李仁 60g。水煎服，3 日 1 剂。

另予 加硝苯地平，30mg/次，每日 1 次；美托洛尔，12.5mg/次，每日 1 次；氯沙坦，25mg/次，每日 1 次。

按语 张教授认为，在慢性肾衰竭（CRF）的早期（氮质血症期）患者本虚多属气阴两虚，而标实多有湿浊和血瘀，故治宜益气养阴，活血化瘀和通腑泄浊。肾虚为病，无论肾阴虚还是肾阳虚，都会发生因虚致瘀的病理改变。血瘀是该病持续发展和肾功能进行性减退的重要原因。黄芪可以促进肌肉和肝脏蛋白合成，可用于防治各种慢性肾炎肾病及肾衰竭，且可清除氧自由基，保护血管内皮细胞，通过抑制转化生长因子产生，减少细胞外基质生成，调节细胞免疫及体液免疫，降低尿蛋白保护肾功能。土茯苓有降蛋白、血肌酐及尿素氮的作用。丹参苦，微寒，活血祛瘀，除烦安神。大黄归脾胃经、大肠经、肝经、心经，泻下攻积，凉血解毒，逐瘀通经，推陈致新，通脏腑，降湿浊。炭类药的应用是该方剂的创新点，在传统经典中，炭入肝肾两经，可利小便，解毒止血，泻心清肺，去妄热，下气归肾；现代医学研究发现炭可在肠道吸附毒素，清除血肌酐等。砂仁以防止补益太过而致气机壅滞或碍胃，用之取其补而不滞之功效。诸药合用补脾健肾，化瘀通络，固涩精微，标本兼顾，效果优于单纯西医治疗。治疗过程中始终掌握“补虚不忘泻实，泻实勿伤正”之根本。

病案 5

胡某，男，55 岁。

初诊 2012 年 12 月 19 日。

主诉 发现肾功能异常 12 年。

现病史 患者 12 年前体检时发现肾功能异常，当时 Cr：133μmol/L，UA：550μmol/L；尿常规正常，无明显呼吸道感染及用药史，无浮肿、发热、腰痛等症状。BP：160/120mmHg。即请张大宁院长会诊，考虑“肾衰竭原因待查”，予肾衰系列方药治疗 40 余日，肾功能恢复正常。坚持门诊治疗 7 年，期间多次复查生化指标，肾功能均正常，尿酸略高，尿常规正常。血压控制欠佳。后停服中药。2012 年 8 月，因工作劳累，自觉乏力困倦，未重视，逐渐出现浮肿。5 日前自觉乏力，尿中泡沫多，下肢浮肿，当地医院化验尿常规：PRO：（3+），透明管型 1～2 个/HP，白细胞 0～2 个/HP，Cr：96μmol/L，UA：456μmol/L，BUN：5.0mmol/L。今为求中西医结合系统治疗，再次就诊。现症：双下肢肿，尿中泡沫多，乏力，困倦，偶头晕，无胸闷憋气，无腹胀，尿量如常，大便日 1 行，舌暗苔黄腻，脉沉弦。BP：150/105mmHg。

中医诊断 水肿。

证候诊断 肾虚血瘀，水湿泛溢。

西医诊断 高血压肾病？高血压 3 级。

治则 补肾活血，利湿退肿。

处方 黄芪 90g，土茯苓 30g，荠菜花 30g，丹参 30g，川芎 60g，五味子 60g，青蒿 30g，决明子 30g，大黄炭 60g，大黄 30g，海藻炭 30g，蒲公英 60g，茵陈 60g，五灵脂 30g，蒲黄炭 30g。水煎服，3 日 1 剂。

另予 补肾止血胶囊，3 粒/次，每日 3 次；别嘌醇片，1 粒/次，隔日 1 次；黄葵胶囊，5 粒/次，每日 3 次。

建议住院系统治疗，控制蛋白尿、血尿。

二诊 2013 年 6 月 19 日。双下肢轻度浮肿，午后明显，乏力，腰酸痛。纳寐可，二便调。舌暗红，苔黄，脉弦。BP：150/80mmHg。肾功能：Cr：91μmol/L，BUN：5.1mmol/L，UA：480.9μmol/L；尿常规：正常。

处方　上方减青蒿、决明子，加白术30g、砂仁30g、女贞子30g、墨旱莲30g。

三诊　2013年8月14日。左手胀，双下肢水肿，尿中有泡沫，舌暗红，苔黄厚，脉缓弦，纳寐可，二便调。BP：140/80mmHg。

2013年8月8日尿常规：PRO：(1+)，BLD：(-)；BUN：7.6mmol/L，Cr：95μmol/L，UA：488.2μmol/L。

处方　生黄芪90g，土茯苓30g，荠菜花30g，丹参30g，川芎60g，大黄30g，大黄炭60g，海藻炭30g，蒲公英60g，败酱草60g，茵陈60g，五灵脂30g，白术30g，水蛭10g，决明子30g，蒲黄炭30g，五味子60g。水煎服，3日1剂。

另予　肾康宁胶囊，6粒/次，每日3次；肾衰排毒胶囊，3粒/次，每日3次；别嘌醇片，0.25g/次，每日1次；苏打片，2粒/次，每日1次；黄葵胶囊，5粒/次，每日3次。

四诊　2013年10月23日。无明显不适，大便日一次，双下肢微肿。舌暗红，苔薄黄，脉弦。BP：130/85mmHg。血BUN：5.33mmol/L，Cr：78.1μmol/L，UA：718.9μmol/L；尿常规：PRO：(1+)。

处方　上方加女贞子30g、墨旱莲30g。

五诊　2014年1月22日。腰酸痛，乏力明显好转，双下肢不肿。胃脘胀满，嗜睡，纳可，二便可。舌暗红，苔薄黄，脉弦细。BP：145/80mmHg。尿常规：PRO：(2+)，血BUN、Cr正常，UA：475μmol/L。

处方　上方决明子加至60g，减女贞子、墨旱莲，加火麻仁30g、郁李仁60g。

另予　肾康宁胶囊，6粒/次，每日3次；肾衰排毒胶囊，3粒/次，每日3次；别嘌醇片，100mg/次，每日1次；苏打片，1粒/次，每日3次；黄葵胶囊，5粒/次，每日3次；雷公藤多苷片，2粒/次，每日2次；保肝片，6粒/次，每日3次。

六诊　2014年3月26日。患者述乏力，傍晚双下肢肿，纳可，二便调，舌暗苔黄，脉弦。BP：160/100mmHg。

2014年3月10日24h尿蛋白定量0.41g；血BUN：6.68mmol/L，Cr：84.9μmol/L，UA：488.5μmol/L。

处方　生黄芪120g，土茯苓30g，荠菜花30g，丹参30g，火麻仁60g，川芎60g，大黄30g，大黄炭60g，海藻炭30g，郁李仁60g，蒲公英60g，败酱草60g，茵陈60g，五灵脂30g，决明子60g，蒲黄炭30g，五味子60g，莪术30g，女贞子30g，墨旱莲30g。水煎服，3日1剂。

七诊　2014年5月21日。患者双下肢微肿，余无不适，纳可，二便调，舌暗苔黄，脉沉弦。BP：150/90mmHg。

2014年5月19日尿常规：PRO：(1+)，BLD：(2+)；24h尿蛋白定量0.38g；血ALT：58U/L，AST：39U/L，STP：69.2g/L，A：41.2g/L，G：28g/L，ALP：117U/L，LDH：265U/L；BUN：6.26mmol/L，Cr：77.2μmol/L，UA：400.8μmol/L。

处方　上方减女贞子、墨旱莲，加补骨脂30g、陈皮30g。

八诊　2014年6月25日。左膝关节痛，纳可寐安，大便日2行，尿量可，尿中少量泡沫，舌暗红，苔黄腻，脉弦细。BP正常。

2014年6月23日血STP：72.5g/L，A：40g/L，AST：32U/L，ALT：45U/L，BUN：5.28mmol/L，Cr：94.5μmol/L，UA：353.1μmol/L，LDH：304U/L；24h尿蛋白定量：0.61g。

处方　上方减补骨脂、陈皮，加升麻10g、芡实10g。

另予　肾康宁胶囊，5粒/次，每日3次；肾衰排毒胶囊，3粒/次，每日3次；雷公藤多苷片，2粒/次，每日2次；碳酸氢钠，1粒/次，每日1次；别嘌醇片，2粒/次，每日1次；保肝片，4粒/次，每日3次。

九诊 2014年9月3日。患者病情稳定，无不适主诉，舌淡红苔黄，脉沉细。BP：140/80mmHg。

2014年8月25日血ALT：55U/L，AST：38U/L，STP：76g/L，A：44.2g/L；BUN：5.53mmol/L，Cr：74.8μmol/L，UA：382.2μmol/L；24h尿蛋白定量：0.36g；尿常规：正常。

处方 上方黄芪减至90g。

十诊 2014年10月29日。患者病情稳定，无不适主诉。舌暗红，苔薄黄，沉细。BP：140/80mmHg。

2014年10月27日血BUN：6.2mmol/L，Cr：72μmol/L，UA：383μmol/L；ALT：55U/L；24h尿蛋白定量0.3g；尿常规：正常。

处方 上方黄芪加至120g，减蒲公英、败酱草，加女贞子30g、墨旱莲30g。

另予 肾康宁胶囊，5粒/次，每日3次；肾衰排毒胶囊，3粒/次，每日3次；雷公藤多苷片，2粒/次，每日2次；碳酸氢钠，1粒/次，每日1次；别嘌醇片，1粒/次，每日1次。

十一诊 2014年12月17日。病情稳定，无特殊不适。纳寐可，二便调。舌暗红，苔薄黄，脉弦。BP：150/80mmHg。

2014年12月15日尿常规：正常；24h尿蛋白定量：0.26g；血ALT：54U/L，AST：34U/L，STP：74g/L，A：43g/L；BUN：5.8mmol/L，Cr：84.3μmol/L，UA：407.8μmol/L，Cys－C：1.63mg/L。

处方 生黄芪90g，土茯苓30g，丹参30g，川芎60g，莪术30g，大黄炭60g，五灵脂30g，蒲黄炭30g，海藻炭30g，大黄30g，茵陈60g，火麻仁60g，郁李仁60g，决明子60g，五味子60g，升麻10g，芡实10g，白术30g，青蒿60g。水煎服，3日1剂。

按语 张教授指出“五脏之伤，穷必及肾”。消渴日久，肾气虚衰，不能蒸化水液，水液潴留，故演变成水肿。该患者久病，脾肾亏虚是该病临床产生诸症之根。因此在扶正治虚方面必须把补肾健脾作为基本治法，处方用药处处顾护脾肾，做到祛邪不伤正。其蛋白尿以“肾虚”为基本病理变化，因其病程长，病变繁杂，故临床正确辨证尤显重要，但补肾、涩精、降蛋白当贯彻辨治的始终；又不得一味的补肾，理虚扶正当与逐瘀驱邪相结合。张教授治肾病善用大黄，大黄除泻下作用以增加对体内毒素的排泄外，还具有抗炎，清除氧自由基，调节免疫，拮抗炎性因子等作用，宜根据患者排便次数酌情用量。张教授治此类水肿，用药不主张甘遂、大戟、芫花等峻下逐水之品，多选用白术、陈皮等健脾燥湿，茯苓健脾渗湿，茯苓皮行气利水消肿之品。

病案6

张某，男，30岁。

初诊 2013年7月24日。

主诉 发现肾功能异常3个月余。

现病史 3个月前因咽部异物就诊于耳鼻喉科时发现肾功能异常，血Cr：519μmol/L，BUN：23.91mmol/L，遂进一步检查，双肾B超示：右肾大小8.9cm×3.5cm，左肾大小2.0cm×1.5cm，双肾萎缩，实质回声增强。血Hb：110g/L（120~170g/L），尿常规：PRO：（2+），BLD：（1+），pH：5.5，SG：1.015，在邢台市人民医院肾内科住院1个月，考虑“慢性肾衰竭”，服用海昆肾喜胶囊，灌肠及静脉滴注肾康注射液等，肾功能未见明显好转，今慕名来我院就诊。现症：腰酸，无浮肿，嗳气无恶心，纳可，大便日1~2次，夜尿0~1次，手足心发热多汗，夜寐欠佳，脱发，偶有肢体抽搐。舌淡苔白，脉弦。BP：100/（60~70）mmHg。

辅助检查 肾功能：血Cr：482μmol/L，BUN：20.54mmol/L，UA：360μmol/L。肝功能：ALT：38U/L，AST：29U/L，STP：74g/L，A：50g/L。电解质+血脂：K：4.6mmol/L，Na：

142mmol/L，Cl：98mmol/L。TC：5.09mmol/L，TG：1.31mmol/L。尿常规：PRO：(3+)。

中医诊断　肾衰病。

证候诊断　肾虚血瘀，湿浊内蕴。

西医诊断　慢性肾衰竭。

治则　补肾活血，降浊排毒。

处方　予肾衰方加减。生黄芪90g，土茯苓30g，荠菜花30g，丹参30g，川芎60g，白术30g，五灵脂30g，蒲黄炭30g，大黄30g，大黄炭60g，砂仁30g，蒲公英60g，五味子60g，茵陈60g，决明子30g，覆盆子30g，芡实15g，水蛭10g，升麻15g，青蒿60g，白鲜皮30g。水煎服，3日1剂。

另予　肾康宁胶囊，5粒/次，每日3次；肾衰排毒胶囊，3粒/次，每日3次；黄葵胶囊，5粒/次，每日3次；药用炭片，5粒/次，每日3次。

二诊　2013年9月25日。腰酸痛，乏力，周身皮肤瘙痒，无恶心，纳可，无双下肢浮肿，大便日3~4次，夜尿2~3次。舌暗红，苔黄，脉弦。BP：150/80mmHg。

2013年9月25日血Cr：323.6μmol/L，BUN：22.99mmol/L。

2013年10月28日尿常规：PRO：(2+)，BLD：(1+)，GLU：(2+)；血Cr：324μmol/L，BUN：19.85mmol/L。

2013年11月25日尿常规：PRO：(2+)，BLD：(1+)，GLU：(1+)；血Cr：288μmol/L，BUN：19.95mmol/L，UA：431μmol/L。

处方　生黄芪120g，土茯苓30g，荠菜花30g，丹参30g，川芎60g，白术30g，五灵脂30g，蒲黄炭30g，大黄30g，大黄炭60g，砂仁30g，蒲公英60g，五味子60g，茵陈60g，覆盆子60g，芡实15g，水蛭10g，升麻15g，青蒿60g，紫草30g，白鲜皮30g。水煎服，3日1剂。

三诊　2013年11月27日。乏力腰酸痛，活动后明显，仍觉周身瘙痒，其他无明显不适。纳寐可，二便调。舌暗红，苔薄黄，脉弦。BP：140/80mmHg。

2014年1月22日尿常规：PRO：(2+)，BLD：(1+)，GLU：(1+)；肾功能：血Cr：278μmol/L，BUN：21.93mmol/L。

处方　生黄芪120g，土茯苓30g，荠菜花30g，丹参30g，川芎60g，白术30g，五灵脂30g，蒲黄炭30g，大黄30g，大黄炭60g，砂仁30g，五味子60g，茵陈60g，覆盆子30g，芡实60g，水蛭10g，升麻15g，青蒿60g，白鲜皮30g，金樱子30g，陈皮30g。水煎服，3日1剂。

患者仍在坚持服药，多次复查血肌酐维持在280 μmol/L左右。

按语　慢性肾衰竭是由于机体不能排泄代谢废物即尿毒症毒素（包括肌酐、尿素氮等）蓄积体内，这些物质相当于中医所指的湿浊瘀毒。毒邪可随经脉入肾，损伤肾络，而出现一系列的病理变化。张教授根据“久病入络”理论，善用丹参、川芎、莪术、三棱、水蛭等活血药，因活血化瘀药能改善肾脏微循环，抑制血小板聚集，清除抗原，抑制抗体形成，减少炎症渗出，抑制炎症细胞增生，从而减轻肾脏病理损害。二诊时患者皮肤瘙痒，故加用紫草、白鲜皮凉血止痒。另张教授善用大黄，因其能活血，且大黄对肾衰竭的治疗不单纯是通过泻下来降低尿素氮和肌酐，而是通过祛瘀泄浊、推陈致新、以通为补等多种途径发挥治疗作用。临床应用时宜根据大便的次数情况灵活掌握其用量。三诊后病情稳定，长期守方治疗，根据病情变化，随证加减。

病案7

李某，男，56岁。

初诊　2014年10月22日。

主诉　发现肾功能异常14年。

现病史　患者14年前因酱油色小便就诊于天津中医药大学第一附属医院，当时不伴发热、肌痛、浮肿等症状，彩超发现“多囊肾”，肾功能：血 Cr：130μmol/L，BUN：>10mmol/L，UA：600μmol/L，血常规及尿常规正常。考虑“肾衰竭、多囊肾”，服汤药一周后复查肾功能正常，此后两个月内多次查肾功能正常。遂自行中断治疗10年，期间未复查双肾彩超及肾功能。2011～2014年多次运动后出现西瓜汁样肉眼血尿，休息后消失，未进一步就诊及治疗。2014年10月运动后再次出现肉眼血尿，颜色较前加深，且伴腰腹部疼痛，于天津市第三中心医院就诊，查血 Cr：236μmol/L，予止血及包醛氧淀粉等对症治疗，出血消失。但仍间断腰腹部疼痛，活动后加重，今为求中西医结合系统治疗，就诊于我院。现症：头晕，腰痛，无发热，无浮肿，无周身瘙痒，无恶心呕吐。纳可，寐差，夜尿3～4次，大便调，舌暗，苔薄白，脉沉。BP：160/90mmHg。

既往史　高血压病史30年，痛风病史10年，反复发作。

2014年10月17日肾功能：血 Cr：236μmol/L，BUN：15.79mmol/L，UA：506μmol/L；Hb：126g/L。尿常规：PRO：(3+)，BLD：(3+)。

中医诊断　肾衰病。

证候诊断　肾虚血瘀，湿浊内蕴。

西医诊断　慢性肾衰竭。

治则　补肾活血，利湿降浊。

处方　生黄芪120g，土茯苓30g，荠菜花30g，丹参30g，川芎60g，莪术30g，五灵脂30g，蒲黄炭30g，大黄30g，大黄炭60g，五味子60g，茵陈60g，蒲公英60g，芡实30g，升麻10g，海藻炭30g，败酱草60g，青蒿60g，决明子30g。水煎服，3日1剂。

另予　肾康宁胶囊，6粒/次，每日3次；肾衰排毒胶囊，3粒/次，每日3次；包醛氧淀粉，10g/次，每日2次；苏打片，1粒/次，每日3次；药用炭片，5粒/次，每日3次；别嘌醇片，0.25g/次，每日1次；降压药自备。

二诊　2014年11月26日。颜面少华，头晕好转，腰痛。纳寐可，二便调。服药期间未再出现肉眼血尿。BP：150/80mmHg。

2014年11月23日肾功能：血 Cr：192μmol/L，BUN：14.73mmol/L，UA：318μmol/L；Hb：120g/L；尿常规：PRO：(1+)，BLD：(1+)。

处方　生黄芪120g，土茯苓30g，荠菜花30g，丹参30g，川芎60g，莪术30g，大黄10g，大黄炭60g，蒲公英30g，芡实30g，海藻炭30g，败酱草30g，青蒿60g，白术30g，补骨脂30g，煅牡蛎60g。水煎服，3日1剂。

三诊　2014年12月31日。发作痛风4日，继服别嘌醇片。头晕腰痛症状好转，余无不适。纳寐可，二便调。BP：140/85mmHg。

化验：肾功能：血 Cr：182μmol/L，BUN：16.32mmol/L，UA：331μmol/L；尿常规：PRO：(±)。

处方　上方去补骨脂，加女贞子30g、墨旱莲30g。

按语　慢性肾衰竭是多种肾脏疾病的后期表现，属中医学“关格”、“水肿”、“虚劳”、“腰痛”范畴。该病患者有“多囊肾”病史，正常肾单位逐渐被取代，属于渐进性不可逆疾病，其治疗重点在于改善肾排浊排毒功能。具有通腑泻浊解毒作用中药制剂已被大量的临床及实验研究证实确切可清除尿毒症毒素，具有防治肾小球硬化及肾间质纤维化改善肾功能的作用。黄芪补气升阳。土茯苓解毒除湿，通利关节。大黄行气通腑，泻火解毒，研究表明大黄可降低慢性肾衰竭大鼠血清肌酐及尿素氮水平，改善机体蛋白质代谢的紊乱状态，对肾脏代偿性增生有一定的保护作用。大黄炭活血祛瘀。丹参、川芎、莪术等同用破血散结消症的功效大增，恶血去则新血乃生，络脉通则气血方行，气血流通，肾脏封藏行令则精微外泄自减。诸药合用具有行气通腑、泻火解毒、除湿通络等功效。

病案 8

胡某，男，52 岁。

初诊 2015 年 1 月 28 日。

主诉 发现肾功能异常 1 个半月。

现病史 1 个半月前，因外感发热，出现恶心呕吐症状，就诊于当地医院，予对症治疗（具体治疗化验不详），发热症状减轻，随之出现饮水即吐，尿量减少（24h 尿量 500～600ml），不伴有浮肿恶心等。转诊于当地人民医院，查血 Cr：1019μmol/L，尿素氮较高、血钾高（具体数值不详），伴恶心欲吐，少尿（24h 尿量<400ml），诊断为“急性肾衰竭”，予规律血液透析治疗 7～8 次后，复查血 Cr：260μmol/L，恶心呕吐症状消失，尿量逐渐增加，血钾恢复正常。为进一步中西医结合诊治，就诊于我院。现症：乏力，24h 尿量 3000ml，纳可，无呕恶，大便干，无胸闷憋气，无浮肿，口干，舌暗淡苔黄腻，脉沉细。BP：110/60mmHg。

辅助检查 2014 年 12 月 13 日肾功能+电解质：Cr：1019μmol/L，UA：1500μmol/L，BUN：58.6mmol/L，K：4mmol/L，Na：124mmol/L，Cl：88mmol/L，Ca：2.44mmol/L，P：3.47mmol/L；肝胆胰脾 B 超：肝实质回声增强，肝内囊性占位考虑结节；双肾 B 超：双肾未见明显异常。

2014 年 12 月 15 日肾功能+电解质：Cr：882μmol/L，UA：1158μmol/L，BUN：61.55mmol/L，CO_2：18.7 mmol/L，Na：129mmol/L，Cl：90mmol/L，Ca：2.34mmol/L，P：3.64mmol/L。

2015 年 1 月 9 日肾功能：Cr：247μmol/L，BUN：9.42mmol/L，UA：451μmol/L。

2015 年 1 月 13 日肾功能：Cr：280.8μmol/L，BUN：16.21mmol/L，UA：525μmol/L。

2015 年 1 月 22 日肾功能+葡萄糖：Cr：260.6μmol/L，BUN：11.52mmol/L，UA：567μmol/L，GLU5.46mmol/L。

中医诊断 肾衰病。

证候诊断 脾肾亏虚，肾虚血瘀，湿浊内蕴。

西医诊断 急性肾衰竭；慢性乙型肝炎；肝囊肿；慢性肾炎；高血压。

治则 补肾健脾，活血化瘀，利湿化浊。

处方 生黄芪 90g，土茯苓 30g，丹参 30g，川芎 60g，大黄炭 60g，大黄 30g，茵陈 60g，五味子 60g，蒲公英 60g，仙鹤草 60g，五灵脂 30g，蒲黄炭 30g，决明子 90g，青蒿 60g，海藻炭 30g，芡实 30g，升麻 10g，煅牡蛎 60g，砂仁 30g。水煎服，3 日 1 剂。

二诊 2015 年 2 月 11 日。患者腰酸口干，体乏，纳可，24h 尿量约 2700ml，夜尿 2～3 次，大便日 2 次，通畅，无便干，舌淡红，苔薄黄，脉沉。BP：130/80mmHg。

2015 年 2 月 7 日生化全项：K：4.3mmol/L，Na：141.2mmol/L，Cl：101.5mmol/L，CO_2CP：24.2mmol/L，Ca：2.39mmol/L，P：1.28mmol/L，BUN：7.81mmol/L，Cr：220μmol/L，UA：402μmol/L，GLU：4.55mmol/L。

处方 上方去败酱草，加杜仲 30g。

按语 张教授认为该病的病机为脾肾俱虚，浊毒内蕴，瘀血内阻。由于脾肾衰败，大小便失司，代谢产物潴留体内，气化功能障碍，致清阳不升，浊阴不降而上犯脾胃，因而引发上述诸症。尿毒，中医认为其产生：一是久病肾络瘀阻，尿毒排泄障碍，潴留于体内；二是脾肾衰败，三焦气化不利，升降开阖失司，湿浊不泄而留滞于体内蓄积而成。湿与毒常相兼，可加速脏腑虚损。大量的临床及实验研究证实，通腑泻浊解毒作用中药制剂可清除尿毒症毒素，防治肾小球硬化及肾间质纤维化，改善肾功能的作用。方中土茯苓解毒除湿，通利关节，黄芪补气升阳，二药和为君药；大黄行气通腑，泻火解毒，研究表明大黄可降低慢性肾衰竭大鼠血清肌酐及尿素氮水平，改善机体蛋白质代谢的紊乱状态，对肾脏代偿性增生有一定的保护作用。诸药合用具有行气通腑，泻火解毒，除湿通络等功效。蒲公英药性平和力缓，味甘寒，久用不伤阴，酌情加用砂仁以防止补益太过而致气机壅滞或碍胃，用之取其补而不滞之功效。此即《内经》“动静相召”之意。牡蛎镇静收敛，吸附肠道毒物，增强大黄通腑泄浊之功，另外牡蛎含有多种矿盐，能减少低钙血症等并发症。全方将补与泻熔于一炉，扶正不留邪，祛邪不伤正，体现了《内经》“谨守病机，各司其属”的思想。

病案 9

郑某，男，30 岁。

初诊　2014 年 10 月 29 日。

主诉　发现血 Cr 升高 8 个月余。

现病史　8 个月前因剧烈运动后，出现肌痛伴酱油色尿，就诊于当地医院，查 BP：140/90mmHg，血 CK：236 055U/L，CK-MB：4801mmol/L，Cr：381μmol/L，K：4.8mmol/L，AST：2384U/L，ALT：639U/L，尿常规：BLD：(3+)，RBC：6.3/μl，肾性红细胞，收入院治疗，住院期间具体治疗不详，肌痛及酱油色尿症状消失，肾功能逐渐恢复，至 2014 年 6 月肾功能恢复正常。之后未再剧烈运动，无明显诱因再次血肌酐逐渐升高，无酱油色尿及肌痛，无浮肿，为进一步诊治，就诊于我院。现症：患者视物疲劳，乏力，时有心悸，无腰痛，纳可，大便日 1 行，尿可，舌暗淡苔白腻，脉弦细。BP：110/80mmHg。

辅助检查　2014 年 6 月肾功能：Cr：114μmol/L，UA：439μmol/L。

2014 年 8 月尿常规：正常；肾功能：Cr：125μmol/L，UA：428μmol/L。

2014 年 10 月肾功能：BUN：5.6mmol/L，Cr：128μmol/L，UA：450μmol/L。

中医诊断　肾衰病。

证候诊断　肾虚血瘀，浊毒内蕴。

西医诊断　急性肾损伤；慢性肾衰竭；肾性高血压；高尿酸血症。

治则　补肾活血，解毒化浊。

处方　生黄芪 90g，土茯苓 30g，荠菜花 30g，丹参 30g，川芎 60g，大黄 30g，大黄炭 60g，五灵脂 30g，蒲黄炭 30g，茵陈 60g，青蒿 60g，五味子 60g，升麻 15g，芡实 30g，决明子 30g，白术 30g，海藻炭 30g，莪术 30g。水煎服，3 日 1 剂。

另予　肾康宁胶囊，6 粒/次，每日 3 次；肾衰排毒胶囊，3 粒/次，每日 3 次；别嘌醇片，0.25g/次，每日 1 次；碳酸氢钠，1 粒/次，每日 3 次；药用炭片，5 粒/次，每日 3 次。

二诊　2014 年 11 月 5 日。患者乏力，纳呆，腰酸，时有胸闷，大便日 1 次，夜尿 0~1 次，舌质暗红，苔黄腻，脉弦细。查 BP：100/85mmHg，24h 尿肌酐定量：8.32mmol/L；乙肝五项：HbsAb：(1+)，余(-)；免疫全项：抗核抗体：(1+)，余(-)；生化全项：TBIL：28.08μmol/L，DBIL：8.8μmol/L，IBIL：20.28μmol/L，Cr：121μmol/L，UA：427μmol/L，HCY：23.7mmol/L；心脏 B 超：未见异常；肝胆胰脾 B 超：未见异常。

处方　上方加决明子 30g、砂仁 30g，生黄芪增至 120g。

成药同上。

三诊　2014 年 11 月 12 日。患者体乏腰酸，小便量可，夜尿 1 次，大便日 3 次。舌淡红，苔薄黄，脉细。BP：120/95mmHg。

处方　上方去荠菜花，女贞子 30g、墨旱莲 30g，生黄芪减至 90g、升麻减至 10g、芡实减至 15g。

成药同上。

四诊　2014年11月26日。患者咽痛，乏力。无明显腰痛腰酸，无双下肢浮肿，纳寐可，二便调。BP：120/80mmHg。查肾功能+电解质：K：4.3mmol/L，P：1.44mmol/L，BUN：4.71mmol/L，Cr：103μmol/L，UA：355μmol/L。

处方　上方去升麻、芡实、海藻炭、莪术、砂仁、女贞子、墨旱莲，加荠菜花30g、决明子30g、蒲公英60g，生黄芪增至120g。

成药同上。

五诊　2015年1月28日。患者面色㿠白，乏力，少气懒言，劳累后明显，纳少，夜尿可，大便日1~2次，舌淡红，苔薄微黄，BP：110/80mmHg。

2014年12月24日肾功能：BUN：4.76mmol/L，Cr：86μmol/L，UA：378μmol/L。

2015年1月14日肾功能+电解质：BUN：4.62mmol/L，Cr：88μmol/L，UA：371μmol/L，K：4mmol/L，Na：140mmol/L，Cl：98mmol/L，CO_2：26.5mmol/L，Ca：2.53mmol/L。

处方　上方去决明子，加女贞子30g、墨旱莲30g。

成药同上。

六诊　2015年2月11日。患者乏力减轻，懒言，无腰酸痛，无浮肿。纳寐可，二便调。舌淡红，苔薄黄，脉细。BP：130/80mmHg。

2015年2月5日肾功能+血糖：Cr：73μmol/L，BUN：4.25mmol/L，UA：333μmol/L，GLU：5.12mmol/L；尿常规：BLD（±），RBC：2~4个/HP。

处方　上方去荠菜花、白术，加沙苑子30g、败酱草60g。

成药同上。

按语　该患者有剧烈运动诱因，张教授认为肾络损伤，毒素排泄障碍，留存于体内，而导致血肌酐等的升高。在用药方面，主张用大剂量黄芪（90~120g），黄芪性甘温，归肺脾经，补元阳，充腠理，治劳伤，实卫固表通痹，补气升提，固腠理补卫气故能固摄精微防止其外泄，补中气升大气故能升提下陷之精气。可以促进肌肉和肝脏蛋白合成，可用于防治各种慢性肾炎肾病及肾衰竭，且能清除氧自由基，保护血管内皮细胞，通过抑制转化生长因子产生，减少细胞外基质生成，调节细胞免疫及体液免疫，降低尿蛋白保护肾功能。治疗慢性肾衰竭，张教授善用土茯苓，土茯苓首载于《滇南本草》，其性甘淡平和，入肝胃经，系清热毒、除湿浊、疗疮肿、利关节之要药。李时珍言："土茯苓能健脾胃，祛风湿，脾胃健则营卫从，风湿去则筋骨利。"土茯苓有降蛋白、血肌酐和尿素氮的作用，临床用于多种肾病、肾衰竭的治疗。

病案10

林某，女，77岁。

初诊　2014年5月14日。

主诉　发现血肌酐升高半个月。

现病史　患者半个月前体检时发现肾功能异常，尿素氮升高，时BUN：9.3mmol/L，Cr：72μmol/L，尿常规：PRO：(2+)，BLD：(+)，肝功能、血常规、血凝试验、肿瘤标志物等均正常，腹部及双肾彩超未见明显异常。不伴有水肿、腰痛、尿中泡沫多等症状，未予重视及治疗。近日自觉双下肢微肿，伴乏力腰酸，午后明显，为进一步诊治，就诊于我院。现症：患者双下肢微肿，纳可，小便无力，尿急，遇流水声条件反射明显，大便1~2日1行，舌质暗，苔黄腻，脉沉滑。BP：160/80mmHg。

既往史　38岁时适逢月经期遇冷水，周身浮肿，就诊于附近医院，诊断为"肾病综合征"，予对症治疗1年半后痊愈。

辅助检查　2014年4月24日生化全项：TC：5.93mmol/L，TG：1.45mmol/L，LDL：4.17mmol/L，

HDL-C：1.75mmol/L，BUN：9.3mmol/L，Cr：72μmol/L，UA：248μmol/L，STP：71.3g/L，A：44.5g/L，G：26.8g/L，AST：23U/L，ALT：17U/L；血凝+D-二聚体：纤维蛋白原：5.29g/L；GHb：5.6%；血常规：RBC：3.96×10^{12}/L，Hb：119g/L，PLT：216×10^{9}/L；尿常规：PRO：(2+)，BLD：(2+)。

2014年5月8日尿常规：PRO：(2+)，BLD：(2+)。

中医诊断　肾衰病。

证候诊断　肾虚血瘀，浊毒内蕴。

西医诊断　慢性肾衰竭；肾功能不全代偿期。

治则　补肾活血，解毒化浊。

处方　生黄芪90g，土茯苓30g，荠菜花30g，丹参30g，川芎60g，莪术30g，茵陈60g，青蒿60g，金樱子30g，芡实30g，升麻10g，大黄炭60g，五灵脂30g，蒲黄炭30g，海藻炭30g，生大黄30g，五味子60g，决明子30g。水煎服，3日1剂。

另予　肾康宁胶囊，6粒/次，每日3次；肾衰排毒胶囊，3粒/次，每日3次；补肾止血，3粒/次，每日3次；药用炭片，5粒/次，每日3次；黄葵胶囊，5粒/次，每日3次。

二诊　2014年6月25日。乏力腰酸，无浮肿，尿中泡沫无明显增多，纳寐可，二便调。舌淡红，苔薄黄而干，BP：140/80mmHg。

2014年6月4日免疫全项：抗核抗体：（-），抗肾小球基膜：<20RU/ml；肾功能+血糖：BUN：6.6mmol/L，Cr：75μmol/L，UA：252μmol/L，GLU：5.2mmol/L；尿沉渣：RBC：74.1/μl，肾性红细胞；24h尿蛋白定量：372.8mg。

2014年6月24日尿常规：PRO：(±)，BLD：(-)。

处方　上方去海藻炭，生黄芪增至120g，芡实减至10g。

另停药用炭片，其余成药同前。

三诊　2014年7月16日。患者面色少华，无明显不适主诉，纳寐可，二便调。舌淡红，苔薄黄，脉细。BP：110/60mmHg。

2014年7月16日尿常规：BLD：(±)，PRO：(-)，尿微量白蛋白：72.12mg/L。

肾功能：未见异常。

处方　上方去大黄，加女贞子30g、墨旱莲30g。

成药同上。

四诊　2014年10月29日。面色少华，乏力腰酸均较前明显改善，双下肢不肿，纳寐可，二便调。舌淡红，苔薄白，脉细。BP：130/75mmHg。

2014年10月23日生化全项：BUN：8.04mmol/L，Cr：62.5μmol/L，γ-GT：41.4U/L，TG：1.31mmol/L，T-CHO：6.15mmol/L。

尿常规：未见异常。

24h尿蛋白定量：63mg；24h尿微量蛋白：0.19g（<0.12g）。

处方　上方去女贞子、墨旱莲，加砂仁30g、焦三仙各30g，生黄芪减至90g。

成药同上。

按语　张教授指出，慢性肾衰竭是由于机体不能排泄代谢废物即尿毒症毒素（包括肌酐尿素氮等）蓄积体内，这些物质相当于中医所指的湿浊瘀毒。该患者年近八旬，正气自衰，脏腑功能均下降。故处方用药宜扶助正气为主，兼活血排毒化浊。治疗上掌握“补虚不忘泻实，泻实勿伤正”之根本。张教授认为临床治疗慢性肾衰竭多应用补肾泄毒之剂，补肾之药多走下焦，以滋腻者居多，常妨碍脾胃之健运，同时药物的吸收转化亦有赖于中焦的运化输布，故在诊治慢性肾衰竭的过程中，始终顾护胃气，注重调理中焦。方中砂仁等芳香辛温之品化湿醒脾；大黄攻下泄浊，推陈致新，安和五脏即为此意。

病案11

郑某，男，73岁。

初诊 2013年9月18日。

主诉 眼睑肿伴镜下血尿13年，加重伴下肢肿1个月。

现病史 2000年4月，因眼睑肿，就诊于天津市天和医院，查尿常规：BLD：（3+），未重视。2004年，因胸壁结核预行手术，抗痨治疗2周，出现过敏反应，予左氧氟和异烟肼治疗40日，查Cr：156.3μmol/L（<120μmol/L），UA：615.3μmol/L，转氨酶：283U/L（<40U/L），转诊天津市海河医院，保肝调整抗痨药，肝肾功能恢复正常。近12年反复查尿常规：BLD：（3+），均为重视及正规治疗。2007年9月，因眼睑肿，就诊于天津市天和医院，发现肾功能出现异常，血Cr：130μmol/L，考虑“慢性肾炎、慢性肾衰竭”，予肾炎康复片、金水宝胶囊等治疗。曾就诊于我院门诊，予中药汤剂治疗，肾功能基本正常。1个月前，无明显诱因，出现眼睑肿，时下肢肿，就诊于天津医科大学总医院，查尿常规：BLD：（3+），PRO：（3+），Cr：107μmol/L，BUN：6.7mmol/L，为求中西医结合治疗，遂就诊于我院。现症：患者眼睑及双下肢肿，乏力，腰酸痛，尿中泡沫多，尿色深，纳可，无呕恶，口干口苦，夜寐尚可，大便调，24h尿量约1000ml，舌暗有裂纹无苔，脉弦。

辅助检查 2012年9月22日血Cr：121μmol/L。

2013年9月13日生化全项：STP：66g/L，A：29g/L，Cr：107μmol/L。尿常规：PRO：（3+），BLD：（3+）。

2013年9月16日24h尿蛋白定量：6.15g。尿液四项：U-MALB：127.99mg/L，LMPT：13.9mg/L，NAOR：154.7mg/L，GAL：37.1mg/L。

2013年9月17日生化全项：Cr：96μmol/L，BUN：6.59mmol/L，UA：323μmol/L，TP：54.9g/L，ALB：28.2g/L，GO：26.7g/L。

尿常规：PRO：（3+），BLD：（3+），RBC：30~40个/HP。

中医诊断 水肿。

证候诊断 肾虚血瘀，水湿泛溢。

西医诊断 慢性肾炎；肾功能不全代偿期；高血压3级；冠心病。

治则 补肾活血，利湿消肿。

处方 生黄芪120g，土茯苓30g，荠菜花30g，丹参30g，川芎60g，芡实30g，白术30g，砂仁30g，升麻30g，水蛭10g，石斛30g，五味子60g，沙参30g，茵陈60g，五灵脂30g，蒲黄炭30g，海藻炭30g。水煎服，3日1剂。

二诊 2013年10月16日。患者腰痛乏力，双下肢无力，尿色略深，尿频，夜尿2次，腰部畏寒明显，近日胃纳欠佳，大便日1行，便溏，口干，舌红绛，苔少，有裂纹，脉滑。BP：162/90mmHg。

2013年10月10日尿常规：BLD：（1+），PRO：（2+），RBC：4~6个/HP，24h尿蛋白定量：1.7g。肾功能+电解质：Cr：97μmol/L，余未见异常。

处方 上方去白术，加益智仁30g、杜仲30g、决明子60g。

三诊 2013年11月27日。患者腰酸痛乏力，浮肿，双下肢肿胀感，尿色深，泡沫多，大便日1次，黏腻不爽。舌红，苔薄白，脉滑。BP：160/80mmHg。

2013年11月19日尿常规：PRO：（3+），BLD：（2+），24h尿蛋白定量：3.27g。

肾功能：BUN：8.23mmol/L，Cr：73mmol/L，UA：304μmol/L。

处方 上方去益智仁、杜仲、决明子，加白术30g。

四诊 2013年12月25日。患者腰痛，乏力，口干，口苦，大便1次，便溏，小便可，尿浊。舌红少苔，脉滑。BP：150/80mmHg。

2013年12月24日尿常规：PRO：(2+)，BLD：(3+)。

肾功能：BUN：8.3mmol/L，Cr：93μmol/L。

24h尿蛋白定量：2.23g。

处方 上方去沙参，加覆盆子30g、黄连10g、金樱子30g。

五诊 2014年1月19日。患者腰酸痛，乏力，大便日1行，恶心纳差，时胸闷憋气，舌暗红，苔薄白，脉滑。BP：150/80mmHg。

2014年1月28日生化全项：STP：64.2g/L，A：35.8g/L，G：28.4g/L，γ-GT：174U/L(<50U/L)，BUN：7.4mmol/L，Cr：73μmol/L，UA：246μmol/L。

24h尿蛋白定量：0.73g。

尿常规：BLD：(2+)，RBC：4~6个/HP。

处方 上方去水蛭、覆盆子，加大黄30g（后下）、莪术30g、决明子60g，生黄芪减至90g、黄连增至30g。

六诊 2014年3月19日。患者乏力，腰痛，双目干涩，视物模糊，皮肤瘙痒，口干渴，大便日1行，舌红少苔，脉弦细。BP：140/85mmHg。

2014年3月11日生化全项：STP：74g/L，A：41.5g/L，γ-GT：249U/L，ALP：153U/L，ALT：48U/L，BUN：8.19mmol/L，Cr：81μmol/L，UA：365μmol/L。

24h尿蛋白定量：0.56g。

尿常规：BLD：(2+)，RBC：3~6个/HP。

处方 上方去芡实、大黄，加蒲公英60g。

另予 黄葵胶囊，3粒/次，每日3次；肾康宁胶囊，2粒/次，每日3次；保肝片，6粒/次，每日3次；氯沙坦，1粒/次，每日1次；多烯磷脂酰胆碱胶囊，2粒/次，每日3次。

七诊 2014年5月21日。患者腰酸乏力，腰酸冷，手足晨起胀感，大便可，夜尿2次，舌红少苔。

2014年5月21日生化全项：STP：71.7g/L，A/G：42/29.7，AST：17U/L，BUN：7.82mmol/L，Cr：96μmol/L，UA：145μmol/L，γ-GT：65U/L，ALP：135U/L，K：4.7mmol/L，Na：143mmol/L，Cl：97mmol/L。

尿常规：BLD：(2+)，RBC：2~4个/HP。

24h尿蛋白定量：0.37g。

处方 上方去黄连、白术，加败酱草60g、女贞子15g、墨旱莲15g，生黄芪增至120g。

成药同上。

八诊 2014年7月23日。患者周身乏力，腰酸腿软，近日手足肿，纳少，大便日1~2次，便溏，口鼻眼干，夜尿1次，舌光红少苔。BP：140/90mmHg。

处方 上方去蒲公英、败酱草、女贞子、墨旱莲，加青蒿60g，生黄芪减至90g。

成药同上。

九诊 2014年10月8日。患者乏力，腰腿痛，眼睑及手足胀感，口鼻眼干，纳可，尿量可，大便调，舌光红裂纹，无苔。BP：160/80mmHg。查肾功能：Cr：72μmol/L，BUN：7.22mmol/L，UA：304μmol/L；尿常规：PRO：(±)，BLD：(2+)，RBC：5~8个/HP；24h尿蛋白定量：0.12g。

处方 停服中药。

另予　多烯磷脂酰胆碱胶囊减至1粒/次，每日3次，其余成药同前。

十诊　2014年12月31日。患者近期停服中药汤剂3个月，化验正常。乏力腰酸痛改善，无眼睑及双下肢水肿，纳寐可，二便调。舌暗红，苔薄白，脉弦。BP：120/80mmHg。查尿常规：BLD：(2+)；24h尿蛋白定性（-）；肝肾功能未见异常。

处方　停服中药。

另加肾衰排毒胶囊3粒/次，每日3次，其余成药同前。

按语　张教授认为慢性肾炎蛋白尿以“肾虚”为基本病理变化，因其病程长，病变繁杂，兼症不一，故临床正确辨证尤显重要，但补肾涩精，降蛋白当贯彻辨治的始终；又不得一味地补肾，理虚扶正当与逐瘀驱邪相结合。慢性肾小球肾炎患者久病多瘀，活血化瘀应贯穿始终。且湿热之邪易侵袭慢性肾炎患者，湿热与本虚交织在一起，虚实夹杂，长期蕴结于体内，则使慢性肾小球肾炎迁延难愈，病情进展为慢性肾功能不全。故方中大黄、茵陈、蒲公英、黄连等，即为此意。且药理研究表明，清热解毒利湿药物不但有抗菌、抗病毒、利尿作用，还可调节免疫功能，抑制过度炎症反应。张教授亦指出，在补虚的同时，酌情加用一些行气健脾之药如陈皮、茯苓、薏苡仁等，以免虚不受补。用药上，温阳药则需慎用附子、肉桂、鹿茸等一类温燥之品，滥用温燥，难于中病，且戕阴液，临床常见有血肌酐及尿素氮的上升，而肉苁蓉、菟丝子、补骨脂、狗脊等温润之品，则无此不良反应，可据证选用。长期守方治疗，根据病情变化，随证加减，兼顾并发症，灵活应用活血化瘀药，处方用药看似平和，但疗效持久可靠。

病案12

谭某，男，37岁。

初诊　2014年4月30日。

主诉　发现蛋白尿潜血2个月。

现病史　2个月前体检时发现尿检异常，尿常规：PRO：(2+)，BLD：(2+)，时肝功肾功双肾彩超肿瘤标志物等均正常，不伴有水肿腰痛等。遂就诊于中国医科大学附属第一医院，以“慢性肾炎”收住院治疗。住院期间查尿常规：PRO：(2+)，BLD：(2+)，做肾穿示“系膜增生性肾小球肾炎”，肾功能及血浆白蛋白均正常，考虑“系膜增生性肾小球肾炎”，拟泼尼松治疗，患者拒绝并出院。出院后自觉乏力腰酸痛症状加重，伴泡沫尿，为寻求中西医结合系统治疗，遂就诊于我院。现症：腰酸痛，乏力，尿中泡沫多，大便日1次，BP：120/95mmHg。

既往史　慢性咽炎病史10年。

2014年2月25日肾穿示：系膜增生性肾小球肾炎，IgA肾病Lee分级Ⅲ级。

2014年3月3日血BUN：4.44mmol/L，Cr：91.7μmol/L，尿PRO：(2+)，BLD：(2+)。

2014年3月26日血BUN：4.64mmol/L，Cr：98.4μmol/L，尿PRO：(2+)，BLD：(2+)。

2014年4月28日血BUN：5.63mmol/L，Cr：105.5μmol/L，尿PRO：(+)，BLD：(2+)；24h尿蛋白定量：1.3g。

中医诊断　腰痛。

证候诊断　脾肾两虚兼血瘀。

西医诊断　IgA肾病；慢性肾功能不全。

治则　健脾益肾，活血化瘀。

处方　生黄芪90g，土茯苓30g，荠菜花30g，丹参30g，川芎30g，莪术30g，大黄30g，大黄炭60g，茵陈60g，五灵脂30g，蒲黄炭30g，海藻炭30g，芡实10g，蒲公英60g，败酱草30g，五味子60g，决明子30g，升麻10g。水煎服，3日1剂。

二诊　2014年7月9日。乏力，腰酸痛，尿中泡沫多，活动后明显。无恶心呕吐，无水肿。

纳寐可，二便调，24h 尿量约 1700ml。舌暗红，苔薄黄，脉弦。BP：110/80mmHg。

2014 年 7 月 9 日 Cr：85μmol/L，UA：477mmol/L，24h 尿蛋白定量：0.52g。

处方 上方生黄芪改为 120g，减莪术，加女贞子 30g、墨旱莲 30g。

三诊 2014 年 9 月 10 日。乏力，腰酸痛好转，泡沫尿缓解，24h 尿量 2000ml。纳寐可，二便调，舌暗红，苔薄白，脉细。BP：120/70mmHg。

2014 年 9 月 10 日尿常规：PRO：（1+），BLD：（2+），RBC：13.65 个/HP。

血 BUN：75mmol/L，Cr：71μmol/L。

处方 上方生黄芪改为 90g，减女贞子、墨旱莲，加白术 30g、陈皮 30g。

四诊 2014 年 11 月 5 日。乏力明显改善，无腰酸痛，无水肿。纳寐可，二便调。舌淡红，苔薄白，脉细。BP：120/70mmHg。

2014 年 11 月 3 日尿常规：BLD：（2+），24h 尿蛋白定量：0.28g。

血 BUN：6.48mmol/L，Cr：73μmol/L，UA：357μmol/L。

处方 上方减败酱草、决明子，加女贞子 30g、墨旱莲 30g。

五诊 2015 年 1 月 7 日。乏力腰酸痛等诸症缓解，泡沫尿消失。双下肢不肿。舌淡红，苔薄黄，脉细。BP：110/70mmHg。

2014 年 11 月 6 日尿常规：PRO：（±），BLD：（1+）；24h 尿蛋白定量：0.22g。

处方 上方减蒲公英。

按语 IgA 肾病和慢性肾炎相比临床表现不显著，一些患者是在偶然情况下于体检中发现血尿，而此病可反复发作，治疗难度较大。最终可能导致肾功能不全，所以治疗的关键在于抑制血尿的进一步发展。该病辨证上属脾肾气虚为主，而饮食不当、气候因素均可加重湿热之邪，引发血尿反复发作，病久必致瘀，瘀血不仅是病理产物，还是致病因素，瘀血存在可导致新血无法归经，导致血尿无法清除。而凉血活血治疗能够减少血尿，同时能够减少肾纤维化，保护肾功能。血尿出现的主要机制为正气先虚，导致外邪侵袭，长期就会导致阻滞气机，气血运动不畅并堆积在脉内，最后溢出脉外，由小便排出，而凉血活血法活血清利，标本兼治，脾主健运，气机条达，瘀血消散。方中黄芪具有补益肺脾肾之功，补而不滞，丹参活血凉血祛瘀而不伤正；川芎，血中之气药，活血行气，气行则血行，可改善肾小球微循环；土茯苓解毒除湿，通利关节；大黄行气通腑，泻火解毒，研究表明大黄可降低慢性肾衰竭大鼠血清肌酐及尿素氮水平，改善机体蛋白质代谢的紊乱状态，对肾脏代偿性增生有一定的保护作用。蒲公英药性平和力缓，味甘寒，久用不伤阴。女贞子、墨旱莲甘凉平补，育阴生津，补而不滞，润而不腻，平补肝肾之阴。诸药合用补肾活血，凉血排毒，标本兼顾，效果优于单纯西医治疗。

病案 13

卫某，男，43 岁。

初诊 2014 年 11 月 12 日。

主诉 发现肾功能异常 4 个月。

现病史 4 个月前体检时发现肾功能及尿检异常，时血 Cr：384μmol/L，尿常规：PRO：（3+）。双肾彩超：慢性实质性改变。遂就诊于中国医科大学附属第一医院肾内科，于 2014 年 7 月 31 日做肾活检示：增生硬化性肾小球肾炎，IgA 肾病 Lee 分级Ⅴ级（病理号：1517-1）。住院期间血 Cr：390 μmol/L，BUN：20.78mmol/L，UA：580 μmol/L，尿常规：PRO：（3+），BLD：（-）。考虑“慢性肾衰竭、增生硬化性肾小球肾炎”，给予包醛氧淀粉、金水宝胶囊等治疗后，肾功能无明显好转。2014 年 10 月 17 日复查血 Cr：429μmol/L，A：34.9g/L。2014 年 11 月 8 日血 Cr：429μmol/L，BUN：13.93mmol/L，UA：373μmol/L，K：4.4mmol/L，STP：61.8g/L，A：35.0g/L，

CO_2CP:35.7mmol/L，尿常规：PRO：(3+)，血常规：Hb：119g/L，RBC：3.93×10^{12}/L，Hct：0.341，24h尿蛋白定量：3.2g。患者未求进一步中西医结合治疗，就诊于我院。现症：近日恶心时作，未呕吐，纳呆时头晕，无心前区不适，大便日1~2次，夜尿1次，舌暗苔白厚，脉弦。

既往史　患者发现高血压1年余，BP：180/130mmHg。今年3月开始服用降压药：硝苯地平、美托洛尔。近期BP：120~140/60~90mmHg，时头晕。

2014年9月15日B超：右肾98mm×49mm×45mm，左肾93mm×52mm×54mm，双肾弥漫性病变，双肾多发钙化灶，右肾囊肿，前列腺增大伴多发钙化灶。

现服：复方α-酮酸片、雷公藤多苷片（20mg，每日3次）、双嘧达莫、叶酸等。

中医诊断　肾衰病。

证候诊断　肾虚血瘀，湿浊内蕴。

西医诊断　慢性肾衰竭；IgA肾病；高血压3级。

治则　健脾益肾，活血化瘀。

处方　生黄芪90g，土茯苓30g，荠菜花30g，丹参30g，川芎30g，莪术30g，大黄30g，大黄炭60g，茵陈60g，五灵脂30g，蒲黄炭30g，青蒿60g，海藻炭30g，决明子90g，蒲公英60g，五味子60g，黄连15g，竹茹10g，升麻10g，芡实10g。水煎服，3日1剂。

另予　肾康宁胶囊，6粒/次，每日3次；肾衰排毒胶囊，3粒/次，每日3次；药用炭片，粒/次,每日3次；碳酸氢钠，1粒/次，每日3次；雷公藤多苷片，2粒/次，每日3次；硝苯地平，30mg/次，每日2次；美托洛尔，25mg/次，每日1次。

二诊　2015年1月14日。未诉明显不适，皮肤瘙痒，时有肢体抽搐。无浮肿。BP：130/80mmHg。舌淡暗苔白，脉弦。

2014年11月28日血Cr：401μmol/L（44~115μmol/L），BUN：13.12mmol/L（2.5~6.3mmol/L），TP：57.2g/L，ALB：31.0g/L。

2014年12月26日血Cr：378μmol/L（44~115μmol/L），BUN：12.77mmol/L（2.5~6.3mmol/L）。

2015年1月12日血Cr：390μmol/L（44~115μmol/L），BUN：11.77mmol/L（2.5~6.3mmol/L），UA：334μmol/L，STP：60.1g/L，A：34.4g/L。K：4.9mmol/L，Na：142mmol/L，Cl：101mmol/L，GLU：5.3μmol/L，Ca：2.16mmol/L；血常规：Hb：109g/L，RBC：3.54×10^{12}/L，Hct：0.314（0.4~0.5），PLT：140×10^{9}/L；24h尿蛋白定量：3.97g（2700ml/d）；尿常规：PRO：(2+)。

处方　上方生黄芪改为90g，减荠菜花、黄连、竹茹，加白鲜皮30g、牡丹皮30g、煅牡蛎60g。

另予　肾康宁胶囊，6粒/次，每日3次；肾衰排毒胶囊，3粒/次，每日3次；黄葵胶囊，5粒/次，每日3次；硝苯地平，30mg/次，每日2次；雷公藤多苷片，2粒/次，每日2次；保肝片，5粒/次，每日3次。

按语　张大宁教授认为慢性肾衰竭主要病机有三个，即肾虚、血瘀与湿毒，而肾虚从肾气不足到肾阳虚损，至肾元衰败；血瘀从血瘀气滞到瘀血内停，至瘀毒互结；湿毒从湿毒内蕴到湿毒上逆，至湿毒四泛，是慢性肾衰竭病机发展的关键。“虚瘀湿毒”的逐渐加重，是慢性肾衰竭从轻到重的根本病因病机。肾虚者以补肾为主，尤为注重补肾阳，阳气是人体健康的基本保证。但温肾阳、滋肾阴不宜峻补，强调平补，常选墨旱莲、女贞子、金樱子、芡实、枸杞子、菟丝子、杜仲等。善治脾胃者为医之大焉；善治脾胃者，能调五脏。重视健脾化湿，顾护胃气，尽量避免大苦大寒伤脾，大辛大热伤胃。张教授认为临床上应用固定的中药配方或中成药，很难体现中医辨证论治的优越性，故根据脾为先天之本，肾为后天之本及久病入络的理论，自拟中药方健脾补肾活血通络，因 CRF 病程较长，中医病机以血脉涩滞，瘀血痹阻为核心，治疗过程中活血化瘀通络贯穿始终。现代药理研究证实，活血化瘀药能改善肾脏微循环，抑制血小板聚集，清除抗原，抑制抗体形成，减少炎症渗出，抑制炎症细胞增生，从而减轻肾脏病理损害。

病案 14

高某，男，57 岁。

初诊 2014 年 1 月 8 日。

主诉 发现肾功能异常 1 年。

现病史 患者 2000 年发现尿蛋白阳性，然后出现血压升高，期间不伴有眼睑及下肢水肿，无尿中泡沫多等，患者未系统检查及治疗。1 年前体检时发现血 Cr：136μmol/L，BUN 升高（具体数值不详），尿常规：PRO：(2+)，BLD：(2+)，考虑“慢性肾炎、慢性肾衰竭”，当地医院予金水宝胶囊、黄葵胶囊、包醛氧淀粉等对症治疗。肾功能控制相对稳定。2014 年 1 月 4 日，复查血 Cr：133μmol/L，BUN：8.5mmo/L，UA：289mmol/L，尿 PRO：(2+)，BLD：(2+)，血肌酐及尿蛋白情况较前无明显变化。患者为进一步中西医结合治疗，就诊于我院。现症：乏力，纳可，无头晕头痛，大便日 1 次，夜尿 1 次，尿中泡沫多。BP：160/100mmHg。

中医诊断 虚劳（肾衰病）。

证候诊断 脾肾阳虚，兼血瘀证。

西医诊断 慢性肾衰竭；肾性高血压；慢性肾炎。

治则 健脾益肾，活血化瘀。

处方 生黄芪 90g，土茯苓 30g，荠菜花 30g，丹参 30g，莪术 30g，水蛭 10g，川芎 10g，大黄 30g，大黄炭 60g，五灵脂 30g，蒲黄炭 30g，茵陈 60g，五味子 60g，决明子 30g，海藻炭 30g，蒲公英 60g，败酱草 60g。水煎服，3 日 1 剂。

另予 肾康宁胶囊，6 粒/次，每日 3 次；肾衰排毒胶囊，3 粒/次，每日 3 次；药用炭片，5 粒/次，每日 3 次；黄葵胶囊，5 粒/次，每日 3 次。

二诊 2015 年 1 月 21 日。患者病情稳定，乏力腰酸，面色少华。无恶心呕吐，无颜面及双下肢浮肿，24h 尿量约 1500ml。舌淡红，苔薄黄，脉滑。BP：130/80mmHg。

2014 年 3 月 29 日尿常规：BLD：(±)。

血 Cr：104μmol/L，BUN：8.01mmol/L，UA：443.5mmol/L。

2014 年 4 月 21 日尿常规：BLD：(±)。

血 Cr：88μmol/L，BUN：7.56mmol/L，UA：438.5mmol/L。

2014 年 5 月 24 日血 Cr：112.3μmol/L，BUN：9.27mmol/L，UA：489.3mmol/L。

2014 年 7 月 1 日尿常规：各项均为阴性；血 Cr：119.6μmol/L，BUN：7.75mmol/L，UA：534mmol/L。

2015 年 1 月 16 日尿常规：PRO：(1+)，BLD：(1+)；血 ALT：122U/L，AST：59U/L，Cr：94.5μmol/L，BUN：7.81mmol/L，UA：382.2mmol/L。

处方 上方减水蛭、大黄，加覆盆子 30g、芡实 10g、升麻 10g、砂仁 30g、煅牡蛎 60g。

按语 慢性肾衰竭涉及诸多脏器，如初病脾肾，中期肝肾，后期损及多个脏器，形成肾元衰败，肝风内动，内陷心包等本虚标实的多种病机。治疗上，慢性肾衰竭虽以补虚为主，但应注意刚柔并济，消补并行，寒热平调。对祛邪药物要讲究中病即止，对补虚药物也不主张长期连续使用，主张间断服药，扶助人体自调的恢复。慢性肾衰竭早期就有血瘀表现，瘀血不去，新血不生，故应始终重视活血化瘀法的使用，根据血瘀程度选用恰当的活血化瘀药物，并在应用活血化瘀法的同时，注意调理气机。针对慢性肾衰竭，张大宁教授提出了补肾活血排毒法，为所有治疗方法

的基础。补肾法中以平补为基础，偏于补气，如冬虫夏草、生黄芪、白术、补骨脂等；活血法中，以辛温为主，如丹参、川芎、五灵脂、蒲黄等；排毒法中以降逆祛湿排毒为主，如大黄、大黄炭等。并提出整体与局部治疗相结合的理论，与治病相结合、多种治疗方法相结合的治疗原则。该患者属肾衰竭失代偿期，湿邪蕴结日久化热，或体内脾胃素热，与湿相互蕴结，则脾胃运化受阻，形成湿热痰浊中阻，治以化湿浊与苦寒泻热合用。

病案 15

黄某，男，50 岁。

初诊　2012 年 10 月 10 日。

主诉　血肌酐升高 4 年。

现病史　4 年前于当地社区医院体检，查血 Cr：106μmol/L，尿素氮正常，尿常规正常，时不伴有颜面及双下肢浮肿，无泡沫尿等，未予重视及治疗。2012 年 10 月，自觉乏力，腰酸痛，尿中泡沫增多，间断双下肢浮肿，就诊于我院，查尿常规：PRO：(3+)。BLD：(3+)；肾功能：BUN：6.68mmol/L，Cr：106μmol/L，UA：589μmol/L。双肾彩超未见明显异常，为进一步就诊，就诊于我院。现症：乏力，腰酸，纳可，无呕恶，畏寒肢冷，无颜面及双下肢水肿，24h 尿量约 1500ml，大便日 1 行，BP：110/80mmHg。

既往史　慢性肾炎病史 5 年，口服百令胶囊、氯沙坦、雷公藤多苷片等治疗，尿常规：PRO：(－) ~ (1+)，BLD：(－) ~ (1+)。

辅助检查　2012 年 3 月 5 日肾功能：BUN：6.29mmol/L，Cr：113μmol/L。

24h 尿蛋白定量：0.37g。

2012 年 10 月 2 日尿常规：PRO：(3+)，BLD：(3+)。

肾功能：BUN：6.68mmol/L，Cr：106μmol/L，UA：589μmol/L。

中医诊断　腰痛（脾肾亏虚，肾虚血瘀）。

西医诊断　慢性肾功能不全；慢性肾炎。

治则　补肾健脾，活血化瘀。

处方　生黄芪 90g，土茯苓 30g，荠菜花 30g，丹参 30g，川芎 60g，三棱 30g，大黄 30g，大黄炭 60g，海藻炭 30g，白术 30g，砂仁 30g，决明子 30g，五味子 60g，覆盆子 30g，五灵脂 30g，蒲黄炭 30g，茵陈 60g，半枝莲 60g。水煎服，3 日 1 剂。

另予　补肾扶正胶囊，3 粒/次，每日 3 次；活血化瘀胶囊，3 粒/次，每日 3 次；别嘌醇片，1 粒/次，每日 2 次；碳酸氢钠，1 粒/次，每日 3 次；黄葵胶囊，5 粒/次，每日 3 次。

二诊　2012 年 11 月 7 日。患者后背痛，下肢痿软，四肢不住颤动，纳可，大便可，舌质暗红，苔薄黄。BP：130/80mmHg。查尿常规：BLD：(3+)，PRO：(3+)；肾功能：Cr：94μmol/L。

处方　上方去三棱，加莪术 30g、补骨脂 30g。

成药同上。

三诊　2013 年 2 月 6 日。患者乏力腰酸痛明显好转，无颜面及双下肢浮肿，无明显泡沫尿。纳寐可，二便调。舌淡红，苔薄黄，脉弦。BP：120/80mmHg。查 24h 尿蛋白定量：1g；血 Cr：122μmol/L。

处方　上方去莪术、决明子，加败酱草 60g、蒲公英 60g，生黄芪增至 120g。

成药同上。

按语　该患者有 5 年慢性肾炎病史，肾络受损，不能排泄代谢废物即尿毒症毒素（包括肌酐、尿素氮等）蓄积体内，出现气滞、痰凝、血瘀、湿阻、水停等病理产物蕴积体内过多，邪盛而化生热毒、湿毒、瘀毒、浊毒等毒邪，既是病理产物，又是新的致病因素。治疗上，在 CRF 的早期（氮质血症期）患者本虚多属气阴两虚，而标实多有湿浊和血瘀，故治宜益气养阴、活血化瘀和通腑泄浊。重用黄芪，黄芪甘温纯阳，其用有五：补诸虚不足，一也；益元气，二也；壮脾胃，三也；去肌热，四也；排脓止痛，活血生血，内托阴疽，为疮家圣药，五也。可以说黄芪既能补肾气，又可以补脾气，活血化瘀，利水消肿；现代药理证实黄芪能消除蛋白尿，利水，提高组织的抗缺氧能力，对机体免疫功能起双向调节作用，提高机体免疫能力，减轻机体免疫损失，促进疾病恢复。川芎，血中之气药，活血行气，气行则血行，可改善肾小球微循环；大黄具有泻下、荡涤肠胃、通利水谷、促使毒素从肠道排泄和利尿的作用。

病案16

孙某，女，50岁。

初诊 2012年8月8日。

主诉 血肌酐升高2年余。

现病史 2年前，因尿浊腰痛，就诊于当地医院，查尿常规：PRO：(3+)，BLD：(1+)，BP：150/90mmHg，肾功能未见异常，双肾彩超未见明显异常。诊断为“慢性肾炎”，予黄葵胶囊、海昆肾喜胶囊等对症治疗，治疗效果不佳，上述症状改善不明显。之后，血肌酐逐渐上升，血Cr：120～150μmol/L，BUN：7.1～10.7mmol/L，伴有腰酸痛乏力，遂就诊于天津中医药大学第一附属医院住院治疗，诊断为“慢性肾衰竭”，予静脉滴注肾康注射液，口服包醛氧淀粉、金水宝胶囊等治疗，自觉症状改善不明显，且血肌酐控制不良。为进一步诊治，慕名就诊于我院。现症：腰痛，乏力，时有呃逆，纳可，大便日1行，夜尿多，舌质暗红苔薄黄，脉弦细。BP：130/80mmHg。

辅助检查 2012年7月16日生化全项：BUN：16.2mmol/L，Cr：186.2μmol/L，P：1.52mmol/L，UA：482.4μmol/L，TC：7.09mmol/L，HDL-C：2.55mmol/L，LDL-C：3.91mmol/L。

免疫全项：补体C_3：70.1mg/L，余（-）。

双肾B超：双肾实质损害。

血常规：Hct：32.5%，Hb：111g/L。

2012年7月30日肾功能：BUN：14.74mmol/L，Cr：194.8μmol/L；24h尿微量总蛋白：0.9g；24h尿肌酐定量：6.9μmol；24h尿酸：1.5μmol。

风湿二项：类风湿因子IgM：20.1In/ml。

尿常规：PRO：(±)，BLD：(2+)。

中医诊断 慢肾衰病。

证候诊断 肾虚血瘀，浊毒内蕴。

西医诊断 慢性肾衰竭；慢性肾炎；高尿酸血症；肾性高血压。

治则 补肾活血，清热解毒。

处方 生黄芪90g，土茯苓30g，荠菜花30g，丹参30g，川芎60g，五灵脂30g，蒲黄炭30g，大黄30g，大黄炭60g，茵陈60g，决明子60g，五味子60g，青蒿60g，海藻炭30g，覆盆子60g，蒲公英60g，败酱草60g，半枝莲30g，山药30g，陈皮30g。水煎服，3日1剂。

另予 补肾扶正胶囊，3粒/次，每日3次；活血化瘀胶囊，3粒/次，每日3次；肾衰排毒胶囊，3粒/次，每日3次；药用炭片，2粒/次，每日3次。

二诊 2012年10月24日。患者乏力腰痛较前减轻，纳可，寐安，夜尿多，尿频，无尿急尿痛，24h尿量1700ml，畏寒，大便日1行，BP：140/90mmHg，舌暗红，苔白，脉沉细。

2012年10月22日尿常规：PRO：(3+)，LEU：(2+)。

生化全项：STP：73g/L，A：48.3g/L，G：25.5g/L，BUN：8.7mmol/L，Cr：155μmol/L，

UA：377μmol/L，CHO：6.04mmol/L，TG：1.1mmol/L。

处方 上方去青蒿，加火麻仁60g、郁李仁60g，覆盆子减至30g，山药增至60g。

另加碳酸氢钠1粒/次，每日3次，其余成药同前。

三诊 2013年5月29日。患者腰痛，劳累后双下肢为重，时头晕，气短，纳可，大便日1行，尿中少量泡沫，舌淡暗苔薄，脉弦滑。BP：140/90mmHg。查生化全项：STP：61.9g/L，A：35.9g/L，G：26g/L，BUN：12.4mmol/L，Cr：126.9μmol/L，UA：307μmol/L，CHO：7.82mmol/L，HDL-C：3.6mmol/L，TBG：3.57g/L；尿常规：PRO：(2+)，LEU：(2+)。

处方 上方去覆盆子、败酱草、火麻仁、郁李仁、陈皮，加番泻叶10g（后下）、白术30g、冬瓜皮60g、砂仁30g。

另予 肾康宁胶囊，6粒/次，每日3次；肾衰排毒胶囊，3粒/次，每日3次；药用炭片，5粒/次，每日3次；碳酸氢钠，1粒/次，每日3次；包醛氧淀粉，10g/次，每日2次；雷公藤多苷片，2粒/次，每日2次。

四诊 2014年5月7日。患者腰痛，偶有双下肢肿，夜尿3~4次，大便日2行，舌淡苔黄腻，脉缓。查生化全项：ALP：169U/L，ALT：11U/L，A：39g/L，BUN：9.1mmol/L，Cr：136μmol/L，CHO：7.81mmol/L，HDL-C：3.42mmol/L，LDL-C：4.33mmol/L；尿常规：PRO：(2+)，LEU：(1+)，WBC：18.3/μl。

处方 上方去海藻炭、半枝莲、白术、冬瓜皮、砂仁，加水蛭10g、败酱草60g、覆盆子30g、陈皮30g。

成药同上。

五诊 2014年12月2日。患者晨起恶心，纳少，夜尿3次，大便日2次，双下肢微肿，傍晚尤甚，舌质略胖苔薄，BP：140/90mmHg。

2014年12月1日生化全项：STP：63.2g/L，A/G：36.8/26.4，ALT：14U/L，AST：19U/L，K：4.9mmol/L，Cl：110mmol/L，BUN：8.63mmol/L，Cr：141μmol/L，UA：356μmol/L，GLU：4.66mmol/L，TC：9.9mmol/L，TG：1.11mmol/L，HDL-C：2.31mmol/L。

尿常规：BLD：(1+)，PRO：(2+)，LEU：(2+)，RBC：2~4个/HP，WBC：8~15个/HP。

处方 上方去荠菜花、水蛭、覆盆子、陈皮，加升麻10g、白术30g、海藻炭30g、芡实30g、三棱30g，败酱草减至30g。

另肾衰排毒增至4粒/次，每日3次，其余成药同前。

按语 慢性肾衰竭是多种肾脏疾病的后期表现，属中医学“关格”、“水肿”、“虚劳”、“腰痛”范畴。张大宁教授把慢性肾衰竭的病机归纳为“虚瘀湿逆”，以“补肾活血，降逆排毒”为大法。虚以脾肾阳虚为主，由于阴阳的互根作用，脾肾阳虚日久必然要阳损及阴，肾阴阳两虚。湿浊瘀血等病邪是脏腑功能减退的病理产物，且会反过来阻碍气机升降，导致肾功能进一步恶化，这也是该病持续发展的根本原因。方中大剂量黄芪和大黄配伍，体现了“祛邪不伤正，扶正不滞邪”的中医整体治疗原则，且大黄对肾衰竭的治疗不单纯是通过泻下来降低尿素氮和肌酐，而是通过祛瘀泄浊、推陈致新、以通为补等多种途径发挥治疗作用。临床应用时宜根据大便的次数情况灵活掌握其用量。在生活调养上，注意：①控制饮食；②防止感染；③避免药毒，谨慎选择用药，中病即止，所谓“留得一分正气，即有一分生机”。

病案17

李某，男，57岁。

初诊 2013年3月6日。

主诉 双下肢间断浮肿10年。

现病史 患者10年前出现双下肢浮肿，休息后好转，不伴有腰痛、泡沫尿等，未系统检查，未予重视及治疗。后患者自觉双下肢浮肿逐渐加重，休息后不缓解，并逐渐出现尿中泡沫增多，遂于2013年2月25日在黄山市人民医院查尿常规：PRO：(3+)，BLD：(1+)，SG：1.03，pH：5.0。血Cr：138.6μmol/L，BUN：19mmol/L，UA：613.6μmol/L，STP：71g/L，A：50g/L，血常规：Hb：139g/L，RBC：3.45×10^{12}/L，TC：5.8mmol/L，TG：1.75mmol/L，双肾B超：右肾：119mm×55mm×54mm，左肾：118mm×56mm×49mm，双肾动脉血流阻力增高。考虑“慢性肾炎、慢性肾衰竭”，为求中西医结合治疗，慕名就诊。现症：双下肢浮肿，视物尚可，无心前区不适，无皮肤瘙痒，纳可，大便日1次干燥，夜尿4次，舌暗苔白有齿痕，脉沉。BP：155/80mmHg，时肢体抽动。

既往史 糖尿病病史5年，平时血糖控制不理想，胰岛素控制血糖10年，近期空腹血糖14.1mmol/L，发现高血压2年，最高BP：180/120mmHg，服降压药血压正常。2011年曾做冠状动脉支架治疗。

中医诊断 肾衰病；水肿。

证候诊断 肾虚血瘀，湿浊内蕴。

西医诊断 慢性肾衰竭；糖尿病肾病5期；糖尿病；高血压。

治则 补肾活血，降浊排毒。

处方 生黄芪90g，土茯苓30g，荠菜花30g，丹参30g，川芎60g，莪术30g，五灵脂30g，蒲黄炭30g，大黄30g，大黄炭60g，五味子60g，茵陈60g，决明子60g，海藻炭30g，蒲公英60g，半枝莲60g，覆盆子60g，砂仁30g，败酱草60g。水煎服，3日1剂。

另予 肾康宁胶囊，6粒/次，每日3次；肾衰排毒胶囊，3粒/次，每日3次；黄葵胶囊，5粒/次，每日3次；药用炭片，5粒/次，每日3次；别嘌醇片，2粒/次，每日2次；碳酸氢钠，1粒/次，每日3次。

二诊 2013年5月29日。双下肢肿减轻，乏力，轻度腰痛，皮肤瘙痒，双下肢肌肉抽搐，纳可，寐安，大便日1~2行，尿量可，夜尿多，尿中泡沫多，舌质暗红，苔黄腻，脉沉弦，BP：130/90mmHg。

化验：Hb：114g/L，RBC：7.9×10^{12}/L；尿常规：PRO：(3+)，BLD：(1+)；血Cr：105μmol/L，BUN：15.2mmol/L，UA：340μmol/L。

处方 上方黄芪加至120g，减败酱草，加白术30g、冬瓜皮60g、茯苓60g、茯苓皮60g、升麻20g。

另予 加雷公藤多苷片，1粒/次，每日3次；保肝片，5粒/次，每日3次。

三诊 2013年8月14日。双下肢浮肿，尿中泡沫多，后背皮肤瘙痒，纳寐可，小便调，大便干，舌淡暗边有齿痕，苔薄白，右脉沉，左脉滑。BP：130/80mmHg。

2013年7月2日血Cr：111μmol/L，BUN：12.29mmol/L，UA：324μmol/L，TC：6.6mmol/L。

尿常规：PRO：(2+)，24h尿蛋白定量：2.083g。

Hb：127g/L，余正常。

2013年8月12日 尿常规：PRO：(3+)。24h尿蛋白定量：1.5g。STP：65g/L，A：39.7g/L，Cr：122μmol/L，BUN：18.31mmol/L，UA：522μmol/L；K：5.78mmol/L。

处方 生黄芪90g，土茯苓30g，荠菜花30g，丹参30g，川芎60g，五灵脂30g，蒲黄炭30g，大黄30g，大黄炭60g，五味子60g，茵陈60g，覆盆子30g，白术30g，海藻炭30g，蒲公英60g，半枝莲60g，水蛭10g，败酱草60g。水煎服，3日1剂。

另予 呋塞米，1粒/次，每日1次。

四诊 2013年11月27日。后背痒，双下肢微肿，夜尿3~4次，夜尿3~4次，大便日1次，时有肢体抽搐。舌暗红，苔薄黄，脉细。BP：120/70mmHg。

2013 年 11 月 25 日尿常规：PRO：(3+)，BLD：(1+)。

血 Cr：124μmol/L，BUN：8.3mmol/L，UA：350μmol/L；K：6.01mmol/L。

处方　上方减败酱草、半枝莲，加郁李仁 60g、火麻仁 60g、肉苁蓉 60g、决明子 90g。

成药同前。

饮食禁忌　血钾高于 6mmol/L 时，停服汤药或减量口服。

该患者坚持于我院门诊治疗至今，血肌酐维持在 120～150μmol/L，病情稳定发展缓慢。

按语　慢性肾衰竭是多种肾脏疾病的后期表现，属中医学“关格”、“水肿”、“虚劳”、“腰痛”范畴。张大宁教授把慢性肾衰竭的病机归纳为“虚瘀湿逆”，以“补肾活血，降逆排毒”为大法。张教授善用肾衰系列方，方中黄芪具有补益肺脾肾之功，补而不滞；丹参活血凉血祛瘀而不伤正；川芎，血中之气药，活血行气，气行则血行，可改善肾小球微循环；土茯苓解毒除湿，通利关节；大黄行气通腑，泻火解毒，研究表明大黄可降低慢性肾衰竭大鼠血清肌酐和尿素氮水平，改善机体蛋白质代谢的紊乱状态，对肾脏代偿性增生有一定的保护作用。蒲公英药性平和力缓，味甘寒，久用不伤阴。女贞子、墨旱莲甘凉平补，育阴生津，补而不滞，润而不腻，平补肝肾之阴。诸药合用补肾活血，凉血排毒，标本兼顾，效果优于单纯西医治疗。

病案 18

安某，男，65 岁。

初诊　2014 年 10 月 8 日。

主诉　双下肢浮肿 2 年余。

现病史　患者 2 年前因血糖不稳伴双下肢肿就诊于天津医科大学代谢病医院，时查血肌酐：160μmol/L 左右，尿中蛋白阳性。双肾彩超提示慢性肾实质改变。考虑“糖尿病肾病、慢性肾衰竭”，予控制血糖及改善肾功能等治疗，血糖控制可，但双下肢水肿反复，血肌酐逐渐缓慢上升。1 年前因浮肿加重就诊于北京协和医院肾病科，查血肌酐：180μmol/L。2014 年 9 月 10 日于天津市红桥医院查血 Cr：303μmol/L，BUN：15mmol/L，坚持利尿剂及包醛氧淀粉、金水宝胶囊治疗，水肿无明显好转。同年 9 月 17 日患者双下肢肿加重，伴泡沫尿腰酸痛，收入我院肾病科，治疗 20 余日双下肢肿明显好转。现症：体乏，双下肢微肿，纳可，小便量可，24h 尿量 2300ml（用利尿剂），尿中泡沫多，大便日 1～2 次，舌质红，苔黄腻，脉弦滑。

既往史　糖尿病病史 20 年，高血压病史 15 年，冠心病病史 6 年，曾行心脏支架 2 个，脑梗死 2 次，2 年前外院诊为甲状腺结节。

2013 年 6 月 17 日北京协和医院：肾穿病理：糖尿病肾病。

2014 年 9 月 29 日血 Cr：309μmol/L，BUN：13.38mmol/L，UA：287μmol/L，24h 尿蛋白定量：12.77g，STP：43.5g/L，A：21.2g/L，G：22.3g/L；K：3.8mmol/L，Na：143mmol/L，Cl：111mmol/L，Ca：2.06mmol/L，CO_2：20.3mmol/L，TC：8.23mmol/L，TG：1.56mmol/L，LDL-C：4.39mmol/L。

中医诊断　肾衰病；水肿。

证候诊断　肾虚血瘀，湿浊内蕴。

西医诊断　慢性肾衰竭；糖尿病肾病 5 期；2 型糖尿病；冠心病（冠状动脉支架术后）；高血压；高脂血症。

治则　补肾活血，降浊排毒。

处方　生黄芪 90g，土茯苓 30g，荠菜花 30g，丹参 30g，川芎 30g，莪术 30g，五灵脂 30g，蒲黄炭 30g，大黄 15g，大黄炭 60g，五味子 60g，茵陈 60g，决明子 30g，海藻炭 30g，砂仁 30g，青蒿60g，茯苓30g，茯苓皮30g，冬瓜皮60g，陈皮30g，桑白皮30g，苦丁茶30g，升麻10g，芡实30g。水煎服，3日1剂。

二诊　2015年3月4日。胃脘胀满，时有恶心欲吐，偶有呕吐，纳差，左下肢肿，乏力，大便不爽，夜尿多，舌暗红，苔黄腻。近日外感，咽干，咽痛，鼻塞流涕，BP：160/75mmHg。

化验：血 Cr：249μmol/L，BUN：13.1mmol/L，STP：50.7g/L，A：26.7g/L，G：24g/L，CO_2CP：18.38mmol/L，TC：5.74mmol/L，24h尿蛋白定量：4.052 8g。

处方　上方减大黄、莪术、荠菜花、茯苓、茯苓皮、桑白皮，加焦三仙30g、佛手30g。

按语　张教授认为“脾肾衰败，湿毒潴留，瘀血阻络”是该病病机的关键，“虚瘀湿逆”是基本病机，以“补肾活血，降逆排毒”为基本治疗大法。治疗上应以补虚为主，但应注意刚柔并济，消补并行，寒热平调。肾衰方用生黄芪、土茯苓、荠菜花、丹参、川芎、赤芍、三棱、大黄等基本体现这个原则。方中大黄，“大黄乃药中良将也，浊毒不降则清阳不升，瘀血不去则新血不生，故以大黄通畅，推陈致新”；土茯苓能渗利湿浊，化湿浊，起到败毒祛邪，不伤元气；另外，张教授指出，对祛邪药物，讲究中病即止，对补虚药物也不主张长期连续服用，主张间断服药，补助人体自调的恢复。张大宁教授认为肾衰竭尿毒症期，中药大黄复方制剂保留灌肠是治疗慢性肾衰竭的一项重要措施和手段。一方面可以避免复方大黄制剂对胃肠道的刺激，另一方面是药物直接作用于肠道，是有效成分易充分吸收，迫使湿浊毒邪从肠道排出，达到“邪祛正安”之目的。

病案19

耿某，男，37岁。

初诊　2013年9月4日。

主诉　发现尿常规异常14年，发现血肌酐异常5年余。

现病史　患者2001年因尿常规：PRO：(3+)，BLD：(3+)，无上呼吸道及皮肤感染病史，不伴有颜面及双下肢浮肿，于我院就诊，诊为慢性肾炎，予泼尼松30mg，每日1次，口服半年后尿蛋白转阴。此后多次复查尿蛋白皆阴性，遂停药。2004年尿中再次发现尿蛋白，伴尿中泡沫增多，开始服中药治疗，尿蛋白波动在（-）～（3+），2010年常规检查时发现血肌酐高于正常值，近日查血 Cr：130μmol/L，BUN异常（具体数值不详），双肾彩超提示：慢性肾实质损害，为中西医结合系统治疗，慕名就诊。现症：双下肢浮肿，乏力，腰酸痛，纳可，大便日1～2次，夜尿2次。舌暗红，苔薄黄，脉弦。BP：130/80mmHg。

2013年8月31日血 Cr：130μmol/L，BUN：7.24mmol/L，UA：526μmol/L；Hb：174g/L；尿常规：PRO：(3+)。

中医诊断　肾衰病；腰痛。

证候诊断　肾虚血瘀，湿浊内蕴。

西医诊断　慢性肾衰竭。

治则　补肾活血，降浊排毒。

处方　生黄芪90g，土茯苓30g，荠菜花30g，丹参30g，川芎60g，水蛭10g，五灵脂30g，蒲黄炭30g，大黄30g，大黄炭60g，五味子60g，茵陈60g，决明子30g，海藻炭30g，蒲公英30g，白术30g，败酱草30g。水煎服，3日1剂。

另予　肾康宁胶囊，5粒/次，每日3次；肾衰排毒胶囊，3粒/次，每日3次；黄葵胶囊，5粒/次，每日3次；药用炭片，5粒/次，每日3次；别嘌醇片，1粒/次，每日2次；碳酸氢钠，1粒/次，每日3次；氯沙坦，50mg/次，每日1次；硝苯地平，30mg/次，每日1次。

二诊　2014年4月16日。阴囊潮湿，排尿淋沥不爽，无尿急尿痛，夜尿2次，大便2～3次，腰酸乏力。双下肢不肿，纳寐可。舌暗红，苔薄黄，脉细。BP：120/80mmHg。

化验：血 Cr：121μmol/L，BUN：6.69mmol/L，UA：342μmol/L；尿常规：PRO：（2+），BLD：（1+）；血 Hb：176g/L。

处方 上方黄芪加至 120g，蒲公英加至 60g，败酱草加至 60g，决明子加至 60g，减白术，加青蒿 60g、陈皮 30g。

三诊 2014 年 7 月 23 日。仍感排尿不畅，无尿痛，无浮肿，尿量可，大便日 2～3 次，舌暗苔白腻，BP：130/100mmHg。

化验：血 Cr：128μmol/L，BUN：7.31mmol/L，UA：564μmol/L；尿常规：PRO：（3+）；肝功能、血脂正常。

处方 上方黄芪减至 90g，减陈皮，加升麻 10g、芡实 15g。

另予 肾康宁胶囊，6 粒/次，每日 3 次；肾衰排毒胶囊，3 粒/次，每日 3 次；黄葵胶囊，5 粒/次，每日 3 次；药用炭片，5 粒/次，每日 3 次；别嘌醇片，0.25g/次，每日 1 次；碳酸氢钠，1 粒/次，每日 3 次；氯沙坦，50mg/次，每日 1 次；硝苯地平，30mg/次，每日 1 次。

四诊 2014 年 11 月 26 日。乏力，纳寐可，二便调，无明显腰酸痛，双下肢不肿。舌暗红，苔薄黄，脉弦。BP：120/80mmHg。

化验：血 Cr：121μmol/L，BUN：8.75mmol/L，UA：453μmol/L。尿常规：PRO：（3+）；肝功能，血脂，血常规正常。

处方 生黄芪 90g，土茯苓 30g，荠菜花 30g，丹参 30g，川芎 60g，蒲黄炭 30g，大黄 30g，大黄炭 60g，五味子 60g，茵陈 30g，煅牡蛎 60g，海藻炭 30g，蒲公英 30g，败酱草 30g，升麻 10g，芡实 30g。水煎服，3 日 1 剂。

成药同前。

按语 慢性肾炎据其临床表现应归属中医学“水肿”、“腰痛”、“尿血”等范畴，证属本虚标实，虚实夹杂，热毒、湿热、血瘀为其三大病理因素而且相互影响，热毒容易和湿热兼杂，湿热久留，阻络致瘀，所以患者常迁延难愈，且治而复发。该患者慢性肾炎久治不愈致慢性肾衰竭，故组方时必须细心严谨。张教授指出，益气之品多属甘温，有助热之嫌；养阴之品多滋腻，有生湿恋邪之弊，且甘温滋腻又易阻遏气机；而清热利湿活血化瘀之品多具有苦寒辛通之性，用之不当，也易于伤阴耗气。所以配伍用药时必须遵循祛邪而不伤正，扶正而不留邪的组方原则。肾虚为病，无论肾阴虚还是肾阳虚，都会发生因虚致瘀的病理改变。血瘀是该病持续发展和肾功能进行性减退的重要原因。抗凝治疗可以减轻衰老肾脏的纤维蛋白沉积所致的炎症反应，通过减少肾脏局部生长因子和炎症因子的释放，增强对肾脏细胞增殖和基质聚集的抑制作用，可获得良好的肾保护效果。因此补肾活血为治疗肾病的重要指导思想。方中黄芪具有补益肺脾肾之功，补而不滞，丹参活血祛瘀而不伤正，土茯苓解毒除湿，通利关节；大黄行气通腑，泻火解毒，研究表明大黄可降低慢性肾衰竭大鼠血清肌酐和尿素氮水平，改善机体蛋白质代谢的紊乱状态，对肾脏代偿性增生有一定的保护作用。诸药合用具有行气通腑、泻火解毒、除湿通络等功效。

病案 20

陈某，男，65 岁。

初诊 2014 年 10 月 22 日。

主诉 发现血肌酐异常 9 年余。

现病史 患者 1992 年确诊为慢性肾炎，尿常规：PRO：（4+），管型阳性，不伴有颜面及双下肢浮肿，无腰痛，未系统治疗。2006 年体检发现肾功异常，时血 Cr：130μmol/L，BUN 升高（具体数值不详），双肾彩超提示：慢性肾实质损害，遂来我科门诊治疗，予肾衰系列方治疗，血肌酐逐渐恢复正常。后未在坚持治疗，未复查尿常规及肾功能。2014 年 8 月查体再次发现肾功能异常，血 Cr：350μmol/L，BUN：25. 6mmol/L，为进一步治疗，于 2014 年 10 月 22 日收入我院住院治疗。现症：乏力，胃部时有不适，纳可，寐多梦，大便日 1～2 行，尿量可，舌质紫暗，苔白，脉弦数，BP：130/90mmHg。

既往史　高血压病史 20 年，慢性胃炎病史 2 年，慢性支气管炎病史 60 年，18 年前行胆囊切除术。

辅助检查　入院后完善相关检查，血 Cr：362μmol/L，BUN：20. 31mmol/L，UA：549μmol/L；STP：70. 8g/L，A：39. 9g/L，G：30. 9g/L；TG：3. 83mmol/L，HCY：37. 3mmol/L；Hb：128g/L；尿常规：PRO：(3+)，BLD：(1+)，24h 尿蛋白定量：4. 93g。

中医诊断　肾衰病；虚劳。

证候诊断　肾虚血瘀，湿浊内蕴。

西医诊断　慢性肾衰竭；高血压 3 级；高脂血症；慢性胃炎。

治则　补肾活血，降浊排毒。

处方　生黄芪 90g，土茯苓 30g，荠菜花 30g，丹参 30g，川芎 60g，莪术 30g，五灵脂 30g，蒲黄炭 30g，大黄 30g，大黄炭 60g，五味子 60g，茵陈 60g，三棱 30g，蒲公英 60g　白术 30g，芡实 30g，败酱草 60g，陈皮 30g，砂仁 30g，升麻 10g，煅牡蛎 30g。水煎服，3 日 1 剂。

二诊　2014 年 11 月 5 日。近日反酸，纳可，大便日 2 次，夜尿多，舌质暗红，苔薄黄。化验：血 Cr：348μmol/L，BUN：13. 88mmol/L，UA：444μmol/L。BP：140/80mmHg。

处方　上方升麻加至 15g，减白术、陈皮，加党参 30g、海藻炭 30g。

三诊　2014 年 12 月 3 日。无特殊不适，反酸，纳可，大便日 2 次，略干，舌质暗红，苔白，脉弦细。BP：130/80mmHg。

化验：血 Cr：303μmol/L，BUN：14. 04mmol/L，UA：411μmol/L。

处方　上方升麻减至 10g，减荠菜花、莪术、党参、海藻炭，加决明子 60g、火麻仁 60g、酒萸肉 30g。

按语　该患者慢性肾炎数十年，迁延不愈导致肾衰竭，并以“肾虚”为基本病理变化，临床正确辨证尤显重要，但补肾涩精当贯彻辨治的始终；又不得一味地补肾，理虚扶正当与逐瘀驱邪相结合。在补虚的同时，可使用一些行气健脾之药如陈皮、茯苓、薏苡仁等，以免虚不受补。在肾衰竭的全过程，尽管早期患者在舌脉症状方面没有明显“血瘀”的表现，但已经有了“血瘀”的倾向，至少从肾脏局部病理的分析就可以知道，肾络有瘀，从早期就开始进行活血疗法，延缓肾脏纤维化的发展。切合“久病不用活血化瘀，何除年深坚固之深疾，破日久闭结之瘀滞”，也切合张大宁教授“补肾活血”法的重要学术思想。另张教授指出，该类患者可中药灌肠治疗。灌肠疗法是仿腹透原理，实为直肠透析治疗，可降低血尿素氮、肌酐等。近代药理研究表明，大黄促进尿素和肌酐的排泄。保留灌肠可刺激肠黏膜，使肠道充血，增加毛细血管通透性，促进体内氮质随肠道排出体外。

病案 21

葛某，女，51 岁。

初诊　2013 年 11 月 6 日。

主诉　发现血肌酐异常 6 年余。

现病史　患者 2007 年 11 月查体时发现血 Cr：170μmol/L，肾体积微缩小，当时血压正常，尿常规：BLD：(±)，Hb：105g/L，就诊于当地医院，考虑“慢性肾衰竭”，给予口服百令胶囊、尿毒清颗粒治疗，效果不明显，血肌酐改善不明显。近日患者逐渐出现腰酸痛乏力头晕等症状，查血 Cr：395μmol/L，BUN：9.8mmol/L；尿常规：PRO：（1+），BLD：（1+），24h 尿蛋白定量：0.92g，不伴有双下肢水肿，为求中西医结合治疗，慕名就诊。现症：头痛头晕，偶胸闷憋气，多梦，耳鸣，手足心热，偶腰痛，腰部畏寒，时有下肢肌肉抽搐，纳可，大便 2～3 日一行，脉沉细。

既往史　2006 年行胸腺瘤切除术，2002 年行胆囊切除术，患者 1994～2000 年经常服用龙胆泻肝丸。

2013 年 11 月 2 日血 Cr：479.2μmol/L，BUN：7.8mmol/L，TC：6.72mmol/L，TG：3.83mmol/L；血 Hb：113g/L；尿常规：PRO：（1+），BLD：（1+），24h 尿蛋白定量：0.714g。

中医诊断　肾衰病；虚劳。

证候诊断　肾虚血瘀，湿浊内蕴。

西医诊断　慢性肾衰竭。

治则　补肾活血，降浊排毒。

处方，生黄芪 120g，土茯苓 30g，荠菜花 30g，丹参 30g，川芎 60g，水蛭 10g，五灵脂 30g，蒲黄炭 30g，大黄 30g，大黄炭 60g，茵陈 60g，青蒿 60g，蒲公英 60g，海藻炭 30g，火麻仁 60g，白鲜皮 30g，决明子 60g。水煎服，3 日 1 剂。

另予　肾康宁胶囊，6 粒/次，每日 3 次；肾衰排毒胶囊，3 粒/次，每日 3 次；硝苯地平，30mg/次，每日 1 次；药用炭片，5 粒/次，每日 3 次；别嘌醇片，100mg/次，每日 2 次；碳酸氢钠，3 粒/次，每日 3 次；促红细胞生成素（EPO）。

二诊　2014 年 4 月 2 日。患者偶感胸闷憋气，耳鸣减轻，手足心热，腰部畏寒，下肢肌肉抽搐，纳可，寐欠安，大便日 2～3 次，尿量可，舌暗红，苔黄腻，脉沉细。

化验：血 Cr：359.76μmol/L，BUN：12.97mmol/L，UA：316μmol/L；ALT：10.9U/L，AST：15.2U/L，γ-GT：17.3U/L；电解质正常；血 Hb：113g/L；尿常规：PRO：（1+），GLU：（1+）。

处方　上方减火麻仁、白鲜皮，加莪术 30g、覆盆子 30g、五味子 60g、败酱草 60g。

三诊　2014 年 10 月 15 日。体力较前明显恢复，晨起口苦，纳可，小便量可，夜尿 0～1 次，大便日 3 次，舌暗红，苔黄，脉沉。BP：130/100mmHg。

化验：血 Cr：330.4μmol/L，BUN：11.23mmol/L，UA：323.5μmol/L。K：4.4mmol/L，Na：147.2mmol/L，Cl：108mmol/L，Ca：2.33mmol/L，CO_2CP：20.93mmol/L；尿常规：PRO：（1+），BLD：（±）；血 Hb：118g/L。

处方　上方减水蛭，加升麻 10g、芡实 30g、砂仁 30g。

按语　该患者有长期服用龙胆泻肝丸的用药史，其肾衰竭和药物性肾损害有直接关系。张大宁教授认为慢性肾衰竭，以正虚为主，存在湿热毒瘀等病理产物，治疗时，应注重疏肝气健脾气，以达到“气行则血行水运”之目的，使疏利之机得以调畅，五脏六腑功能得复。现代研究发现，肾衰竭患者，存在微循环障碍，毛细血管萎缩，肾血流量减少。这种状态也符合中医络脉不畅，血流障碍而致的瘀血机理。治疗过程中应始终掌握“补虚不忘泻实，泻实勿伤正”之根本。该患者一诊、二诊均有水蛭，能破血逐瘀，药理研究显示，水蛭所含肝素、抗血栓素和水蛭素能阻止凝血酶对纤维蛋白原的作用。水蛭的水提取物和醇提取物同样具有强抗凝作用。三诊用芡实、砂仁防止补益太过而致气机壅滞或碍胃，用之取其补而不滞之功效，亦体现“中焦若安，柔和为精”的治疗思想。

病案 22

尚某，女，46 岁。

初诊　2015 年 2 月 11 日。

主诉 浮肿半月。

现病史 2015年1月28日因双下肢浮肿，无明显泡沫尿，无发热咽痛，无腰痛，来我院就诊。查肾功能异常，BUN：15.3 mmol/L，Cr：265μmol/L，UA：342μmol/L，尿常规：PRO：(2+)，BLD：(-)。双肾彩超提示：慢性肾实质损害，考虑“慢性肾功能不全”，予肾衰系列方药治疗2周，双下肢浮肿缓解。复查BUN：16.64 mmol/L，Cr：273μmol/L，UA：52μmol/L，K：5.0mmol/L，Na：145.9mmol/L，P：1.63mmol/L，24h尿蛋白定量：1.91g，肾功能及尿蛋白情况改善不明显，为求中西医结合系统治疗，再次就诊。现症：浮肿减轻，眼睑肿，纳可，寐安，尿量可，大便日行3次，舌暗苔黄腻。

中医诊断 水肿。

证候诊断 肾虚血瘀。

西医诊断 慢性肾功能不全。

治则 补肾活血，降浊排毒。

处方 生黄芪90g，土茯苓30g，丹参30g，川芎30g，大黄30g，大黄炭30g，五灵脂30g，蒲黄炭30g，白术30g，陈皮30g，升麻10g，海藻炭30g，蒲公英60g，败酱草60g，冬瓜皮60g，煅牡蛎60g，茵陈60g，女贞子30g，墨旱莲30g。水煎服，3日1剂。

二诊 2015年3月4日。颜面微肿，下肢不肿，尿量2000～2200ml，纳可，晨起恶心，大便5次，夜尿2次，无明显畏寒及燥热，舌淡苔黄腻，脉弱，BP：130～140/80～90mmHg。

2015年2月13日24h尿蛋白定量：2.03g（1.13g/L）。

2015年2月25日尿常规：PRO：（2+）；血BUN：16.22mmol/L，Cr：227μmol/L，UA：398μmol/L。

2015年3月3日24h尿蛋白定量：1.78g（0.89g/L）；血BUN：14.34mmol/L，Cr：220μmol/L，UA：378μmol/L；尿常规：PRO：（2+），BLD：（+），SG<1.005，pH：5.5；血常规：Hb：104g/L，RBC：3.6×10^{12}/L，Hct：0.312。

2015年3月29日STP：71.6g/L，A：45.5g/L。

处方 上方改生黄芪为120g，减女贞子30g、墨旱莲30g，加芡实30g、茯苓60g。

按语 根据该病的临床归纳为“虚瘀湿逆”，以“补肾活血，降逆排毒”为大法，可归属于祖国医学的“水肿”、“虚劳”、“关格”范畴。组方黄芪为主，其品味甘，性微温，有补气益卫固表、利水消肿的功效，且有消除蛋白尿、增强机体免疫力降压的作用。肾病多虚，宜“培其不足，不可伐其有余”。丹参活血化瘀，使气血调畅，既有助于湿浊瘀血的祛除，又有利于脾肾功能的恢复。川芎，血中之气药，活血行气，气行则血行，可改善肾小球微循环。土茯苓有降蛋白、血肌酐及尿素氮的作用。大黄具有泻下，荡涤肠胃，通利水谷，促使毒素从肠道排泄和利尿作用。蒲公英药性平和力缓，味甘寒，久用不伤阴。牡蛎镇静收敛，吸附肠道毒物，增强大黄通腑泄浊之功，另外牡蛎含有多种矿盐，能减少低钙血症等并发症。海藻炭、蒲黄炭、大黄炭等炭类药的应用是张教授学术思想之一。在传统经典中，炭入肝肾两经，可利小便，解毒止血，泻心清肺，去妄热，下气归肾，在现代医学中，炭类药的成分主要为碳，可在肠道吸附毒素，清除血肌酐等。二诊加芡实以防止补益太过而致气机壅滞或碍胃，用之取其补而不滞之功效。

病案23

秦某，女，62岁。

初诊 2005年6月12日。

主诉 反复泌尿系统感染病史18年，自服诺氟沙星有效。

现病史 2005年6月12日因尿色深红，检查尿常规：BLD：（3+），LEU：（±）；血常规：

Hb：105g/L；血 Cr：249.6μmol/L，BUN：10.5mmol/L，UA：458μmol/L。现症：腰痛且酸，全身乏力，双下肢微肿，纳可寐安，二便调，尿色深红，舌淡红，苔白滑，脉弦细。HR：74 次/分；BP：150/80mmHg。

中医诊断　关格；尿血。

证候诊断　脾肾气阴两虚，湿浊内犯。

西医诊断　慢性肾衰竭；慢性肾盂肾炎。

治则　补肾活血，祛湿降浊。

治宜肾衰系列方。

处方　黄芪 90g，白术 30g，川芎 30g，丹参 30g，赤芍 30g，车前子草各 30g，五灵脂 30g，蒲黄炭 30g，大黄 30g，大黄炭 60g，蒲公英 60g，败酱草 60g，半枝莲 60g，黄芪炭 30g，海藻炭 30g，大腹皮 60g，仙鹤草 60g，茜草 60g。水煎服，2 次浓煎成 1800ml，300ml/次，每日 2 次，3 日 1 剂。

同时配合低蛋白饮食，高嘌呤禁食。2 个月 1 个疗程。

二诊　2005 年 9 月 5 日。患者腰痛减轻自觉身上有劲许多，尿色尿量可，大便每日 2 次，舌红，苔白，脉弦。BP：130/80mmHg。尿常规：BLD：（2+）；血常规：Hb：114g/L；血 Cr：167μmol/L，BUN：8.1mmol/L，UA：346μmol/L。病情有明显好转，仍宗前法前方。

处方　原方加砂仁 30g。余法同前，仍用 2 个月。

三诊　2005 年 12 月 25 日。患者时有腰酸，纳可寐安，二便调，舌红苔白，脉沉。BP：135/80mmHg。尿常规：BLD：（1+）；血常规：Hb：117g/L；血 Cr：103μmol/L，BUN：6.9mmol/L，UA：225μmol/L。病情向愈，肾功能已正常，仍宗前法前方。

处方　原方减黄芪炭、海藻炭、大腹皮，加女贞子 30g、墨旱莲 30g。余法同前，仍用 2 个月以巩固疗效。

按语　该例患者系因慢性肾盂肾炎反复发作，迁延日久导致肾功能受损，属于肾后性肾衰竭，常见于老年女性。现代医学证实，慢性肾盂肾炎迁延不愈，可致肾盂瘢痕，终致肾间质纤维化，最终肾衰竭。但目前西医对该病进程没有有效的治疗手段，而中医药却有明显的优势。该病起始脾肾气虚湿热下注，日久伤及肾阴，造成脾肾气阴两虚；同时，随着病程的进展，瘀血浊毒日益加重，本虚标实每况愈下。针对病机，采用“滋肾健脾，活血化瘀，降浊排毒”之法；方中黄芪、白术、女贞子、墨旱莲滋肾健脾，川芎、丹参、赤芍活血化瘀，大黄、大黄炭、黄芪炭、海藻炭降浊排毒，大腹皮、蒲公英、败酱草、半枝莲清热利湿。诸药合用，使关格患者的各种症状得到显著改善，肾功能恢复正常。另外，本例患者血尿，于方中加入蒲黄炭、仙鹤草、茜草活血止血，尿血亦相应改善。

病案 24

苏某，男，68 岁。

初诊　2004 年 12 月 18 日。

主诉　患者 2 型糖尿病病史 20 年。

现病史　患者 2 型糖尿病病史 20 年，1995 年出现双下肢肿，蛋白尿，2001 年血 Cr、BUN 升高。高血压病史 4 年，冠心病病史 2 年，5 日前，自觉胸闷憋气，腹胀，外院查心电图示：窦性心律，电轴左偏，心肌缺血。血 Cr：168μmol/L，餐后 2h 血糖：10.7mmol/L，尿常规：PRO：（2+），为进一步治疗来我院。现症：阵发性胸闷憋气，咳嗽，咯白痰，偶头痛，恶心，纳差，腰痛，腹胀，双下肢微肿，尿量尚可，大便日 1 行。察其神清，精神尚可，面色少华，形体略胖，双下肢微肿，舌暗苔黄腻，脉弦滑。

实验室报告：2004年11月1日肾功能：Cr：182μmol/L，BUN：11.08 mmol/L；餐后2h血糖：10.7mmol/L；尿常规：PRO：(3+)，BLD：(2+)；24h尿蛋白定量：2.86g。

中医诊断 关格；胸痹。

证候诊断 肾虚血瘀湿浊内蕴，痰瘀阻心肺。

西医诊断 糖尿病肾病；慢性肾衰竭；冠心病。

治则 补肾活血，降逆排毒，兼豁痰理气。

辨证分析 此为肾虚血瘀，浊毒内蕴，兼痰瘀阻心肺所致，法当补肾活血，降逆排毒，兼豁痰理气。先方豁痰理气，活血通脉，急则治标，症状减轻后，再拟肾衰系列方加减治之。

处方 全瓜蒌30g，薤白30g，半夏30g，丹参30g，川芎30g，杏仁30g，白蔻仁30g，紫苏子30g，前胡30g，陈皮30g，川贝母30g，枳壳30g，香附30g，熟大黄30g。

水煎服，2次浓煎成1800ml，300ml/次，每日2次，饭后温服。2日1剂。

另予 补肾扶正胶囊，3粒/次，每日3次；活血化瘀胶囊，3粒/次，每日3次；硝酸异山梨酯，10mg/次，每日3次。

嘱 糖尿病患者应低盐精蛋白饮食（每日30g），羊肉、海鲜、植物蛋白禁食。2个月1个疗程。

二诊 2004年12月23日。5日后，胸闷憋气明显减轻，咳痰减少，恶心减轻，纳食增多，张大宁教授会诊患者后，拟中药补肾活血、降逆排毒法，调整如下：黄芪120g，土茯苓30g，荠菜花30g，丹参30g，川芎30g，三棱30g，莪术30g，柴胡30g，五灵脂30g，赤芍30g，蒲黄炭30g，大黄炭30g，当归60g，五味子60g，茵陈60g，蒲公英60g，败酱草60g。

水煎服，2次浓煎成1800ml，300ml/次，每日2次，饭后温服。2日1剂。

三诊 2005年1月6日。服药2周后，浮肿基本消失，无胸闷憋气，纳可，无恶心，偶咳无痰，诸症明显好转，复查Cr：189μmol/L，BUN：8.95 mmol/L；尿常规：PRO：(2+)，BLD：(1+)，病情稳定出院。继续门诊治疗。

2月28日因胸闷憋气再次入院，查Cr：143μmol/L，BUN：9.81 mmol/L；尿常规：PRO：(2+)，继以前法治疗，患者症状减轻，于4月25日出院，Cr：162μmol/L，BUN：9.1 mmol/L，目前患者仍在我院门诊治疗，病情稳定。

按语 该病为2型糖尿病继发肾病，日久导致慢性肾衰竭。属于祖国医学“关格”范畴。消渴日久，伤阴耗气，阴损及阳是基本发展趋势。肾虚气化不利，脾虚失于运化，水液潴留，发为水肿，日久化为浊毒，壅阻三焦，气机逆乱，发为关格；精微下泄则尿浊；初期多表现为脾肾气虚，水湿泛溢，到晚期多为阴阳两虚，浊毒内蕴；但肾虚血瘀贯穿始终。

该病辨证要点：脾肾亏虚，浊毒内蕴。湿聚成痰，壅阻心肺，心血瘀阻，胸阳不振。治疗要点：本着急则治标的原则，先豁痰理气，活血通脉，症状减轻后，再标本兼治。

慢性肾衰竭，正气虚与浊气盛产生的上关与下格，其主要病机为湿浊中气阻膈，胃气上逆，可归纳为欲升不升，欲将不降，欲食不食，但觉膈中有所碍，气之膈踞，主要病变累及肠胃，是关格病主要表现。

病案25

王某，女，47岁。

初诊 2004年12月6日。

主诉 发现肾功能异常6年。

现病史 患者6年前因“胃肠疾病”的诊断而住院，检查出肾功能异常，且有“慢性肾衰竭”的诊断。治疗尚系统，但病情时好时坏，近一年在本院诊治，予肾衰系列方治疗，效果尚佳，但近期恶心加重，伴纳食差，大便溏。在本院时现症：恶心频作，时有呕吐，伴纳食差，大便溏，伴腰酸膝痛，周身乏力，四肢微浮肿且沉重，舌质暗红苔薄，根腻，脉细濡。

查胃脘部压痛，无肌紧张；尿常规：PRO：（1+），BLD：（2+）；双肾B超示：双肾萎缩，双肾实质性损害。BP：120/90mmHg。肾功能：血BUN：16.5mmol/L，Cr：435μmol/L。CO_2CP：30 mmol/L，入院后，用纠正酸中毒及降压等一般治疗，血压逐渐下降，CO_2CP趋于正常，但患者依然时有呕吐。

中医诊断 关格。

证候诊断 肾虚湿瘀，浊毒气逆。

西医诊断 慢性肾衰竭。

治则 补肾祛湿，泄浊降逆。

方药：白术、苍术、茯苓、半夏、干姜、藿香、紫苏梗、萹蓄、车前子、车前草、墨旱莲、女贞子、生地黄、砂仁、大黄、大黄炭、黄芪炭。其目的，调脾胃，利湿降浊逆，以排毒为主，以使邪去；补肾治疗为辅。

二诊 2005年2月6日。1个月后，恶心频作，纳食差，大便溏等诸症减轻，舌质暗红，苔薄黄，脉弦细。见湿浊减去，气血与肾虚，越加显著。

继予补气益肾兼祛浊为原则，处方：加入党参、当归、薏苡仁。

三诊 2005年3月6日。现症：仅感腰酸，感乏力，且纳可，二便调，余症皆除，舌质暗红，苔薄，脉细。查尿常规：PRO：（1+），BLD：（1+）~（2+），血BUN：11.5mmol/L，Cr：335μmol/L。CO_2CP：45mmol/L。

依据症状及舌脉。仍用泄浊益气补肾之品。连续服中药3个月后，病情稳定，坚持治疗。

按语 恶心为慢性肾衰竭常见并发症，所以发生呕恶，由于湿浊犯逆，胃失和降所致，脾气不足，湿浊内生，湿浊壅盛，而致湿毒上逆，则恶吐，纳差。方药中白术、苍术、茯苓、半夏、干姜、藿香、紫苏梗降逆和胃，健脾利湿。大黄、大黄炭排毒降浊，也助胃气和降。对于邪壅三焦之阶段，应补中有泻，补泻并重，泻后即补。治疗关格病，用药贵在灵活，在温补脾肾之中，止呕利溲，降浊化瘀，宜通窍，宜疏利。《医门法律·关格篇》：“凡治关格病，不知批郄导窍，但翼止呕利溲，亟治其标，使穷力竭，无益反损，医之罪也。”

病案26

武某，女，65岁。

初诊 2005年2月27日。

主诉 乏力，恶心，纳呆1年，近日加重。

现病史 患者1年前出现乏力，恶心，纳呆，就诊当地医院，诊断为“浅表性胃炎食管息肉”对症治疗无好转。2004年2月北京医科大学附属第二医院查血Cr：170μmol/L，Hb：60g/L。诊断为“慢性肾衰竭”。予复方α-酮酸片、大黄、碳酸氢钠、重组人促红素等治疗，病情无好转，又改为中药汤剂，但症状逐渐加重，复查血Cr：670μmol/L，逐渐上升，遂来我院住院治疗。现症：乏力，恶心，纳呆，颜面及双下肢微肿，消瘦，偶感心悸，畏寒，无皮肤瘙痒，夜尿多，大便干，3~4日1行。察其神清，精神弱，形体消瘦，面色萎黄，口唇色淡，颜面及双下肢微肿，舌质暗淡，苔白腻，脉细。

既往史 冠心病病史7年，连续服用冠心苏合丸7年。否认糖尿病及高血压病史。

实验室报告：肾功能：Cr：597μmol/L，BUN：29.28mmol/L；尿常规：PRO：（1+），BLD：（1+），GLU：（2+），酮体：（2+）；血糖：4.23 mmol/L；Hb：69g/L；24h尿蛋白定量：1.68g。

中医诊断 关格。

证候诊断　肾虚血瘀，湿浊内蕴。

西医诊断　慢性肾衰竭。

辨证分析　此为肾虚血瘀，浊毒内蕴所致，法当补肾活血，降逆排毒。方拟肾衰系列方加减治之。

治则　补肾活血，降逆排毒。

予肾衰系列方药治疗。

处方　黄芪 120g，川芎 60g，丹参 30g，土茯苓 30g，荠菜花 30g，柴胡 30g，三棱 30g，莪术 30g，车前子草各 30g（布包），蒲黄炭 30g，大黄炭 30g，茵陈 90g，白术 30g，当归 60g，海藻炭 30g，蒲公英 60g，青蒿 60g，大黄 30g，莱菔子 30g，焦三仙 30g，砂仁 20g。

水煎服，2 次浓煎成 1080ml，180ml/次，每日 3 次，饭后温服。2 日 1 剂。

另予　补肾扶正胶囊，3 粒/次，每日 3 次；活血化瘀胶囊，3 粒/次，每日 3 次；肾衰排毒液，200ml/次，清洁灌肠，每日 1 次。

嘱　低蛋白（每日 20g）饮食，羊肉、海鲜、植物蛋白禁食。2 个月 1 个疗程。

二诊　2005 年 3 月 6 日。治疗 1 周，患者仍恶心，纳差，时呕吐，前方去白术、蒲公英，改为炒白术 30g，加入陈皮、半夏、佩兰、藿香、鸡内金各 20g，代赭石、枇杷叶各 30g。健脾和胃，降逆止呕。

三诊　2005 年 3 月 13 日。1 周后，患者恶呕明显减轻，纳食增多，精神状态好转，浮肿亦减轻。继前法治疗 2 周，复查血 Cr：446μmol/L，BUN：19.49mmol/L；尿常规：PRO：(1+)，LEU：(3+)；Hb：74g/L。前方减焦三仙、鸡内金，加入冬虫夏草 5g、枳壳 20g。病情明显好转，于 3 月 31 日出院。嘱继前治疗，定期复查。

按语　本例属“关格”范畴。患者先天禀赋不足，后天失于调养，久病失治，脾失运化，肾失开合，湿蕴成浊毒，阻滞气机，升降失常，清阳不升，浊阴不降，上食谷不能入为“格”，下大便不通为“关”；因虚致瘀，血瘀新血不生，并发“血虚”。综合舌脉症，病位在肾，涉及脾（胃）心，属本虚标实之证。治疗当拟补肾活血，降逆排毒为大法。首应重用健脾和胃，降逆止呕之品。

该病辨证要点：脾肾气阴虚，浊毒上逆，以致血虚血瘀，心脉瘀阻。治疗要点：补肾活血，降逆排毒。

病案 27

徐某，男，66 岁。

初诊　2005 年 9 月 7 日。

主诉　发现肾功能异常 1 年余。

现病史　患者冠心病病史 30 年，自 1988 ~ 1998 年常服冠心苏合丸，1995 ~ 1996 年因肝火头晕耳鸣，服龙胆泻肝丸。2003 年 11 月 26 日因做冠状动脉造影查体时，血 Cr：252μmol/L，BUN：12.49mmol/L，双肾 B 超：双肾萎缩，左肾 8.2cm×3.4cm，右肾 8.2cm×3.41cm。诊断为慢性肾衰竭，予药用炭片、包醛氧化淀粉，病情逐渐进展。现症：乏力畏寒，腰酸，双下肢抽搐，时恶心，纳少，夜尿多，大便每日 5 次，舌淡红，苔白微腻，脉沉细。BP：125/85mmHg。

肾功能：Cr：447.1μmol/L，BUN：9.9mmol/L，UA：352μmol/L。血常规：Hb：118g/L。

中医诊断　关格。

证候诊断　肾虚血瘀浊毒内蕴。

西医诊断　慢性肾衰竭；慢性马兜铃酸肾病。

治则　补肾活血，祛浊排毒。

处方　黄芪 90g，白术 30g，补骨脂 30g，川芎 30g，丹参 30g，三棱 30g，莪术 30g，车前子草各 30g，五灵脂 30g，蒲黄炭 30g，茵陈 60g，大黄炭 60g，蒲公英 60g，败酱草 60g，半枝莲 60g，土茯苓 30g，荠菜花 30g，海藻炭 30g，煅牡蛎 30g，莱菔子 30g，砂仁 30g。

水煎服，2 次浓煎成 1800ml，300ml/次，每日 2 次，3 日 1 剂。

同时配合低蛋白饮食。2 个月 1 个疗程。

二诊　2005 年 10 月 18 日。乏力畏寒，腰酸有改善，恶心减轻，大便每日 3 次，舌淡红，苔白，脉沉细。BP：120/80mmHg。血 Cr：337.9μmol/L，BUN：9.31mmol/L，UA：338μmol/L。病情好转，仍宗前法前方。

处方　原方加大腹皮 30g、女贞子 30g、墨旱莲 30g。余法同前，仍用 2 个月。

三诊　2005 年 12 月 21 日。患者时有腰酸，纳可，寐安，二便调，舌红，苔白，脉沉。BP：125/80mmHg。血常规：Hb：117g/L；血 Cr：316μmol/L，BUN：10.2mmol/L，UA：371μmol/L。病情稳定，仍宗前法前方。

处方　原方加青蒿 60g。余法同前，仍用 2 个月以巩固疗效。

按语　慢性马兜铃酸肾病是一种慢性中药损害，即服用了含有马兜铃酸的中药造成的肾损害。西医病理以寡细胞性肾间质纤维化为主，多为长期间断小量服药后发生，最终双肾萎缩。中医辨证认为，马兜铃酸肾病辨证分型以脾肾阳虚、肝肾阴虚、水湿壅塞为主，由于“久病必肾虚”、“久病必血瘀”的道理，“虚”、“瘀”为各型马兜铃酸肾病的共同基本病机，所以补肾活血法为治疗马兜铃酸肾病的基本治疗大法。根据中医补肾活血法原理，临床上采用补肾滋阴、活血温阳、益气行气等治法予以扶正培本祛邪的治疗，通过对机体局部的调整作用，扩张肾血管提高肾血流量，促进纤维组织吸收。方中黄芪、白术、补骨脂补肾健脾，川芎、丹参、三棱活血化瘀，大黄炭、黄芪炭、海藻炭降浊排毒，大腹皮、蒲公英、败酱草、半枝莲清热利湿。诸药合用，使关格患者的各种症状得到显著改善，肾功能有所恢复。

病案 28

闫某，男，63 岁。

初诊　2005 年 9 月 12 日。

主诉　恶心间断发作 7 年余。

现病史　患者于 1998 年 7 月因腹胀，颜面浮肿，恶心呕吐就诊于外院，查血 Cr：300μmol/L，尿常规：PRO：(2+)，BLD：(4+)，诊为慢性肾衰竭，服雷公藤多苷片、药用炭片等对症治疗，1999 年 10 月查血 Cr：209μmol/L，BUN：11.8mmol/L，尿常规：PRO：(1+)，BLD：(2+)，服尿毒清颗粒治疗，疗效不理想，而就诊于我院。此后曾多次于我院住院治疗，治以补肾活血、降逆排毒之法，予肾衰系列方药治疗，病情相对稳定，血 Cr、BUN、Hb 维持在正常水平，为巩固疗效，遂再次来我院住院治疗。现症：腰酸痛，乏力，晨起时感恶心，余无明显不适。纳可，寐安，尿量正常，大便日 2 行。面色如常，神疲，倦怠，舌质淡暗，苔白，脉细。

实验室报告：肾功能：Cr：116μmol/L，BUN：5.76mmol/L，UA：310μmol/L；尿常规：未见异常；Hb：154g/L。

中医诊断　关格；腰痛。

证候诊断　肾虚血瘀，浊毒内蕴。

西医诊断　慢性肾衰竭；慢性肾炎。

辨证分析　此为肾虚血瘀、浊毒内蕴所致，法当补肾活血、降逆排毒。方拟肾衰系列方加减治之。

治则　补肾活血，降逆排毒。

予肾衰系列方药治疗。

处方 黄芪120g，川芎60g，丹参30g，土茯苓30g，荠菜花30g，柴胡30g，三棱30g，莪术30g，黄芪炭30g，车前子草各30g，大黄30g，大黄炭60g，冬虫夏草2g，五灵脂30g，蒲黄炭30g，海藻炭30g，茵陈60g，半枝莲30g，白术30g，补骨脂30g，大腹皮30g，覆盆子30g，败酱草30g，仙茅30g，淫羊藿30g。

水煎服，2次浓煎成1800ml，300ml/次，每日2次，3日1剂。

另予 补肾扶正胶囊，2粒/次，每日2次；活血化瘀胶囊，2粒/次，每日2次；肾衰灌肠液，清洁灌肠，200ml/次，每日1次。

低蛋白（每日30g）饮食，羊肉、海鲜、植物蛋白禁食。2个月1个疗程。

二诊 2005年9月15日。服用前方后仍感腰酸痛，乏力，无恶心，偶感心悸，无胸闷憋气，尿量正常，大便日2行。舌质淡暗，苔白，脉细。治疗原方减大腹皮、覆盆子、仙茅、淫羊藿，加白花蛇舌草30g、蒲公英30g、当归60g、枳壳30g。

三诊 2005年9月22日。服用前方后感腰酸痛，乏力心悸较前减轻，尿量正常，大便日2行。舌质淡暗，苔白，脉细。继服原方。

按语 关格病涵盖了现代西医学所述的慢性肾衰竭的内容。慢性肾衰竭是慢性肾疾病所引起的肾组织损伤和肾小球滤过功能下降，以及由此产生的代谢紊乱和临床症状组成的综合征，是各种类型肾脏疾病终末期的共同阶段。该患者先天禀赋不足，后天失于调养，加之久病，致使机体发生肾虚血瘀、浊毒内蕴的病理改变。腰为肾府，肾虚可见腰痛，血瘀气滞可见乏力，血瘀痹阻心脉可见心悸，浊毒中阻、气机逆乱可见恶心，舌象脉象与证相符，综观舌脉症，其病位在肾，涉及心胃，证属本虚标实。方中重用黄芪、白术以健脾利湿、益气养血；车前子、车前草、土茯苓、荠菜花、茵陈以清热利水渗湿；川芎、丹参、柴胡、三棱、莪术、五灵脂、蒲黄炭以活血化瘀；大黄、大腹皮、大黄炭、黄芪炭、海藻炭以降逆排毒；败酱草以清热解毒；冬虫夏草、补骨脂、覆盆子、仙茅、淫羊藿以补肾涩精。

二诊患者原有症状减轻，又出现心悸，考虑血瘀痹阻心脉，血瘀血虚所致，故加当归、枳壳，以理气养血，同时加白花蛇舌草、蒲公英以加大清热解毒的力度。减覆盆子、仙茅、淫羊藿等温热之品。

三诊症状，继前治疗。

本案辨证要点：肾虚血瘀气滞，心脉痹阻，血瘀血虚，浊毒中阻，气机逆乱。治疗重点：补肾固精，活血益气，养血通心脉，清热排毒。

病案29

杨某，女，69岁。

初诊 2003年5月10日。

主诉 肾功能异常1年余。

现病史 患者5年前患“慢性肾炎”，1年前有“慢性肾衰竭”的诊断。病情时轻时重，肾功能损害逐渐加重。患者来本院时现症：咽部经常痒痛，时有咳嗽，黄黏痰不易咳，心悸，时有腰酸膝痛，周身乏力，纳差，时有恶心，无浮肿但四肢沉重，舌质暗红，苔薄，根腻，脉细濡数。BP：150/90 mmHg。

查咽部充血；尿常规：PRO：（1+），BLD：（2+）；肾功能：血BUN：27.5mmol/L，Cr：556μmol/L；双肾B超示：“双肾萎缩，双肾实质性损害”。

中医诊断 关格。

证候诊断 肾虚湿毒兼血瘀。

西医诊断　慢性肾衰竭。

辨证分析　既有新宿，更有顽缠。慢性肾衰竭患者，肺脾肾三脏具虚，精血亏耗，不能升清降浊，湿毒内蕴，当升不升，当降不降，当藏不藏，当泻不泻。湿虚瘀逆，本虚标实，预后不佳。

治则　补肾扶正，化瘀排毒，兼以宣肺止咳。

处方　金银花 30g，连翘 30g，鱼腥草 15g，败酱草 60g，半枝莲 30g，苍术 30g，茯苓 30g，黄芩 30g，山药 30g，芦根 30g，车前子 30g，车前草 30g，墨旱莲 30g，女贞子 30g，生地黄 30g，土茯苓 30g，大黄 30g，大黄炭 30g，黄芪炭 60g。水煎服，3 日 1 剂。

其目的，清利湿热排毒为主，以使邪去；补肾治疗为辅。

二诊　2003 年 6 月 10 日。1 个月后，咽部痒痛，腰酸痛，口干饮水不多，四肢沉重等诸症减轻，舌质暗红，苔薄，脉弦细。查尿常规：见湿热减去，血瘀与肾虚，湿毒越加显著。

继予活血祛浊兼以补肾为原则。

处方　白术 30g，苍术 15g，茯苓 30g，石韦 30g，山药 60g，萹蓄 30g，车前子 30g，车前草 30g，生地黄 60g，牡丹皮 30g。水煎服，3 日 1 剂。

三诊　2003 年 7 月 10 日。现症：仅感腰酸，感乏力，纳可，二便调，余症皆除，舌质暗红苔薄，脉细。查尿常规：PRO：（1+），BLD：（1+）~（2+）；血 BUN：11.5mmol/L，Cr：135μmol/L。依据症状及舌脉。仍用祛浊活血补肾之品。连续服中药 3 个月后，病情稳定，坚持治疗。

按语　慢性肾衰竭的治疗主要有两条思路。一是按照祖国医学的传统理论进行辨证论治。这是主要的。二是辨证的过程就是分析临床资料，认识病变实质的过程。辨证得出的证，是机体发病过程中某一阶段的病理概括，是治疗的依据。证的确立，来源于临床资料，其理论依据就是“有诸内者，必行诸外”即有内在的病理变化，必有外在的症候，通过望闻问切所得的脉症就可以认识内在的病理生理状态，这样获得的临床资料越多，信息量越大，通过取伪纯真、去粗取经的合理取舍，所得到的“证”就越符合病变的实质。最终达到提高诊断与治疗的水平。

病案 30

张某，女，53 岁。

初诊　2005 年 5 月 24 日。

主诉　反复发作尿频尿急数年，未重视。

现病史　2004 年 4 月外感后出现腰痛肢体肿胀，恶心，时查尿常规：PRO：（2+），诊断为“慢性肾炎”，予中药治疗，未见好转。2005 年 4 月就诊于哈尔滨医科大学附属医院，查血 Cr：358μmol/L，BUN：19.3mmol/L，CO_2CP：18.3 mmol/L，Hb：77g/L，B 超示：双肾萎缩，实质损害。诊断为“慢性肾衰竭。”转入某中医医院住院治疗月余，5 月 20 日复查 Cr：479μmol/L，BUN：28.22mmol/L，Hb：95g/L。为进一步治疗来我院。现症：恶心欲吐，口中氨味，腰酸乏力，时有胸闷憋气，肢体抽搐，尿频，无尿痛，尿量尚可，大便 6~7 日未行。察其神清，精神弱，面色萎黄，倦卧，干呕声时作，双下肢不肿，舌暗淡，苔白腻，脉沉弦细。

肾功能：Cr：426μmol/L，BUN：21.39mmol/L；尿常规：PRO：（1+），24h 尿蛋白定量：0.71g；Hb：111g/L。

中医诊断　关格；淋证。

证候诊断　肾虚血瘀，湿浊内蕴。

西医诊断　慢性肾衰竭。

辨证分析　此为肾虚血瘀、浊毒内蕴所致，法当补肾活血、降逆排毒，方拟肾衰系列方加减治之。

治则　补肾活血，降逆排毒，佐清热利湿。

处方　黄芪90g，土茯苓30g，荠菜花30g，丹参30g，川芎30g，三棱30g，莪术30g，车前子草各30g（布包），黄芪炭30g，蒲黄炭30g，大黄炭30g，茵陈90g，白术30g，海藻炭30g，大黄30g，石韦30g，萹蓄30g，五灵脂30g，蒲公英30g，青蒿30g。

水煎服，2次浓煎成1800ml，300ml/次，每日2次，饭后温服。2日1剂。

另予　补肾扶正胶囊，3粒/次，每日3次；活血化瘀胶囊，1粒/次，每日3次；肾衰排毒液，200ml/次，清洁灌肠，每日1次。

嘱　低蛋白（20g/d）饮食，羊肉、海鲜、植物蛋白禁食。2个月1个疗程。

二诊　2005年7月14日。服药后，患者大便每日2~3次，2周后恶呕症状逐渐减轻，纳食略有增加，前方加入枳实30g、厚朴30g。

三诊　2005年8月24日。3周后，患者偶尔恶心，无呕吐，口中异味减少，精神状态好转，小便通畅，大便每日2~3次，舌暗淡苔薄。复查血Cr：376μmol/L，BUN：19.43mmol/L，病情有所好转，于6月21日出院。出院后继续服用前方10剂。

按语　该病属于祖国医学"关格淋证"范畴。患者肾虚膀胱湿热，气化失司，水道不利，故出现尿频尿急，发作"淋证"；日久不愈，伤阴耗气，湿邪日久酿成浊毒，壅阻三焦，清浊相干，发作"关格"；湿阻气机致血瘀，胸阳不振则见胸闷憋气，筋脉失养则肢体抽搐。

该病辨证要点：肾阴亏虚，浊邪化热，血瘀湿阻。治疗要点：滋阴益肾为主，兼清利湿热，活血化瘀。

病案31

张某，男，74岁。

初诊　2005年4月31日。

现病史　患者既往高血压病史20余年，间断服用降压药，血压控制在160/100mmHg。2005年3月因出现低热、少尿、尿浊、水肿就诊于外院，查尿常规：PRO：（3+），BLD：（1+）。血BUN：18.9mmol/L，Cr：392μmol/L，Hb：83g/L。诊为"高血压肾病、慢性肾衰竭"。经对症治疗，病情无明显好转，乏力日甚，面色萎黄，纳差，恶心，并时有肌肉抽搐，而前来我科诊治。查血BUN：15.84mmol/L，Cr：311μmol/L，Hb：139g/L。血压：165/105mmHg。肾B超提示：双肾体积缩小伴实质损害。舌质暗淡，苔白腻，脉沉细无力。

中医诊断　关格；眩晕。

证候诊断　肾虚血瘀。

西医诊断　慢性肾衰竭；高血压。

处方　冬虫夏草2g（先煎），女贞子30g，墨旱莲30g，赤芍30g，生黄芪60g，当归60g，大黄炭60g，蒲公英60g，败酱草60g，半枝莲60g，丹参30g，川芎30g，大黄30g，海藻炭30g，黄芪炭30g，五灵脂30g，蒲黄炭30g，车前子30g，车前草30g，茯苓带皮各30g。

水煎服，2次浓煎成1800ml，300ml/次，每日2次，3日1剂。

同时配合低蛋白饮食；肾衰灌肠液200ml清洁灌肠，每日1次；氨氯地平5mg，每日1次。2个月1个疗程。

二诊　2005年7月30日。患者服药后，乏力减轻，肌肉抽搐未作，水肿减轻，尿量增多，仍纳食差，恶心时作，舌质暗淡，苔白腻，脉沉细无力。复查血BUN：15.03mmol/L，Cr：223μmol/L。BP：160/95mmHg。以上方加砂仁30g、陈皮30g。余法同前，仍用2个月。

三诊　2005年11月30日。患者面色较前荣润，轻度乏力，肌肉抽搐未作，无水肿，尿量正常，纳食增加，偶感恶心，舌质暗淡，苔白腻，脉沉细较前有力。复查血BUN：12.47mmol/L，Cr：183μmol/L。BP：140/90mmHg。以上方减茯苓带皮；余法同前，仍用2个月。

按语　该患者以“面色萎黄，乏力，恶心，肌肉抽搐”为主症，当属“关格”病范畴。《伤寒论》“关则不得小便，格则吐逆”。患者年事已高，加之久病，必将耗伤阴精气血。肝和肾均为相火，相火源于命门，正所谓肝肾同源，乙癸同源。精血不足必导致肝肾亏虚的病理改变；血虚又将导致血瘀。肝肾阴虚和血瘀虽为病理产物，但同时又是一种致病因素，影响机体的正常代谢，导致浊毒内蕴，使气机升降失常，而表现出一系列的临床症状（精血不足，不能荣养筋骨百骸，则见乏力、面色萎黄、肌肉抽搐；浊毒中阻而见恶心呕吐；肾虚气化不利则见少尿、水肿）。综观舌脉症，其病位在肾，涉及胃与膀胱，证属本虚标实。其辨证要点：肝肾阴虚为本，浊毒内蕴为标。治疗当以“滋肾养肝，活血化瘀，降浊排毒”之法。方选冬虫夏草为主药，平补肾脏；女贞子、墨旱莲，滋补肾阴；生黄芪、当归生血；丹参、川芎、五灵脂、蒲黄炭活血化瘀；大黄、大黄炭、海藻炭、黄芪炭吸附肠道毒素并使之排出体外；车前子、车前草、茯苓带皮健脾利湿，通利小便。

病案 32

张某，男，19 岁。

初诊　2003 年 4 月 20 日。

主诉　间断双下肢肿 3 年。

现病史　3 年前曾有“慢性肾炎”的诊断，失治误治，迁延不愈，病情逐渐加重。近日入院诊治。入院检查下肢有重度指凹性水肿，心尖部有收缩期杂音，T：39.2℃，BP：120/90 mmHg。肾功能：血 BUN：27.5mmol/L，Cr：545μmol/L。尿常规：PRO：（1+），BLD：（2+）；双肾 B 超示：“双肾萎缩，双肾实质性损害”。眼底呈高血压性视网膜血管改变。未见其他阳性发现。入院后，用青霉素及降压等一般治疗，血压逐渐下降，体温趋于正常。但仍见心悸，动则气短喘促，胸胁胀满，时有腰酸膝痛，周身乏力，纳差，时有恶心，无浮肿但四肢沉重，舌质暗红苔薄，根腻，脉细濡。

中医诊断　虚劳。

证候诊断　肾虚湿毒兼血瘀，湿毒攻心。

西医诊断　慢性肾衰竭。

治则　补肾活血，降逆泄浊。

药用金匮肾气丸，加牛膝、大黄、大黄炭、知母、生地黄、丹参、瓜蒌、薤白等。

二诊　2003 年 5 月 20 日。1 个月后，心悸，腰酸痛，周身乏力及恶心，四肢沉重等诸症减轻，舌质暗红苔薄，脉弦细。见湿毒攻心减弱，血瘀与肾虚越加显著。继予活血祛浊兼以补肾为原则。

三诊　2003 年 6 月 20 日。现症：仅感腰酸，感乏力，且纳可，二便调，余症皆除，舌质暗红苔薄，脉细。查尿常规：PRO：（1+）；BLD：（2+）；血 BUN：17.5mmol/L，Cr：335μmol/L。依据症状及舌脉。仍用祛浊活血补肾之品。连续服中药 3 个月后，病情稳定，坚持治疗。

按语　该病心脾肾俱虚，浊水不运行，以致尿毒上攻于心，当以强肾利水为主，故主以寓泄于补的金匮肾气丸，加牛膝、大黄、大黄炭以其酸苦涌泄，逐血气凝滞，引药下行；加知母、生地黄以滋阴利水，全方相辅相成。既能补肾治本，复能排水泻毒而治标，此为善用古方之例。

病案 33

赵敏，女，40 岁。

初诊　2005 年 3 月 23 日。

主诉　乏力恶心欲吐 1 年，近日加重。

现病史 患者3年前无明显诱因常感头痛，当地医院诊为“神经性头痛”，间断服用镇痛剂。2004年5月恶心纳呆乏力，经查头CT正常，肝功能正常，予汤药治疗1年。2005年1月恶心乏力加重，伴夜尿多，头晕耳鸣，BUN、Cr升高，对症治疗后，症状仍无缓解。现症：恶心欲吐，乏力纳呆，头晕耳鸣，失眠多梦，咽干口燥，手足心热，夜尿多，双膝关节足跟及腰疼痛，舌淡暗，苔黄腻，脉细涩。

实验室检查：血常规：Hb：10.9g/L，WBC：3.9×10^9/L，PLT：87×10^9/L；尿常规：BLD：（±），PRO：（2+），URO：（±），GLU：（±），镜检（-）；肝功能：STP：65.5g/L，A：37.6g/L，G：4.16g/L，TG：2.39mmol/L，余项正常；肾功能：BUN：16.31mmol/L，Cr：471μmol/L，K：3.55mmol/L，Na：148.7mmol/L，Cl：108.2mmol/L，P：1.6mmol/L，UA：257μmol/L；心电图：窦性心率，正常心电图。

双肾B超：双肾实质损害，双肾体积小。

中医诊断 关格。

证候诊断 肝肾亏虚，血瘀浊停。

西医诊断 慢性肾衰竭。

治则 调补肝肾，活血降浊排毒。

予肾1号方加味。

处方 生黄芪30g，川芎30g，车前子30g，郁金20g，车前草30g，半枝莲60g，五灵脂30g，蒲黄炭30g，大黄炭30g，大黄30g，海藻炭30g，黄连30g，竹茹30g，茵陈60g，砂仁60g，败酱草60g，远志30g，蒲公英60g，女贞子30g，墨旱莲30g。水煎服，3日1剂。

二诊 2005年4月26日。患者神志清楚，精神好，纳差，仍感恶心，无呕吐，无头晕，耳鸣，肢体及腰部疼痛好转，时感皮肤瘙痒，手足心热减轻，舌淡暗苔白，脉细。复查血Hb：11.6g/L，WBC：4.9×10^9/L，PLT：148×10^9/L，BUN：10.04mmol/L，Cr：340μmol/L，UA：248μmol/L。原方加枳壳30g、地肤子30g、白鲜皮30g、白花蛇舌草60g祛湿止痒。

三诊 2005年5月24日。乏力减轻，偶恶心，纳食增加，无头晕头痛等，舌淡暗苔白，脉细。血常规：Hb：10.1g/L，BUN：14.65mmol/L，Cr：397μmol/L。继服原方。

按语 患者以“乏力恶心”为主症，辨病当属祖国医学“关格”范畴。患者久病体弱，脾肾亏虚，肝肾不足。“腰为肾之府”，肾气亏虚，腰失濡养，故见腰痛；脾虚失于健运，水湿内蕴，积而为浊，浊毒瘀阻中焦，胃失和降，胃气上逆而见纳呆呕吐；中医认为肝肾同源，久病不愈，耗损肝肾之阴，肝肾阴虚，虚火上扰，故见头晕目眩耳鸣；阴液不能上承，故口燥咽干；虚火内生，五心烦热虚烦不眠。治以补肾活血，降浊排毒兼以调补肝肾。以黄芪为主药，补肾益气为主；川芎、丹参、蒲黄炭、五灵脂活血化瘀通畅气血；大黄、大黄炭通腑泻浊排毒；茵陈、黄连、竹茹、车前子、车前草清热祛湿降浊；女贞子、墨旱莲调补肝肾。二诊头晕、耳鸣、五心烦热症状减轻，但觉皮肤瘙痒，考虑瘀阻，故予地肤子、白鲜皮、白花蛇舌草清热祛湿止痒，服药1个月症状明显减轻。

病案34

钟某，女，62岁。

初诊 2005年10月17日。

主诉 呕恶5个月余。

现病史 患者因“子宫内膜腺癌”于2005年5月在北京大学深圳医院行子宫全切及盆腔淋巴结清扫术，术中使用顺铂髂内动脉注入30g、腹腔注射50g，术后呕恶身肿，小便不利，血肌酐升高，最高达625μmol/L。于6月8日行血液透析，血液透析治疗16次后，患者拒绝继续治疗，今来我院接受中药治疗。现症：恶心，呕吐，腰酸乏力，时心悸气短，皮肤瘙痒，纳差，无浮肿，面色无华，舌淡暗，苔白腻，脉沉弦。

实验室检查：血常规：Hb：9.7g/L，Hct：0.287，RBC：3.3×10^{12}/L，WBC：4.1×10^{9}/L，PLT：175×10^{9}/L，gR：64.2%；尿常规：BLD：（±），PRO：（±），LEU：（±）；肝功能：STP：57.5g/L，A：31.8g/L，G：25.7g/L，AST：63，ALT：15，余项正常；肾功能：BUN：8.11ummol/L，Cr：502μmol/L，UA：562μmol/L；心电图：窦性心率，正常心电图；双肾B超：双肾实质损害。

中医诊断　关格。

证候诊断　肾虚血瘀，湿浊内蕴。

西医诊断　慢性肾衰竭。

治则　补肾活血，祛湿降浊。

处方　生黄芪30g，车前子30g，车前草30g，茯苓30g，黄芪炭30g，半枝莲30g，五灵脂30g，蒲黄炭30g，大黄炭60g，大黄30g，海藻炭30g，茵陈60g，莱菔子30g，黄连20g，竹茹10g。水煎服，3日1剂。

二诊　2005年10月24日。患者恶心较前减轻，无呕吐，仍纳差，大便日3次，尿量可，双下肢不肿，舌淡暗苔白，脉沉弦。血Hb：105g/L，BUN：10.34mmol/L，Cr：417μmol/L，UA：514μmol/L。继予原方。

三诊　2005年11月8日。患者精神好，纳食增加，无恶心，大便日2~3次，无心前区不适，无腰酸，面色较前红润，舌淡红苔白脉沉。血常规：Hb：11.2g/L，Hct：0.328，RBC：3.83×10^{12}/L，WBC：4.2×10^{9}/L，BUN：10.28mmol/L，Cr：479μmol/L。

原方加当归60g、补骨脂30g、白术30g增加补肾扶正之功，巩固疗效。

按语　患者以“纳呆恶心乏力”为主症，辨病当属祖国医学“关格”范畴。患者先天禀赋不足，后天失于调摄，致脾肾亏虚，水液代谢失常，湿浊内生，肾气亏虚，日久推动无力，必致血瘀，瘀血湿浊内蕴，阻滞气机，升降失常，清阳不升，浊阴不降发为关格。湿浊内阻中焦，胃失和降故呕恶；浊毒侵淫肌肤而见皮肤瘙痒。综观脉证，病位在脾肾，证属本虚标实，治疗中以补肾活血为本，祛湿降浊为标。健脾补肾重用黄芪、补骨脂、白术；活血化瘀选用赤芍、川芎、丹参、蒲黄炭、五灵脂；降浊排毒选用大黄、大黄炭。该病治疗主要体现在补肾、活血、降浊三大方面，保护残留肾单位，增加肾血流量，降低毒素。患者停用血液透析治疗期间，肾功能恢复良好。

病案35

张某，女，60岁。

初诊　2005年9月16日。

主诉　腰酸痛乏力1个月余。患者于1997年发现尿常规中PRO：（2+），未系统治疗，2005年8月体检时发现Cr：356μmol/L，服包醛氧淀粉等治疗，效果一般。就诊时腰酸痛乏力，偶有胃脘部胀满，无恶心呕吐，双下肢不肿，夜尿2~3次，大便干，舌淡红苔薄白，脉细略数。

2005年9月9日查BUN：16.12μmol/L、Cr：327μmol/L；查Hb：77g/L。

中医诊断　虚劳。

证候诊断　肾虚血瘀，湿浊内蕴。

西医诊断　慢性肾衰竭。

治则　补肾活血，清热化湿，降浊排毒。

予肾炎1号方加味。

处方　生黄芪 60g，黄芪炭 30g，大黄 30g，车前子 30g，大黄炭 50g，茯苓 30g，枳实 30g，萹蓄 30g，石韦 30g，半枝莲 60g，炒白术 30g，黄精 30g。水煎服，每次 300ml，每日 2 次，2 日 1 剂。

另予　肾衰灌肠液 200ml，清洁灌肠，每日 1 次。

二诊　2005 年 10 月 16 日。患者诸症缓，无明显不适主诉，纳可，大便日 3 次，夜尿 1 次，查 BUN：16.98μmol/L、Cr：308μmol/L，舌淡红苔薄，脉沉细。

处方　原方去茯苓、萹蓄、石韦、黄精，加海藻炭 30g、当归 60g、茵陈 60g、白花蛇舌草 60g、五灵脂 30g、蒲黄炭 30g、败酱草 60g、蒲公英 60g。

三诊　2005 年 11 月 16 日。患者无明显不适主诉，舌淡苔薄，脉沉细，查 BUN：13.17μmol/L、Cr：266μmol/L。

处方　上方加仙茅 30g、淫羊藿 30g 以温补肾阳。

按语　患者既往慢性肾炎史，久病失治致肾气衰败，腰为肾之外府，肾虚则腰酸痛，肾虚气化失司，水湿内蕴，致脾失健运，则胃脘部胀满，肾虚膀胱开合失司，入夜尤甚，故夜尿多，证属肾虚血瘀，湿浊内蕴，治以补肾活血，清热化湿，降浊排毒。予肾炎 1 号方、黄芪、丹参、川芎、三棱、莪术、白术、黄精补益脾肾活血，茯苓、枳实健脾理气，大黄、黄芪炭、大黄炭降逆排浊，利于毒素排泄，萹蓄、石韦、半枝莲清热利湿解毒，二诊诸症缓，中药加重海藻炭、五灵脂、蒲黄炭、茵陈、当归、败酱草、白花蛇舌草、蒲公英等清热利湿降浊排毒之品，三诊时患者血肌酐明显下降，中药加仙茅、淫羊藿以温补肾阳固其本。

病案 36

张某，男，51 岁。

初诊　2005 年 8 月 31 日。

主诉　乏力水肿间断发作 5 年余。

现病史　患者糖尿病病史 16 年，血糖最高达 27mmol/L，现应用诺和灵 30R 早 28U 晚 28U 及阿卡波糖 50mg，每日 3 次，血糖可控制在正常水平。糖尿病肾病 5 年，2005 年 4 月，发现肾功能异常，血 Cr：205μmol/L，BUN：9.2mmol/L，曾于外院住院治疗，疗效不理想，因水肿等临床症状加重，遂来我院住院治疗。现症：乏力，颜面及四肢水肿，视力下降，头皮瘙痒，时有肢体颤动，无明显胸闷头晕及多饮多食多尿症状，纳可，寐安，大便 2～3 日 1 行，24h 尿量约 2000ml。察其神清，精神好，面色萎黄，舌质淡，苔黄腻，脉弦滑。

实验室报告：血 Cr：226μmol/L，BUN：8.22mmol/L，UA：374μmol/L；空腹血糖：3.93mmol/L；血 STP：51.8g/L，A：26.8g/L；24h 尿蛋白定量：6.89g；尿常规 PRO：(3+)，血 Hb：78g/L。

中医诊断　关格；水肿。

证候诊断　肾虚血瘀，浊毒内蕴。

西医诊断　糖尿病肾病；慢性肾衰竭。

辨证分析　此为肾虚血瘀、浊毒内蕴所致，法当补肾活血、降逆排毒。方拟肾衰系列方加减治之。

治则　补肾活血，降逆排毒。

予肾衰系列方药治疗。

处方　黄芪 120g，川芎 60g，丹参 30g，土茯苓 30g，荠菜花 30g，柴胡 30g，三棱 30g，莪术 30g，五灵脂 30g，蒲黄炭 30g，大黄炭 60g，茵陈 60g，白术 30g，车前子草各 30g，大黄 30g，黄芪炭 30g，海藻炭 30g，青蒿 60g，五味子 30g，补骨脂 30g。

水煎服，2次浓煎成1800ml，300ml/次，每日2次，3日1剂。

另予 补肾扶正胶囊，3粒/次，每日3次；活血化瘀胶囊，2粒/次，每日2次；雷公藤多苷片，20mg/次，每日3次；复合氨基酸胶囊，2粒/次，每日3次；重组人红细胞生成素，3000U/次，皮下注射，每周2次；肾衰灌肠液，200ml/次，清洁灌肠，每日1次。

继续予降糖及补钙治疗。低蛋白（每日30g）饮食，羊肉、海鲜、植物蛋白禁食。2个月1个疗程。

二诊 2005年9月19日。服用前方后，颜面水肿、头皮瘙痒、时有肢体颤动等症状消退，双下肢水肿较前明显减轻，仍感乏力，视力下降症状无改善，纳可，寐安，大便日2行，舌质淡，苔黄腻，脉弦滑。24h尿蛋白定量由2.65g降至1.75g。

处方 原方加山药30g、仙鹤草30g、茜草30g、黄连30g，停活血化瘀胶囊2粒/次，每日2次。

三诊 2005年9月28日。服用前方后，双下肢水肿较前明显减轻，视物模糊，腰酸乏力，纳可，寐安，大便日2行，舌质淡，苔白，脉沉细。

处方 原方减山药30g、仙鹤草30g、茜草30g，加芡实30g、金樱子30g。化验报告：血Cr：191μmol/L，BUN：11.19mmol/L，UA：438μmol/L，24h尿蛋白定量由1.75g降至1.74g。

四诊 2005年11月22日。服用前方后，水肿消退，视物模糊，腰酸乏力，纳可，寐安，大便日2行，舌质淡，苔白，脉沉细。继服前方。化验报告：血Cr：185μmol/L，BUN：10.86mmol/L。

按语 关格病涵盖了现代西医学所述的慢性肾衰竭的内容。慢性肾衰竭是慢性肾疾病所引起的肾组织损伤和肾小球滤过功能下降，以及由此产生的代谢紊乱和临床症状组成的综合征，是各种类型肾脏疾病终末期的共同阶段。高度水肿是糖尿病肾病引起的肾衰竭的显著特点之一，也是临床治疗的难点。该患者先天禀赋不足，后天失于调养，加之久病，致使机体发生肾虚血瘀浊毒内蕴的病理改变。肾虚及脾，脾肾两虚，水液代谢失常，外溢肌肤而见水肿；肝肾同源，肝肾阴虚，气血生化不足，筋肉失于濡养而见乏力、视力下降、头皮瘙痒、时有肢体颤动等症，舌象脉象与证相符，综观舌脉症，其病位在肾，涉及肝脾膀胱，证属本虚标实。方中重用黄芪、白术以健脾利湿，益气养血；车前子草、土茯苓、荠菜花、茵陈、青蒿以清热利水渗湿；川芎、丹参、柴胡、三棱、莪术、五灵脂、蒲黄炭以活血化瘀；大黄、大黄炭、黄芪炭、海藻炭以降逆排毒；五味子、补骨脂以补肾涩精。

二诊颜面水肿、头皮瘙痒、时有肢体颤动等症状消退，双下肢水肿较前明显减轻，仍感乏力，视力下降症状无改善，纳可，寐安，大便日2行，舌质淡，苔黄腻，脉弦滑。考虑治疗仍遵原法，停活血化瘀胶囊，原方加仙鹤草、茜草以凉血止血，改善糖尿病合并眼底出血；加山药以加强健脾功能；加黄连以清中焦湿热，改善苔黄腻。

三诊双下肢水肿较前明显减轻，视物模糊，腰酸乏力，纳可，寐安，大便日2行，舌质淡，苔白，脉沉细。原方减山药、仙鹤草、茜草，加芡实、金樱子，以加强益肾固精作用。

四诊水肿消退，视物模糊，腰酸乏力，纳可，寐安，大便日2行，舌质淡，苔白，脉沉细。继前治疗。

本案辨证要点：脾肾两虚，血瘀以致水湿泛溢；肝肾阴虚，以致气血生化不足，筋肉失于濡养，浊毒中阻。治疗重点：补肾固精，健脾利水，益气养血，活血排毒。

病案37

张某，女，54岁。

初诊 2005年2月22日。

主诉 水肿间断发作，近日加重。

现病史 患者2年前妊娠时高血压，生产后血压未降，自服降压药，血压控制在正常范围内。间断水肿10年未治疗，2年前发现肾功能下降，血肌酐最高达256μmol/L，尿常规：PRO：(2+) ~ (3+)，自服中药尿毒清颗粒等治疗。现症：面色萎黄，偶乏力，双下肢肿，偶皮肤瘙痒，偶牙龈出血，纳食可，夜寐差，夜尿1~2次，大便日1~2次，舌暗苔黄，脉沉，BP：150/100mmHg。

辅助检查 尿常规：PRO：(1+)；肾功能：Cr：185.7μmol/L，Ccr：26.1ml/min。

中医诊断 关格。

证候诊断 肾虚血瘀，湿浊内蕴。

西医诊断 慢性肾衰竭（尿毒症）。

治则 补肾活血，祛湿降浊。

处方 生黄芪90g，丹参30g，川芎30g，赤芍30g，柴胡30g，三棱30g，莪术30g，车前子30g，车前草30g，五灵脂30g，蒲黄炭30g，大黄30g，大黄炭60g，黄芪炭30g，海藻炭30g，白术30g，当归60g，蒲公英60g，半枝莲30g，茵陈60g，青蒿60g，白花蛇舌草60g。水煎服，3日1剂。

二诊 2005年3月22日。患者服药后，双下肢水肿消失，纳食可，无恶心，偶牙龈出血，无皮肤瘙痒，夜寐尚可，夜尿1次，大便日4~5次，舌暗苔薄白，脉沉，BP：130/90mmHg。尿常规：PRO：(2+)，WBC：0~1个/HP，BUN：9.3mmol/L，Cr：137μmol/L，UA：469μmol/L。

加服别嘌醇片，原方加补骨脂30g、芡实30g，补肾固涩。

三诊 2005年4月12日。患者夜间微肿，偶乏力，纳食可，夜寐差，夜尿1次，大便日4~5次，舌红苔黄，脉沉，BP：130/90mmHg。尿常规：PRO：(1+)，WBC：0~2个/HP，BUN：10.3mmol/L，Cr：138μmol/L，UA：293μmol/L。

原方减芡实，加茯苓30g、茯苓皮30g健脾利湿。

四诊 2005年5月17日。患者病情稳定，偶乏力，水肿消失，纳食可，夜寐可，夜尿1次，大便日2~3次，舌红苔薄白，脉沉。BUN：12.5mmol/L，Cr：175μmol/L，UA：397μmol/L。

原方减茯苓、茯苓皮，加黄连10g、陈皮30g健脾和胃。

按语 患者以“水肿乏力”为主症，辨病当属祖国医学“关格”范畴。本案乏力、腰酸水肿、夜尿多、舌暗苔黄、脉沉等为脾肾阳虚、湿停瘀阻、浊毒上逆所致。黄芪补肾益气；川芎、丹参等药物活血化瘀；大黄荡涤湿浊，排泄毒素，使邪祛正存。总之，治疗关格以补肾扶正、活血化瘀、利湿降浊为治法，治标与治本同时进行，既能扶正固本，又能祛邪，从而改善临床症状，肾功能逐渐恢复。

病案38

张某，男，74岁。

初诊 2005年11月8日。

主诉 间断性浮肿4年余，胸闷憋气3日。

现病史 既往曾服用龙胆泻肝丸4年，2001年因浮肿尿少，腹胀纳呆就诊时，发现血Cr：564μmol/L，BUN：21mmol/L，Hb：80g/L，PRO：(3+)，诊为慢性肾衰竭，在我科服汤药治疗，血Cr维持在430μmol/L左右，近日患者外感后出现胸闷憋气再度就诊于我科，收入院。现症：胸闷憋气，动则尤甚，咳嗽痰多，行走时微喘，腰酸痛，乏力，双下肢微肿，大便日3次，舌暗红苔白腻，脉沉缓。

辅助检查 肾功能：血Cr：462μmol/L，BUN：27.6mmol/L。

中医诊断 关格。

证候诊断　肾虚血瘀，痰浊阻肺。

西医诊断　慢性肾衰竭。

治则　补肾活血，利湿降浊，宣肺化痰。

处方　生黄芪 90g，车前子草各 30g，茵陈 60g，当归 30g，浙贝母 30g，大黄 30g，大黄炭 60g，海藻炭 30g，丹参 30g，鱼腥草 30g，川芎 30g，郁李仁 60g，蒲黄炭 30g，三棱 30g，莪术 30g，大腹皮 30g，瓜蒌 30g，黄芩 30g，赤芍 30g，杜仲 30g，桑皮 30g，白术 30g。水煎服，3 日 1 剂。

二诊　2005 年 12 月 9 日。复查血 BUN：19.96mmol/L，Cr：419μmol/L，患者无胸闷憋气及喘促，时腰痛乏力，双下肢不肿，纳可，大便日 1 次，舌淡红苔白腻，脉沉。中药原方减浙贝母、瓜蒌、杜仲、桑白皮、白术，加火麻仁 30g、枳壳 30g，以理气通腑。

三诊　2006 年 1 月 5 日。患者外感后鼻塞流清涕，动则喘促，咽痛，无胸闷憋气，双下肢不肿，纳可，大便日 2 次，舌淡红苔黄腻，血 BUN：21.21mmol/L，Cr：455μmol/L，中药原方加金银花 30g、连翘 30g、桔梗 30g、蒲公英 30g，以清肺解表。

四诊　2006 年 1 月 22 日。患者述时腰酸乏力，双下肢不肿，纳可，大便日 2 次，舌淡红苔白腻，脉沉。血 BUN：17.28mmol/L，Cr：408μmol/L。中药原方减金银花、蒲公英、桔梗、连翘，加杜仲 30g、桑寄生 30g、狗脊 30g，以补肾壮腰。

按语　患者为湿热体质，因长期肝胆湿热，耳鸣不已，长期服用龙胆泻肝丸，损及肾脏，致肾气衰败，而致关格。张教授结合其症舌脉表现，予补肾活血、清热利湿化浊治疗，4 年前病情较稳定，今次因外感后，湿蕴酿痰，痰浊化热阻于心肺，故患者胸闷憋气，动则喘促，咳嗽痰多，湿性趋下，故下肢肿，舌暗红苔白腻，脉沉缓，为痰湿瘀阻之征，治以补肾活血、利湿降浊、宣肺化痰，予黄芪、杜仲、白术、当归、丹参、川芎、三棱、莪术、赤芍补益脾肾，活血化瘀，车前子草、茵陈、浙贝母、鱼腥草、大腹皮、瓜蒌、黄芩、桑白皮清热利湿，化痰宣肺以治标，大黄炭、海藻炭、郁李仁、蒲黄炭、大黄降浊排毒。二诊患者诸症缓，大便次数少，调整用药，火麻仁、枳壳理气通腑，促进毒素排泄。三诊患者再度外感，血 BUN、Cr 水平上升，故以金银花、连翘、桔梗、蒲公英清肺解表。四诊患者唯腰酸，加杜仲、桑寄生、狗脊补肾壮腰，以巩固疗效。

病案 39

闫某，女，50 岁。

初诊　2005 年 9 月 5 日。

主诉　腰酸乏力纳差 3 年余，眩晕 2 周。

现病史　患者于 1998 年患高血压、冠心病，间断服用冠心苏合丸及降压药治疗，血压控制不理想。2003 年出现肾功能异常，曾多次于我院住院治疗，治以补肾活血、降逆排毒之法，予肾衰系列方药治疗，病情相对稳定，血 Cr 维持在 400～600μmol/L 水平，因外感至病情加重，遂再次来我院住院治疗。现症：腰酸乏力，纳差，头晕，时有心悸，咳嗽咯黄痰，寐欠安，大便不爽日 2 行，24h 尿量约 2000ml。察其神清，精神弱，面色㿠白，眼睑微肿，舌质淡暗，苔薄黄，脉沉细无力。

中医诊断　关格；眩晕。

证候诊断　肾虚血瘀，浊毒内蕴。

西医诊断　慢性肾衰竭；高血压；肾性贫血；冠心病。

辨证分析　此为肾虚血瘀、浊毒内蕴所致，法当补肾活血、降逆排毒。方拟肾衰系列方加减治之。

处方　黄芪 120g，川芎 60g，丹参 30g，土茯苓 30g，荠菜花 30g，柴胡 30g，三棱 30g，莪术

30g，五灵脂30g，蒲黄炭30g，赤芍30g，大黄炭30g，茵陈60g，白术30g，车前子草各30g，补骨脂30g，煅牡蛎30g，大黄30g，黄芪炭30g，青蒿60g，海藻炭30g，郁李仁30g，当归30g，天麻30g，钩藤30g，川贝母30g，黄芩30g，黄连30g。

水煎服，2次浓煎成1800ml，300ml/次，每日2次，3日1剂。

另予　补肾扶正胶囊，3粒/次，每日3次；活血化瘀胶囊，2粒/次，每日2次；肾衰灌肠液，清洁灌肠，200ml/次，每日1次；复方α-酮酸，2粒/次，每日3次；包醛氧淀粉，10g/次，每日2次；药用炭片，5粒/次，每日3次；重组人红细胞生成素，3000U/次，皮下注射，每周2次。

继续予降压及补钙治疗，低蛋白（每日30g）饮食，羊肉、海鲜、植物蛋白禁食。2个月1个疗程。

二诊　2005年9月16日。服用前方后仍感腰酸乏力，恶心纳差，头胀畏寒，偶感心前区不适，服速效救心丸可缓解，大便日3行，24h尿量约2000ml。原方减川贝母、黄芩、黄连，加百合30g、酸枣仁30g、远志30g、当归30g。

三诊　2005年10月10日。服用前方后仍感乏力腰酸，心前区不适减轻。纳少，偶头痛，寐欠安，大便日2行，舌质淡，苔白，脉沉弦。化验报告：血Cr：416μmol/L，BUN：17mmol/L，UA：381μmol/L，Hb：102g/L。继服原方。

按语　关格病涵盖了现代西医学所述的慢性肾衰竭的内容。慢性肾衰竭是慢性肾疾病所引起的肾组织损伤和肾小球滤过功能下降，以及由此产生的代谢紊乱和临床症状组成的综合征，是各种类型肾脏疾病终末期的共同阶段。本案引起肾衰竭的主要原因是冠心苏合丸造成的马兜铃酸肾病及高血压等。该患者先天禀赋不足，后天失于调养，加之久病，致使机体发生肾虚血瘀、浊毒内蕴的病理改变。肝肾同源，肝肾阴虚，气血生化不足，筋肉失于濡养而见乏力面色㿠白；肝肾阴虚，肝阳上亢，可见头晕，寐欠安；血瘀痹阻心脉，可见心悸；浊毒中阻，气机逆乱可见纳差；痰浊壅肺可见咳嗽咯黄痰。舌象脉象与证相符，综观舌脉症，其病位在肾，涉及肝脑心胃肺，证属本虚标实。方中重用黄芪、白术以健脾利湿，益气养血；白术、当归、补骨脂以补肾养血益肝；天麻、钩藤以平肝潜阳；车前子草、土茯苓、荠菜花、茵陈、大腹皮以清热利水渗湿；川芎、丹参、柴胡、三棱、莪术、五灵脂、蒲黄炭以活血化瘀；大黄、大黄炭、黄芪炭、海藻炭以降逆排毒；川贝母、黄芩、黄连以清热化痰止咳。

二诊症状减轻，咳嗽咯黄痰症状消退，故减川贝母、黄芩、黄连。头胀，偶感心前区不适，考虑气血乏源，心脑失养所致，应加百合、枣仁、远志、当归等养血安神之品。

三诊症状减轻。化验数值改善，继前治疗。

本案辨证要点：肝肾阴虚以致气血生化不足，心脑筋肉失于濡养，肝阳上亢，瘀血痹阻心脉，浊毒内阻，治疗重点：滋补肝肾潜阳，养血安神活血，疏通心脉，清肺化痰排毒。

病案40

奚某，女，76岁。

初诊　2003年9月16日。

主诉　发现蛋白尿2年。

现病史　发现尿蛋白2年，2003年1月发现肾功能异常（具体数值不祥），间断服用汤剂及复合氨基酸胶囊。现症：乏力，时胸闷气短，胃脘部不适，食欲差，肌肉时有抽动，双下肢微肿，寐安，大便日2次，尿量可，舌红苔黄，脉细数。BP：130/80 mmHg。

既往史　糖尿病病史16年，现服阿卡波糖、格列喹酮及金芪降糖片，空腹血糖控制在11.9mmol/L。高血压病史8年，曾服用复方降压片、西拉普利、硝苯地平缓释片等降压药，BP控

制在 120～170/60～80 mmHg。冠心病病史 3 年，时心律不齐，偶心房颤动。

实验室检查：2003 年 7 月 19 日肾功能：Cr：128μmol/L，BUN：10.88mmol/L，UA：411μmol/L；空腹血糖：10.5 mmol/L；血胆固醇：5.76 mmol/L，三酯甘油：3.31mmol/L。

2003 年 9 月 6 日肾功能：Cr：115μmol/L，BUN 正常；尿常规：PRO：（1+），镜检 RBC：（0～2）个/HP，脓细胞 1～3 个/HP。

中医诊断　关格。

证候诊断　脾肾气虚，肝肾阴虚，瘀血内停，浊邪内蕴。

西医诊断　慢性肾衰竭；糖尿病肾病 5 期；高血压；冠心病。

治则　补肾健脾，滋补肝肾，活血化瘀，降浊排毒。

处方　生黄芪 120g，丹参 30g，川芎 60g，赤芍 30g，柴胡 30g，三棱 30g，莪术 30g，车前子 30g，车前草 30g，五灵脂 30g，蒲黄炭 30g，大黄 30g，大黄炭 60g，黄芪炭 30g，海藻炭 30g，白术 30g，当归 60g，蒲公英 60g，半枝莲 30g，败酱草 60g，五味子 60g。水煎服，3 日 1 剂，共 7 剂。

另予　补肾扶正胶囊，3 粒/次，每日 3 次；活血化瘀胶囊，3 粒/次，每日 3 次；药用炭片，5 片/次，每日 3 次；包醛氧淀粉，10g/次，每日 2 次；复合氨基酸胶囊，2 粒/次，每日 3 次；格列唑酮，60mg/次，每日 3 次；阿卡波糖，50mg/次，每日 3 次。

低蛋白饮食，每日 35g。

二诊　2003 年 12 月 9 日。患者自初诊后一直服用张大宁教授中药，现症：偶感乏力，晚间双下肢微肿，胃纳可，无肢体抽搐，夜寐稍差，夜尿 2～3 次，大便每日 2 次。舌红苔黄，脉弦细。血压：160/80 mmHg。

2003 年 11 月血 Cr：111μmol/L。

2003 年 12 月尿常规 WBC：6 个/HP。

服药后化验示肾功能稳定。患者食欲转佳，胃脘不适消失，唯夜寐欠佳。患者糖尿病多年，阴虚日久，内热自生，心神为热所扰不能安寐，上方加女贞子 30g、墨旱莲 30g 滋阴清热，加陈皮 30g、莱菔子 30g 理气消胀调理中焦。

三诊　2004 年 2 月 10 日。患者偶感乏力心悸，晚间双下肢微肿，胃纳可，夜寐稍差，夜尿 1～2 次，大便日 2 次，舌红苔黄，脉弦细。近期血压：150～160/70～80 mmHg。

2004 年 2 月 6 日肾功能：Cr：97.5μmol/L，BUN：9.0mmol/L，UA：513.4μmol/L。

患者诸症基本同前，继服中药，上方去陈皮、莱菔子，加青蒿 60g、金银花 30g 以清热利湿解毒，加强排毒，改善肾功能。并予别嘌醇 100mg/次，日 2 次降血尿酸。

按语　本案为糖尿病肾病 5 期、慢性肾衰竭早期的案例，发病日久，迁延不愈。糖尿病中医命名"消渴"，病机为阴虚燥热，多为肺脾肾三脏为病，随着疾病的发展，病机演变为气阴两虚，最后阴病及阳致阴阳两虚。本案中乏力，气短心悸，纳差为脾肾气虚所致；肌肉抽动，夜寐欠安为肝肾阴虚所为，且阴虚内热自生。张大宁教授治疗慢性肾衰竭，健脾益气、平补肾气、活血化瘀、祛湿降浊，同时用女贞子、墨旱莲等滋肾清热，使诸症减轻，肾功能逐渐恢复。

病案 41

魏某，女，68 岁。

现病史　患者 6 年前因"冠心病"的诊断而住院，检查出肾功能异常，有"慢性肾衰竭"的诊断。治疗不系统，近 1 年在本院诊治，予肾衰系列方治疗，效果尚佳，但近期血压控制不稳定，波动于 140～180/90～120mmHg，且伴重度贫血，血 Hb：56g/L。分析患者，来本院时现症：重度贫血貌，头晕眼花，周身乏力，动则气短，腰酸膝痛，口干，纳差，无浮肿但四肢沉重，舌质暗淡，苔薄，根腻，脉细濡。查：眼睑结膜苍白；尿常规：PRO：（1+），BLD：（2+）；双肾B超示："双肾萎缩，双肾实质性损害"；BP：120/90 mmHg；肾功能：血BUN：17.5mmol/L，Cr：235μmol/L；血Hb：56g/L。

中医诊断 关格。

证候诊断 肾虚湿毒兼血虚气衰。

西医诊断 慢性肾衰竭。

治则 益气补血，补肾，化瘀排毒。

处方 当归60g，阿胶30g（烊化），党参30g，升麻10g，白术30g，茯苓30g，山药30g，车前子30g，车前草30g，墨旱莲30g，女贞子30g，生地黄30g，牡丹皮30g，大黄30g，大黄炭30g，黄芪炭60g。水煎服，3日1剂。

其目的，补血益气为主，以鼓舞正气驱邪外出；同时补肾排毒治疗为辅。

二诊 1个月后，头晕眼花，周身乏力，动则气短等诸症减轻，舌质暗淡亦为淡红，苔薄，脉弦细。查尿常规：见气血渐盛，血瘀与肾虚，湿毒越加显著。继予补益气血祛浊，兼以补肾为原则。

三诊 现症：仅感腰酸，感乏力，且纳可，二便调，余症皆除，舌质暗红苔薄，脉细。查尿常规：PRO：(-)，BLD：（1+）～（2+）；血BUN：11.5mmol/L，Cr：135μmol/L；血Hb：86g/L。依据症状及舌脉，仍用益气祛浊、活血补肾之品。连续服中药3个月后，病情稳定，坚持治疗。

按语 结合现代医学对该病的认识，各种肾病迁延不愈而致的终末期的肾病。其主要发病病机尚未清楚，但各种学说与中医理论认为的肾气不足，外邪侵入，而致湿热、寒湿，湿瘀内蕴，殊途同归。肾病虽与寒热虚实瘀诸端有关，但与虚瘀关系更为密切，其本虚表现为肾虚，其瘀表现为湿浊逆之瘀，这就奠定补肾扶正，提高机体自身正气，活血化瘀改善微循环，利湿祛浊给邪以出路这一基本原则，补肾活血排毒为贯穿始终的基本治法。

病案42

孙某，女，67岁。

初诊 2003年10月21日。

主诉 发现肾功能异常6年。

现病史 6年前发现肾功能异常，Cr：180 μmoL/L，诊为慢性肾功能不全，请张大宁教授诊治1年余，肾功能恢复正常而停药。近期又感乏力腰酸，复查肾功能：BUN：12.15mmoL/L，Cr：127.5μmoL/L，随来就诊。现症：腰酸乏力，面色少华，皮肤瘙痒，纳食乏味，时有恶心，小便量可，大便日1～2次，便溏。察其舌质暗淡，苔白腻，诊其脉沉细。

实验室报告：BUN：12.47mmoL/L，Cr：126.1μmoL/L。

中医诊断 关格。

证候诊断 脾肾阳虚，湿浊内蕴。

西医诊断 慢性肾衰竭。

治则 补肾健脾，降浊排毒。

处方 生黄芪90g，车前子30g，车前草30g，黄芪炭30g，大黄30g，大黄炭60g，五灵脂30g，蒲黄炭30g，海藻炭30g，当归60g，茵陈60g，覆盆子30g，枳壳30g，半枝莲60g，仙茅30g，淫羊藿30g，莱菔子30g，蒲公英60g，败酱草60g。水煎服，3日1剂。

另予 肾衰灌肠液，200ml/次，清洁灌肠，每日1次。

二诊 2003年12月2日。用药10余剂，腰酸乏力减轻，皮肤瘙痒减轻，纳食可，寐安，大便日2次。舌暗苔黄，脉沉细。复查BUN：11mmoL/L，Cr：148μmoL/L。上方去仙茅、淫羊藿，加女贞子、墨旱莲各30g。

三诊　2004年2月10日。病情稳定，无明显变化，复查BUN：12.05mmol/L，Cr：135μmol/L，继以前方治疗。

四诊　2004年6月29日。患者守方治疗4个月余，病情稳定，近日因劳累，乏力腰酸加重，头晕，心慌，纳可，大便2~3次，舌淡暗苔白，脉弦细。

2004年4月13日BUN：9.81mmol/L，Cr：125μmol/L。

2004年6月22日BUN：9.98mmol/L，Cr：160.2μmol/L。

原方加青蒿60g。

五诊　2004年11月16日。患者一般情况可，精神佳，乏力腰酸不明显，纳可，大便日2~3次。复查BUN：11.4mmol/L，Cr：126μmol/L。守方加减。

患者至2005年12月一直在我院守方治疗，期间多次复查肾功能BUN：8~12mmol/L，Cr：120~140μmol/L。病情稳定。

按语　本案辨证为脾肾阳虚，湿浊内蕴之证。患者久病，脏气亏损，脾肾两虚，脾虚气血生化乏源，肾虚则精血亏少，肢体百骸失养则腰酸乏力，脾主运化水湿，肾主水主气化，脾肾两虚，水湿不化，湿浊内蕴，浊毒泛逆，则见呕恶、皮肤瘙痒等症，久病致瘀，瘀血阻络而见舌暗淡、脉沉细之象。因脾肾阳虚，湿浊内蕴，瘀阻肾络的病理变化贯穿该病的发展过程中，故在治疗时以标本兼顾、温补脾肾为主，兼以祛湿降浊排毒。

病案43

秦某，男，73岁。

初诊　2003年8月19日。

主诉　发现尿中蛋白2年。

现病史　发现尿中蛋白2年，于2003年1月15日发现肾功能异常，Cr：149.1μmol/L，BUN：9.55mmol/L，肾功能及血脂正常，曾服中药治疗。现症：乏力，腰痛，双下肢肿，肌肉时有抽动，膝关节疼痛，纳可，夜尿多，大便日1~2次，干燥，舌暗苔黄。现BP：170/90mmHg。

既往史　糖尿病病史16年，现服中药糖脉康等治疗。高血压病史20年，曾服用维拉帕米、氨氯地平等治疗，血压维持在160~170/70~80mmHg。

实验室检查：2003年1月15日肾功能：Cr：149.1μmol/L，BUN：9.5mmol/L。

2003年2月18日肾功能：Cr：179.2μmol/L，BUN：11.2mmol/L，UA：340.2μmol/L；尿常规：PRO：(2+)，BLD：(1+)，GLU：(3+)；镜检RBC及WBC偶见。

2003年8月15日肾功能：Cr：76μmol/L，BUN：12.1mmol/L，UA：538μmol/L；空腹血糖：6.8 mmol/L。

中医诊断　关格。

证候诊断　脾肾气虚，肝肾阴虚，瘀血内停，浊邪内蕴。

西医诊断　慢性肾衰竭；糖尿病肾病5期；高血压。

治则　补肾健脾，滋补肝肾，益气活血，降浊排毒。

处方　黄芪120g，川芎60g，丹参30g，赤芍30g，车前子30g，车前草30g，黄芪炭30g，白术30g，五灵脂30g，蒲黄炭30g，大黄炭60g，大黄30g，海藻炭30g，半枝莲60g，败酱草60g，苦丁茶30g，芡实30g，当归60g，茵陈30g，三棱30g，莪术30g，土茯苓30g，荠菜花30g，柴胡30g，蒲公英60g。水煎服，3日1剂，共5剂。

另予　补肾扶正胶囊，3粒/次，每日3次；活血化瘀胶囊，3粒/次，每日3次；药用炭片，

5片/次，每日3次；包醛氧淀粉，10g/次，每日2次；复合氨基酸胶囊，2粒/次，每日3次；别嘌醇片，100mg/次，每日2次。

低蛋白饮食，每日30g。

二诊 2003年9月。服药后症状同前，空腹血糖7.3 mmol/L。

乏力、腰痛、下肢肿及夜尿多是慢性肾衰竭最常见的症状。而本案中患者肌肉时有抽动，大便干燥为阴虚之象。肝肾阴虚，水不涵木，肝风内动则肌肉抽动。湿浊内蕴是慢性肾衰竭的重要病理因素，只有大便通畅，浊邪才有出处，若阴虚不能润养肠道，大肠干涸不能正常排便，则浊邪难去。故在上方基础上加女贞子30g、墨旱莲30g滋补肝肾之阴，加莱菔子30g通腑行气排浊。共7剂。

三诊 2003年10月14日。乏力减轻，腰痛，双下肢肿减轻，肢体抽搐缓解，膝关节疼痛不明显，胃纳可，夜尿减少，大便日1~3次，质软，舌暗苔黄，脉弦。血压：140/80mmHg。

2003年10月6日尿常规：PRO：(1+)，镜检RBC：0~1个/HP，WBC：0~2个/HP，颗粒管型：0~1个/LP，透明管型：0~1个/LP。肾功能：Cr：151μmol/L，BUN：10mmol/L，UA：284μmol/L。空腹血糖：6.8 mmol/L。

此次患者夜尿减少，下肢肿减轻，故去芡实之固摄缩泉，去茯苓及茯苓皮之利水消肿。阴阳双补加仙茅30g、淫羊藿30g，3日1剂，共10剂，继续调理。

按语 张大宁教授治疗慢性肾衰竭，根据多年的临床经验总结出“虚瘀湿逆”的发病机制，临床采用健脾补肾、活血化瘀、泄浊排毒的治疗大法。补肾多用平补，药用黄芪、冬虫夏草、白术、茯苓、芡实等药性平和的健脾补肾之品。偏阴虚者选用女贞子、墨旱莲、石斛等，避免过于滋腻；阳虚者选用仙茅、淫羊藿等，忌用附子等过于辛燥之品。张教授用活血药，善用丹参、川芎、赤芍、三棱、莪术、五灵脂、蒲黄、当归等温和的活血药，忌用水蛭等搜剔经络的虫类药以免伤正气。张教授在泄浊排毒方面用药最为精到与全面。因肾衰竭患者体内水湿、湿浊、湿热及浊毒有可能俱存，是湿浊发展为浊毒过程中的不同产物，所以治疗时用大黄、大黄炭通腑泄浊；用蒲公英、半枝莲、败酱草、土茯苓、茅莱花等清热解毒利湿；用茵陈等清热利湿；用茯苓、茯苓皮等利水祛湿消肿；更加上各种既有自身药理作用又具有吸附毒素作用的炭剂，如黄芪炭、大黄炭、海藻炭、蒲黄炭，使肾衰竭过程中由湿邪产生的各种浊邪全面受挫。

病案44

任某，女，59岁。

初诊 2003年12月2日。

现病史 高血压病史30余年，现服降压避风片，血压维持在130/90mmHg。腰痛半年余，间断双下肢水肿。近1个月下肢肿甚。既往20年前曾患肾盂肾炎，自述已治愈。有间断血糖高的情况，未治疗。现症：乏力，腰痛，双下肢肿，时头晕头胀，口干口苦，夜尿多，大便秘结，2~3日1行，干燥，纳可，舌紫苔黄。现血压：150/100mmHg。

2003年12月2日尿常规：PRO：(2+)，镜检RBC：3~4个/HP，WBC：0~1个/ HP；肾功能：BUN：10.7mmol/L，Cr：93.5μmol/L，UA：173μmol/L；空腹血糖：6.7 mmol/L。

中医诊断 关格。

证候诊断 脾肾气虚，肾阴不足，瘀血内停，浊邪内蕴。

西医诊断 慢性肾衰竭；高血压Ⅲ期；2型糖尿病。

治则 补肾健脾，益气养阴，活血化瘀，降浊排毒。

处方 黄芪120g，川芎60g，丹参30g，赤芍30g，车前子30g，车前草30g，黄芪炭30g，白术30g，五灵脂30g，蒲黄炭30g，大黄炭60g，大黄30g，海藻炭30g，半枝莲60g，败酱草60g，

苦丁茶30g，芡实30g，大腹皮60g，石斛30g，三棱30g，莪术30g，土茯苓30g，荠菜花30g，柴胡30g，蒲公英60g。水煎服，3日1剂，共5剂。

另予　补肾扶正胶囊，3粒/次，每日3次；活血化瘀胶囊，3粒/次，每日3次；尼硝苯地平缓释片，20mg/次，每日2次；药用炭片，5片/次，每日3次；包醛氧淀粉，10g/次，每日2次；复合氨基酸胶囊，2粒/次，每日3次。

低蛋白饮食，每日30g。

二诊　2003年12月16日。乏力较前好转，夜尿减少，仍下肢肿，腰痛，口干，且夜寐差，大便1～2日1行，胃纳可，舌暗苔黄。血压：140/100mmHg。

芡实可补肾缩泉固精，因夜尿减少故去芡实。口干夜寐差为肾阴不足、虚热上扰所致，故调整滋肾之品，去石斛，改为女贞子30g、墨旱莲30g滋肾阴兼清虚热。因双下肢肿加桑白皮30g消肿，共10剂。

三诊　2004年1月13日。仍双下肢肿，腰痛，口干口苦，胃纳可，夜尿1～3次，偶有尿道灼热感，大便1～2日1行，夜寐差，舌暗苔黄。BP：130/90mmHg。

2004年1月13日尿常规：BLD：(4+)，GLU：(1+)，镜检：RBC：15～30个/HP，鳞状上皮细胞：8～14个/HP；空腹血糖：6.9 mmol/L；肾功能：BUN：7.2mmol/L，Cr：64μmol/L，UA：207μmol/L。

此次就诊患者肾功能正常，但尿道有灼热感，为肾虚膀胱湿热，故加青蒿加强清热利湿作用。大便秘结加郁李仁60g、火麻仁60g以滋阴润燥通便，以利于浊邪外泄。暂去女贞子、墨旱莲、桑白皮，共10剂。

四诊　2004年2月24日。双下肢肿，腰痛，腹胀，口干口苦，偶有尿道灼热感，夜寐差，夜尿1～2次，大便日1次，舌红苔黄。BP：140/100 mmHg。

2004年2月24日尿常规：镜下RBC：0～2个/HP，余（-）；肾功能：BUN：7.14mmol/L，Cr：77μmol/L，UA：323μmol/L；空腹血糖：5.83 mmol/L。

此次化验显示肾功能、血糖、尿常规均正常，但患者症状改善欠佳，且有腹胀症状，通腑泄浊为治疗慢性肾衰竭的重要手段，故加莱菔子30g、焦三仙30g以消食和胃，行气通腑消胀。杜仲、续断为治疗腰痛的要药，故加续断30g、杜仲30g。原方继服，共5剂。

按语　患者因肾功能轻度异常，尿常规有潜血，且血糖轻度升高就诊。症状以乏力，下肢肿，腰痛，口干口苦，夜寐差，夜尿多，大便干为主症。患者脾肾气虚，气不容身故乏力；运化水湿，蒸腾气化职能失司，则水湿内停而发水肿；水湿内停日久蕴为浊邪则口苦；肾藏精，阴精不足不能濡养腰脊则腰痛；阴虚生内热，内热上扰则口干；心神为内热所扰则夜寐差；肠道枯涸则大便秘结；湿热下移膀胱致尿道灼热。患者久病之人，久病入络，因虚致瘀，故瘀血内停，致舌紫舌暗。

治疗以补肾扶正胶囊及大剂量黄芪平补脾气。本案肾虚以气阴两虚为主，故用冬虫夏草补肾气，用石斛、女贞子、墨旱莲等滋肾阴清虚热。瘀血为该病的病理产物及致病因素，故用三棱、莪术、丹参、川芎、赤芍等活血化瘀以改善肾循环。浊邪有水湿、湿浊、湿热、浊毒之分，本案以湿热为主，故用蒲公英、半枝莲、败酱草、青蒿等清热利湿解毒。对于慢性肾衰竭早期，虽浊邪不如尿毒症明显，但不能姑息养奸，亦应用大黄、大黄炭等通腑泄浊，不容其有存留之隙。

病案45

孙某，男，17岁。

初诊　2005年7月18日。

主诉　纳呆恶心乏力1年，近日加重。

现病史 患者7岁时患外感，口服某种感冒颗粒（具体药名不详），出现眼睑及双下肢肿，就诊于空军总医院，查尿常规：PRO：（4+），BLD：（3+），余项化验不详，诊断为“肾病综合征”，予泼尼松20mg，每日1次，用药2个月症无好转，遂减激素并就诊于河南省祈县中医院接受中药治疗两年，尿常规：PRO：（±）～（2+），此后未坚持治疗。近1年来纳差乏力，未曾就医。1个月前症状加重，双下肢抽搐，恶心纳差，腰痛乏力，活动后双下肢肿，尿量可，大便日1次，舌淡暗苔白，脉细。

实验室检查：血常规：Hb：9.1g/L，Hct：0.274，RBC：3.02×10^{12}/L，WBC：8.7×10^{9}/L，PLT：254×10^{9}/L；尿常规：Ket：（+），BLD：（+），PRO：（3+），URO：（±），镜检（-）；肝功能：STP：54.9g/L，A：32g/L，G：22.9g/L，ALP：872U/L，余项正常；肾功能+电解质：BUN：18.4μmmol/L，Cr：493μmol/L，K：4.28mmol/L，Na：145.6mmol/L，Cl：111mmol/L，CO_2 CP：44.8%，Ca：1.32mmol/L，UA：224μmol/L。

心电图：窦性心率，PR间期<0.12s，$SV_1+RV_5=4.8$mV，T波高尖。

心脏B超：心脏结构及活动未见明显异常。

双肾B超：双肾实质损害，双肾体积缩小。

24h尿蛋白定量：2.96g/L。

中医诊断 关格。

证候诊断 肾虚血瘀湿浊内蕴。

西医诊断 慢性肾衰竭（尿毒症）。

治则 补肾活血，利湿降浊。

处方 生地黄15g，生黄芪30g，川芎30g，车前子30g，车前草30g，黄芪炭30g，半枝莲30g，五灵脂30g，蒲黄炭30g，大黄炭60g，大黄30g，海藻炭30g，补骨脂30g，白术30g，茵陈60g，蒲公英60g，败酱草60g。水煎服，3日1剂。

二诊 2005年8月14日。患者精神好，无明显肢体疼痛及抽搐感，纳食增加，无恶心，下肢不肿，腰痛乏力好转，舌淡苔薄白，脉细。24h尿蛋白定量：1.49g/L，血Hb：94g/L，BUN：27.8mmol/L，Cr：525μmol/L。原方减白术，加陈皮、砂仁理气健脾和胃。

三诊 2005年8月30日。患者精神好，纳食增加，无恶心，双下肢不肿，腰痛乏力好转，偶夜间下肢抽搐，舌淡苔薄白，脉细。血常规：Hb：9.7g/L，BUN：21.04mmol/L，Cr：401μmol/L。原方减车前草，加当归60g、黄精30g、煅牡蛎30g补气血涩精。

按语 患者以“纳呆恶心乏力”为主症，辨病当属祖国医学“关格”范畴。患者幼小发病，为先天禀赋不足，后天失于调摄，致脾肾亏虚。《内经》云“腰为肾之府”，肾阳虚弱下元亏虚，故腰膝疼痛；脾虚健运失职，肾虚不能运化水液，致水湿停聚，泛溢肌肤而发水肿；湿聚中焦，胃失和降，故见纳差恶心；久病入络血行瘀滞终成肾虚血瘀之证；舌淡暗、苔白、脉细为肾虚血瘀，湿浊内蕴之证。故拟补肾活血，祛湿降浊为法。处方选用黄芪、补骨脂、白术等补肾健脾益气，培养先后二天；丹参、川芎等活血化瘀，疏通瘀滞之血脉；大黄、茵陈、蒲公英、败酱草祛湿降浊排毒，使正气复，瘀毒清，消除上述虚实夹杂之象。

病案46

吴某，女，62岁。

初诊 2005年5月23日。

主诉 腰酸乏力2年余，加重伴阵发性胸闷憋气2周。

现病史 患者冠心病病史20余年，曾长期服用冠心苏合丸及降压药治疗，血压可控制在正常范围。2003年初出现肾功能异常，血Cr：200 μmol/L，就诊于外院，服尿毒清治疗，病情无明显好转，2003 年 7 月 Cr：320 μmol/L，遂就诊于我院，此后曾多次于我院住院治疗，治以补肾活血、降逆排毒之法，予肾衰系列方药治疗，病情相对稳定，因自觉症状加重，遂再次来我院住院治疗。现症：腰酸痛乏力，时有头痛头晕、胸闷憋气、气短及双下肢肌肉抽搐肢颤等症，胃脘不适，畏寒，纳可，寐安，大便日 1～2 行，24h 尿量约 1500ml。察其神清，精神弱，面色萎黄，舌质淡暗，苔白，脉弦细数。

实验室报告：血 Cr：291μmol/L，BUN：14.9mmol/L，UA：115μmol/L；血 STP：61.3g/L，A：35.8g/L，尿常规：PRO：（±），WBC：2 个/HP；Hb：121g/L。

中医诊断 关格；胸痹。

证候诊断 肾虚血瘀，浊毒内蕴。

西医诊断 慢性肾衰竭；冠心病。

辨证分析 此为肾虚血瘀、浊毒内蕴所致，法当补肾活血、降逆排毒。方拟肾衰系列方加减治之。

治则 补肾活血，降逆排毒。

予肾衰系列方药治疗。

处方 黄芪 120g，川芎 30g，丹参 30g，土茯苓 30g，荠菜花 30g，柴胡 30g，三棱 30g，莪术 30g，大黄 30g，大黄炭 60g，黄芪炭 30g，五灵脂 30g，蒲黄炭 30g，半枝莲 30g，蒲公英 60g，败酱草 60g，当归 60g，茵陈 30g，赤芍 30g，枳壳 20g，砂仁 10g，黄精 30g，海藻炭 30g，冬虫夏草 2g。

水煎服，2 次浓煎成 1800ml，300ml/次，每日 2 次，3 日 1 剂。

另予 补肾扶正胶囊，3 粒/次，每日 3 次；活血化瘀胶囊，2 粒/次，每日 2 次；肾衰灌肠液，清洁灌肠，200ml/次，每日 1 次；复方 α-酮酸片，4 粒/次，每日 3 次；重组人红细胞生成素，3000U/次，皮下注射，每周 1 次。

继续予降压及补钙治疗低蛋白（每日 30g）饮食，羊肉、海鲜、植物蛋白禁食。2 个月 1 个疗程。

二诊 2005 年 5 月 30 日。服用前方后，自觉酸痛、乏力、畏寒症状减轻，仍感时有头痛头晕、胸闷憋气、气短及双下肢肌肉抽搐肢颤等症，胃脘不适，舌质淡暗，苔白，脉弦细数。原方减五灵脂、蒲黄炭、半枝莲、当归、茵陈、赤芍、枳壳、砂仁、黄精、海藻炭。加生牡蛎 30g、夏枯草 30g、莱菔子 30g、枳实 30g、荔枝核 30g、金樱子 30g、大腹皮 30g、萆薢 30g、青蒿 30g。

三诊 2005 年 6 月 3 日。症状减轻，继前治疗。

按语 关格病涵盖了现代西医学所述的慢性肾衰竭的内容。慢性肾衰竭是慢性肾疾病所引起的肾组织损伤和肾小球滤过功能下降，以及由此产生的代谢紊乱和临床症状组成的综合征，是各种类型肾脏疾病终末期的共同阶段。本案引起肾衰竭的主要原因是冠心苏合丸造成的马兜铃酸肾病及高血压等。该患者先天禀赋不足，后天失于调养，加之久病，致使机体发生肾虚血瘀、浊毒内蕴的病理改变。肝肾同源，肝肾阴虚，气血生化不足，筋肉失于濡养而见乏力，面色萎黄，双下肢肌肉抽搐肢颤；肝肾阴虚，肝阳上亢，可见头晕寐欠安；血瘀痹阻心脉，可见胸闷憋气气短；浊毒中阻，气机逆乱可见胃脘不适；腰为肾府，肾虚肾阳不足可见畏寒腰酸痛。舌象脉象与证相符，综观舌脉症，其病位在肾，涉及肝脑心胃，证属本虚标实。方中重用黄芪、白术以健脾利湿，益气养血；白术、当归、黄精、冬虫夏草以补肾养血益肝；车前子草、土茯苓、荠菜花、茵陈、半枝莲以清热利水渗湿；川芎、丹参、柴胡、三棱、莪术、五灵脂、蒲黄炭、赤芍以活血化瘀；大黄、大黄炭、黄芪炭、海藻炭以降逆排毒；枳壳、砂仁以理气和胃。

二诊自觉酸痛乏力症状减轻，仍感时有头痛头晕、胸闷憋气、气短及双下肢肌肉抽搐肢颤、胃脘不适等症。考虑患者湿浊毒邪中阻较重，故用大腹皮、萆薢、枳实以清利湿浊，夏枯草、青蒿清虚热，同时减少炭及活血类药用量，加荔枝核、莱菔子通利气机，金樱子、生牡蛎以固涩肾精。

本案辨证要点：肾阳虚，肝肾阴虚以致气血生化不足，心脑筋肉失于濡养肝阳上亢，瘀血痹阻心脉，浊毒内阻。治疗重点：温阳固精，滋补肝肾，养血安神活血，疏通心脉，清利湿浊排毒。

病案 47

邢某，女，70 岁。

初诊 2003 年 7 月 22 日。

现病史 2002 年 1 月外感后发现血压高，180/60mmHg，服用降压药血压控制不理想。2002 年 12 月在天津医科大学总医院查血肌酐：180μmol/L，诊断为慢性肾衰竭、肾性高血压。曾服用中西药至今，具体用药不详，为求进一步治疗就诊。现症：乏力，眼睑浮肿，下肢水肿，恶心，胃纳差，寐安，大便日 1～2 次，尿量可。舌暗紫，苔黄腻，脉弦细。BP：140/70 mmHg。

2002 年 7 月 18 日血 Cr：110.1μmol/L，BUN：6.4mmol/L；UA：542.8 μmol/；Hb：109g/L。

2004 年 4 月 2 日尿常规正常。

中医诊断 关格。

证候诊断 脾肾气虚，瘀血内停，浊邪内蕴。

西医诊断 慢性肾衰竭。

治则 补肾健脾，益气活血，降浊排毒。

处方 生黄芪 120g，丹参 30g，川芎 60g，赤芍 30g，柴胡 30g，三棱 30g，莪术 30g，车前子 30g，车前草 30g，五灵脂 30g，蒲黄炭 30g，大黄 30g，大黄炭 60g，黄芪炭 30g，海藻炭 30g，白术 30g，蒲公英 60g，半枝莲 30g，败酱草 60g，茵陈 60g，土茯苓 30g，荠菜花 30g，女贞子 30g，墨旱莲 30g，煅牡蛎 30g。

水煎服，3 日 1 剂，共 7 剂。

另予 补肾扶正胶囊，3 粒/次，每日 3 次；活血化瘀胶囊，3 粒/次，每日 3 次；硝苯地平，30mg/次，每日 1 次；哌唑嗪，100mg/次，每日 3 次；曲克芦丁，20mg/次，每日 3 次。

二诊 2003 年 8 月 12 日。服药后恶心消失，但头晕耳鸣时作，乏力，仍浮肿，胃纳差，大便每日 3 次。舌暗紫，苔黄腻，脉弦细。BP：150/70 mmHg。

2003 年 11 月 18 日肾功能：血 Cr：106.7μmol/L，BUN：7.5mmol/L，UA：246.3μmol/L。

服药后化验示肾功能略改善，恶心消失。但胃纳仍差，加陈皮 30g 健脾行气化湿。因头晕耳鸣，为肝肾阴虚，脑窍失养，加当归 30g 以养血柔肝。共 7 剂。

三诊 2003 年 9 月 2 日。服药后乏力减轻，胃纳较前佳，耳鸣头晕发作减少，眼睑及下肢微肿，尿量可，大便日 1～2 次，舌暗苔黄腻，脉弦细。BP：160/70 mmHg。

2003 年 9 月 2 日肾功能：血 Cr：97μmol/L，BUN：8.4mmol/L，UA：410.1μmol/L。

脾胃为后天之本，脾健胃强才能气血生化有源，注重调理脾胃，在治疗慢性肾衰竭中有重要作用。故虽然乏力，胃纳差改善，但仍应调理中焦，上方去陈皮，加莱菔子 30g、砂仁 10g 消食理气。共 7 剂继续治疗。

按语 本案为早期慢性肾衰竭，症状以乏力、轻度贫血、食欲减退为多见，水肿为或然症。从患者病史分析，或为高血压多年累及肾脏致肾衰竭，或为肾衰竭日久累及血压致肾性高血压，但现已无从考证。患者发现肾衰竭时间虽仅有 7 个月，根据该病的发展规律，患者一般有慢性肾病多年。

脾胃位于中焦，脾主运化，胃主受纳腐熟，脾升胃降，燥湿相济，共同完成水谷的消化吸收输布，为气血生化之源。若脾气虚弱，胃纳受阻，运化水谷不利，则纳差气血不足。气血虚不能濡养周身，则乏力贫血。水谷不化则成水湿，日久水湿酿为浊邪，阻于中焦，胃失和降则恶心。肾气之充沛，需要脾胃之补养，中焦虚弱日久累及肾脏致肾气不足。津液的输布有赖于肾气的蒸腾，肾气不足则水液代谢失调可发水肿。另外，久病入络，且因虚致瘀，气不足不能推助血行则瘀血内停。故脾胃肾气不足，浊邪内蕴，瘀血内停，是慢性肾衰竭的病理基础。张大宁教授处方中健脾理胃、平补肾气、活血化瘀、祛浊解毒为其治疗肾衰竭的精髓之处。

病案 48

薛某，男，52 岁。

初诊　2006 年 2 月 13 日。

主诉　反复发作头晕 11 年，加重 1 个月。

现病史　患者高血压病史 11 年，平时 BP：180～190/110mmHg，最高 230/130 mmHg，间断服用降压避风片，血压控制不理想。1 年前发现蛋白尿，血 Cr 升高（具体数值不详），未治疗。2006 年 1 月 10 日因头晕头痛恶心、呕吐于某医院住院治疗，诊断为“脑出血，陈旧性脑梗死，高血压Ⅲ期，慢性肾衰竭”。时血 Cr：399.7μmol/L，BUN：22.2mmol/L，予镇静、改善脑供氧、减轻脑水肿、止血降压、补液、调节电解质平衡等治疗，病情好转，于 2006 年 1 月出院，时 Cr：367μmol/L，BUN：16.7mmol/L。为进一步治疗来我院。现症：时作头晕，无恶呕，语畅，双下肢微肿，无明显腰痛乏力，纳可，尿量可，尿混浊，大便日 1 行。察其神清，精神好，面色如常，双下肢微肿，肢体活动自如，舌质暗红，苔黄，脉弦。

实验室报告：血 Cr：299μmol/L，BUN：7.67mmol/L；尿常规：PRO：（2+），BLD：（1+），24h 尿蛋白定量：1.31g/ L；Hb：119g/L。

中医诊断　眩晕。

证候诊断　肝肾阴虚，血瘀湿阻。

西医诊断　高血压肾病；慢性肾衰竭。

辨证分析　此为肝肾阴虚、血瘀湿阻所致，法当滋阴潜阳、降逆排毒佐活血。方拟二至丸合肾衰系列方加减治之。

治则　补肾活血，降逆排毒，滋阴潜阳。

予肾衰系列方药治疗。

处方　黄芪 30g，土茯苓 30g，荠菜花 30g，车前子草各 30g（布包），蒲黄炭 30g，大黄炭 30g，茵陈 90g，白术 30g，海藻炭 30g，大黄 20g，女贞子 30g，墨旱莲 30g，煅牡蛎 30g，天麻 30g，五灵脂 30g。

水煎服，2 次浓煎成 1800ml，300ml/次，每日 2 次，饭后温服。2 日 1 剂。

另予　补肾扶正胶囊，3 粒/次，每日 3 次；活血化瘀胶囊，1 粒/次，每日 3 次；肾衰排毒液，200ml/次，清洁灌肠，每日 1 次。

嘱　低蛋白（每日 20g）饮食，羊肉、海鲜、植物蛋白禁食。2 个月 1 个疗程。

二诊　2006 年 2 月 20 日。治疗 1 周，患者头晕症状有所减轻，但夜寐差，多梦，烦躁，BP：160～180/100～120mmHg，前方加入钩藤 30g、酸枣仁 30g、柏子仁 30g、夜交藤 30g，镇肝潜阳，安神定志。

三诊　2006 年 2 月 27 日。2 周后，患者症状同前，复查血 Cr：255μmol/L，BUN：13.69mmol/L，UA：456 μmol/L；尿常规 PRO：（2+），BLD：（1+）。病情好转，目前仍在住院治疗。

按语　该病属于祖国医学“眩晕”范畴。患者久病失于调摄，肝肾阴虚，虚阳上亢而致眩晕；阴虚日久，阴损及阳，脾肾两虚，水湿内停，泛溢肌肤发为水肿；精微下泄则尿浊；湿停日久成浊毒，湿阻气机致血瘀，血不循经而出血。

该病辨证要点：肝肾阴虚，虚阳浮越，兼血瘀湿阻。治疗要点：滋阴潜阳为主，降逆排毒，少佐活血之品。

病案 49

杨某，女，62 岁。

初诊　2004 年 5 月 18 日。

主诉　患糖尿病 20 余年，现应用胰岛素治疗。

现病史　1996 年尿中间断出现蛋白尿，自服肾炎康复片治疗。自 2000 年始尿中持续蛋白尿，现 PRO：(3+) ～ (4+)，来我院求诊。时见面色萎黄，腰酸乏力，胸闷憋气，心慌，双下肢肿，外阴瘙痒，小便量少，大便 2 日 1 行。察其舌暗淡苔黄腻，脉细滑。BP：150/80mmHg。

实验室报告：尿常规：PRO：(3+)；24h 尿蛋白定量 5.1g/L；GHb：7.2%；空腹血糖：10.4mmol/L；BUN：8.6mmoL/L，Cr：154umoL/L。

中医诊断　关格；水肿。

证候诊断　肾虚血瘀，湿浊内蕴。

西医诊断　糖尿病肾病Ⅴ期；慢性肾衰竭。

治则　补肾活血，利湿降浊。

处方　生黄芪 90g，车前子 30g，车前草 30g，黄芪炭 30g，大黄 30g，大黄炭 60g，五灵脂 30g，蒲黄炭 30g，海藻炭 30g，赤芍 30g，茵陈 60g，苦丁茶 30g，白花蛇舌草 30g，半枝莲 60g，白术 30g，蒲公英 60g，败酱草 60g。水煎服，3 日 1 剂。

二诊　2004 年 8 月 3 日。服药近 30 剂，症状大为好转，双下肢肿已消失，乏力减轻，唯大便仍干，7 月 13 日复查 24h 尿蛋白定量：3.075g/L，BUN：8.5mmoL/L，Cr：133umoL/L，上方加大腹皮、火麻仁各 30g 以润肠通便。

三诊　2005 年 3 月 15 日。因于 2004 年 12 月行白内障手术，停药 2 个月，现感腰膝酸软，乏力，时有胸闷憋气，双下肢微肿，纳可，小便量可，大便日 1～2 次，舌暗苔薄白，脉沉细。上方去大腹皮、火麻仁，加补骨脂 30g 以温肾固涩。

四诊　2005 年 6 月 14 日。药后感觉良好，腰酸乏力减轻，无明显胸闷憋气，大便干，舌暗苔白腻，脉细滑。

2005 年 4 月 19 日 BUN：12.5mmoL/L，Cr：150.3umoL/L；尿常规 PRO：(3+)，24h 尿蛋白定量：2.1g/L。

处方　上方加陈皮 30g、焦三仙 30g 以利消导。

按语　张大宁教授认为肾虚血瘀是一切慢性疾病的共同病理机制和特征，糖尿病肾病的患者，因其病程较长，必有肾虚血瘀存在，这符合祖国医学“久病及肾”、“久病及络”之观点。故患者必有肾虚血瘀。肾主气化，肾虚日久，蒸腾气化无权，致湿邪内生，湿蕴日久，蕴成浊毒，湿浊泛逆，发为肢肿、恶心、纳差、瘙痒等症。故肾虚血瘀，湿浊内蕴，是其辨证所在，治疗当以补肾活血、祛湿降浊为大法拟方。张教授抓住糖尿病肾病患者肾虚血瘀、湿浊内阻的病机，重用补肾活血祛浊之品。以大剂量黄芪、白术补肾健脾；以三棱、莪术、赤芍等活血逐瘀，因久病之瘀，内深脏腑，遍及经络，非破血逐瘀之品不能胜任；以黄芪炭、蒲黄炭、海藻炭、大黄炭等祛浊排毒，既有益气活血、祛浊软坚之功效，又有很好的吸附毒素的作用，诸药合用，使患者的临床症状改善，相应的化验指标有所好转。

病案 50

张某，女，68 岁。

初诊　2005年2月27日。

主诉　乏力，恶心，纳差1年。

现病史　2004年4月因乏力，纳呆，面色差，咳嗽就诊当地医院，予抗生素治疗未见好转，即转入县医院，时查血Cr：238μmol/L，Hb：68g/L。诊断为“慢性肾衰竭”。予海昆肾喜胶囊、肾康颗粒、肾衰宁胶囊、尿毒清颗粒等治疗，病情无好转，又改为中药汤剂，但症状逐渐加重，复查血Cr：680μmol/L，逐渐上升，遂来我院住院治疗。既往下肢静脉炎病史30年，结肠炎病史25年，冠心病病史6~7年，高血压病史4年，否认糖尿病病史。现症：乏力，恶心，纳呆，颜面及双下肢微肿，偶感心悸憋气，皮肤瘙痒，尿频，灼热感，大便干，3~4日1行。察其神清，精神弱，面色晦暗无华，颜面及双下肢微肿，下肢皮色紫暗，舌质暗淡，苔黄腻，脉细。

实验室报告：血Cr：661μmol/L，BUN：27.82mmol/L；尿常规：PRO：(1+)，BLD：(1+)，GLU：(1+)；血糖：3.97 mmol/L；Hb：77g/L。

中医诊断　关格。

证候诊断　肾虚血瘀，湿浊内蕴。

西医诊断　慢性肾衰竭。

辨证分析　此为肾虚血瘀、浊毒内蕴所致，法当补肾活血、降逆排毒。方拟肾衰系列方加减治之。

治则　补肾活血，降逆排毒。

予肾衰系列方药治疗。

处方　黄芪120g，川芎60g，丹参30g，土茯苓30g，荠菜花30g，柴胡30g，三棱30g，莪术30g，车前子草各30g（布包），赤芍30g，五灵脂30g，蒲黄炭30g，大黄炭30g，茵陈60g，白术30g，当归60g，黄芪炭30g，海藻炭30g，蒲公英60g，半枝莲30g，败酱草30g，白鲜皮30g，地肤子30g，牡丹皮30g，青蒿30g，大黄30g，莱菔子30g，黄芪炭30g。

水煎服，2次浓煎成1080ml，180ml/次，每日3次，饭后温服。2日1剂。

另予　补肾扶正胶囊，3粒/次，每日3次；活血化瘀胶囊，3粒/次，每日3次；肾衰排毒液，200 ml/次，清洁灌肠，每日1次。

嘱　低蛋白（每日25g）饮食，羊肉、海鲜、植物蛋白禁食。2个月1个疗程。

二诊　2005年3月15日。治疗2周，患者尿量增多，灼热感减轻，浮肿基本消失，但仍恶心，纳少，心悸及皮肤瘙痒症状减轻，双下肢疼痛，舌苔黄。查关节无红肿变形。前方减白鲜皮、地肤子，加入牛膝、青风藤各30g，僵蚕20g，祛风通络，强筋健骨。

三诊　2005年4月1日。两周后，患者肢体疼痛消失，诸症减轻，纳食增多，精神状态好转，复查血Cr：593μmol/L，BUN：26.66mmol/L；尿常规PRO：(1±)，BLD：(1+)，GLU：(1+)，Hb：103g/L。前方减蒲公英、败酱草、青蒿、青风藤、僵蚕，加入冬虫夏草2g、黄芩20g。病情好转，于3月31日出院。嘱继前治疗，定期复查。

按语　本例属“关格”范畴。患者先天禀赋不足，后天失于调养，久病失治，脾失运化，肾失开合，湿蕴成浊毒，阻滞气机，升降失常，清阳不升，浊阴不降，上食谷不能入为“格”，下大便不通为“关”；因虚致瘀，血瘀新血不生，并发“血虚”。综合舌脉症，病位在肾，涉及脾（胃）心，属本虚标实之证。治疗当拟补肾活血，降逆排毒为大法。首先以清利湿热、利水退肿为主，治疗当中，患者出现关节疼痛，考虑肾虚血瘀，筋脉失养，脉络不通，当佐以强筋健骨、通络之品。

该病辨证证要点：脾肾阳虚，湿浊内蕴，化热下注膀胱，血虚血瘀，脉络瘀阻。治疗要点：补肾活血，降逆排毒。初期清利湿热、利水退肿为主，随症佐以强筋健骨、祛风通络之品。

病案 51

张某，女，36 岁。

初诊 1999 年 3 月 10 日。

主诉 尿常规异常 3 个月。

现病史 患者自述 1998 年 10 月产后 3 个月出现腰腿酸痛，时尿常规：RBC：(3+)，WBC：(2+)，当地医院考虑“风湿”，给予消炎镇痛药治疗 1 个月，未见好转。复查尿常规：PRO：(2+)，GLU：(2+)，Cr：129μmol/L，诊断为“肾炎”，予青霉素、保肾阿魏酸哌嗪片、强肾片等治疗，亦未见好转。12 月份转入北京协和医院，24h 尿蛋白定量 1.2g，予雷公藤多苷片、双嘧达莫、肾炎康复片、贝那普利等治疗，1999 年 2 月查血 Cr：196μmol/L，BUN：14mmol/L，尿常规：PRO：(2+)。为进一步治疗来我院。现症：乏力，腰痛，畏寒，无腿痛，无肢体肿胀，尿量尚可，大便 1～2 日。察其神清，精神可，双下肢不肿，舌暗红苔黄，脉沉。

实验室报告：血 Cr：222μmol/L，BUN：8.19mmol/L；尿常规：PRO：(2+)，24h 尿蛋白定量 1.2g；Hb：113g/L。

中医诊断 腰痛。

证候诊断 肾虚血瘀湿浊内蕴。

西医诊断 慢性肾衰竭；慢性肾炎。

辨证分析 此为肾虚血瘀、浊毒内蕴所致，法当补肾活血、降逆排毒，方拟肾衰系列方加减治之。

治则 补肾活血，降逆排毒。

予肾衰系列方药治疗。

处方 黄芪 120g，冬虫夏草 2g（先煎），防己 30g，土茯苓 30g，荠菜花 30g，丹参 30g，川芎 30g，三棱 30g，莪术 30g，车前子草各 30g（布包），黄芪炭 30g，蒲黄炭 30g，大黄炭 30g，柴胡 30g，半枝莲 60g，海藻炭 30g，大黄 30g，石韦 30g，萹蓄 30g，五灵脂 30g，白术 30g，煅龙牡各 30g，大腹皮 30g，乌药 30g，芡实 30g，莱菔子 30g。

水煎服，2 次浓煎成 1800ml，300ml/次，每日 2 次，饭后温服。2 日 1 剂。

另予 补肾扶正胶囊，3 粒/次，每日 3 次；活血化瘀胶囊，3 粒/次，每日 3 次；复方 α-酮酸片，3 粒/次，每日 3 次。

嘱 低盐精蛋白饮食，羊肉、海鲜、植物蛋白禁食。2 个月 1 个疗程。

二诊 1999 年 4 月 14 日。服药后，自觉乏力，腰痛有所减轻，纳可，尿量尚可，大便 1～2 日，舌暗红苔黄，脉沉。查血 Cr：193μmol/L，BUN：5.66mmol/L，前方去乌药，加茵陈 30g。

自此每月诊 1 次，血 Cr 逐渐下降，2002 年 1 月血 Cr：156μmol/L，BUN：6.8mmol/L，2005 年 2 月血 Cr：171μmol/L，BUN：7.02mmol/L，Hb：125g/L。

三诊 2005 年 10 月 19 日。患者外感，咽痒，无发热，乏力，腰痛加重，血 Cr：236.9μmol/L，BUN：9.42mmol/L。汤药继拟前方，配合天津感冒片 4 片，日 3 次。

按语 该病属于祖国医学“腰痛”范畴。患者产后体虚，外感风寒，易被外邪侵袭，肾之精气亏虚，无以濡养筋脉而发生腰痛，加之失治误治，加重肾脏损害。终致发生肾虚血瘀、浊毒内蕴的病理损害。

该病辨证要点：肾气阴虚，浊毒内蕴。治疗要点：滋补肾阴、补气养血为主，兼降逆排毒。

病案 52

张某，男，27 岁。

初诊 2003年3月19日。

现病史 两年前，有“慢性肾衰竭”的诊断病史，近日外感，诸症加重。现症：患者咽干咽痛，全身高度浮肿，眼睑尤甚且难睁，腰酸膝软，畏寒肢冷，恶心欲吐，口干口黏，大便干，尿少，尿短黄，舌质淡，体胖苔白滑，脉沉细。

化验：尿常规：PRO：(3+)；肾功能：血BUN：17mmol/L，Cr：475μmol/L。

中医诊断 关格。

证候诊断 风热上扰，脾肾阳虚，湿毒泛溢。

西医诊断 慢性肾衰竭。

辨证分析 纵观发病过程，患者初为邪气犯肺，肺失宣降，影响及脾；脾失转输，水湿内停，继而及肾；肾脏开合失司，当藏不藏，当泻不泻，浊而不泻，则精不藏。

治则 清热疏风、补肾健脾为主；利水祛毒为辅。

处方 黄芪18g，茯苓18g，茯苓带皮18g，白术18g，车前子18g，车前草18g，大黄12g，大黄炭12g，大腹皮12g，土茯苓12g。水煎服，3日1剂。

同时嘱患者饮食中注意高热量饮食，减少动物性蛋白。

二诊 2003年4月3日。服药两周后，浮肿渐消，畏寒肢冷、腰酸膝软等症亦见轻，仍以上法则，酌减茯苓皮、车前子利水之品，加大仙茅、淫羊藿、茵陈、海藻炭补肾降浊之味。

三诊 2003年5月6日。查患者正气渐盛，同时在上方基础上进一步加大利湿祛浊之剂，如半夏、佩兰治疗1个月余，患者体力大增，诸症悉减轻，肾功能：血BUN：13mmol/L，Cr：335μmol/L。

按语 明代医家张景岳说“治病之法，当知邪正，当权轻重，用功之法，贵乎查其真”。所谓“当权轻重”就是不能一味强调“急虽短时间内虽改善症状，治其标本”。病虽症见高度浮肿，恶心欲吐，口干口黏，但其本为脾肾虚弱，水谷运化失调，关门不利，浊水不降，精微不固。该病虽表现虚实加杂，但其实质为因虚而致。大剂量攻逐伐下之品，短时间内虽可改善症状，但精浊虽下，使脾肾欲虚，且使“实实虚虚”。即损不足而益有余。治病中切中病机，该病的病机即脾肾虚损，肾虚失封藏；脾虚水湿不化，水湿内停。故该病的治疗，首先应补肾益脾，而祛毒利水，行气化瘀当缓图之。只顾祛邪而忽视扶正，邪亦难祛，故始终未能奏效。治病当以元气为本，治疗中随时顾护且勿伤元气。病案中诫取教训：肾病治疗中，要切中病机，不可图快速效。

病案53

张某，女，56岁。

初诊 2005年11月1日。

主诉 腰腿痛乏力间断发作20余年。

现病史 患者慢性肾炎高血压病史20余年，2000年出现肾功能异常，血Cr：466.4μmol/L，BUN：17.34mmol/L。曾于外院使用中药治疗，病情无改善。2005年10月底继发泌尿系感染，遂就诊于天津市中医药研究院医疗中心，予肾衰系列方药治疗，病情好转。现症：腰腿痛乏力，时有肌肉抽搐，面色少华，纳可，寐安，大便干，2～3日1行，夜尿多。察其神清，精神好，面色萎黄，舌质淡，苔黄腻，脉沉细。

实验室报告：血Cr：466.4μmol/L，BUN：17.34mmol/L；

尿常规：PRO：(1+)，WBC：3个/HP，脓细胞：15～25个/HP；Hb：102g/L。

中医诊断 关格。

证候诊断 肾虚血瘀，浊毒内蕴。

西医诊断 慢性肾衰竭；慢性肾炎。

辨证分析 此为肾虚血瘀、浊毒内蕴所致，法当补肾活血、降逆排毒。方拟肾衰系列方加减治之。

治则 补肾活血，降逆排毒。

处方 黄芪120g，川芎60g，丹参30g，土茯苓30g，荠菜花30g，柴胡30g，三棱30g，莪术30g，五灵脂30g，蒲黄炭30g，大黄炭30g，茵陈60g，白术30g，车前子草各30g，白花蛇舌草30g，大黄30g，黄芪炭30g，海藻炭30g，蒲公英60g，败酱草60g，半枝莲60g，补骨脂30g，番泻叶5g，当归60g。

水煎服，2次浓煎成1800ml，300ml/次，每日2次，3日1剂。

另予 补肾扶正胶囊，3粒/次，每日3次；活血化瘀胶囊，3粒/次，每日3次；肾衰灌肠液，清洁灌肠，200ml/次，每日1次；包醛氧淀粉，10g/次，每日2次；复方α-酮酸，4粒/次，每日3次；药用炭片，5粒/次，每日3次。

继续予降压及补钙治疗低蛋白（每日30g）饮食，羊肉、海鲜、植物蛋白禁食。2个月1个疗程。

二诊 2005年10月18日。服用前方后腰腿痛乏力、肌肉抽搐较前减轻，纳可，寐安，大便日1～2行，夜尿多。纳可，寐安，舌质淡，苔白，脉沉细。血Cr：238μmol/L，BUN：10.69mmol/L，尿常规：(-)。原方川芎减至30g，减白花蛇舌草，加煅牡蛎30g、青蒿60g。

按语 关格病涵盖了现代西医学所述的慢性肾衰竭的内容。慢性肾衰竭是慢性肾疾病所引起的肾组织损伤和肾小球滤过功能下降，以及由此产生的代谢紊乱和临床症状组成的综合征，是各种类型肾脏疾病终末期的共同阶段。本案引起肾衰竭的主要原因是慢性肾炎和高血压。该患者先天禀赋不足，后天失于调养，加之久病，致使机体发生肾虚血瘀、浊毒内蕴的病理改变。肾虚可见腰腿痛；湿热浊毒下注膀胱，可见尿路感染；肝肾同源，肝肾阴虚，气血生化不足，筋肉失于濡养而见乏力、肌肉抽搐症状等症，舌象脉象与证相符，综观舌脉症，其病位在肾，涉及肝膀胱，证属本虚标实。方中重用黄芪、白术、补骨脂、当归以健脾益气、养血补肾；车前子草、土茯苓、荠菜花、茵陈、蒲公英、败酱草以清热；川芎、丹参、柴胡、三棱、莪术、五灵脂、蒲黄炭以活血化瘀；大黄、大黄炭、黄芪炭、海藻炭、番泻叶以降逆排毒。

二诊症状减轻，化验结果较前改善，原方川芎减至30g，以适当调整活血药的比重；减白花蛇舌草加青蒿，以清虚热；加煅牡蛎30g以加强益肾固精作用。

本案辨证要点：肾虚血瘀，浊毒湿热下注膀胱，肝肾阴虚，气血生化不足。治疗重点：补肾固精，健脾益气，养血清热，降浊排毒。

病案54

周某，女，46岁。

初诊 2005年5月9日。

主诉 眩晕乏力2年余伴恶心6个月。

现病史 患者患高血压病史2年，血压控制不理想。2004年11月因恶心，就诊于外院，查血Cr维持在320μmol/L，予降压补血等对症治疗，今日复查血Cr：310μmol/L，BUN：14.4mmol/L，为求进一步治疗，遂就诊于我院，收住院治疗。现症：腰痛乏力，头晕，心悸，恶心，周身畏寒，皮肤瘙痒，纳差，寐欠安，大便日2行，24h尿量约1500ml。察其神清，精神尚好，面色萎黄，舌质淡暗，苔白腻，脉沉细。

实验室报告：血Cr：295μmol/L，BUN：11.63mmol/L，UA：308μmol/L；血STP：59.8g/L，A：34.1g/L；尿常规：未见异常；Hb：83g/L。

中医诊断　关格；眩晕。

证候诊断　肾虚血瘀，浊毒内蕴。

西医诊断　慢性肾衰竭；高血压；肾性贫血。

辨证分析　此为肾虚血瘀、浊毒内蕴所致，法当补肾活血、降逆排毒。方拟肾衰系列方加减治之。

治则　补肾活血，降逆排毒。

予肾衰系列方药治疗。

处方　黄芪 120g，川芎 30g，丹参 30g，土茯苓 30g，荠菜花 30g，柴胡 30g，三棱 30g，莪术 30g，赤芍 30g，车前子草各 30g，黄芪炭 30g，五灵脂 30g，蒲黄炭 30g，大黄 30g，大黄炭 60g，海藻炭 30g，补骨脂 30g，白术 30g，败酱草 60g，茵陈 60g，当归 60g，枳壳 30g，仙茅 30g，淫羊藿 30g。

水煎服，2 次浓煎成 1800ml，300ml/次，每日 2 次，3 日 1 剂。

另予　补肾扶正胶囊，3 粒/次，每日 3 次；活血化瘀胶囊，2 粒/次，每日 2 次；肾衰灌肠液，清洁灌肠，200ml/次，每日 1 次；复合氨基酸胶囊，2 粒/次，每日 3 次；包醛氧淀粉，10g/次，每日 2 次；药用炭片,5 粒/次，每日 3 次；重组人红细胞生成素，3000U/次，皮下注射，每周两次。

继续予降压及补钙治疗，低蛋白（每日 30g）饮食，羊肉、海鲜、植物蛋白禁食。2 个月 1 个疗程。

二诊　2005 年 5 月 24 日。服用前方后，乏力恶心纳差减轻，仍感头胀畏寒。思睡，大便日 2 行，24h 尿量约 1500ml。原方减仙茅、淫羊藿，加青蒿 60g、砂仁 30g、莱菔子 30g、桑皮 30g、猪苓 30g、桂枝 30g、茯苓带皮各 30g。

三诊　2005 年 6 月 16 日。服用前方后诸症减轻，述自觉有时周身酸楚疼痛。纳可，寐安，大便日 3 行，24h 尿量约 1500ml。舌质淡，苔白，脉沉弦。化验报告：血 Cr：251μmol/L，BUN：12.42mmol/L，UA：347μmol/L，Hb：99g/L。原方减莱菔子、桑白皮、猪苓、桂枝、茯苓带皮，加焦三仙 30g。

按语　关格病涵盖了现代西医学所述的慢性肾衰竭的内容。慢性肾衰竭是慢性肾疾病所引起的肾组织损伤和肾小球滤过功能下降，以及由此产生的代谢紊乱和临床症状组成的综合征，是各种类型肾脏疾病终末期的共同阶段。本案引起肾衰竭的主要原因是高血压等。该患者先天禀赋不足，后天失于调养，加之久病，致使机体发生肾虚血瘀、浊毒内蕴的病理改变。腰为肾府，肾虚肾阳不足可见周身畏寒腰痛；肝肾同源，肝肾阴虚，气血生化不足，筋肉失于濡养而见乏力面色萎黄、皮肤瘙痒；肝肾阴虚，肝阳上亢，可见头晕、寐欠安；血瘀痹阻心脉，可见心悸；浊毒中阻，气机逆乱可见恶心纳差。舌象脉象与证相符，综观舌脉症，其病位在肾，涉及肝脑心胃肺，证属本虚标实。方中重用黄芪、白术、当归以健脾益气、养血益肝；仙茅、淫羊藿、补骨脂以温补肾阳；车前子草、土茯苓、荠菜花、茵陈以清热利水渗湿；川芎、丹参、柴胡、三棱、莪术、五灵脂、蒲黄炭、枳壳以理气活血化瘀；大黄、大黄炭、黄芪炭、海藻炭以降逆排毒。

二诊症状减轻，乏力恶心纳差减轻。仍感头胀畏寒，思睡。考虑湿邪困脾所致故减仙茅、淫羊藿等温补之品，加青蒿、砂仁、莱菔子、桑皮、猪苓、茯苓带皮等利湿健脾清热之品。加桂枝取其温阳化湿之效。

三诊诸症减轻，自觉有时周身酸楚疼痛。化验结果改善，故减利湿健脾之品。加焦三仙，以求开胃，扶助正气，更好地实现补肾活血、降逆排毒的治疗目的。

本案辨证要点：肾阳虚，肝肾阴虚以致气血生化不足，心脑筋肉失于濡养肝阳上亢，瘀血痹阻心脉，浊毒内阻。治疗重点：温阳，滋补肝肾，养血安神活，血疏通心脉，利湿健脾排毒。

病案 55

白某，女，54 岁。

初诊　2001 年 6 月 4 日。

主诉　腰酸乏力伴肾功能异常 3 个月。

现病史　患者于 2001 年 3 个月因运动后自觉腰痛乏力，就诊于胜利油田中心医院，查尿常规未见异常；BUN：7.92mmol/L，Cr：146.6μmol/L，诊为“慢性肾功能不全”，予对症治疗，但上症未见缓解，故慕名来我院。现症：腰酸，乏力，寐差，血 BUN：6.33mmol/L，Cr：165.5μmol/L。舌暗，苔白，脉沉。

中医诊断　关格。

证候诊断　脾肾气虚，瘀血内滞。

西医诊断　慢性肾衰竭。

辨证分析　患者先天禀赋不足，后天失养，致脾肾两脏俱虚。脾为先天之本，肾为后天之本，先后天失调，气血生化乏源，机体失养，则面色无华，倦怠乏力。心神失养，则寐差。腰为肾之府，腰府失养则腰痛。久病致虚，久病入络，脉络瘀阻，则舌暗，脉沉。

治则　补益脾肾，活血化瘀。

拟肾衰方加减。

处方　生黄芪 120g，丹参 30g，川芎 30g，三棱 30g，莪术 30g，柴胡 30g，土茯苓 30g，荠菜花 30g，赤芍 30g，黄芪炭 30g，败酱草 60g，大黄 30g，大黄炭 60g，蒲公英 30g，海藻炭 30g，白术 30g，酸枣仁 30g，远志 30g，茯神 30g。水煎服，3 日 1 剂。

二诊　2008 年 4 月 10 日。腰酸、乏力减轻，夜寐安，复查血 Cr：126μmol/L，BUN：6.27mmol/L。症状及理化指标均有改善，故守方治疗。

三诊　2009 年 4 月 16 日。患者守方治疗 1 年，精神佳，乏力、腰酸不明显，但睡眠欠佳，舌暗苔白，脉细弦。复查血 Cr：106μmol/L，BUN：6.25mmol/L。以原方加生龙骨、生牡蛎各 30g 以重镇安神，潜阳。

按语　慢性肾衰竭是多种肾脏疾患的后期表现，属中医学“关格”、“肾劳”、“水肿”等病症的范畴。张大宁教授认为“脾肾衰败、湿毒潴留、瘀血阻络”是该病病机之关键，以“补肾活血、降逆排毒”为基本治疗大法，张大宁教授集数十年的临床经验，以大剂量生黄芪及丹参、川芎、三棱、五灵脂、蒲黄炭、黄芪炭、茵陈、半枝莲等为主药组成“肾衰方”。并以其为基本方临症加减，临床取得很好临床疗效。本案患者寐差，为心神失养所致，故加用酸枣仁、远志、茯神以养心安神。

病案 56

陈某，男，69 岁。

初诊　2008 年 10 月 27 日。

主诉　周身乏力，夜尿多伴肾功能异常 9 年。

现病史　患者慢性肾炎史 30 年，1999 年周身乏力，夜尿多，于当地医院检查肾功能指标轻度异常，间断服中西药治疗。2002 ~ 2008 年多次在我院住院治疗。尿常规：PRO：（1+），BUN：8 ~ 10mmol/L，Cr：120 ~ 180μmol/L，采用肾衰系列方药治疗，病情稳定，为巩固治疗再来我院。现症：乏力，腰酸，下肢微肿，夜尿多，血 BUN：13.3mmol/L，Cr：220μmol/L，UA：470μmol/L。舌暗红，苔黄腻，脉弦细。

中医诊断　关格。

证候诊断　肾虚血瘀，湿浊内蕴。

西医诊断　慢性肾衰竭。

辨证分析　患者慢性肾炎病史30年，久病脾肾亏虚，脾虚失于健运，肾虚不能气化，水湿不运，湿浊不化，浊毒内蕴，日久因虚致瘀，瘀血阻络而成肾虚血瘀、湿毒内蕴之证。

治则　补肾活血，排毒降浊。

拟方肾衰方加减。

处方　生黄芪60g，土茯苓30g，丹参30g，川芎30g，赤芍30g，黄芪炭30g，三棱30g，柴胡20g，五灵脂30g，煅龙牡各30g，半枝莲30g，大黄30g，大黄炭60g，蒲公英60g，芡实30g，仙茅20g，淫羊藿30g，车前草30g，车前子30g（包煎），荠菜花30g。水煎服，3日1剂，10剂。

二诊　2008年11月27日。仍感乏力、腰酸，双下肢不肿，夜尿2～3次，血BUN：11.9mmol/L，Cr：169.7μmol/L。舌暗，苔黄，脉弦细。症状与理化指标均有改善，故守方治疗。

三诊　2009年3月11日。精神佳，劳累后稍感乏力、腰酸，纳可，寐安，夜尿1～2次，大便日2～3次。舌暗红，苔薄黄，脉细弦。复查血Cr：176μmol/L，BUN：10.27mmol/L，肾功能指标稳定。原方减车前子、车前草，加蒲黄炭30g。继服3个月，观察肾功能指标变化。

按语　慢性肾衰竭是多种肾脏疾患的后期表现，属中医学“关格”、“肾劳”、“水肿”等病症的范畴。张大宁教授认为“脾肾衰败、湿毒潴留、瘀血阻络”是该病病机之关键，以“补肾活血、降逆排毒”为基本治疗大法，以“肾衰方”为基本方临症加减，意在有效改善肾功能，延缓肾衰竭进程。

病案57

胡某，男，71岁。

初诊　2007年6月20日。

主诉　周身乏力、纳差，腰酸腰痛伴肾功能异常4个月。

现病史　患者2007年2月，外感后出现乏力、纳差，腰酸腰痛。查Cr：420μmol/L，当地医院诊为“慢性肾衰竭”曾服用尿毒清颗粒、复方α-酮酸片等治疗，病情未得到控制。2007年6月复查Hb：53g/L，Cr：1003.5μmol/L，患者拒绝血液透析治疗，慕名来我院。现症：乏力，恶心，纳差，面色萎黄无华，下肢肿，血尿较多，口中氨味，皮肤瘙痒，舌暗淡，苔微腻，脉弦少力。

既往史　高血压病史。

中医诊断　关格。

证候诊断　脾肾亏虚，湿毒内蕴，肾虚血瘀。

西医诊断　慢性肾衰竭。

辨证分析　患者久病失治，脾肾亏虚，脾虚失于健运，肾虚不能气化，水湿不运，湿浊不化，浊毒内蕴，日久因虚致瘀，瘀血阻络而成肾虚血瘀、湿毒内蕴之证。气血生化乏源，不能濡养肢体筋脉则乏力、腰酸。脾肾亏虚，湿浊内蕴，浊毒泛逆则恶心、乏力纳差、皮肤瘙痒。久病致瘀，久病入络，肾虚血瘀则见舌暗淡之象，舌黄微腻为湿浊内蕴之症。

治则　补肾活血，排毒降浊。

拟方肾衰方加减。

处方　生黄芪90g，川芎30g，丹参30g，赤芍30g，车前草30g，车前子30g（包煎），土茯苓30g，荠菜花30g，海藻炭30g，五灵脂30g，蒲黄炭30g，大黄30g，大黄炭50g，茵陈60g，牡丹皮30g，蒲公英30g，白鲜皮30g，地肤子30g，柴胡30g。水煎服，3日1剂。

二诊 2007年7月20日。舌暗，苔黄，脉弦细。症状与理化指标均有改善，故守方治疗。

三诊 2007年10月20日。舌暗红苔薄黄，脉细弦。原方继服3个月，观察变化。

按语 慢性肾衰竭是多种肾脏疾患的后期表现，属中医学“关格”、“肾劳”、“水肿”等病症的范畴。张大宁教授认为“脾肾衰败、湿毒潴留、瘀血阻络”是该病病机之关键，以“补肾活血、降逆排毒”为基本治疗大法，以“肾衰方”为基本方临症加减，意在有效改善肾功能，延缓肾衰竭进程。本案患者有浊阴上逆之恶心、口中氨味、皮肤瘙痒症状，故降逆排毒同时加用地肤子、白鲜皮以解毒、止痒。

病案58

冉某，男，64岁。

初诊 2007年1月16日。

主诉 尿中泡沫多1年余。

现病史 患者尿中泡沫多1年余，未重视，2006年12月外感后出现双下肢肿甚，于天津市第四医院查尿常规：PRO：(3+)，Cr：163μmol/L，BUN：7.8mmol/L，STP：50.1g/L，A：26.5g/L，BP：230/100mmHg，诊为“慢性肾衰竭”、“肾性高血压”，予保肾、利尿、降压治疗，水肿减轻，但复查尿常规PRO：(3+)，BLD：(3+)，为进一步治疗慕名来我院。现症：下肢肿甚，尿中泡沫多，乏力，腰酸，口淡乏味，大便溏，日4~5次，舌淡暗，苔白，脉沉弦。

既往史 曾患结肠癌，1990年施“结肠癌”切除术，术后恢复良好。

2006年12月尿常规：PRO：(3+)，24h尿蛋白定量7.66g；血BUN：7.2mmol/L，Cr：163μmol/L；STP：50.18g/L，A：26.5g/L。

中医诊断 水肿。

证候诊断 脾肾两虚，水湿内停，肾虚血瘀。

西医诊断 慢性肾衰竭。

辨证分析 患者久病及肾，肾脏虚损，由肾及脾，脾肾俱虚，水湿不运，水湿内停，泛溢肌肤则肢肿；肾虚不得封藏，脾虚不能固摄，精微下泄则尿中泡沫多；尿沉浊，水湿困脾则乏力；肾虚腰脊失养则腰酸；久病致虚，久病入络，肾虚血瘀，故舌暗，苔白，脉沉弦。

治则 补肾活血，利湿消肿。

拟方肾炎方、肾衰方加减。

处方 生黄芪120g，白术30g，川芎60g，柴胡30g，土茯苓30g，荠菜花30g，三棱30g，莪术30g，大黄炭30g，茵陈60g，蒲公英60g，败酱草60g，半枝莲60g，黄芪炭30g，海藻炭30g，砂仁20g，丹参30g，猪苓30g，车前子30g（包煎），车前草30g，山药30g，茯苓30g。水煎服，3日1剂。

二诊 2007年2月23日。患者服药后，乏力减轻，尿中泡沫多，尿常规：PRO：(3+)，BLD：(1+)，BUN：6.51mmol/L，Cr：131μmol/L，24h尿蛋白定量：4.32g。故减去车前子、车前草、猪苓加上芡实30g、金樱子30g以益肾涩精。水煎服，3日1剂，连服15剂。

三诊 2007年3月10日。患者精神佳，病情稳定，尿肿泡沫减少，尿常规：PRO：(1+)，患者服药后症状减轻，理化指标改善，故守方治疗。水煎服，3日1剂，连服10剂。

按语 本案符合“虚、瘀、湿、浊”病机，故以补肾活血、利湿化浊为法。患者偏于脾肾气虚故重用生黄芪、白术补肾健脾，山药、茯苓健脾化湿。二诊症状减轻，尿中仍有泡沫故减去猪苓、车前子、车前草加上芡实、金樱子以益肾涩精。三诊时患者服药后症状减轻，理化指标改善，故守方治疗。

病案 59

夏某，男，50 岁。

初诊　2007 年 12 月 5 日。

主诉　乏力、腰痛、双下肢肿伴肾功能异常 7 年。

现病史　糖尿病肾病 10 年，发现尿蛋白 10 年，常感乏力，腰痛，双下肢肿，未系统治疗。7 年前发现 Cr：150μmol/L，曾在当地医院对症治疗，Cr 波动在 170～203μmol/L。近 3 年来血压升高，最高达 150/120mmHg，口服降压 0 号、硝苯地平缓释片，血压维持在 120/90mmHg，仍乏力、腰痛，劳累后下肢肿，近日外感后症状加重，胃脘部不适，复查 Cr：478μmol/L，遂慕名来我院，现症：乏力，腰痛，劳累后双下肢肿，视物模糊，纳差，食后脘胀，夜尿日 4～5 次，大便日 1 次。舌淡暗，苔黄腻，脉沉。

既往史　糖尿病病史 10 年。

尿常规：PRO：(3+)，BLD：(2+)；血 Cr：345μmol/L，BUN：12.8mmol/L，UA：457μmol/L；24h 尿蛋白定量：5.12g。

中医诊断　关格。

证候诊断　脾肾亏虚，湿热内蕴，瘀血内滞。

西医诊断　慢性肾衰竭。

辨证分析　患者久病失于调摄，脾肾亏虚，脾虚失于健运，肾虚气化无权，湿邪停聚，中焦气机受阻，胃失和降则纳差；食后脘胀。腰为肾之府，肾虚腰脊失养则腰痛乏力；湿邪停聚，泛溢肌肤则肢肿。久病入络，肾虚血瘀则见舌暗脉沉，苔黄腻为湿浊内蕴化热之象。

治则　补肾健脾，清热利湿化瘀。

拟肾衰方加减。

处方　生黄芪 120g，土茯苓 30g，荠菜花 30g，黄芪炭 30g，大黄 30g，大黄炭 60g，茵陈 60g，半枝莲 30g，蒲公英 60g，青蒿 60g，五灵脂 30g，蒲黄炭 30g，海藻炭 30g，五味子 60g，仙茅 30g，淫羊藿 30g，丹参 30g，川芎 60g，三棱 30g，赤芍 30g，苦丁茶 30g，石斛 30g，巴戟天 30g，滑石 10g，黄柏 20g。水煎服，3 日 1 剂。

二诊　2008 年 1 月 9 日。患者服药后于 2008 年 1 月 9 日复诊，乏力减轻，胃脘部不适减轻，纳可，大便日 1～2 次。苔变薄白。尿常规：PRO：(3+)，BLD：(2+)，24h 尿蛋白定量：4.54g，BUN：14.48mmol/L，Cr：333μmol/L，患者服药后症状和理化指标改善，故守方治疗，水煎服，3 日 1 剂，20 剂。

三诊　2008 年 4 月 30 日。无明显乏力，久立久坐后自觉腰酸，纳可，大便日 1 行。PRO：(1+)，BLD：(±)，BUN：17.8mmol/L，Cr：251μmol/L，UA：497muol/L，守方治疗。水煎服，3 日 1 剂，20 剂。患者 2009 年 2 月 9 日来 3 次复诊体力佳，无明显乏力、腰痛，纳可，大便日 1 行，24h 尿蛋白定量：2.59g，BUN：16.15mmol/L，Cr：306μmol/L，UA：537μmol/L，效不更方，守方治疗。水煎服，3 日 1 剂，20 剂。

按语　本案系糖尿病肾病、慢性肾衰竭，依其临床特征，属中医学“关格”等病症的范畴。消渴病日久，阴损及阳，脾肾虚衰，瘀血浊毒内阻，形成“肾虚血瘀，浊毒内蕴”为主要病机的病理状态，出现乏力、纳差、呕恶为主的临床表现。治疗以“补肾活血，排毒降浊”之法。张大宁教授根据数十年的临床经验，将生黄芪、土茯苓、荠菜花、黄芪炭、海藻炭、蒲黄炭、茵陈等为主组成肾衰方，治疗原发、继发的各种肾脏疾病引起的慢性肾衰竭取得很好疗效，延缓或逆转了慢性肾衰竭的进程。本案偏于脾肾阳虚兼湿热内蕴，治疗加入巴戟天、仙茅、淫羊藿以温肾壮阳，滑石、黄柏、土茯苓、蒲公英利湿化浊、清利湿热。

病案 60

闫某，男，65 岁。

初诊　2008 年 10 月 28 日。

主诉　发现肾功能异常 10 年，近日乏力腰酸明显。

现病史　患者于 1998 年 7 月无明显诱因出现腹胀，颜面浮肿，伴恶心、呕吐。于当地阜新矿物局定点医院查尿常规：PRO：（2+），BLD：（4+），Cr：300μmol/L，诊为“肾衰竭”，予以药用炭片、雷公藤多苷片等治疗。于 2000 年初慕名来我院治疗，8 年中坚持服用我院院内制剂及中药治疗，肾功能恢复正常（自 2003 年），至今肾功能指数正常，为巩固疗效于今日再来我院。现症：乏力，腰酸，纳可，偶有恶心，血 BUN：7.61mmol/L，Cr：118μmol/L，UA：377μmol/L。舌淡暗，苔白，脉沉细。

既往史　慢性肾炎病史。

中医诊断　关格。

证候诊断　肾虚血瘀，湿浊内蕴。

西医诊断　慢性肾衰竭。

辨证分析　患者慢性肾脏病史多年，久病必虚，久病入络，因虚致瘀，而为肾虚血瘀之证。肾虚气化不利，脾虚运化无权，水湿不运，湿浊内蕴，终为肾虚血瘀、浊邪内阻之症候。舌暗淡脉沉细之象为肾虚血瘀之症。

治则　补益脾肾，活血化瘀。

拟肾衰方加减。

处方　生黄芪 120g，土茯苓 30g，荠菜花 30g，丹参 30g，川芎 60g，三棱 30g，莪术 30g，黄芪炭 30g，车前子 30g（包），车前草 30g，大黄 30g，大黄炭 60g，五灵脂 30g，蒲黄炭 30g，海藻炭 30g，茵陈 60g，半枝莲 60g，白术 30g，补骨脂 30g，大腹皮 30g，覆盆子 60g，仙茅 30g，淫羊藿 30g。水煎服，3 日 1 剂。

二诊　2008 年 11 月 25 日。服药后患者于 2008 年 11 月 25 日复诊，乏力、腰酸缓减，偶有恶心，血 BUN：6.95mmol/L，Cr：112μmol/L，症状及理化指标均有改善，故守方治疗。

三诊　2009 年 5 月 16 日。患者守方治疗半年再来我院，精神佳，乏力、腰酸不明显，但睡眠欠佳，时有心慌，舌暗苔白，脉细弦。复查血 Cr：96μmol/L，BUN：6.25mmol/L。以原方加远志、生龙骨、生牡蛎各 30g 以养心安神、重镇潜阳。

按语　慢性肾衰竭是多种肾脏疾患的后期表现，属中医学“关格”、“肾劳”、“水肿”等病症的范畴。张大宁教授认为“脾肾衰败、湿毒潴留、瘀血阻络”是该病病机之关键，以“补肾活血、降逆排毒”为基本治疗大法，张大宁教授集数十年的临床经验，以大剂量生黄芪及丹参、川芎、三棱、五灵脂、蒲黄炭、黄芪炭、茵陈、半枝莲等为主药组成“肾衰方”。并以其为基本方临症加减，临床取得很好临床疗效。本案患者曾于 2000 年查 Cr：300μmol/L，来我院就诊，予张大宁老师肾衰系列方药治疗，肾功能指标恢复正常，多年来，患者守方加减，坚持用药至今，肾功能指标基本正常，印证了肾衰系列方治疗肾衰竭的疗效。

病案 61

周某，女，50 岁。

初诊　2005 年 6 月 25 日。

主诉　乏力、心慌、恶心、纳差加重 1 个月。

现病史　1996 年发现狼疮肾，尿 PRO：（3+），血压升高，波动在 180～200/120～130mmHg。

1998年发现肾功能异常，血Cr：252μmol/L，曾使用激素及环磷酰胺（具体用药情况不详），平时自觉乏力、下肢浮肿。1999年来我院治疗，血Cr：230μmol/L，尿常规：PRO：（1+）~（3+），病情稳定后出院，后继服我院中药，半年前无故停药。近1个月来，自觉心慌、头晕，时有肢体抽搐，恶心，1周来心慌加重，遂再来我院治疗。现症：乏力，心慌，偶有憋气、恶心、纳差，时有机体抽搐，头晕，大便秘结，24h尿量1000ml，血BUN：31.23mmol/L，Cr：500μmol/L，UA：271μmol/L，Ca：1.51mmol/L，P：2.69mmol/L，Hb：96g/L，尿常规：PRO：trace，余（-）。舌暗红，苔黄厚，脉沉细弦。

中医诊断 关格。

证候诊断 肾虚血瘀，湿浊内蕴。

西医诊断 慢性肾衰竭。

辨证分析 患者以乏力、心慌、恶呕、头晕为主症，中医辨病为“关格”。患者久病失治，致脾肾两虚，水运失司，水湿内停，久停成浊。湿浊中阻，清阳不升，脑府失养则见头晕；扰乱心神，阻碍气机则见心慌、憋气；脾失健运、胃失和降则见恶心、呕吐、便秘；脾肾两虚，气血生化乏源，机体失养则见乏力、面色晦暗无华；湿浊蕴久化热，久病致瘀而见舌暗红，苔黄厚，脉沉弦细。

治则 补肾活血，排毒降浊。

拟肾衰方加减。

处方 生黄芪120g，土茯苓30g，荠菜花30g，丹参30g，川芎30g，茵陈30g，蒲公英30g，大黄20g，大黄炭50g，黄芪炭30g，白术30g，陈皮30g，焦三仙30g，竹茹10g，黄连20g，莱菔子30g，茯苓30g，半枝莲60g，青黛30g，天麻10g，紫石英10g。水煎服，3日1剂。

二诊 2005年8月9日。仍感乏力、头晕，心慌，憋气，恶心，纳可，二便调，血Ca：2.09mmol/L，P：1.92mmol/L，BUN：20.43mmol/L，Cr：373μmol/L，UA：253μmol/L，尿常规：PRO：（2+），LEU：（1+），守方治疗。

三诊 2005年12月16日。患者守方治疗6个月，精神佳，乏力、腰酸不明显，劳累后稍感心慌，纳食可，恶心不明显，复查血Cr：356μmol/L，BUN：16.25mmol/L。以原方减黄连、竹茹、青黛、天麻、紫石英，加青蒿、决明子各30g。

按语 慢性肾衰竭是多种肾脏疾患的后期表现，属中医学“关格”、“肾劳”、“水肿”等病症的范畴。张大宁教授认为“脾肾衰败、湿毒潴留、瘀血阻络”是该病病机之关键，以“补肾活血、降逆排毒”为基本治疗大法，以“肾衰方”为基本方临症加减。无论原发性肾脏疾患，还是继发性肾脏疾患，出现肾衰竭时，均以肾虚血瘀、浊毒内蕴为病机，本案虽系狼疮性肾炎、肾衰竭。仍采取补肾活血、排毒降浊之法获效。因病程中患者出现头晕、肢体抽搐属肝肾阴虚、肝阳上亢，加青黛、紫石英、天麻以平肝潜阳。二诊时患者症状及理化指标均有改善，故守方治疗。

病案62

祁某，男，27岁。

初诊 2014年11月12日。

主诉 发现尿蛋白4年，痛风4年，肾功能异常17个月。

现病史 患者4年前发现尿蛋白，未重视，4年来时痛风发作，双足踝关节红肿热痛，服用止痛药，未服降尿酸药。现症：患者述乏力，晨起恶心，双足踝关节红肿热痛，纳可，大便日2次，夜尿无，舌淡暗，苔白腻，脉沉细数，BP：130/100mmHg。

既往史 慢性肾炎及痛风病史4年，慢性肾衰竭病史1年余。自述近期血压正常，未服用降

压药。

辅助检查　2014 年 10 月 29 日：肾功能：血 Cr：365μmol/L，BUN：15.18mmol/L，UA：441.2μmol/L，K：5.31mmol/L。尿常规：PRO：(4+)，BLD：(3+)。24h 尿蛋白定量：5.95g。

中医诊断　肾衰病。

证候诊断　脾肾两虚，肾虚血瘀，湿热内蕴。

西医诊断　慢性肾衰竭。

治则　补肾健脾活血，清热利湿降浊。

处方　生黄芪 90g，土茯苓 30g，川芎 60g，丹参 30g，莪术 30g，五灵脂 30g，蒲黄炭 30g，大黄 30g，大黄炭 60g，五味子 60g，茵陈 60g，蒲公英 60g，芡实 30g，升麻 10g，海藻炭 30g，败酱草 60g，青蒿 60g，紫花地丁 60g。水煎服，3 日 1 剂。

二诊　2014 年 11 月 26 日。患者述乏力好转，晨起恶心不明显，双足踝关节红肿热痛减轻，纳可，大便日 2 次，夜尿无，舌淡暗苔白，脉沉细，BP：130/90mmHg。复查血 Cr：235μmol/L，BUN：11.13mmol/L，UA：347μmol/L，K：5.7mmol/L。尿常规：PRO：(2+)，BLD：(3+)。

处方　上方减蒲公英、紫花地丁，加覆盆子 30g、金樱子 30g。

三诊　2015 年 1 月 15 日。患者述乏力好转，体力增加，无恶心，双足踝关节无红肿，纳可，大便日 2 次，夜尿无，舌暗苔白，脉沉细，BP：130/85mmHg。肾功能：血 Cr：216μmol/L，BUN：9.56mmol/L，UA：352μmol/L，K：5.0mmol/L。尿常规：PRO：(2+)，BLD：(2+)，24h 尿蛋白定量：2.45g。患者症状明显好转，血肾功能指标下降，24h 尿蛋白定量减少，疗效肯定，效不更方。

按语　在《格致余论·痛风》中论述痛风之病因为“瘀浊凝涩”，晚期表现为脾肾虚衰，湿浊滞留，出现少尿、呕恶等末期尿毒症症候，故应采用扶正固脱、通腑泄浊、活血化瘀之法。患者先天禀赋不足，后天失于调养而致脾肾两虚，脾为后天之本，气血生化之源；肾为先天之本，主藏精，为一身阴阳之根本。脾肾亏虚，先天后天不相续，气血化源不足，不能荣养肢体百骸，故乏力；脾虚失健，浊阴上逆则恶心；湿浊内蕴，湿浊郁久化热，湿热流注关节则关节红肿热痛，久病致虚，久病入络，脉络瘀阻致舌暗、脉沉细之征。患者以乏力、晨起恶心、双足踝关节红肿热痛为主症，张大宁教授治疗该病时，根据患者所处的阶段，辨证论治，以“肾虚血瘀论”为基础，治以“补肾活血”为基本大法，兼以降浊排毒之法，予肾衰方加减用药。方中重用黄芪补肾健脾，为主药；川芎、丹参、莪术、五灵脂、蒲黄炭活血化瘀；蒲黄炭、大黄、大黄炭、海藻炭降浊排毒；蒲公英、败酱草、紫花地丁清热解毒。二诊患者乏力好转，晨起恶心不明显，双足踝关节红肿热痛减轻，故上方减蒲公英、紫花地丁，因患者尿蛋白较多，故加覆盆子 30g、金樱子 30g 以补肾固涩。三诊患者症状明显好转，血肾功能指标下降，24h 尿蛋白定量减少，疗效肯定，效不更方。

病案 63

周某，男，48 岁。

初诊　2014 年 6 月 4 日。

主诉　发现尿蛋白 8 年，血肌酐异常 7 年。

现病史　患者 2006 年体检时发现 PRO：(3+)，BP：150/100mmHg，考虑“高血压”、“慢性肾炎”，未系统治疗，2007 年 5 月查血 Cr：130μmol/L，诊为“慢性肾衰竭”，开始服用金水宝胶囊、尿毒清颗粒、海昆肾喜胶囊等药物治疗，血肌酐逐渐上升，2014 年 5 月查血 Cr：321μmol/L，为进一步治疗，遂来我院门诊治疗。现症：乏力，无恶心呕吐，时有肢体抽搐，口苦，夜尿 2 次，大便日 1～2 次，舌暗苔白腻，脉沉细，BP：135/90mmHg。

辅助检查　2014 年 5 月 10 日：血 Cr：321μmol/L，BUN：15.1mmol/L；24h 尿蛋白定量：2.12g；双肾 B 超：双肾实质性损害伴右肾囊肿。

中医诊断　肾衰病。

证候诊断　肾虚血瘀，浊毒内蕴。

西医诊断　慢性肾衰竭。

治则　补肾活血，利湿降浊排毒。

处方　生黄芪 120g，土茯苓 30g，荠菜花 30g，海藻炭 30g，丹参 30g，川芎 60g，莪术 30g，五灵脂 30g，蒲黄炭 30g，大黄 30g，大黄炭 60g，茵陈 60g，芡实 30g，升麻 10g，青蒿 60g，五味子 60g，败酱草 30g，蒲公英 30g。水煎服，3 日 1 剂。

二诊　2014 年 6 月 18 日。患者述劳累后乏力，偶恶心，夜尿 4～5 次，大便日 3 次，舌暗苔白脉沉，BP：130/90mmHg。

2014 年 6 月 17 日：肾功能：血 Cr：287μmol/L，BUN：11.39mmol/L，UA：476μmol/L；电解质：K：4.5mmol/L；Hb：118g/L；尿常规：PRO：(2+)，BLD：(1+)，24h 尿蛋白定量：3.24g。

处方　原方加砂仁 30g。

三诊　2014 年 8 月 20 日。患者体力劳动后即感乏力，双足踝微肿，夜寐可，双足抽搐，夜尿 2～4 次，大便日 2 次，舌淡红苔白，脉沉。BP：120/80mmHg。

2014 年 8 月 14 日：血 Cr：227μmol/L，BUN：16.6mmol/L，UA：381μmol/L；尿常规：PRO：(2+)，BLD：(1+)，24h 尿蛋白定量：3.62g；Hb：124g/L。

处方　加冬瓜皮 60g、桑白皮 60g 以利水。

四诊　2014 年 12 月 3 日。无明显不适主诉，时有乏力，大便略干，舌质暗红苔薄白，脉沉。化验：血 Cr：205μmol/L（于某医院查血 Cr：161.5μmol/L，正常值小于 106μmol/L），BUN：17.59mmol/L，UA：422μmol/L；STP：52.1g/L，A：28.7g/L，G：23.4g/L；尿常规：PRO：(1+)；24h 尿蛋白定量：1.83g，Hb：101g/L。

处方　维持目前治疗。

按语　慢性肾衰竭多因各种慢性肾脏疾病反复不愈，迁延日久所致。张大宁教授认为该病要紧紧抓住肾虚、血瘀、湿毒三个主要病机。肾虚从肾气不足到肾阳虚损，致肾元衰败；血瘀从血瘀气滞到瘀血内积，致瘀毒互结；湿毒从湿毒内蕴到浊毒上逆，致湿毒四泛，是慢性肾衰竭病机发展的关键。治疗上采用补肾活血、降浊排毒大法，补肾法中以平补为基础，偏于补气，重用黄芪、芡实；活血法中，以辛温为主，用丹参、川芎、莪术、五灵脂、蒲黄炭等；排毒法中以降逆祛湿排毒为主，用大黄、大黄炭等。大黄与黄芪配伍。体现了“祛邪不伤正，扶正不滞邪”的中医整体治疗原则。二诊、三诊针对该患者恶心、水肿等症状，佐以和胃降逆、消导化积及利水之品，使浊邪得降，水肿已去，脾胃调和，而恶心、水肿之症皆除。四诊患者症状明显好转，肾功能指标下降，病情好转，维持目前治疗。

病案 64

石某，男，59 岁。

初诊　2014 年 11 月 12 日。

主诉　发现肾功能异常 2 年。

现病史　患者 2012 年体检时发现血肌酐：150μmol/L，血糖升高，BP：140/80mmHg，未重视。2013 年查血 Cr：225μmol/L，未治疗。2014 年 8 月，血 Cr：440μmol/L，UA：552μmol/L，BUN：16.48mmol/L，于北京大学第一医院住院治疗 10 日，诊断为“2 型糖尿病、慢性肾功能不全、药物性肾间质损害可能性大、高血压、高尿酸血症”，予尿毒清颗粒、复方 α-酮酸等治疗，后予中药治疗。2014年10月25日查血Cr：438μmol/L，今为求进一步诊治，遂来我院就诊。现症：腰酸，下肢无力，头晕，无浮肿，皮肤瘙痒，纳可，无恶心，大便2～3日1行，夜尿2～3次，怕凉，舌暗质嫩苔白，脉弱。

既往史　患皮肤湿疹10年，间断抗炎、抗过敏及民间药物治疗。

2014年10月17日：肾功能：血Cr：409μmol/L，BUN：17.8mmol/L，UA：494μmol/L；K：4.7mmol/L；STP：73.7g/L，A：46.8g/L；尿常规：未见异常，24h尿蛋白定量：704.6mg；Hb：114g/L。

中医诊断　肾衰病。

证候诊断　肾虚血瘀，湿浊内蕴。

西医诊断　慢性肾衰竭；高血压；2型糖尿病；高尿酸血症。

治则　补肾活血，利湿降浊。

处方　生黄芪120g，土茯苓30g，丹参30g，川芎60g，莪术30g，五灵脂30g，蒲黄炭30g，大黄30g，大黄炭60g，茵陈60g，海藻炭30g，败酱草60g，芡实10g，升麻10g，青蒿60g，五味子60g，蒲公英60g，决明子60g，白鲜皮30g，地肤子30g。水煎服，3日1剂。

二诊　2014年12月3日。乏力，腰酸，下肢酸软无力，无恶心，纳可，无浮肿，皮肤瘙痒，无皮疹，大便2～3日1行，夜尿2～3次，舌淡有齿痕，苔白，脉迟弱。BP：130/70mmHg。

2014年12月2日：肾功能：血Cr：341μmol/L，BUN：19.81mmol/L，UA：286μmol/L；STP：74.8g/L，A：46.7g/L；TC：3.71mmol/L，TG：1.79mmol/L；GLU：6.62mmol/L。

处方　上方黄芪减至90g，去白鲜皮、地肤子，加生牡蛎60g。

三诊　2014年12月17日。患者腰酸痛减轻，乏力好转，时有头晕，皮肤瘙痒不明显，纳可，寐安，大便日1次，尿量可，舌暗苔薄，脉弦滑。BP：135/70mmHg。

2014年12月15日：肾功能：血Cr：288μmol/L，BUN：12.22mmol/L，UA：405μmol/L；尿常规：PRO：（±）；24h尿蛋白定量：0.92g；双肾B超示：右肾：86mm×44mm×45mm；左肾：87mm×45mm×45mm，双肾实质损害。

处方　上方黄芪加至120g，减生牡蛎，加苦参30g。

按语　张教授认为慢性肾衰竭是多种肾脏疾患的后期表现。脾肾衰败、湿浊水毒潴留、瘀血阻络是病机的关键。由于脾肾衰败，三焦气化失司，饮食不能化生津液精微，反而转化为湿浊、水毒，由于升降开合失常，精微不摄而外漏，水湿不泄而潴留，瘀血阻于肾络，脏腑功能受损与浊邪弥漫壅阻互为因果，发为肾衰病。慢性肾衰竭的病机可概括为虚、瘀、湿、逆四个方面。总体治疗原则为“补肾活血以治本、降逆排毒以治标”。方中重用黄芪，近年来，黄芪及以黄芪为主的方剂大量地用于各种肾脏疾病的治疗，早已说明了由“补虚”到“补脾肺气”再到“补肾气”，属于“言之有据，行之有果”的范畴。川芎气血均行，为活血之要药。慢性肾衰竭气虚日久而致血瘀，故“行血中之气”的川芎，实为临床常用。使用大黄、大黄炭以降浊排毒，取得很好的疗效。

病案65

刘某，女，56岁。

初诊　2014年10月15日。

主诉　发现肾功能异常5日。

现病史　患者颜面及双下肢肿3年余，未予重视，近日因胸闷憋气肿甚，于天津胸科医院查心脏B超示：主动脉硬化，肺动脉高压，LVEF：60%。2014年10月10日查血Cr：209μmol/L，考虑“慢性肾衰竭”，予包醛氧淀粉10g/次，每日2次，为进一步治疗，今慕名来我院门诊。现症：颜面及双下肢肿，乏力，腰酸痛，畏寒肢冷，皮肤瘙痒，晨起时恶心，尿少，大便日1次，夜尿1次，尿中泡沫多，BP：140/110mmHg。舌淡暗苔白，脉沉细。

既往史　糖尿病病史15年，糖尿病肾病3年。

2014年10月10日：血Cr：209μmol/L，BUN：17.45mmol/L；K：5.2mmol/L；尿常规：PRO：(3+)，BLD：(1+)，GLU：(1+)；24h尿蛋白定量：9.16g。

中医诊断　肾衰病-关格；水肿。

证候诊断　肾阴阳两虚，肾虚血瘀，浊毒上逆。

西医诊断　糖尿病肾病Ⅴ期；慢性肾衰竭；高血压2级。

治则　补肾健脾活血，利水祛湿降浊。

处方　生黄芪90g，土茯苓30g，荠菜花30g，丹参30g，川芎60g，大黄30g，大黄炭60g，茵陈60g，五灵脂30g，蒲黄炭30g，熟地黄60g，决明子60g，海藻炭30g，石斛30g，苦丁茶30g，茯苓皮30g，猪苓30g，茯苓30g。水煎服，3日1剂。

二诊　2014年11月5日。双下肢肿减轻，乏力，腰酸痛，畏寒肢冷，恶心不明显，尿量增加，大便日1~2次，舌淡暗苔白，脉沉细，BP：120/100mmHg。

2014年11月3日尿常规：PRO：(3+)，BLD：(2+)，GLU：(2+)；STP：58.3g/L，A：34.2g/L，G：24.1g/L；K：5.8mmol/L；Cr：151μmol/L，BUN：12.51mmol/L，UA：293μmol/L；24h尿蛋白定量：5.38g。

处方　上方黄芪加至120g，加三棱30g。

三诊　2014年11月26日。双下肢不肿，乏力好转，尿量可，大便日2次，BP：120/80mmHg。

2014年11月25日STP：58.9g/L，A：37.6g/L，G：25.3g/L；K：5.5mmol/L，Cr：143μmol/L，BUN：11.99mmol/L，UA：295μmol/L；24h尿蛋白定量：3.42g。

处方　上方减猪苓、茯苓，加金樱子、补骨脂。

按语　张教授认为肾虚血瘀是糖尿病发生发展的根本原因，虚、瘀、湿、逆是慢性肾衰竭的四大病机。患者糖尿病病史15年，病程较长，“久病及肾”、“久病入络”，故患者必有肾虚血瘀，患者虽无明显瘀血症状，但张教授认为血瘀贯穿糖尿病的始终，不必等到出现血瘀症状才治疗。肾主气化，肾虚则蒸腾气化无权，致湿邪内生，日久蕴成浊毒，阻于中焦，清阳不升，浊阴不降，胃失和降，可见恶心呕吐、纳食少而发为“格”，大便秘结、小便量少而发为“关”。治疗以补肾活血、祛浊排毒为大法，拟糖肾2号加减，以黄芪、丹参、川芎、熟地黄、石斛、苦丁茶等为主组方。二三诊时患者症状明显缓解，为巩固疗效故上方黄芪加至120g，加三棱30g以加强活血之功，金樱子、补骨脂以收敛固涩，疗效肯定。

病案66

徐某，男，34岁。

初诊　2014年4月9日。

主诉　乏力2年余。

现病史　糖尿病病史10年，血糖控制不佳，口服降糖药，3年前改用诺和灵50R控制血糖，血糖控制尚可，两年前因下肢肿，查：尿常规：PRO：(1+) ~ (2+)，逐渐加重，肾功能异常。现症：全身乏力，腰酸，纳可，二便可，舌暗苔白，脉沉细。BP：110/70mmHg。

2014年3月18日肾功能：血Cr：157mmol/L，BUN：12.29mmol/L，UA：421μmol/L；GLU：7.04mmol/L；尿常规：PRO：(3+)，BLD：(1+)，GLU：(1+)。

中医诊断　肾衰病。

证候诊断 脾肾两虚，肾虚血瘀，湿浊内蕴。

西医诊断 慢性肾衰竭；2型糖尿病。

治则 补肾活血，利湿降浊。

处方 生黄芪90g，土茯苓30g，荠菜花30g，丹参30g，川芎60g，大黄炭60g，大黄30g，茵陈60g，五灵脂30g，蒲黄炭30g，青蒿60g，五味子60g，莪术30g，海藻炭30g，黄芪炭30g，升麻10g，芡实30g。水煎服，3日1剂。

二诊 2014年6月4日。患者腰痛减轻乏力好转，纳可，夜尿1次，大便日1次，舌暗苔白，脉沉。BP：120/85mmHg。

2014年5月26日血STP：67.5g/L，K：5.3mmol/L，Cr：141μmol/L，BUN：11.6mmol/L，UA：282μmol/L；尿常规：PRO：(2+)，BLD：(±)，24h尿蛋白定量：2.38g。

处方 上方黄芪加至120g。

三诊 2014年10月22日。无明显不适主诉，BP：110/75mmHg。化验：血STP：73.8g/L，A：46.2g/L，Cr：130μmol/L，BUN：9.41mmol/L，UA：386μmol/L；尿常规：PRO：(2+)，BLD：(1+)，24h尿蛋白定量：1.96g。

处方 上方加金樱子、覆盆子。

四诊 2014年12月24日。无明显不适主诉。

2014年12月17日尿常规：PRO：(2+)，BLD：(1+)；血Cr：109μmol/L，BUN：9.05mmol/L；GGT：162U/L;24h尿蛋白定量：1.23g。

处方 维持上方。

按语 患者以“乏力、腰痛”为主症，辨病当属祖国医学“虚劳”范畴。既往糖尿病病史10年，张教授认为肾虚血瘀是糖尿病发生发展的根本原因。患者久病脏气虚损，脾肾亏虚，《内经》云“腰为肾府”，肾主骨生髓，肾精亏虚，骨髓不充，故腰酸、下肢软弱无力，病属虚证；久病致虚，久病入络，因虚致瘀，因瘀使脾肾更虚，气机不利，湿浊内蕴，日久累及肾功能异常，出现浊毒内蕴之症。故治疗以补肾扶正、活血降浊为主。临证重用黄芪、赤芍、大黄等。强调肾虚血瘀是疾病发生之基础，标本同治，有效改善临床症状，控制病情发展。治疗上首先以扶正入手，大剂量黄芪、白术，意在补肾益气、增强机体免疫功能，通过补肾，不仅能保护残余肾单位，而且能够修补已破坏的肾单位，达到恢复肾功能的作用。其次选用川芎、丹参等活血化瘀药物，增加肾脏血流量，以减缓肾衰竭进程。选用大黄从祛邪入手，排泄毒素，使邪去正存，以减缓残余肾组织、肾小球硬化的进程。通过临床观察发现，标本同治，既能祛邪又能扶正固本，延缓慢性肾衰竭进程。

病案67

刘某，男，36岁。

初诊 2014年1月8日。

主诉 乏力3个月余。

现病史 患者3个月前因乏力，面色少华就诊于天津市红桥医院，查尿常规：PRO：(3+)，血常规示轻度贫血，血Cr：540μmol/L，后就于天津医科大学总医院，查BP：160/100mmHg，诊断为“慢性肾衰竭，高血压病，肾性贫血”予肾康注射液、生血宁片、维拉帕米、金水宝胶囊、尿毒清颗粒等治疗。两周后复查血Cr：603μmol/L。于2013年12月30日收入院。现症：乏力，腰酸，无头晕头痛，偶有胸闷憋气，无皮肤瘙痒，口中异味，尿中泡沫多，夜尿2次，大便日1次，舌淡暗苔白，脉沉。

化验：血Cr：539μmol/L，BUN：14.55mmol/L，UA：640μmol/L；尿常规：PRO：(3+)，

BLD：（1+），24h 尿蛋白定量 2.47g；Hb：101g/L。

双肾 B 超：双肾实质慢性损害伴轻度萎缩。

中医诊断　肾衰病。

证候诊断　肾虚血瘀，湿浊内蕴。

西医诊断　慢性肾衰竭。

治则　补肾活血，利湿降浊。

处方　生黄芪 90g，土茯苓 30g，荠菜花 30g，丹参 30g，川芎 60g，大黄炭 60g，大黄 30g，茵陈 60g，五灵脂 30g，蒲黄炭 30g，青蒿 60g，五味子 60g，莪术 30g，海藻炭 30g，升麻 30g，芡实 30g，三棱 30g，白术 30g，茯苓 30g，蒲公英 30g。水煎服，3 日 1 剂。

二诊　2014 年 1 月 29 日。乏力好转，仍觉腰酸，大便日 3 次，无恶心，口中氨味，BP：120/80mmHg。

化验：血 K：5.1mmol/L；Cr：505μmol/L，BUN：12.58mmol/L，UA：564μmol/L；Hb：98g/L。

处方　黄芪加至 120g，减青蒿、五味子、白术，加杜仲 30g、桑寄生 30g 以强腰壮骨。

三诊　2014 年 4 月 16 日。腰痛减轻，乏力好转，体力增加，大便 1～2 次，无恶心，BP：130/90mmHg。化验：K：5.6mmol/L；血 Cr：461μmol/L，BUN：15.39mmol/L，UA：461μmol/L；尿常规：PRO：（2+），Hb：101g/L。

处方　生黄芪 120g，土茯苓 30g，荠菜花 30g，丹参 30g，川芎 60g，大黄炭 60g，大黄 30g，茵陈 60g，五灵脂 30g，蒲黄炭 30g，青蒿 60g，五味子 60g，莪术 30g，海藻炭 30g，升麻 10g，芡实 30g，水蛭 10g，茯苓 30g，蒲公英 30g。水煎服，3 日 1 剂。

四诊　2014 年 6 月 18 日。无不适主诉，纳可，尿量可，大便 1～2 次。

2014 年 6 月 16 日血 Cr：412μmol/L，BUN：15.86mmol/L，UA：316μmol/L。

处方　同上。

按语　慢性肾衰竭是各种肾脏疾病终末期表现，属中医学“关格”、“肾劳”、“虚劳”等范畴。张教授认为“脾肾衰败，湿毒潴留，瘀血阻滞”是病机关键，故拟补肾活血、降逆排毒为基本大法，予肾衰方加减，方中黄芪为主补益脾肾，丹参、川芎、三棱、莪术活血化瘀，活血善用三棱、莪术等破血逐瘀之品，因久病之瘀，内深脏腑，遍及经络，非破血逐瘀之品不能胜任；祛浊排毒善用炭剂，蒲黄炭、大黄炭、海藻炭，既有益气、活血、祛浊、软坚之功效，又有很好的吸附毒素作用。诸药合用，使关格患者的各种症状得到改善，肾功能指标有所下降。本患者已进入慢性肾衰竭尿毒症期，西医多以透析为主，而张教授对此阶段患者的治疗仍有较好的疗效，标本同治，扶正与祛邪兼顾，从而改善患者临床症状，延缓慢性肾衰竭的进展。

病案 68

李某，男，34 岁。

初诊　2014 年 4 月 9 日。

主诉　发现肾功能异常 1 年半。

现病史　患者 2010 年发现 BP：140/90mmHg，否认高血压家族史，查尿常规：PRO：（3+），曾服黄葵胶囊、金水宝胶囊及降压药。2012 年 9 月发现血 Cr：190μmol/L，2013 年 6 月在外院行肾穿刺示：IgA 肾病Ⅳ期（弥漫系膜性病变伴增生和硬化），血 Cr 升至 330μmol/L，2014 年 3 月 17 日查血 Cr：379μmol/L，在外院住院治疗，3 月 28 日查血 Cr：424μmol/L，今为求进一步治疗，来我院门诊。现症：乏力，腰酸，恶心，畏寒，纳可，夜尿可，大便日 1 次，双下肢微肿，舌淡红苔薄微黄，BP：150/80mmHg。

2014 年 4 月 8 日肾功能：血 Cr：329μmol/L，BUN：21.9mmol/L，UA：441μmol/L；K：4.9mmol/L；尿常规：PRO：（3+），BLD：（2+），RBC：2～3 个/HP，24h 尿蛋白定量：2.1g；Hb：92g/L。

中医诊断 肾衰病。

证候诊断 脾肾阳虚，肾虚血瘀，湿浊内蕴。

西医诊断 慢性肾衰竭；慢性肾炎；IgA 肾病Ⅳ期（弥漫系膜性病变伴增生和硬化）。

治则 补肾温阳活血，利湿降浊排毒。

处方 生黄芪 90g，土茯苓 30g，荠菜花 30g，丹参 30g，川芎 60g，大黄炭 60g，大黄 30g，茵陈 60g，五灵脂 30g，蒲黄炭 30g，青蒿 60g，五味子 60g，莪术 30g，三棱 30g，升麻 10g，芡实 15g，决明子 60g，杜仲炭 30g，蒲公英 60g。水煎服，3 日 1 剂。

二诊 2014 年 5 月 28 日。患者乏力、腰酸、恶心症状减轻，畏寒，纳可，双下肢不肿，大便日 1 行，夜尿 2 次，尿浊减轻，舌暗苔，白腻，脉弦滑，BP：140/90mmHg。

2014 年 5 月 27 日血 Cr：307μmol/L，BUN：22.9mmol/L；尿常规：PRO：（2+），BLD：（3+），RBC：4～8 个/HP，24h 尿蛋白定量：2.21g；Hb：96g/L。

处方 上方加女贞子、墨旱莲。

三诊 2014 年 7 月 24 日。患者体力增加，腰酸、恶心症状减轻，畏寒，纳可，尿量可，大便日 1～2 行。化验：血 Cr：288μmol/L，BUN：28.59mmol/L，UA：396μmol/L；24h 尿蛋白定量：1.86g。

处方 原方。

按语 “关格”之证是由多种原因引起的脾阳不足，肾阳衰微，阳不化水，水浊逗留，浊邪壅塞三焦，气化功能不得升降所致，肾阳不足，行血无力，因虚致瘀，故脾肾虚衰必兼血瘀之象。该病以脾肾阳虚为本，浊毒瘀血为标，其证属本虚标实。该患者以乏力、恶心为主要见症，是由于脾肾虚损，饮食不能化为精微而为浊邪，浊邪壅塞三焦，使正气不得升降，湿浊之邪上逆犯脾，脾胃损伤，清浊相干，胃失和降所致。该病关格以恶心为主症，此属本虚标实之证，而走哺以呕吐伴二便不通为主症，证属实热，两者应注意鉴别。该病临证用药充分体现了标本兼治的原则：黄芪、白术温肾健脾，扶正固本以治本；丹参、川芎、莪术活血化瘀；海藻炭、大黄、大黄炭、蒲公英等利湿降浊排毒以治标，针对该患者恶心症状，以健脾利湿降浊药物佐以和胃降逆、消导化积之品，使浊邪得降，脾胃调和而呕恶之症皆除。

病案 69

杨某，女，66 岁。

初诊 2014 年 11 月 26 日。

主诉 发现肾功能异常 6 年余。

现病史 患者 2008 年体检发现血 Cr：296μmol/L，诊断为“慢性肾衰竭”，予金水宝胶囊、包醛氧淀粉等药物治疗，血肌酐逐渐升高，近日查血 Cr：419μmol/L，今为求进一步治疗，遂来我院就诊。现症：乏力，腰酸痛，纳可，无呕恶，大便日 1～2 次，夜寐差，舌暗苔白，脉沉细。

既往史 1997 年因卵巢囊肿，手术切除术后予化疗治疗。

2014 年 10 月 27 日肾功能：血 Cr：419μmol/L，BUN：30.5mmol/L，UA：202μmol/L，K：5.05mmol/L；尿常规：PRO：（±），GLU：（1+）；Hb：96g/L。

中医诊断 肾衰病。

证候诊断 肾虚血瘀，湿浊内蕴。

西医诊断 慢性肾衰竭。

治则　补肾活血，利湿降浊。

处方　生黄芪120g，土茯苓30g，丹参30g，莪术30g，川芎60g，大黄炭60g，大黄30g，茵陈60g，五灵脂30g，蒲黄炭30g，五味子60g，升麻10g，芡实30g，决明子30g，蒲公英60g，炒白术30g，败酱草60g。水煎服，3日1剂。

二诊　2014年12月10日。患者下肢无力，腰酸痛，尿中时有泡沫，纳可，大便日3～4次，夜尿2次，舌淡暗，苔白，脉滑，BP：130/70mmHg。

2014年12月8日血Cr：408μmol/L，BUN：24.14mmol/L，UA：238μmol/L；K：4.8mmol/L；尿常规：PRO：（1+），BLD：（1+），GLU：（2+）；Hb：100g/L。

处方　上方加海藻炭30g、茯苓30g。

三诊　2014年12月24日。患者乏力减轻，腰酸痛，尿中无泡沫，纳可，尿量可，大便日3次，舌淡暗，苔白，脉沉细，BP：130/80mmHg。

2014年12月18日：血Cr：283μmol/L，UA：145μmol/L，GLU：3.36mmol/L；K：4.8mmol/L。

处方　上方减败酱草，加女贞子30g、墨旱莲30g。

按语　患者以乏力、腰酸痛为主症，当属中医学“虚劳”范畴。张教授认为“脾肾衰败、湿毒潴留、瘀血阻络”是病机关键，故拟补肾活血、降逆排毒大法，予肾衰方加减。张教授在治疗慢性肾衰竭中，根据“补肾、活血、排毒”的理论，大量使用大黄以排毒破瘀、祛浊降逆，根据临床表现，使其大便在每日2～3次，既能排毒又不伤正。张教授常说：“近年来，不少医者仅知大黄为通利攻下之品，而忘却其行血破血之用，殊不知仲景用大黄，攻下活血并存，下瘀血汤，桃核承气汤，大黄䗪虫丸等比比皆是。”故在治疗慢性肾衰竭中，大黄既有排毒之力，又有活血之功。另外，大黄与黄芪配伍，均体现了“祛邪不伤正，扶正不滞邪”的中医整体治疗法则，使邪出正安，正复邪无。降浊在该病治疗中起重要的作用，降浊重用炭类药，具有吸附毒素的作用。蒲黄炭偏于止血化瘀；海藻炭侧重清热软坚；大黄炭化瘀收敛止血。

病案70

田某，男，54岁。

初诊　2014年11月26日。

主诉　尿中泡沫多20余年，肾功能异常1年余。

现病史　患者20年前发现尿中泡沫多，未重视，1年前体检发现肾功能异常，血Cr：140μmol/L，未治疗。2个月前查血Cr：303μmol/L、BUN：10.7mmol/L，1个月前尿中泡沫增多，并胸闷，查血Cr：320μmol/L、BUN：16.4mmol/L、24h尿蛋白定量：2.2g，双肾彩超：双肾实质回声增强，门诊予肾衰排毒胶囊、包醛氧淀粉、硝苯地平治疗，今来门诊收治疗。现症：尿中泡沫多，乏力，恶心，胸闷，胸痛，四肢麻木，舌暗苔白腻，脉沉。

既往史　高血压病史4年，糖尿病病史20年。

血Cr：377μmol/L，BUN：15.18mmol/L；K：5.0mmol/L；Hb：104g/L；24h尿蛋白定量：3.96g。

中医诊断　肾衰病。

证候诊断　肾虚血瘀，湿浊内蕴。

西医诊断　慢性肾衰竭。

治则　补肾活血，利湿降浊。

处方　生黄芪90g，土茯苓30g，丹参30g，川芎60g，大黄30g，大黄炭60g，茵陈60g，白术30g，芡实30g，五灵脂30g，蒲黄炭30g，五味子60g，煅牡蛎60g，金樱子30g，蒲公英60g，败酱草60g，焦三仙各30g，海藻炭30g。水煎服，3日1剂。

二诊　2014年12月31日。尿中泡沫多减少，乏力，恶心减轻，偶胸闷，胸痛，四肢麻木，舌暗苔白腻，脉沉。血Cr：312μmol/L，BUN：15mmol/L，24h尿蛋白定量：3.8g。

处方　上方去白术、金樱子、焦三仙，加青蒿60g、女贞子30g、墨旱莲30g。

按语　患者久病脾肾亏虚，脾虚气血生化乏源，肢体失于濡养则乏力，肾虚固涩失常，精微外泄，尿中泡沫多，形成蛋白尿。久病入络，经脉不畅而成瘀。治疗以补虚为主，重用黄芪补肾益气，增强机体免疫力，通过补肾，保护残余的肾功能，加用活血之品，改善肾血流量，减缓肾衰竭进程，结合降浊排毒之大黄、大黄炭，使邪去正安。

病案71

赵某，女，46岁。

初诊　2014年12月24日。

主诉　发现肾功能异常20余日。

现病史　患者20日前因头晕查BP：180/110mmHg，查血Cr：376.5μmol/L，BUN：18.29mmol/L，UA：486.5μmol/L，诊断为“慢性肾功能不全、高血压”，曾在天津医科大学总医院诊治，效果一般。现症：腰酸，时有头晕，纳可，寐可，大便可，舌暗淡苔白腻，BP：130/90mmHg。

2014年12月22日血Cr：362μmol/L，BUN：19.9mmol/L，UA：557μmol/L；Hb：109g/L。

中医诊断　肾衰病。

证候诊断　肾虚血瘀，湿浊内蕴。

西医诊断　慢性肾衰竭；高血压3级；高尿酸血症。

治则　补肾活血，利湿降浊。

处方　生黄芪90g，土茯苓30g，丹参30g，莪术30g，川芎60g，蒲公英60g，败酱草30g，大黄30g，大黄炭60g，茵陈60g，海藻炭30g，五灵脂30g，蒲黄炭30g，五味子60g，补骨脂60g，升麻10g，芡实30g，杜仲60g。水煎服，3日1剂。

二诊　2015年1月7日。患者腰酸痛减轻，纳可，无呕恶，无头晕，大便日3次，夜尿1次，BP：130/100mmHg。

2015年1月6日血Cr：294μmol/L，BUN：12.7mmol/L，UA：305μmol/L；K：5.1mmol/L；尿常规：PRO：(1+)，BLD：(1+)。

处方　上方减败酱草、蒲公英，加女贞子30g、墨旱莲30g。

三诊　2015年3月1日。患者病情稳定，无明显不适主诉。

2015年2月26日血Cr：265μmol/L，BUN：10.6mmol/L，UA：302μmol/L；K：4.1mmol/L；尿常规：PRO：(1+)，BLD：(1+)。

按语　患者以“腰痛”为主症，辨病当属祖国医学“腰痛”范畴。患者久病脾肾亏虚，脾失健运，肾失开合，湿浊内停而发肾衰病。《内经》云“腰为肾府”，肾主骨生髓，肾精亏虚，骨髓不充，故腰酸、下肢软弱无力，脾失健运，湿浊内生，证属本虚标实。患病日久累及肾功能异常，出现浊毒内蕴之症。故治疗以补肾活血、降浊排毒为主。重用黄芪、补骨脂、杜仲、桑寄生固肾之品，强调肾虚是疾病发生之基础，经治疗症状明显减轻，肾功能恢复良好。

病案72

李某，男，59岁。

初诊　2014年4月23日。

主诉　发现肾功能异常5年余。

现病史　患者2008因双下肢及颜面浮肿，查B超示：多囊肾、多囊肝，肾功能正常。2009年发现肾功能异常，查Cr：140μmol/L，口服复方α-酮酸片，症状未好转。2014年3月10日查：Cr：166.4μmol/L，BUN：12mmol/L，UA：574.9μmol/L，K：5.7mmol/L，2014年4月22日查尿常规：异常，24h尿蛋白定量：3.0g。现症：乏力，双下肢不肿，颜面微肿，纳可，无呕恶，大便日2次，夜尿2次，尿量可，舌淡苔薄白，脉弦细，BP：130/80mmHg。

中医诊断　肾衰病。

辨证诊断　肾虚血瘀，湿浊内蕴。

西医诊断　慢性肾衰竭；多囊肾；多囊肝。

治则　补肾活血，利湿降浊。

处方　生黄芪120g，土茯苓30g，荠菜花30g，丹参30g，川芎60g，大黄炭60g，大黄30g，茵陈60g，五灵脂30g，蒲黄炭30g，五味子60g，海藻炭30g，决明子30g，白术30g，蒲公英60g，败酱草60g。水煎服，3日1剂。

二诊　2014年5月7日。腰酸，乏力，纳可，大便可，舌质暗红，苔薄，脉弦，BP：120/90mmHg。

查：Cr：153μmol/L，BUN：8.24mmol/L，UA：（-）；Hb：102g/L；24h尿蛋白定量：3.2g。

处方　加金樱子10g、芡实30g、升麻10g补肾固涩。

三诊　2014年10月15日。乏力好转，双下肢不肿，腰酸，纳可，无呕恶，大便日4~5次，小便量可，夜尿1~2次，舌暗红少苔，脉弦细。

2014年7月16日Cr：131μmol/L，BUN：9.8mmol/L，K：4.9mmol/L；尿常规：未见异常。

2014年9月19日Cr：113μmol/L，BUN：7.8mmol/L，UA：574.9μmol/L；K：5.4mmol/L，Na：136.3mmol/L；24h尿蛋白定量：1.9g。

处方　上方金樱子加至30g。

四诊　2015年1月14日。患者体力增加，腰痛不明显，纳可，大便可，夜尿1~2次，舌质暗红苔薄。血Cr：109μmol/L，BUN：8.7mmol/L，K：5.1mmol/L。B超示：多囊肝，双肾多囊肾。24h尿蛋白定量：1.0g。

处方　维持上方。

按语　慢性肾衰竭属祖国医学“虚劳”、“关格”、“水肿”等范畴，病机为“虚”、“瘀”、“湿”、“逆”，治法“补肾活血、降逆排毒”，肾虚血瘀，因虚致瘀，虚瘀互为因果而发病。张教授选用大剂量黄芪补气扶正，使元气得复，气旺血行，长期应用，可使患者卫表得固，不易感冒，减少肾衰竭恶化的诱因，加用丹参、川芎等活血化瘀之品，改善血液循环，应用大黄炭、蒲黄炭、海藻炭等炭类的目的是吸附毒素。经治疗患者肾功能指标下降，但尿蛋白仍多，故治疗在补肾活血的基础上，加用芡实、金樱子等收敛固涩之品，同时辅以升麻，取其升举之性，临床上取得显著疗效。

病案73

张某，男，46岁。

初诊　2014年4月30日。

主诉　发现血肌酐升高2年余。

现病史　2008年患者因下肢肿，查血尿酸升高，诊断为“痛风”，查尿常规：PRO：（2+），BLD：（1+），间断血压升高，2012年因双下肢肿，查尿常规：PRO：（3+），血肌酐升高，具体数值不详，诊断为“慢性肾炎，慢性肾衰竭”以中药治疗为主，近两年血Cr维持在140~150μmol/L。

近期血压持续升高且合并大量蛋白尿。为求进一步诊治，遂来我院治疗。现症：腰酸痛，眼干涩，纳可，大便可，夜尿1～2次，舌质暗红，苔薄黄，脉弦细。BP：140/100mmHg。

尿常规：PRO：(3+)，BLD：(1+)，24h尿蛋白定量7.25g。

肾功能：血Cr：142.54μmol/L，BUN：7.88mmol/L，UA：409.96μmol/L；A：34.39g/L；TC：8.38mmol/L，TG：8.72mmol/L，LDL-C：4.79mmol/L。

中医诊断　肾衰病；腰痛。

证候诊断　肾虚血瘀，湿浊内蕴。

西医诊断　慢性肾衰竭；高脂血症。

治则　补肾活血，降浊排毒。

处方　生黄芪90g，土茯苓30g，荠菜花30g，丹参30g，川芎60g，莪术30g，五灵脂30g，蒲黄炭30g，大黄30g，大黄炭60g，五味子60g，茵陈60g，决明子60g，芡实30g，升麻10g，海藻炭30g，青蒿60g，败酱草60g。水煎服，3日1剂。

另予　肾康宁胶囊，3粒/次，每日3次；肾衰排毒胶囊，3粒/次，每日3次；黄葵胶囊，5粒/次，每日3次；药用炭片，5粒/次，每日3次；保肝片，6粒/次，每日3次；雷公藤多苷片，2粒/次，每日2次；阿托伐他汀钙片，20mg/次，每日1次。

二诊　2014年9月3日。腰酸痛减轻，纳可，大便可，夜尿1～2次，舌质暗红，苔薄黄，脉弦细。BP：140/90mmHg。查尿常规：PRO：(3+)；血Cr：116.18μmol/L；TC：7.53mmol/L，TG：5.5mmol/L；GFR：38.8ml/min。

处方　上方减败酱草，加白术30g、蒲公英60g。

三诊　2014年11月5日。时头晕，纳可，二便调，BP：130/95mmHg。

尿常规：PRO：(2+)，BLD：(±)。

CO_2CP：19.1mmom/L，Ccr：65.6ml/min，A：35.05g/L，TC：9.25mmol/L，TG：7.93mmol/L，CK：297U/L。

肾功能：血Cr：111.45μmol/L，BUN：8.13mmol/L。

处方　上方减蒲公英。

四诊　2015年1月14日。无特殊不适，纳可，二便可，舌质暗红，苔薄黄。

2014年12月27日血K：5.53mmol/L，BUN：7.31mmol/L，Cr：99.4μmol/L，UA：515.76μmol/L，A：32.7g/L，TG：5.47mmol/L，TC：7.52mmol/L，LDL-C：4.22mmol/L，β2-MG：3.2mg/L。

尿常规：PRO：(2+)，BLD：(±)。

2015年1月10日血Cr：84.8μmol/L，UA：463.92μmol/L，BUN：8.16mmol/L，OSM：266.05mosm/L，A：54.6g/L，G：36.6g/L，A/G：0.9，TG：10.04mmol/L，TC：9.05mmol/L，LDL-C：5.21mmol/L。

尿常规：PRO：(2+)，BLD：(1+)。

处方　减荠菜花、白术，加蒲公英60g。

另予　别嘌醇，0.25g/次，每日1次；苏打片，1粒/次，每日3次；阿昔莫司，1粒/次，每日2次。

按语　患者病程日久，迁延不愈，加之嗜食肥甘厚味，累及脾肾，致使脾胃运化失常，肾固涩失职，蛋白精微外泄。湿浊之邪，久蕴成毒，本虚标实。故张大宁教授指出“虚、瘀、湿、逆”为该病的基本病机，临床喜用生黄芪，大补脾肾，如《本草备要》云：“王好古曰：黄芪实卫气，是表药；益脾胃，是中州药；治伤寒尺脉不至，补肾元，是里药。甄权谓：其补肾者，气为水母也。”辅以活血，降浊排毒之品。二诊、三诊、四诊时患者症状及理化检查均有好转，故效不更方，唯于祛湿与健脾之品上略有增减，以巩固疗效。

病案74

孟某，男，34岁。

初诊 2014年9月10日。

主诉 发现肾功能异常4个月余。

现病史 患者4个月前单位体检，查：血Cr：141μmol/L，BUN：9.4mmol/L，诊断为“慢性肾衰竭”予对症治疗，病情尚稳定，今为进一步诊治来我院门诊治疗。现症：腰酸痛，右侧为甚，少气，两眼干涩，纳可，大便可，小便可，偶有嗜睡，舌暗红，苔薄白，脉细。BP：120/70mmHg。2014年9月9日尿常规：PRO：(±)；肾功能：血Cr：133μmol/L，BUN：9.5mmol/L。

既往史 1995年，患双侧肾结石，曾激光碎石，后反复肾结石，共激光碎石8次。2014年1月曾服生发胶囊、何首乌片，具体成分不详。

中医诊断 肾衰病（肾虚血瘀，湿浊内蕴）；腰痛。

西医诊断 慢性肾衰竭。

治则 补肾活血，降浊排毒。

处方 生黄芪90g，土茯苓30g，荠菜花30g，丹参30g，川芎60g，莪术30g，五灵脂30g，蒲黄炭30g，大黄炭60g，五味子60g，茵陈60g，蒲公英30g，芡实30g，升麻10g，海藻炭30g，青蒿60g，败酱草60g。水煎服，3日1剂。

另予 肾康宁胶囊，6粒/次，每日3次；肾衰排毒胶囊，3粒/次，每日3次；黄葵胶囊，5粒/次，每日3次；药用炭片，5粒/次，每日3次。

二诊 2014年11月12日。腰酸痛，体乏，劳累后明显，纳可，小便量可，大便日2～3次，BP：110/80mmHg。

2014年11月12日尿常规：未见异常，24h尿蛋白定量：127.1mg。

肾功能+电解质：血Cr：97μmol/L，BUN：6.9mmol/L，UA：256μmol/L；K：4.08mmol/L，Ca：2.54mmol/L。

处方 上方黄芪改为120g，去莪术，加三棱30g。

成药同上。

按语 患者以腰酸痛为主症来诊，属祖国医学“腰痛”范畴。本例患者有肾结石碎石术病史，必伤及肾气。肾为水脏，肾虚气化无力，则水液内生，困于下焦。腰为肾之府，故见腰酸困、酸痛。如《证治准绳·腰痛》：“有风、有湿、有寒、有热、有挫闪、有瘀血、有滞气、有痰积，皆标也，肾虚其本也。”故以黄芪补脾益肾；土茯苓、荠菜花、茵陈、蒲公英、青蒿、败酱草、大黄炭、海藻炭祛湿降浊；久病多瘀，予丹参、川芎、莪术、五灵脂、蒲黄炭活血通络；五味子、芡实培本固肾。二诊时患者肌酐下降，仍腰酸痛、体乏，考虑患者络脉瘀阻未去，故改黄芪为120g以增补气活血之力，去莪术加三棱以消络脉症瘕。

病案75

宋某，男，26岁。

初诊 2014年3月26日。

主诉 发现血肌酐异常3年余。

现病史 患者3年前因发热、血压高就诊于中国人民解放军二七二医院，查Scr：130μmol/L，心包积液，诊断为“慢性肾炎，慢性肾功能不全”予中西医对症治疗好转出院。两年前来我院张大宁处会诊，服用汤剂至今。现症：无浮肿，自觉乏力，纳可，寐安，二便调，舌淡暗，苔薄白，脉沉。BP：130/90mmHg。

2014年3月9日肾功能：血Cr：70μmol/L，BUN：4.39mmol/L，UA：389μmol/L。

血TC：5.31mmol/L，TG：6.9mmol/L，GGT：82U/L，ALT：55U/L，前白蛋白：458mg/L。24h尿蛋白定量0.701 5g。

中医诊断 慢肾风。

证候诊断 脾肾亏虚，瘀血内阻。

西医诊断 慢性肾功能不全；慢性肾炎。

治则 补肾健脾，活血化瘀。

处方 生黄芪120g，土茯苓30g，荠菜花30g，丹参30g，川芎60g，五味子60g，大黄炭60g，芡实30g，白术30g，升麻15g，水蛭10g，莪术30g，生大黄30g，青蒿60g，蒲公英60g，女贞子30g，墨旱莲30g。水煎服，3日1剂。

另予 肾康宁胶囊，3粒/次，每日3次；肾衰排毒胶囊，3粒/次，每日3次；保肝片，8粒/次，每日3次；雷公藤多苷片，2粒/次，每日2次；黄葵胶囊，5粒/次，每日3次；苏打片，1粒/次，每日3次；别嘌醇，1粒/次，每日1次；阿昔莫司，1粒/次，每日2次。

二诊 2014年7月2日。乏力，无其他不适。

化验：生化全项：血Cr：80.5μmol/L，BUN：4.5mmol/L，UA：349μmol/L。TG：10.66mmol/L，GGT：80U/L，ALT：47U/L，前白蛋白：419mg/L。STP：80.2g/L，A：45.7g/L，G：34.5g/L。24h尿蛋白定量：0.759g。

处方 上方升麻改为10g，加败酱草60g。

三诊 2014年9月17日。无明显不适主诉。

化验：生化全项：血Cr：65.6μmol/L，BUN：5.9mmol/L，UA：467μmol/L。TG：8.78mmol/L，GGT：110U/L，ALT：79U/L，STP：71g/L，A：44g/L。24h尿蛋白定量：0.768g。

处方 生黄芪120g，土茯苓30g，荠菜花30g，丹参30g，川芎60g，五味子60g，大黄炭60g，芡实30g，莪术30g，升麻10g，青蒿60g，蒲公英60g，败酱草60g，三棱30g，茯苓30g，覆盆子30g。水煎服，3日1剂。

四诊 2014年11月26日。无明显不适。

化验：生化全项：血Cr：93μmol/L，BUN：5.75mmol/L，UA：425μmol/L。TC：7.58mmol/L，TG：9.69mmol/L，AST：25U/L，ALT：65U/L，STP：81.9g/L，A：48.6g/L。24h尿蛋白定量：0.768g。

处方 生黄芪120g，土茯苓30g，荠菜花30g，丹参30g，川芎60g，五味子60g，大黄炭60g，蒲公英60g，青蒿60g，败酱草60g，山楂30g，茵陈60g，海藻炭30g，五灵脂30g，蒲黄炭30g。水煎服，3日1剂。

按语 患者久病，累及脾胃中焦之气，中焦运化无力，四肢失于濡养，故见乏力症状。《不居集·上集·卷十》："虚劳日久，诸药不效，而所赖以无恐者，胃气也。盖人之一身，以胃气为主，胃气旺则五脏受荫，水精四布，机运流通，饮食渐增，津液渐旺，以致充血生精，而复其真阴之不足。"故予生黄芪与升麻药对，取补中益气汤之益气升提之意，以健脾胃，复中州运化。中焦气旺，四末得充，乏力之症自畅然若失。

病案76

王某，男，59岁。

初诊 2014年10月22日。

主诉 发现肾功能异常5个月余。

现病史　患者5个月前因腰酸查血肌酐偏高（具体数值不详），尿常规异常，曾于外院服肾炎康复片、黄葵胶囊、百令胶囊，效果不明显。现症：腰酸痛，小便泡沫多，夜尿多，纳可，大便可，舌暗红苔薄，脉沉细。BP：120/80mmHg。

既往史　否认糖尿病、高血压病史。

2014年10月14日肾功能：血Cr：116.6μmol/L，BUN：4.12mmol/L，UA：381μmol/L。

餐后2h血糖：9.2mmol/L。

尿常规：PRO：(3+)，BLD：(±)，镜检：红细胞：8～10个/HP。

24h尿蛋白定量0.24g。

中医诊断　肾衰病。

证候诊断　肾虚血瘀，湿浊内蕴。

西医诊断　慢性肾衰竭。

治则　补肾活血，降浊排毒

处方　生黄芪120g，土茯苓30g，丹参30g，川芎60g，莪术30g，五灵脂30g，蒲黄炭30g，大黄30g，大黄炭60g，五味子60g，茵陈60g，蒲公英60g，芡实30g，升麻20g，海藻炭30g，败酱草60g。水煎服，3日1剂。

另予　肾康宁胶囊，6粒/次，每日3次；肾衰排毒胶囊，5粒/次，每日3次；黄葵胶囊，5粒/次，每日3次；药用炭片，5粒/次，每日3次。

二诊　2014年11月26日。患者诉腰酸痛减轻，小便泡沫减少，夜尿3～4次，二便调，舌暗苔薄白。

化验：肾功能：血Cr：94.4μmol/L，BUN：3.79mmol/L。

电解质：CO_2CP：26.09mmol/L，K：4.6mmol/L。

尿常规：PRO：(2+)，BLD：(3+)，镜检：红细胞：12～13个/HP。

24h尿蛋白定量：0.14g。

处方　上方黄芪减至90g，加女贞子30g、墨旱莲30g。

按语　久病多瘀，瘀是该病病机的重要一环。患者病程5年，虚瘀互见，本虚标实。故治疗上予补肾固肾之生黄芪、芡实与化瘀之丹参、川芎、莪术、五灵脂、蒲黄炭、大黄、大黄炭并用，而其中茵陈失笑散又为方中的一个特色，具有较好的降肌酐作用。《医宗金鉴·删补名医方论》："吴于宣：凡兹者，由寒凝不消散，气滞不流行，恶露停留，小腹结痛，迷闷欲绝，非纯用甘温破血行血之剂，不能攻逐荡平也。是方用灵脂之甘温走肝，生用则行血；蒲黄甘平入肝，生用则破血；佐酒煎以行其力，庶可直抉厥阴之滞，而有推陈致新之功。甘不伤脾，辛能散瘀，不觉诸症悉除，直可以一笑而置之矣。"取其推陈致新之力，使瘀去新生。二诊时，患者诸症减轻，加女贞子、墨旱莲固本培元，巩固疗效。

病案77

李某，男，30岁。

初诊　2014年7月23日。

主诉　发现肾功能异常14个月。

现病史　患者2013年5月因发热、憋气、心悸、尿中泡沫多就诊于天津医科大学总医院心内科门诊，时BP：260/80mmHg，即收入院，时查尿常规：PRO：(3+)，Scr：300μmol/L，诊断为："原发性高血压病"、"心力衰竭"、"肾功能不全"，予降压、扩张冠状动脉等治疗后无憋气，心悸好转，BP：150/100mmHg，出院后转入天津中医药大学第二附属医院住院，诊断为：慢性肾衰竭，静脉滴注肾康注射液、丹红注射液等14日，血肌酐有所下降；出院后又前往天津中医药大学第一附属医院住院，继予肾康注射液、注射用重组人促红素、针灸、汤药等治疗14日，肾功能尚稳定（具体数值不详），2013年9月来我院门诊请张大宁教授会诊，予肾衰系列方及汤药治疗至今。现症：偶乏力，无肢肿，无腰痛，纳可，无胸闷心悸，尿量可，夜尿1～2次，大便日2行，舌暗苔黄腻，脉沉。BP：120/90mmHg。

2014年7月21日肾功能：血Cr：153μmol/L，BUN：9.8mmol/L，UA：317μmol/L。

电解质：正常。TC：5.27mmol/L，TG：3.17mmol/L。

Hb：110g/L。

尿常规：未见异常。

中医诊断　肾衰病。

证候诊断　肾虚血瘀，湿浊内蕴。

西医诊断　慢性肾衰竭。

治则　补肾活血，利湿降浊。

处方　生黄芪90g，土茯苓30g，荠菜花30g，丹参30g，川芎60g，莪术30g，五灵脂30g，蒲黄炭30g，大黄30g，大黄炭60g，五味子60g，茵陈60g，蒲公英60g，芡实10g，升麻10g，海藻炭30g，败酱草60g，砂仁30g，青蒿60g，黄芪炭30g。水煎服，3日1剂。

另予　肾康宁胶囊，6粒/次，每日3次；肾衰排毒胶囊，3粒/次，每日3次；包醛氧淀粉，10g/次，每日2次；碳酸氢钠，1粒/次，每日3次。降压药自备。

二诊　2014年9月3日。无明显不适主诉，纳可，寐安，无浮肿，夜尿1～2次，大便日2行，舌淡齿痕苔白，脉沉。BP：140/100mmHg。

化验：肾功能：血Cr：137μmol/L，BUN：9.7mmol/L，UA：421μmol/L。血脂：TC：5.87mmol/L，TG：7.1mmol/L。Hb：118g/L。

处方　上方黄芪改为120g，去败酱草、芡实、黄芪炭，加女贞子30g、墨旱莲30g。

另予　保肝片，5粒/次，每日3次；阿昔莫司，1粒/次，每日2次；其余成药同前。

三诊　2014年10月14日。患者无明显不适主诉，纳可，寐安，大便每日2次，夜尿1～2次，舌红苔黄腻，脉沉弦，BP：130/90mmHg。

化验：生化全项：血Cr：109μmol/L，BUN：7mmol/L，UA：420μmol/L，K：4.57mmol/L，TC：7.13mmol/L，TG：5.9mmol/L。ALT：48U/L，AST：24U/L，GGT：65U/L，STP：75g/L，A：50g/L，G：25g/L。Hb：125g/L。

尿常规：PRO：（±）。

处方　上方去女贞子、墨旱莲，加芡实30g、金樱子30g。

四诊　2014年11月26日。纳可，大便日1～2次，夜尿1～2次，舌淡红苔腻而黄。

化验：生化全项：血Cr：100μmol/L，BUN：6.4mmol/L，UA：428μmol/L，TC：5.78mmol/L，TG：4.36mmol/L。ALT：29U/L，AST：19U/L。Hb：127g/L。

尿常规：PRO：（±）。

处方　上方去金樱子，加煅牡蛎60g、败酱草60g。

按语　患者慢性病程，血肌酐高，结合舌脉症，辨为肾虚血瘀、湿浊内蕴之证。故治疗予补肾活血、利湿降浊之法。二诊时，患者无明显不适主诉，唯留舌淡齿痕苔白、脉沉本虚之征象。故加二至丸滋补肾元，《医方集解》有云："补腰膝，壮筋骨，强阴肾，乌髭发。价廉而功大。冬青子即女贞实，冬至日采。不拘多少，阴干，蜜酒拌蒸，过一夜，粗袋擦去皮，晒干为末，瓦瓶收贮，或先熬干，旱莲膏旋配用。墨旱莲，夏至日采，不拘多少，捣汁熬膏，和前药为此足少阴药也。女贞甘平，少阴之精，隆冬不凋，其色青黑，益肝补肾。旱莲甘寒，汁黑。"三诊时改二至丸为水陆二仙汤以增固肾之力，后因苔腻而黄，湿热之象，而加煅牡蛎、败酱草清热利湿而收功。

病案 78

齐某，男，57岁。

初诊 2014年10月29日。

主诉 患者发现血肌酐异常18个月。

现病史 患者2013年4月查体时发现血肌酐异常（具体数值不详）、血糖升高、PRO：（2+），考虑“慢性肾衰竭”、“2型糖尿病”。予尿毒清颗粒5g/次，每日3次；雷公藤多苷片10mg/次，每日3次治疗，后患者未系统治疗。2014年9月查：24h尿蛋白定量：3.91g，血Cr：120.9μmol/L，BUN：8.15mmol/L，为进一步治疗遂来我院就诊。现症：活动后腰酸乏力，尿中泡沫多，夜尿1～2次，大便2～3日1行，舌暗淡苔薄白，脉沉。BP：120/70mmHg。

2014年9月12日糖化血红蛋白：7.5%；血Cr：120.9μmol/L（<97μmol/L），BUN：8.15mmol/L，UA：440.4μmol/L；TC：6.83mmol/L，TG：2.32mmol/L；GLU：9.17mmol/L。

中医诊断 肾衰病。

证候诊断 肾虚血瘀，湿浊内蕴。

西医诊断 慢性肾衰竭。

治则 补肾活血，利湿降浊。

处方 生黄芪120g，土茯苓30g，荠菜花30g，覆盆子30g，丹参30g，川芎60g，莪术30g，五灵脂30g，蒲黄炭30g，大黄30g，大黄炭60g，茵陈60g，芡实30g，升麻10g，海藻炭30g，水蛭10g，青蒿60g，决明子60g。水煎服，3日1剂。

另予 肾康宁胶囊，6粒/次，每日3次；肾衰排毒胶囊，3粒/次，每日3次；黄葵胶囊，5粒/次，每日3次；保肝片，4粒/次，每日3次；雷公藤多苷片，2粒/次，每日2次；氯沙坦，30mg/次；每日2次。

二诊 2014年11月5日。无明显不适主诉，大便日1行，BP：140/80mmHg。

2014年11月1日血Cr：114μmol/L，BUN：7.56mmol/L，UA：409μmol/L；TC：6.89mmol/L，TG：2.74mmol/L；K：5.0mmol/L，Ca：2.29mmol/L，CO_2 CP：27.5mmol/L；24h尿蛋白定量：0.72g。

处方 上方减覆盆子、升麻，加火麻仁30g、郁李仁30g、女贞子30g、墨旱莲30g。

三诊 2014年11月26日。腰酸，夜寐差，大便日2次，BP：140/80mmHg。

2014年11月25日血Cr：93μmol/L，BUN：6.36mmol/L，UA：346.7μmol/L；空腹血糖：11.2mmol/L；24h尿蛋白定量0.97g。

处方 上方减女贞子、墨旱莲、水蛭，加白术30g、补骨脂30g、番泻叶10g。

四诊 2014年12月24日。时头痛，大便日1～2次（灌肠后），无其他不适。

2014年12月21日血Cr：84μmol/L，BUN：6.53mmol/L，UA：323μmol/L；电解质正常；空腹血糖：9.92mmol/L；24h尿蛋白定量：0.7g。

处方 上方黄芪减至90g，减荠菜花、白术、芡实、补骨脂，加肉苁蓉60g。

成药同前。

按语 患者年近六旬，病程较长，渐至脾肾亏虚，而见腰酸乏力之症现。中药以补肾活血，利湿降浊为法。方中决明子“明目，乃滋益肝肾，以镇潜补阴为义，是培本之正治，非如温辛散风，寒凉降热之止为标病立法者可比，最为有利无弊”（《本草正义》）。另《中华本草》记载该品能“清肝益肾，明目，利水通便。主治目赤肿痛，羞明泪多、青盲、雀目、头痛头晕、视物昏暗、肝硬化腹水、小便不利，习惯性便秘。外治肿毒、癣疾”。慢性肾衰竭患者，由于脾胃运化无力，加之湿浊内阻气机，多见肠腑不通，便秘之症。故二诊、三诊、四诊时加火麻仁、郁李仁、番泻叶、肉苁蓉等通便之品，以助排毒。

病案 79

罗某，男，28 岁。

初诊 2014 年 7 月 9 日。

主诉 发现肾功能异常 1 个月余。

现病史 患者 1 个月前婚检发现肾功能异常，时查血 Cr：113.4μmol/L，BUN：6.41mmol/L，UA：490μmol/L，尿常规：PRO：(3+)，BLD：(1+)。于我院门诊治疗 1 个月。现症：尿频，夜尿 2～3 次，怕冷，舌淡苔薄黄，脉数无力，BP：130/100mmHg。

既往史 慢性肾炎病史 14 年。

2014 年 7 月 7 日生化全项：血 Cr：90.4μmol/L，BUN：4.2mmol/L，UA：383μmol/L，K：4.3mmol/L，STP：74.6g/L。γ-GT：74U/L，ALT：73U/L。

尿常规：PRO：(1+)。

Hb：157g/L。

双肾 B 超：双肾大小正常，右肾囊肿。

中医诊断 肾衰病；慢肾风。

证候诊断 肾虚血瘀，湿浊内蕴。

西医诊断 慢性肾衰竭；慢性肾炎；高血压。

治则 补肾活血，利湿降浊。

处方 生黄芪 120g，土茯苓 30g，荠菜花 30g，丹参 30g，川芎 30g，大黄 30g，大黄炭 60g，茵陈 60g，五灵脂 30g，蒲黄炭 30g，五味子 60g，决明子 30g，海藻炭 30g，败酱草 60g，蒲公英 60g，莪术 30g，升麻 10g，芡实 10g。水煎服，3 日 1 剂。

另予 肾康宁胶囊，5 粒/次，每日 3 次；肾衰排毒胶囊，3 粒/次，每日 3 次；雷公藤多苷片，2 粒/次，每日 3 次；保肝片，5 粒/次，每日 3 次；硝苯地平控释片，1 粒/次，每日 2 次。

二诊 2014 年 12 月 17 日。患者无明显不适主诉，舌质暗红，苔白，脉细。

2014 年 10 月 30 日血 Cr：90.5μmol/L，BUN：4.9mmol/L，UA：289μmol/L。

2014 年 12 月 4 日尿常规：正常，尿微量白蛋白：30mg。

处方 生黄芪 120g，土茯苓 30g，荠菜花 30g，丹参 30g，川芎 60g，大黄 30g，大黄炭 60g，茵陈 60g，五味子 60g，决明子 60g，败酱草 60g，蒲公英 60g，莪术 30g，升麻 10g，金樱子 30g，沙苑子 30g。水煎服，3 日 1 剂。

成药同前。

按语 本例患者发现肾功能异常 1 个月余来诊，病程较短，以尿频、怕冷为主要不适，结合舌脉，辨为肾虚血瘀，湿浊内蕴。中药以补肾活血、利湿降浊为法，方中土茯苓、荠菜花为利湿热之常用组合，能健脾胃、清热利湿。《本草纲目》记载："土茯苓，有赤白二种，入药用白者良。按《中山经》云，鼓镫之山有草焉，名曰荣草，其叶如柳，其本如鸡卵，食之已风，恐即此也……土茯苓能健脾胃，去风湿，脾胃健则营卫从，风湿去则筋骨利。"而荠菜花"能凉血止血；清热利湿。主痢疾；崩漏；尿血；吐血；咯血；衄血；小儿乳积；赤白带下"(《中华本草》)。二诊时患者无明显不适主诉，而脉细正虚之症现，故加金樱子、沙苑子固肾气，扶正以巩固疗效。

病案 80

周某，女，62 岁。

初诊 2012 年 1 月 1 日。

主诉　乏力1个月余。

现病史　患者2010年因头晕查BP：180/90mmHg，诊为高血压，予降压治疗，BP维持在150～160/80～90mmHg。2011年因疮疡住院，当时症见乏力，面色无华，查血Hb：67g/L，血BUN：17.04mmol/L，Cr：548μmol/L，CO_2CP：16.4mmol/L，Ca：1.84mmo/L，PSH：758.9pg/ml。诊为：慢性肾衰竭（尿毒症期），高血压，为求治疗，今日就诊于我科门诊。现症：双下肢乏力，面色无华，胸闷憋气，动则尤甚，时有下肢肌肉抽搐，无呕恶，纳少，夜尿多，寐欠安，大便日1行。舌质暗红，苔黄腻，脉沉弦。BP：140/80mmHg。

中医诊断　肾衰病，虚劳。

证候诊断　脾肾虚衰、湿浊内蕴、瘀血内阻。

西医诊断　慢性肾衰竭（尿毒症期）；高血压；肾性贫血；肾性骨病；代谢性酸中毒。

治则　补益脾肾，利湿化浊，活血化瘀。

予肾衰方加减。

处方　生黄芪90g，土茯苓30g，荠菜花30g，丹参30g，三棱30g，川芎60g，大黄30g，大黄炭60g，五灵脂30g，蒲黄炭30g，女贞子30g，墨旱莲30g，茵陈60g，蒲公英60g，五味子60g，覆盆子30g，决明子60g，败酱草60g，半枝莲60g。水煎服，每次300ml，每日2次，3日1剂。

嘱　饮食清淡，优质低蛋白饮食为宜，禁食海鲜、羊肉、辛辣刺激制品。

二诊　2012年3月21日。仍感乏力，胸闷憋气，足底痛，纳可，无呕恶，无浮肿，寐欠安，夜尿多，大便日2行，质稀。舌质暗红，苔白腻，脉沉弦。

2012年2月17日尿常规：PRO：（+），BLD：（3+），GLU：（3+）。

血BUN：30.73mmol/L，Cr：545.8μmol/L，UA：374.7μmol/L。

2012年3月19日尿常规：PRO：（+），BLD：（2+），GLU：（3+）；血BUN：30.71mmol/L，Cr：553.6μmol/L，UA：365.9μmol/L。

继续予补益脾肾、利湿化浊、活血化瘀为大法。

原方生黄芪增至120g，加金樱子30g、白术30g、补骨脂30g、芡实60g以补益脾肾、收敛固涩，决明子减至30g、大黄减至20g。

三诊　2012年8月15日。乏力减轻，纳可，无呕恶，口干口苦，大便日3～5行。舌质暗红，苔白腻，脉沉弦。BP：130/80mmHg。

2012年5月2日血BUN：26.89mmol/L，Cr：430μmol/L，UA：389μmol/L，CO_2 CP：18.2mmol/L，GLU：5.84mmo/L。

2012年7月11日血BUN：25.72mmol/L，Cr：430μmol/L，UA：376μmol/L，CO_2 CP：15.4mmol/L，GLU：6.08mmo/L。

2012年8月10日血BUN：19.9mmol/L，Cr：436μmol/L，UA：431μmol/L，CO_2 CP：26.8mmol/L，GLU：6.09mmo/L。

患者症状及肾功能均有明显改善，故继予补益脾肾、利湿化浊、活血化瘀为大法。

原方去大黄、决明子以防排便次数过多，加黄连30g以清热泻火，砂仁30g以调和脾胃，茯苓30g、酸枣仁30g、合欢皮30g、远志30g以补脾益肾、安神定志。

按语　慢性肾衰竭是各种肾脏病终末期表现，属中医学“关格”、“肾劳”、“溺毒”等范畴。张大宁教授认为“脾肾衰败、湿毒潴留、瘀血阻络”是该病病机关键，故拟“补肾活血、降逆排毒”为基本大法，以“肾衰方”加减，方中以黄芪为主补益脾肾，丹参、川芎、三棱活血化瘀，大黄、大黄炭、五灵脂、蒲黄炭、茵陈、半枝莲、蒲公英、败酱草以利湿降浊排毒，二诊时患者症状及化验无明显改善，但血肌酐无明显上升趋势，证实本方法有效。三诊时患者症状及化验均有明显改善，血肌酐数值明显下降，并在一段内较为平稳，患者继续遵从此法，以期更好的疗效。

张大宁教授以补肾活血、降逆排毒为大法治疗慢性肾衰竭，标本同治，扶正与祛邪兼顾，从而改善患者症状，延缓慢性肾衰竭进程，降低血肌酐、尿素氮，改善贫血，纠正酸中毒，调整钙磷代谢，减轻肾脏病理改变。

病案 81

王某，女，42 岁。

初诊　2012 年 6 月 6 日。

主诉　腰痛，乏力 4 年余。

现病史　患者 2008 年体检时发现尿 PRO：(1+)，伴见腰痛、乏力，遂就诊于北京协和医院，镜检：RBC：80cell/μl，异形 RBC：95%，24h 尿蛋白定量：0.28g，肾功能及血色素均正常，曾间断服用中药汤剂治疗，近日感症状加重，于 5 月 9 日查尿常规：PRO：(+)，BLD：(2+)，LEU：(±)，上皮细胞：(+)，24h 尿蛋白定量：0.08g，抗核抗体 ANA：1∶40 细胞质颗粒/次型，补体 C3：0.845g/L，补体 C4：0.15g/L，肾功能正常。为求进一步治疗，就诊于我科门诊。现症：腰痛，乏力，无浮肿，晨起双足胀感，纳可，寐可，尿量可，夜尿 1 次，大便日 1 行。舌质淡红胖大，苔薄微黄，脉沉。BP：120/80mmHg。

中医诊断　腰痛。

证候诊断　脾肾亏虚、瘀血阻络。

西医诊断　慢性肾炎。

治则　补脾益肾，活血化瘀。

予肾炎 1 号方加减。

处方　生黄芪 120g，土茯苓 30g，荠菜花 30g，丹参 30g，白花蛇舌草 60g，败酱草 60g，半枝莲 60g，杜仲炭 60g，仙鹤草 60g，五味子 60g，蒲公英 60g，金樱子 30g，升麻 30g，茜草 60g。水煎服，每次 300ml，每日 2 次，3 日 1 剂。

嘱　饮食清淡，优质低蛋白饮食为宜，禁食海鲜、羊肉、辛辣刺激制品。

二诊　2012 年 8 月 8 日。腰痛乏力减轻，双足胀感，纳可，寐可，尿量可，大便日 2～3 行，舌淡红胖大边有齿痕，脉沉。BP：120/80mmHg。

2012 年 8 月 3 日 24h 尿蛋白定量：0.06g，尿常规：未见异常，镜检未见异常。

继续予补肾健脾、活血化瘀之法。

处方　生黄芪 90g，土茯苓 30g，荠菜花 30g，丹参 30g，败酱草 60g，半枝莲 60g，仙鹤草 60g，杜仲炭 30g，车前子 30g，升麻 30g，砂仁 30g，冬瓜皮 60g，茜草 60g，五味子 60g，金樱子 30g，沙苑子 30g。水煎服，3 日 1 剂。

按语　慢性肾炎是由多种原因引起的一组病情迁移，缓慢进展，最终可发展为慢性肾衰竭的疾病，其临床表现为不同程度水肿、高血压、尿异常（血尿、蛋白尿、管型尿）和肾功能损害，该病中医可归属于“腰痛”、“水肿”范畴。因该病起病缓慢，病程较长，虚证居多，治疗原则以补虚为主，张大宁教授认为肾虚血瘀是该病基该病机，提出补肾活血为该病的治则。以肾炎 1 号方加减，方中以黄芪、丹参补肾健脾、活血化瘀为主，佐以土茯苓、荠菜花、半枝莲、败酱草以利湿化浊。二诊时诸症改善，尿检明显好转，患者久病，不宜使用攻伐峻烈之品，且病情已近稳定，故二诊时加砂仁化湿行气健脾，酌加车前子、冬瓜皮以利水消除双足胀感，仙鹤草、茜草化瘀收敛止血，五味子、金樱子、沙苑子以收敛固涩，该病缠绵易反复，长期使用本方随证加减可减少复发概率。

病案 82

铁某，女，21 岁。

初诊　2010年3月11日。

主诉　腰痛，乏力1周。

现病史　患者2010年1月体检时查尿Rt：PRO：(3+)，BLD：(+)，无明显不适。于北京大学第一医院住院，住院期间做肾穿示：不典型膜性肾病，请临床除外继发性肾炎。当时肾功能及血压均正常，予缬沙坦80mg/次，每日1次，其后又间断服用贝那普利、百令胶囊及中药汤剂，病情无明显好转，近1周感乏力，腰痛，慕名就诊于我科门诊。现症：腰痛，乏力，尿中泡沫多，无浮肿，纳可，寐可，尿量可，大便日1行。舌质暗红，苔薄白，脉沉细。

中医诊断　腰痛。

证候诊断　肾虚血瘀。

西医诊断　慢性肾炎（不典型膜性肾病）。

治则　补肾活血。

处方　生黄芪90g，土茯苓30g，荠菜花30g，丹参30g，川芎30g，半枝莲30g，蒲公英30g，白花蛇舌草30g，白术30g，大蓟30g，小蓟30g，苎麻根30g，青蒿30g，女贞子30g，墨旱莲30g，覆盆子60g，五味子60g。水煎服，每次300ml，每日2次，3日1剂。

嘱　饮食清淡，优质低蛋白饮食为宜，禁食海鲜、羊肉、辛辣刺激制品。

成药辅以补肾扶正胶囊、活血化瘀胶囊、雷公藤多苷片、保肝片。

二诊　2010年5月5日。腰痛，乏力减轻，尿中泡沫减少，纳可，寐安，尿量可，大便日1行。舌质暗红，苔薄白，脉沉细。

2010年5月3日尿常规：PRO：(1+)。

处方　生黄芪90g，土茯苓30g，荠菜花30g，丹参30g，川芎30g，半枝莲30g，蒲公英30g，白花蛇舌草30g，白术30g，大蓟30g，小蓟30g，苎麻根30g，青蒿30g，女贞子30g，墨旱莲30g，覆盆子60g，五味子60g，三棱30g。水煎服，3日1剂。

三诊　2010年7月21日。外感后腰酸乏力较前加重，尿中泡沫，纳可，寐安，尿量可，大便日1行。舌质暗红，苔薄白，脉沉细。

化验：尿常规：PRO：(2+)；24h尿蛋白定量：1.24g。

处方　生黄芪120g，土茯苓30g，荠菜花30g，丹参30g，川芎30g，半枝莲30g，蒲公英30g，白花蛇舌草30g，白术30g，大蓟30g，小蓟30g，苎麻根30g，青蒿30g，女贞子30g，墨旱莲30g，覆盆子60g，五味子90g，三棱30g，板蓝根30g，金银花30g。水煎服，3日1剂。

四诊　2011年5月4日。诸症减轻，舌质暗红，苔薄，脉沉细。尿常规：未见异常，24h尿蛋白定量：0.66g。

处方　生黄芪90g，土茯苓30g，荠菜花30g，丹参30g，川芎30g，半枝莲30g，蒲公英30g，白花蛇舌草30g，白术30g，大蓟30g，小蓟30g，苎麻根30g，青蒿30g，女贞子30g，墨旱莲30g，覆盆子60g，五味子90g，三棱30g，补骨脂30g，砂仁30g。水煎服，3日1剂。

患者随诊坚持服中药汤剂至2012年5月，尿常规始终阴性。

按语　患者以“腰痛，乏力，尿中泡沫多”为主症，中医辨证为“腰痛”范畴。“腰为肾之府”，肾脏受损必然累及腰府，而出现一系列腰痛、乏力、尿中泡沫多的症状。从其腰痛、乏力、尿中泡沫多、舌质暗红、苔薄白、脉沉细，分析其病机为肾虚血瘀，“腰为肾之府”肾虚腰府失养，加之病久入络，瘀血内阻，故见腰痛。肾虚精微不固而下泄，故见尿中泡沫多，乏力。舌质暗红，苔薄白，脉沉细，加之舌下脉络暗红，故分析本证为肾虚血瘀之证。张大宁教授提出肾虚血瘀是该病基该病机，提出补肾活血为该病的治则。二诊时患者临床症状及化验明显改善，三诊患者感冒劳累后症状及化验均加重，四诊后患者病情趋于平稳。该病起病缓慢，病程较长，感冒劳累后易反复，但长期随证加减可减少该病的复发。

病案 83

陈某，女，13 岁。

初诊 2010 年 3 月 17 日。

主诉 浮肿 1 周。

现病史 肾病综合征病史 5 年，激素有效，既往激素使用 1 周左右尿 PRO 转阴，激素减至小剂量时易反复，曾间断服用中药汤剂，效果不佳。1 周前患者感冒后出现眼睑及双下肢肿，3 月 15 日尿常规：BLD：（1+），PRO：（3+），RBC：3～4 个/HP。为求治疗，今日就诊于我科门诊。现症：眼睑浮肿，下肢微肿，纳可，寐可，尿量可，大便日 1 行。平素易外感。舌质暗红，苔黄腻，脉沉细。

中医诊断 慢肾风，水肿。

证候诊断 肾虚血瘀，水湿泛溢。

西医诊断 慢性肾炎（肾病型）。

治则 补肾活血，利水消肿。

处方 生黄芪 60g，土茯苓 30g，荠菜花 30g，丹参 15g，川芎 15g，三棱 10g，五味子 30g，覆盆子 30g，青蒿 30g，白花蛇舌草 30g，蒲公英 30g，女贞子 30g，墨旱莲 30g，生甘草 30g，补骨脂 30g，山药 15g，茯苓 30g，茯苓皮 30g，冬瓜皮 30g。水煎服，每次 200ml 每日 2 次，3 日 1 剂。

嘱 饮食清淡，优质低蛋白饮食为宜，禁食海鲜、羊肉、辛辣刺激制品。

另予 补肾扶正胶囊，2 粒/次，每日 3 次；活血化瘀胶囊，2 粒/次，每日 3 次；泼尼松，30mg/次，每日 1 次；钙尔奇 D，300mg/次，每日 1 次。

二诊 2012 年 4 月 7 日。浮肿消退，无明显不适。舌质暗红，苔薄白，脉沉细。尿常规未见异常。

处方 生黄芪 60g，土茯苓 30g，荠菜花 30g，丹参 15g，川芎 15g，三棱 10g，五味子 30g，覆盆子 60g，青蒿 30g，白花蛇舌草 30g，蒲公英 30g，女贞子 30g，墨旱莲 30g，补骨脂 30g，黄芩 10g，板蓝根 30g。水煎服，3 日 1 剂。

三诊 2012 年 5 月 19 日。无浮肿，四肢散在皮疹伴瘙痒，纳可，寐可，大便日 1 行。舌质暗红，苔薄白，脉沉细。尿常规未见异常。

处方 生黄芪 60g，土茯苓 30g，荠菜花 20g，丹参 15g，川芎 15g，三棱 10g，五味子 30g，覆盆子 30g，青蒿 30g，白花蛇舌草 30g，蒲公英 30g，女贞子 30g，墨旱莲 30g，白鲜皮 30g，苍术 15g，黄柏 30g，苦参 20g，紫草 30g，牡丹皮 15g，黄连 15g。水煎服，3 日 1 剂。

另予 泼尼松减至 27.5mg/次，每日 1 次。

四诊 2012 年 7 月 21 日。外感后鼻塞，流鼻涕，无发热及咽痛，四肢散在皮疹减轻，纳可，寐可，大便日 1 行。舌质暗红，苔薄白，脉沉细。尿常规未见异常。

处方 生黄芪 60g，土茯苓 30g，荠菜花 30g，丹参 15g，川芎 15g，五味子 30g，覆盆子 30g，青蒿 30g，白花蛇舌草 30g，蒲公英 30g，女贞子 30g，墨旱莲 30g，紫草 30g，白鲜皮 30g，苦参 20g，砂仁 10g，杜仲 10g，知母 10g，黄柏 10g。水煎服，3 日 1 剂。

另予 泼尼松减至 22.5mg/次，每日 1 次。

按语 肾病综合征是以大量蛋白尿、高脂血症、低蛋白血症及全身不同程度的水肿为特点的临床综合征。克里斯琴于 1932 年首先应用肾病综合征（nephrotic syndrome）这一名词，来概括因多种肾脏病理损害所致的严重蛋白尿及其相应的一组临床表现，临床特点：三高一低，即大量蛋白尿（≥3.5g），水肿，高脂血症，血浆蛋白低（≤30g/L）。病情严重者会有浆膜腔积液、无尿表现。

肾病综合征发生于任何年龄，但在儿童中更流行。该病中医属于“水肿”范畴，张教授认为肾虚血瘀、水湿泛溢是该病病机，治疗以补肾活血、利水消肿为治则。本方以生黄芪、山药、丹参、川芎补肾活血，茯苓、茯苓皮、冬瓜皮利水消肿，土茯苓、荠菜花、青蒿、蒲公英利湿降浊，五味子、覆盆子、补骨脂以收敛固涩。本方配以本院自制成药补肾扶正胶囊、活血化瘀胶囊及激素，效果显著。二诊时患者症状及化验均明显好转，三诊、四诊时逐步撤减激素，其间亦有感冒等诱发加重因素，但患者尿常规始终阴性，这也印证了本方在治疗该病和激素撤减过程中疗效肯定。

病案 84

冯某，男，68 岁。

初诊　2010 年 10 月 13 日。

主诉　乏力、头晕 3 个月。

现病史　患者高血压病史 6 年，血压控制欠佳。7 月 12 日头晕、乏力，就诊于社区医院时查血 Cr：101μmol/L，BUN：9.72mmol/L，UA：420μmol/L，服中药汤剂治疗，但血 Cr 逐渐升高，10 月 10 日查血 Cr：141.2μmol/L，BUN：8.9mmol/L，UA：282.6μmol/L，现症：双下肢乏力，时头晕，时胸闷憋气，活动后喘促，无呕恶及浮肿，纳可，尿量可，大便日 1 行。舌暗红苔薄，脉沉弦。BP：130/85mmHg。

中医诊断　虚劳。

证候诊断　肝肾阴虚、血瘀。

西医诊断　慢性肾衰竭；高血压。

治则　滋肾益肝，活血化瘀。

处方　生黄芪 120g，土茯苓 30g，荠菜花 30g，丹参 30g，金樱子 30g，川芎 60g，赤芍 30g，三棱 30g，女贞子 30g，墨旱莲 30g，五灵脂 30g，肉苁蓉 60g，蒲黄炭 30g，茵陈 60g，大黄炭 60g，大黄 20g（后下），五味子 60g，决明子 60g，蒲公英 60g，败酱草 60g，青蒿 60g，白花蛇舌草 60g，火麻仁 60g。水煎服，每次 300ml，每日 2 次，3 日 1 剂。

嘱　饮食清淡，优质低蛋白饮食为宜，禁食海鲜、羊肉、辛辣刺激制品。

二诊　2010 年 12 月 15 日。久立则腰酸乏力，时胸闷憋气，无喘促，纳可，尿量可，大便日 2～3 行。舌暗红，苔薄，脉沉弦。BP：130/85mmHg。

2010 年 12 月 13 日血 Cr：92μmol/L，BUN：8.65mmol/L，UA：357μmol/L。

处方　生黄芪 120g，土茯苓 30g，荠菜花 30g，丹参 30g，金樱子 30g，川芎 60g，赤芍 30g，三棱 30g，女贞子 30g，墨旱莲 30g，五灵脂 30g，肉苁蓉 60g，蒲黄炭 30g，茵陈 60g，大黄炭 60g，大黄 20g（后下），五味子 60g，决明子 60g，蒲公英 60g，青蒿 60g，半枝莲 30g，白花蛇舌草 60g，火麻仁 60g。水煎服，3 日 1 剂。

三诊　2011 年 1 月 12 日。乏力减轻，纳可，寐可，大便日 2～3 行。舌暗红，苔薄，脉沉弦。Cr：85μmol/L，BUN：6.81mmol/L，UA：298μmol/L。

处方　生黄芪 120g，土茯苓 30g，荠菜花 30g，丹参 30g，金樱子 30g，川芎 60g，赤芍 30g，三棱 30g，女贞子 30g，墨旱莲 30g，五灵脂 30g，肉苁蓉 60g，蒲黄炭 30g，茵陈 60g，大黄炭 60g，大黄 20g（后下），五味子 60g，决明子 60g，蒲公英 60g，青蒿 60g，半枝莲 30g，白花蛇舌草 60g，火麻仁 60g。水煎服，3 日 1 剂。

按语　慢性肾衰竭是各种肾脏病终末期表现，属中医学“关格”、“肾劳”、“溺毒”等范畴。该病患者以肝肾阴虚为该病病机，治疗以滋肾益肝、活血化瘀为主，辅以祛湿降浊排毒之法。予肾衰方加减：方中以生黄芪、女贞子、墨旱莲滋肾益肝，丹参、川芎、三棱、赤芍等活血化瘀，土茯苓、荠菜花、青蒿、败酱草等祛湿降浊，炭类中药如海藻炭、大黄炭以降浊排毒，全方共奏滋肾益肝、活血化瘀、祛湿降浊排毒之功，对于慢性肾衰竭早期，收到良好的治疗效果。二诊时患者诸症减轻，结合脉症，加一味半枝莲以清热利湿。三诊时患者诸症明显缓解，化验指标已有明显改善，故效不更方，巩固疗效。

病案 85

李某，女，69 岁。

初诊　2010 年 10 月 27 日。

主诉　腰痛、乏力浮肿 1 个月余。

现病史　患者既往高血压病史 26 年，高脂血症病史 20 年。45 岁时曾因右肾结石行外科取石术，术后肾功能正常，1992 年发现尿 PRO：（1±）～（2+），1996 年发现右肾萎缩，肾功能正常，未治疗。2007 年尿常规：BLD：（2+），PRO：（2+），血 Cr 高于正常值（具体不详），就诊于天津中医药大学第一附属医院，诊为：CRF，予中药治疗。2007 年 11 月突发肝囊肿而中止肾病的治疗。2008 年自服肾宁散，病情无改善，其后间断服中药，2010 年 9 月因腰痛，浮肿于天津市人民医院查尿常规：BLD：（2+），PRO：（2+），血 Cr：123μmol/L，BUN：6.0mmol/L，UA：390μmol/L，对症治疗，2010 年 10 月 26 日复查血 Cr：129μmol/L，BUN：7.94mmol/L，UA：389μmol/L 为求治疗，就诊于我科门诊。现症：腰痛，乏力，眼睑肿，时下肢肿，头晕头胀，时下肢抽搐，纳可，尿量可，大便日 2 行。舌质暗淡苔白，脉沉。BP：130/90mmHg。

中医诊断　腰痛；水肿。

证候诊断　脾肾亏虚，血瘀，水湿泛溢。

西医诊断　慢性肾衰竭。

治则　补肾健脾，活血化瘀，利水祛湿降浊。

处方　生黄芪 90g，土茯苓 30g，荠菜花 30g，丹参 30g，川芎 60g，茵陈 60g，蒲公英 60g，败酱草 60g，大黄炭 60g，大黄 30g，五灵脂 30g，蒲黄炭 30g，黄芪炭 30g，海藻炭 30g，女贞子 30g，墨旱莲 30g，五味子 60g，半枝莲 30g，覆盆子 60g，决明子 60g。水煎服，每次 300ml，每日 2 次，3 日 1 剂。

嘱　饮食清淡，优质低蛋白饮食为宜，禁食海鲜、羊肉、辛辣刺激制品。

二诊　2011 年 11 月 24 日。乏力腰酸减轻，但近日尿中少量血块，纳可，大便可。BP：140/85mmHg。化验：Cr：114μmol/L；尿常规：BLD：（3+），PRO：（1+）。

处方　生黄芪 90g，土茯苓 30g，荠菜花 30g，仙鹤草 60g，茜草 60g，茵陈 60g，蒲公英 60g，败酱草 60g，三七 30g，大黄炭 60g，大黄 30g，五灵脂 30g，蒲黄炭 30g，黄芪炭 30g，海藻炭 30g，女贞子 30g，墨旱莲 30g，五味子 60g，半枝莲 30g，覆盆子 60g，决明子 60g，杜仲炭 30g。水煎服，3 日 1 剂。

按语　慢性肾衰竭是各种肾脏病终末期表现，属中医学“关格”、“肾劳”、“溺毒”等范畴。该患者高血压病史较长，右肾取石术后，加之未系统治疗诸多因素必然会导致肾脏受损而最终导致肾衰竭。张大宁教授治疗该病坚持补肾活血、降浊排毒为大法，组方中善用炭类中药，如大黄炭、蒲黄炭、黄芪炭、海藻炭，对于毒素的吸附排出有较好的效果。二诊时患者尿中少量血块，故去活血之丹参、川芎，加以化瘀止血之仙鹤草、茜草、三七，以防单纯活血致出血之弊。

该患者病情较为复杂，影响因素多，但肾衰竭处于早期阶段，积极治疗收到了良好的治疗效果。

病案 86

王某，女，55 岁。

初诊　2010年10月27日。

主诉　腰痛、乏力1年。

现病史　1999年受凉后出现高热，尿异常，就诊于天津医科大学第二医院诊断：慢性肾炎，予抗炎等治疗后好转，尿PRO：(1+)，持续10年，未再治疗。2009年9月25日因口干伴皮疹4年，腰痛乏力加重1个月，于天津医科大学总医院住院，住院期间查血Cr：195umol/ L，BUN：33.7μmol/L，BP：180/100mmHg，Hb：79g/L，IgG：4830mg/dl，IgA：646mg/dl，C：373.5mg/dl，ANA：1∶1600，SSA：(+)，SSB：(-)，诊断：①慢性肾衰竭；②干燥综合征，系统性红斑狼疮；③高血压。予曲安西龙，12片，每日1次等治疗23日。复查血Cr：203μmol/L，血红蛋白：92g/L，出院后逐渐撤减激素，现服曲安西龙1片，每日1次；氨氯地平5mg，每日1次；缬沙坦80mg每日1次；美托洛尔12.5mg每日1次；钙尔奇D600mg每日1次。10月15日查血Cr：199μmol/L，BUN：15.9mmol/L，10月27日尿常规：PRO：(1+)，为求治疗，今日就诊于我科门诊。现症：腰酸，易疲劳，口干，无唾液，双颧潮红，时心悸，头晕，尿量可，无浮肿，大便日2行，不成形。舌暗苔白，脉沉细弱。

中医诊断　腰痛。

证候诊断　肝肾阴虚、血瘀、湿浊内蕴。

西医诊断　慢性肾功能不全；干燥综合征；系统性红斑狼疮?；高血压。

治则　滋肾养肝、活血化瘀、降浊排毒。

处方　生黄芪120g，土茯苓30g，荠菜花30g，丹参30g，川芎60g，三棱30g，赤芍30g，白术30g，补骨脂30g，女贞子30g，墨旱莲30g，败酱草60g，五味子60g，白花蛇舌草30g，蒲公英30g，覆盆子30g，青蒿30g，生甘草30g，山药15g，五灵脂30g，蒲黄炭30g，茵陈60g。水煎服，每次300ml，每日2次，3日1剂。

嘱　饮食清淡，优质低蛋白饮食为宜，禁食海鲜、羊肉、辛辣刺激制品。

二诊　2010年11月10日。腰酸痛，夜尿多，口干，咽干，乏力，自汗，纳可，寐可，大便日2行。舌暗苔白，脉沉细弱。BP：140/90mmHg。化验：Cr：185μmol/L，BUN：15.46mmol/L，Hb：99g/L。

处方　生黄芪120g，土茯苓30g，荠菜花30g，丹参30g，川芎60g，三棱30g，赤芍30g，白术30g，补骨脂30g，女贞子30g，墨旱莲30g，败酱草60g，五味子60g，白花蛇舌草30g，蒲公英60g，覆盆子30g，半枝莲30g，五灵脂30g，蒲黄炭30g，茵陈60g。水煎服，3日1剂。

三诊　2010年12月22日。腰酸乏力减轻，夜尿多，口干，咽干，纳可，寐欠可，大便日1行。舌暗苔白，脉沉细弱。BP：140/90mmHg。化验：Cr：159μmol/L，BUN：18.8mmol/L。

处方　生黄芪90g，土茯苓30g，荠菜花30g，丹参30g，川芎60g，三棱30g，赤芍30g，覆盆子60g，女贞子30g，墨旱莲30g，五味子60g，白花蛇舌草30g，蒲公英60g，五灵脂30g，蒲黄炭30g，茵陈60g，合欢皮30g，酸枣仁30g，杜仲30g，青蒿60g，酒山茱萸肉30g，决明子30g，地骨皮30g。水煎服，3日1剂。

四诊　2011年2月23日。腰酸痛乏力，夜尿多，口干，咽干，夜尿频，寐欠安，纳可，大便日2行。舌暗苔白，脉沉细弱。化验：Cr：150μmol/L，BUN：14.72mmol/L。

处方　生黄芪90g，土茯苓30g，荠菜花30g，丹参30g，川芎60g，三棱30g，赤芍30g，覆盆子60g，女贞子30g，墨旱莲30g，五味子60g，白花蛇舌草30g，蒲公英60g，五灵脂30g，蒲黄炭30g，茵陈60g，合欢皮30g，酸枣仁30g，杜仲30g，青蒿60g，酒山茱萸肉30g，决明子30g，地骨皮30g，败酱草30g，乌药30g。水煎服，3日1剂。

按语　慢性肾衰竭是各种肾脏病终末期表现，属中医学“关格”、“肾劳”、“溺毒”等范畴。从其腰酸乏力、口干，两颧潮红、舌暗苔白、脉沉细弱分析其病机为肝肾阴虚、血瘀、湿浊内蕴。

故拟“补肾活血、降逆排毒”为基本大法，以“肾衰方”加减，方中以黄芪、女贞子、墨旱莲为主滋肾益肝，丹参、川芎、三棱、赤芍活血化瘀，五灵脂、蒲黄炭、茵陈、蒲公英、败酱草以利湿降浊排毒，张大宁教授以补肾活血、降逆排毒为大法治疗慢性肾衰竭，标本同治，扶正与祛邪兼顾，从而改善患者症状，延缓慢性肾衰竭进程，降低血肌酐、尿素氮，改善贫血等获得良好的效果。

病案 87

张某，男，67 岁。

初诊 2012 年 8 月 22 日。

主诉 乏力 1 周。

现病史 患者糖尿病病史 21 年，现服阿卡波糖、格列喹酮，血糖控制尚可。10 年前出现尿蛋白，诊为糖尿病肾病，曾就诊于我科门诊，自觉症状改善而停服中药，未系统再做检查。2012 年 7 月 26 日因后背痛就诊于天津市胸科医院，诊为急性心肌梗死，当时查血 Cr：628μmol/L，2012 年 7 月 27 日转入天津医科大学总医院住院治疗，诊断：CRF，糖尿病肾病，2 型糖尿病，治疗效果不佳。近 1 周觉乏力明显，为求系统治疗，今日就诊我科门诊，现症：乏力，腰痛，偶头痛，时感胸闷憋气，无明显胸痛，右侧肩背痛，无呕恶，左侧甚，纳呆，寐安，大便日 2～4 次，尿量可，双下肢不肿但有沉重感。舌质红苔黄腻，脉沉弦。BP：140/90mmHg。

中医诊断 虚劳。

证候诊断 肾虚血瘀、湿浊内蕴。

西医诊断 慢性肾衰竭；糖尿病肾病；2 型糖尿病。

治则 补肾活血、降浊排毒。

处方 生黄芪 120g，土茯苓 30g，荠菜花 30g，茵陈 60g，丹参 30g，川芎 60g，三棱 30g，大黄炭 60g，五灵脂 30g，蒲黄炭 30g，海藻炭 30g，白术 30g，半枝莲 30g，女贞子 30g，墨旱莲 30g，白鲜皮 30g，地肤子 30g，五味子 60g，覆盆子 30g，蒲公英 60g，补骨脂 30g。水煎服，每次 300ml，每日 2 次，3 日 1 剂。

嘱 饮食清淡，优质低蛋白饮食为宜，禁食海鲜、羊肉、辛辣刺激制品。

二诊 2012 年 9 月 5 日。乏力，时胸闷，眼睑及双下肢肿，尿量可，大便稀日 5～7 次。舌质红苔白，脉沉弦。

2012 年 8 月 23 日血 Hb：102g/L；尿常规：BLD：(3+)，PRO：(1+)；血 BUN：31.52mmol/L，Cr：572μmol/L，UA：441μmol/L。

处方 生黄芪 120g，土茯苓 30g，荠菜花 30g，茵陈 60g，丹参 30g，川芎 60g，三棱 30g，冬瓜皮 60g，五灵脂 30g，蒲黄炭 30g，海藻炭 30g，白术 30g，女贞子 30g，墨旱莲 30g，白鲜皮 30g，地肤子 30g，五味子 60g，酸枣仁 30g，补骨脂 30g，茯苓 30g，山药 30g，陈皮 30g。水煎服，3 日 1 剂。

三诊 2012 年 9 月 19 日。乏力，时胸闷，双下肢肿，尿量可，纳呆，寐欠安，大便日 3～4 次。BP：130/90mmHg。

2012 年 9 月 17 日血 BUN：21.96mmol/L，Cr：417μmol/L，UA：365μmol/L。

处方 生黄芪 120g，土茯苓 30g，荠菜花 30g，茵陈 60g，丹参 30g，川芎 60g，三棱 30g，冬瓜皮 60g，五灵脂 30g，蒲黄炭 30g，海藻炭 30g，女贞子 30g，墨旱莲 30g，白鲜皮 30g，地肤子 30g，五味子 60g，酸枣仁 30g，补骨脂 30g，山药 30g，茯苓带皮各 30g。水煎服，3 日 1 剂。

按语 糖尿病肾病是由于糖尿病迁延日久所致的严重并发症。张大宁教授认为，消渴日久，伤阴耗气，久病及肾，阴损及阳，阴阳气血俱伤，加之久病必瘀，血脉不通，诸证迭起，发为虚劳、关格等。该病患者糖尿病病史21年，目前已进入肾衰竭尿毒症期，以张教授“补肾活血，降逆排毒”为基本大法，以“肾衰方”加减。二诊时患者症状及化验指标均有所改善，但出现双下肢肿，故加入茯苓、山药、陈皮等理气健脾，利水消肿。三诊，化验指标进一步下降，故仍遵原法继续治疗，延缓慢性肾衰竭的进程。

病案88

陈某，女，60岁。

初诊　2012年6月27日。

主诉　乏力、恶心2周。

现病史　患者慢性肾炎病史15年，高血压病史15年，未系统治疗。10年前发现血肌酐升高（具体不详），无明显不适症状，未系统检查及治疗。2012年6月13日感恶心，乏力，查血BUN：21.57mmol/L，Cr：306μmol/L，UA：474μmol/L，K：5.6mmol/L，血Hb：123g/L，为求治疗，就诊于我科门诊。现症：时恶心，无呕吐，腰酸，乏力，纳少，尿量可，夜尿多，大便日1行，舌淡红，苔薄微腻，脉沉。BP：130/80mmHg。

中医诊断　关格。

证候诊断　肾虚血瘀、湿浊内蕴。

西医诊断　慢性肾衰竭；高血压。

治则　补肾活血、降浊排毒。

处方　生黄芪90g，土茯苓30g，荠菜花30g，丹参30g，川芎60g，三棱30g，茵陈60g，大黄炭60g，大黄30g，五灵脂30g，蒲黄炭30g，海藻炭30g，败酱草30g，五味子60g，砂仁30g，覆盆子30g，蒲公英60g，决明子60g。水煎服，每次300ml，每日2次，3日1剂。

嘱　饮食清淡，优质低蛋白饮食为宜，禁食海鲜、羊肉、辛辣刺激制品。

二诊　2012年9月19日。无呕恶，腰酸乏力减轻，纳可，大便日3~4次，夜尿2~3次。舌淡红，苔薄脉沉。BP：120/80mmHg。

2012年9月13日血BUN：24.8mmol/L，Cr：279μmol/L；血Hb：115g/L；尿常规：BLD：(±)，PRO：(1+)。

处方　生黄芪90g，土茯苓30g，荠菜花30g，丹参30g，川芎60g，三棱30g，茵陈60g，大黄炭60g，大黄30g，五灵脂30g，蒲黄炭30g，海藻炭30g，败酱草30g，五味子60g，砂仁30g，覆盆子30g，蒲公英60g，决明子60g，青蒿60g。水煎服，3日1剂。

按语　慢性肾衰竭是各种肾脏病终末期表现，属中医学“关格”、“肾劳”、“溺毒”等范畴。“关格”一词源于《内经》，张仲景在《伤寒论》中作为病名首先被提出，小便不通名关，呕吐不已名格，小便不通与呕吐不止并见即为关格。该病患者目前处于慢性肾衰竭中期，以乏力、恶心为主症，二便尚可，辨证为肾虚血瘀、湿浊内蕴，治疗以补肾活血、降浊排毒为主，以肾衰方加减。二诊时，患者向愈，效不更方，佐以青蒿清热利湿以助气化。本方对慢性肾衰中期疗效显著，不但能延缓肾衰竭的进程，而且有效地降低血尿素氮、肌酐水平。

病案89

杜某，女，60岁。

初诊　2012年4月18日。

主诉　乏力2周。

现病史　患者慢性肾炎史14年，未系统治疗。2011年8月出现肾功能异常（具体不详）于北京协和医院予金水宝胶囊及雷公藤多苷片等治疗，效果不佳。2012年4月7日感乏力查血

BUN：12.74mmol/L，Cr：124μmol/L，UA：378μmol/L，血 Hb：120g/L，24h 尿蛋白定量：1.04g。现症：乏力，视物不清，无浮肿，时头痛，胸闷憋气，皮肤瘙痒，下肢肌肉抽搐，纳可，寐欠安，多梦，尿中泡沫多，尿量可，大便3～4日1行。舌暗红苔白，脉沉细。

中医诊断 虚劳。

证候诊断 肾虚血瘀，湿浊内蕴。

西医诊断 慢性肾衰竭。

治则 补肾活血，祛湿降逆。

处方 生黄芪90g，土茯苓30g，荠菜花30g，丹参30g，川芎60g，三棱30g，茵陈60g，大黄炭60g，大黄30g，五灵脂30g，蒲黄炭30g，海藻炭30g，半枝莲60g，败酱草60g，五味子60g，蒲公英60g，决明子60g，女贞子30g，墨旱莲30g。水煎服，每次300ml，每日2次，3日1剂。

嘱 饮食清淡，优质低蛋白饮食为宜，禁食海鲜、羊肉、辛辣刺激制品。

二诊 2012年6月27日。乏力，视物不清，无皮肤瘙痒，纳可，寐欠安多梦，尿中泡沫多，尿量可，大便可，舌暗红苔白，脉沉细。

2012年6月13日 BUN：9.9mmol/L，Cr：75μmol/L，UA：326μmol/L。

处方 生黄芪120g，土茯苓30g，荠菜花30g，丹参30g，川芎60g，三棱30g，茵陈60g，大黄炭60g，大黄30g，五灵脂30g，蒲黄炭30g，海藻炭30g，半枝莲60g，败酱草60g，五味子60g，蒲公英60g，决明子60g，女贞子30g，墨旱莲30g，白术30g，补骨脂30g。水煎服，3日1剂。

三诊 2012年9月19日。乏力，纳可，尿量可，大便干。舌暗红苔白，脉沉细。

2012年9月19日 BUN：11mmol/L，Cr：74μmol/L，UA：381μmol/L。

处方 生黄芪120g，土茯苓30g，荠菜花30g，丹参30g，川芎60g，三棱30g，茵陈60g，大黄炭60g，大黄30g，五灵脂30g，蒲黄炭30g，海藻炭30g，半枝莲60g，败酱草60g，五味子60g，蒲公英60g，决明子60g，火麻仁30g，郁李仁30g。水煎服，3日1剂。

按语 慢性肾衰竭是各种肾脏病终末期表现，属中医学“关格”、“虚劳”、“溺毒”等范畴。虚劳病名出自《金匮要略·血痹虚劳病脉证治》。虚劳又称虚损，是由多种原因所致的脏腑阴阳气血严重亏损，久虚不复的多种慢性衰弱病证的总称。张教授认为，该患者先天禀赋不足，后天失于调摄，脾肾两虚，水湿内停，不能运化水谷精微，久则气血津液不足，四肢百骸失养；水湿不行，湿毒内蕴；虚久则瘀，瘀血内停，故虚、瘀、湿、逆互为因果，引发诸症。故辨证中虚、瘀、湿、逆是该病的病理关键，治疗以补肾活血、祛湿降逆为大法，以达扶助正气、祛除邪毒的目的。以肾衰方加减，患者肾功能恢复正常，但仍需积极治疗并定期监测肾功能。二诊时结合舌脉症，考虑患者阳气不足，故加补骨脂、白术以健脾益气，温肾助阳。三诊时患者大便干结，它症皆消，故去女贞子、墨旱莲、白术、补骨脂，加火麻仁、郁李仁以润肠通便。

病案90

王某，女，60岁。

初诊 2011年6月1日。

主诉 乏力3年。

现病史 患者1992年曾患再生障碍性贫血，经治痊愈。高血压病史8年，控制欠佳。2003年突发紫癜，查尿常规：PRO：(4+)，血肌酐正常。诊为：紫癜性肾炎，予激素治疗，尿常规转阴。2008年感乏力，查尿常规：PRO：(2+) ～ (3+)，BLD：1 (±) ～ (2+)，血肌酐：>200μmol/L，服药用炭片及海昆肾喜胶囊等药，效果不佳，血 Cr 逐渐上升，6月1日查尿常规：PRO：(2+)，BLD：(1+)，血 BUN：25.7mmol/L，Cr：575μmol/L（44～97μmol/L），UA：445μmol/L，24h 尿蛋白定量：4.2g，为求治疗，就诊于我科门诊。现症：乏力，时恶心，口干，无浮肿，纳可，寐可，尿量可，夜尿多，大便日1行，舌质暗淡，苔白腻，脉沉弦。BP：180/130mmHg。

中医诊断　关格。

证候诊断　肾虚血瘀，湿浊内蕴。

西医诊断　慢性肾衰竭。

治则　补肾活血，降浊排毒。

处方　生黄芪90g，土茯苓30g，荠菜花30g，丹参30g，川芎60g，赤芍30g，三棱30g，五灵脂30g，蒲黄炭30g，大黄30g，大黄炭60g，茵陈60g，决明子60g，青蒿60g，五味子60g，半枝莲30g，蒲公英60g，覆盆子60g，黄芩30g，女贞子30g，墨旱莲30g。水煎服，每次300ml，每日2次，3日1剂。

嘱　饮食清淡，优质低蛋白饮食为宜，禁食海鲜、羊肉、辛辣刺激制品。

二诊　2011年10月26日。乏力，无呕吐恶心，纳可，寐可，尿量可，夜尿多，大便日2行，舌质暗淡，苔白腻，脉沉弦。血BUN：30.08mmol/L，Cr：462μmol/L，UA：401.3μmol/L，血Hb：114g/L 。

处方　生黄芪90g，土茯苓30g，荠菜花30g，丹参30g，川芎60g，赤芍30g，三棱30g，五灵脂30g，蒲黄炭30g，大黄30g，大黄炭60g，茵陈60g，决明子60g，青蒿60g，五味子60g，半枝莲30g，蒲公英60g，覆盆子60g，女贞子30g，墨旱莲30g，败酱草60g，砂仁30g。水煎服，3日1剂。

三诊　2011年12月28日。轻度乏力，皮肤瘙痒，无呕恶，纳可，寐可，尿量可，夜尿多，大便日2～3行，舌质暗淡，苔白腻，脉沉弦。

2011年12月24日BUN：27mmol/L，Cr：515μmol/L，UA：427μmol/L；血Hb：114g/L；尿常规：PRO：(2+)。

处方　生黄芪120g，土茯苓30g，荠菜花30g，丹参30g，川芎30g，三棱30g，五灵脂30g，蒲黄炭30g，大黄30g，大黄炭60g，茵陈60g，决明子60g，青蒿30g，五味子60g，半枝莲30g，蒲公英60g，覆盆子60g，败酱草60g，砂仁30g，白鲜皮30g，黄芪炭30g，海藻炭30g，郁李仁30g。水煎服，3日1剂。

四诊　2012年3月14日。轻度乏力，无呕恶及浮肿，夜尿多，大便日2～3行。舌质暗淡苔白，脉沉弦。BUN：28.95mmol/L，Cr：379μmol/L，UA：335μmol/L，血Hb：94g/L。

处方　生黄芪120g，土茯苓30g，荠菜花30g，丹参30g，川芎30g，三棱30g，五灵脂30g，蒲黄炭30g，大黄30g，大黄炭60g，茵陈60g，决明子60g，青蒿30g，五味子60g，半枝莲30g，蒲公英60g，覆盆子60g，败酱草60g，砂仁30g，白鲜皮30g，海藻炭30g，郁李仁30g。水煎服，3日1剂。

按语　慢性肾衰竭是各种肾脏病终末期表现，属中医学“关格”、“肾劳”、“溺毒”等范畴。张大宁教授认为“脾肾衰败、湿毒潴留、瘀血阻络”是该病病机关键，故拟“补肾活血、降逆排毒”为基本大法，以“肾衰方”加减，方中以黄芪为主补益脾肾，丹参、川芎、三棱活血化瘀，大黄、大黄炭、五灵脂、蒲黄炭、茵陈、半枝莲、蒲公英、败酱草以利湿降浊排毒，全方共奏补肾活血、降逆排毒之功。该患者已进入慢性肾衰竭尿毒症期，西医治疗多以血液透析等替代疗法为主，而张大宁教授研制的肾衰系列方在此阶段仍有较好的治疗效果，标本同治，扶正于祛邪兼顾，从而改善患者症状，延缓慢性肾衰竭进程。二诊时患者诸症减轻，为助后天以益先天，于原方加砂仁。三诊时患者皮肤瘙痒，考虑浊邪久郁，泛溢肌肤，内阻气机，故加白鲜皮、黄芪炭、海藻炭、郁李仁以降浊邪。四诊时症减，故效不更方，巩固疗效。

病案91

杨某，女，44岁。

初诊　2012年9月10日。

主诉　乏力3个月余。

现病史　患者痛风病史12年，2001年因服用别嘌醇片后发生剥脱性皮炎住院治疗，当时查血Cr：180μmol/L，BUN：9mol/L，诊为肾功能不全，予包醛氧淀粉治疗。2002年曾就诊于我科门诊，血Cr维持在160μmol/L左右。2005年自行停药。此后血Cr逐渐上升，2012年6月感乏力，右手掌指关节疼痛，查血Cr：401μmol/L，BUN：12.8mmol/L，UA：769μmol/L。就诊于兰州军区兰州总医院，血Cr最低降至390.4μmol/L，近日乏力加重，于8月28日查血Cr：433μmol/L，BUN：15.7mmol/L，9月6日血Cr：397μmol/L，BUN：18.76mmol/L，UA：311μmol/L，血Hb：72g/L，慕名来我院，现症：乏力，无呕恶，无浮肿，偶有心慌，纳可，寐可，尿量可，大便日2行。舌质暗红，苔白腻，脉沉细。BP：120/80mmHg。

中医诊断　虚劳。

证候诊断　肾虚血瘀、湿浊内蕴。

西医诊断　慢性肾衰竭。

治则　补肾活血，祛湿降浊。

处方　生黄芪90g，土茯苓30g，荠菜花30g，丹参30g，川芎60g，三棱30g，海藻炭30g，大黄10g，大黄炭60g，蒲黄炭30g，五灵脂30g，茵陈60g，白术30g，决明子60g，蒲公英60g，女贞子30g，墨旱莲30g，覆盆子30g，五味子60g。水煎服，每次300ml，每日2次，3日1剂。

嘱　饮食清淡，优质低蛋白饮食为宜，禁食海鲜、羊肉、辛辣刺激制品

二诊　2012年9月26日。乏力减轻，皮肤瘙痒，无呕恶及浮肿，纳可，寐可，尿量可，大便日2～3行。舌质暗红，苔白腻，脉沉。

2012年9月24日血Cr：328μmol/L，BUN：15.82mmol/L，UA：307μmol/L；血Hb：78g/L。

处方　生黄芪90g，土茯苓30g，荠菜花30g，丹参30g，川芎60g，三棱30g，海藻炭30g，大黄炭60g，蒲黄炭30g，五灵脂30g，茵陈60g，白术30g，决明子60g，蒲公英60g，覆盆子30g，五味子60g，丹皮30g，败酱草60g，白鲜皮30g，地肤子30g。水煎服，3日1剂。

三诊　2012年10月17日。病情稳定，乏力，余无不适。舌质暗红，苔白腻，脉沉。

2012年10月15日Cr：321μmol/L，BUN：16.24mmol/L，UA：326μmol/L。

处方　生黄芪90g，土茯苓30g，荠菜花30g，丹参30g，川芎60g，三棱30g，海藻炭30g，大黄炭60g，蒲黄炭30g，五灵脂30g，茵陈60g，白术30g，决明子60g，蒲公英60g，覆盆子30g，五味子60g，牡丹皮30g，败酱草60g。水煎服，3日1剂。

按语　痛风性肾病是因嘌呤代谢紊乱，血尿酸增高致尿中尿酸排出增多造成肾功能的损害，临床资料显示发病5～10年后可出现严重肾衰竭，从《格致余论·痛风》论述痛风之病因为"瘀浊凝涩"，晚期表现为脾肾虚衰，湿浊滞留。出现少尿、呕恶等末期尿毒症症候，故亦应采用扶正固脱、通腑泄浊、活血化瘀之法。张大宁教授治疗该病时，根据患者所处的阶段，辨证论治，以"肾虚血瘀论"为基础，治以"补肾活血"为基本大法，该病患者已进入慢性肾衰竭尿毒症早期，兼以降浊排毒之法，予肾衰方加减用药，二诊时，患者皮肤瘙痒，考虑浊邪久郁，泛溢肌肤，故予白鲜皮、地肤子以祛湿止痒。及三诊时患者皮肤瘙痒若失，去白鲜皮、地肤子继予前方调理而安。

病案92

李某，男，64岁。

初诊　2012年9月19日。

主诉　浮肿时轻时重8年，近日加重。

现病史　患者糖尿病病史14年，目前血糖控制尚可。8年前出现浮肿曾于北京协和医院住院，口服环孢素，最高剂量为350mg/日，服用该药有效。2007年12月因浮肿曾于我科住院，当时查血Cr：114μmol/L，BUN：8.72mmol/L，UA：339μmol/L。诊为：糖尿病肾病Ⅴ期，予中药汤剂配合西药对症治疗，水肿消退，肾功能恢复正常后出院，此后间断服用中药治疗。2012年4月因情志刺激，水肿加重伴乏力，于当地医院查血Cr>200μmol/L，为系统治疗，就诊于我科门诊，9月15日查Cr：427μmol/L，BUN：13.39mmol/L，UA：240μmol/L。现症：周身浮肿，乏力，偶头晕，胸闷憋气，时恶心无呕吐，尿中泡沫多，皮肤瘙痒，下肢肌肉抽搐，尿量可，大便日2～3行。舌质紫暗，苔白，脉沉数。BP：130/90mmHg。

中医诊断　水肿。

证候诊断　肾虚血瘀，湿浊内蕴。

西医诊断　慢性肾衰竭。

治则　补肾活血，祛湿降浊。

处方　生黄芪90g，土茯苓30g，荠菜花30g，丹参30g，川芎60g，三棱30g，砂仁30g，蒲公英60g，补骨脂30g，败酱草60g，半枝莲30g，五味子60g，海藻炭30g，决明子60g，覆盆子30g，大黄30g，大黄炭60g，蒲黄炭30g，五灵脂30g，茵陈60g。水煎服，每次300ml，每日2次，3日1剂。

嘱　饮食清淡，优质低蛋白饮食为宜，禁食海鲜、羊肉、辛辣刺激制品。

二诊　2012年10月17日。浮肿减轻，仍乏力，时头晕，无呕恶，纳可，尿量可，大便日2～3行。舌质紫暗，苔白，脉沉数。

2012年10月16日Cr：331μmol/L，BUN：10.38mmol/L，UA：205μmol/L。

处方　生黄芪90g，土茯苓30g，荠菜花30g，丹参30g，川芎60g，三棱30g，砂仁30g，蒲公英60g，补骨脂30g，败酱草60g，半枝莲30g，五味子60g，海藻炭30g，决明子60g，覆盆子30g，大黄30g，大黄炭60g，蒲黄炭30g，五灵脂30g，茵陈60g，山药30g，陈皮30g。水煎服，3日1剂。

三诊　2012年10月31日。诸症减轻，纳可，寐可，尿量可，大便日2～3行，舌质紫暗苔白，脉沉数。

2012年10月30日Cr：331μmol/L，BUN：10.38mmol/L，UA：205μmol/L。

处方　生黄芪90g，土茯苓30g，荠菜花30g，丹参30g，川芎60g，三棱30g，砂仁30g，蒲公英60g，补骨脂30g，败酱草60g，半枝莲30g，五味子60g，海藻炭30g，决明子60g，大黄30g，大黄炭60g，蒲黄炭30g，五灵脂30g，茵陈60g，山药30g。水煎服，3日1剂。

按语　张大宁教授认为肾虚血瘀、浊毒内阻是糖尿病肾病的病理基础。大量的临床资料表明，糖尿病肾病患者均有不同程度的肾虚和血瘀的表现及浊毒内蕴的症状。故治疗时，以补肾活血、降浊排毒为主要治法。补肾注重脾肾双补，善用大剂量生黄芪，不腻不燥，使肾虚得以有效纠正，活血善用三棱、丹参、川芎等温性活血化瘀之品，因久病致瘀，深入脏腑，遍及经络，非破血逐瘀之品不能胜任；祛浊排毒善用炭剂，如蒲黄炭、大黄炭、海藻炭等，既有活血、祛浊、软坚之效，又有较好的吸附毒素的作用，诸药合用，使糖尿病肾病晚期肾衰竭患者的各种症状得到改善，相应化验指标亦有所下降。患者二三诊时，诸症脉象皆有减轻，且药证相符，故微调之而愈。

病案93

杨某，女，29岁。

初诊　2012年9月27日。

主诉　肾功能异常7年伴乏力1个月。

现病史　患者2岁时因发热，排尿疼痛，就诊于天津市儿童医院，查B超示：右肾发育不良，其余检查不详。从2005年开始反复出现发热，伴尿频、尿急、排尿疼痛，曾就诊于天津中医药大学第二附属医院、天津医科大学总医院等，查尿常规：PRO：(3+)，BLD：(1+)，并出现肾功能异常（具体不详），间断服用中药，未系统检查及治疗。今年8月22日因急性胃炎，就诊于天津市第一中心医院时查尿常规：PRO：(3+)，血BUN：13.61mmol/L，Cr：385.8μmol/L，诊断为慢性肾衰竭，对症治疗后复查血BUN：11mmol/L，Cr：333.2μmol/L，近1个月乏力加重，于9月27日查血Hb：99g/L，BUN：9.19mmol/L，Cr：292μmol/L，UA：425μmol/L，为求治疗，就诊于我科门诊。现症：乏力，晨起恶心，双下肢抽搐，双踝部肿，尿中泡沫多，纳可，尿量可，大便日2行，舌暗淡苔白腻，脉沉细。

中医诊断　关格。

证候诊断　肾虚血瘀、湿浊内蕴。

西医诊断　慢性肾衰竭。

治则　补肾活血、降浊排毒。

处方　生黄芪90g，土茯苓30g，荠菜花30g，大黄20g，大黄炭60g，丹参30g，川芎60g，蒲黄炭30g，五灵脂30g，墨旱莲30g，女贞子30g，覆盆子30g，半枝莲30g，蒲公英60g，败酱草60g，三棱30g，茵陈60g，海藻炭30g，五味子60g，决明子30g。水煎服，每次300ml，每日2次，3日1剂。

嘱　饮食清淡，优质低蛋白饮食为宜，禁食海鲜、羊肉、辛辣刺激制品。

二诊　2012年10月24日。乏力减轻，无明显恶心呕吐，纳可，尿量可，大便日2~3行。舌淡苔白，脉沉细。

2012年10月22日血Hb：104g/L；BUN：8.9mmol/L，Cr：280μmol/L，UA：248μmol/L。

处方　生黄芪90g，土茯苓30g，荠菜花30g，白术30g，山药30g，陈皮30g，大黄炭60g，丹参30g，川芎60g，蒲黄炭30g，五灵脂30g，墨旱莲30g，女贞子30g，覆盆子30g，半枝莲30g，蒲公英60g，败酱草60g，三棱30g，茵陈60g，海藻炭30g，五味子60g。水煎服，3日1剂。

按语　慢性肾衰竭是各种肾脏病终末期表现，属中医学“关格”、“肾劳”、“溺毒”等范畴。“关格”一证是由多种原因引起的脾阳不足，肾阳衰微，阳不化水，水浊稽留，浊邪壅塞三焦之证。因肾阳不足，行血无力，因虚致瘀，故脾肾虚衰必兼血瘀之象，脾肾阳虚为本，浊毒瘀血为标，其证属本虚标实。张大宁教授认为“脾肾衰败、湿毒潴留、瘀血阻络”是该病病机关键，故拟“补肾活血、降逆排毒”为基本大法，以“肾衰方”加减。其中降浊在该病中起着非常重要的作用，降浊重用炭类，具有吸附毒素的作用。常用炭类包括：蒲黄炭、海藻炭、大黄炭、黄芪炭，其中蒲黄炭偏于止血化瘀；海藻炭侧重清热软坚；大黄炭化瘀收敛止血；黄芪炭补气升阳。依据患者具体情况辨证，用于慢性肾衰竭各个阶段均能收到良好的效果。二诊症减，故继予前方调理巩固疗效。

病案94

吴某，女，39岁。

初诊　2013年12月25日。

主诉　发现肾功能异常4年。

现病史　2011年2月因尿急、尿痛查尿常规：PRO：(±)，BLD：(-)，LEU：(±)，SG：1.010，WBC：73.1/μl，RBC：6.9/μl，予抗炎治疗后，症状缓解，同年4月复查时发现STP：77.7g/L，A：41.28g/L，血常规：WBC：3.65×10^9/L，Hb：104.8g/L，PLT：142×10^9/L，RBC：3.53×10^{12}/L，尿常规：PRO：(2+)，BLD：(1+)，上皮细胞：16.5/μl，WBC：55.2/μl，血BUN：10.97mmol/L，Cr：269.9μmol/L，UA：249.2mmol/L，K：4.29mmol/L。否认妊娠高血压

综合征、肾炎、高血压、糖尿病等病史。为求进一步诊治遂来我院。现症：右脚心发凉、脱发、纳可，无恶心呕吐，时有咳嗽，无痰，大便日两次，小便尿量可，无淡暗苔黄，舌下络脉瘀曲，脉弦细，BP：120/70mmHg。

中医诊断 水肿。

证候诊断 肾虚血瘀。

西医诊断 慢性肾衰竭。

治则 补肾活血，降浊排毒。

处方 生黄芪90g，土茯苓30g，荠菜花30g，丹参30g，川芎60g，大黄炭60g，大黄30g，茵陈60g，五灵脂30g，五味子60g，蒲黄炭60g，海藻炭30g，决明子90g，火麻仁60g，郁李仁10g，砂仁30g，青蒿60g，黄连15g，陈皮30g，合欢皮30g，升麻20g。水煎服，3日1剂。

另予 肾康宁胶囊，6粒/次，每日3次；肾衰排毒胶囊，3粒/次，每日3次；包醛氧淀粉，8粒/次，每日2次；药用炭片，5粒/次，每日3次。

二诊 2014年3月19日。乏力、双下肢不肿、夜寐差、皮肤瘙痒、纳可，无呕吐，大便日2行，小便尿浊，夜尿1次，舌淡暗苔微腻，脉弦细。BP：120/90mmHg。

2014年3月1日生化全项：TG：2.28mmol/L，BUN：12.12mmol/L，Cr：273μmol/L Na：136.7mmol/L，Cl：111mmol/L，Ca：2.07mmol/L，CO_2CP：19.8mmol/L。

凝血酶原时间：10.8s，凝血酶时间：24.6s。

血常规：正常。

处方 上方生黄芪改为120g、加水蛭10g、山药20g、肉苁蓉30g、蒲公英60g。

另予 肾康宁胶囊，6粒/次，每日3次；肾衰排毒胶囊，3粒/次，每日3次；包醛氧淀粉，8粒/次，每日2次；药用炭片，5粒/次，每日3次。

三诊 2014年5月21日。乏力、浮肿，纳差，恶心无呕吐，大便日1次，小便夜尿1次，尿浊，舌暗红苔薄，舌下络脉瘀曲，脉弦细，BP：130/90mmHg。

2014年5月15日血常规：RBC：3.57×10^{12}/L，Hb：107g/L，Hct：0.328；BUN：13.16mmol/L，Cr：229μmol/L，CO_2CP：19.5mmol/L，TG：2.18mmol/L，LDL-C：1.56mmol/L。

处方 上方加火麻仁60g、郁李仁60g、减山药20g、肉苁蓉30g、合欢皮30g，改升麻为10g。

四诊 2014年7月23日。乏力，余无明显不适，舌暗苔黄。

2014年7月15日生化全项+HCY：HCY-C：3.62mg/L，STP：75.9g/L，A：42.8g/L，CHO：3.15mmol/L，TG：2.23mmol/L，UA：249.7mmol/L，BUN：12.8mmol/L，Cr：203.7μmol/L，K：4.84mmol/L，Ca：2.08mmol/L，CO_2CP：16.3mmol/L。

血常规：Hb：111g/L，PLT：146×10^9/L，Hct：0.341。

骨密度检测：骨量减少（明显）。

B超：双肾回声异常（左：7.5cm×3.7cm×3.7cm，右：7.8cm×3.5cm×3.5cm）。

处方 上方减水蛭。

另予 肾康宁胶囊，6粒/次，每日3次；肾衰排毒胶囊，3粒/次，每日3次；包醛氧淀粉，8粒/次，每日2次；药用炭片，5粒/次，每日3次。

按语 患者发现肾功能异常4年来诊，右脚心发凉、脱发、舌下络脉瘀曲，符合肾虚血瘀之证，望舌下是肾病望诊的重要环节。正常人舌下位于舌系带两侧各有一条纵行的大脉络，即舌下脉络。望舌下脉络主要是指观察其长度、形态、色泽、粗细及舌下小血络等变化。舌下络脉瘀曲粗涨青紫，甚至紫黑者为血瘀，色越深者瘀越重。故而采用补肾活血之法，丹参、川芎为活血常用对药，《本草易读》所载："出蜀中者为川芎……调经脉而破经结，疗诸疮而止诸血。"而丹参："破宿血，生新血，安生胎，落死胎，调经脉，除烦热。止肠鸣腹痛，理崩带癥瘕。功同四物，为女科要药。”两者相伍，使瘀去新生。患者复诊时大便不畅，加以润肠之品调理而安。

病案 95

陈某，女，59岁。

初诊 2013年11月13日。

主诉 发现肾功能异常十余年。

现病史 患者1990年始出现反复泌尿系感染，多次使用青霉素。2002年发现肾功能不全，血Cr：128mmol/L，BUN：正常，口服药用炭片、包醛氧淀粉、金水宝胶囊治疗，至2007年肌酐维持130mmol/L左右。2007年下半年肌酐开始升高。2009年开始注射促红细胞生成素4000U，次/周。2010年3月于天津中医药大学第一附属医院服中药至2012年。为求进一步治疗，遂就诊于我院。现症：双下肢乏力、夜尿多、腰酸、心悸、夜尿5~6次，小便泡沫多，胸闷，夜寐欠安，舌淡暗苔薄，脉沉。BP：130/75mmHg。

2013年10月16日查24h尿蛋白定量：1.128g。

2013年11月12日查24h尿蛋白定量：1.278g。

2013年11月7日查K：4.1mmol/L，Cl：110mmol/L，CO_2CP：20.5mmol/L，血BUN：10.66mmol/L，Cr：243μmol/L，UA：184mmol/L。血常规：RBC：3×10^{12}/L，WBC：5.7×10^{9}/L，Hb：115g/L，PLT：243×10^{9}/L。

2013年9月18日结肠镜示：结直肠直变病。

中医诊断 慢肾衰。

证候诊断 肾虚血瘀。

西医诊断 慢性肾衰竭；药物性肾损害？

治则 补肾活血、降浊排毒。

处方 生黄芪120g，土茯苓30g，荠菜花30g，丹参30g，川芎60g，蒲黄炭30g，五味子10g，五灵脂30g，延胡索30g，乌药30g，白芍30g，肉苁蓉10g，白术30g，陈皮10g，山药30g，火麻仁60g，砂仁30g，郁李仁60g。水煎服，3日1剂。

二诊 2014年4月9日。乏力、心悸、尿泡沫多，夜尿频，舌淡暗苔白腻，脉沉弦。

2014年3月22日查血常规：Hb：92g/L；尿常规：PRO：（±），BLD：（1+），GLU：（1+），24h尿蛋白定量：1.28g；血BUN：14.84mmol/L，Cr：226μmol/L，UA：251mmol/L。

2014年2月27日B超示：甲状腺右叶结节（多发）。

2014年4月2日B超示：双肾实质慢性损害（左95mm×40mm，右90mm×36mm）。

处方 上方减火麻仁加肉桂15g、炮姜10g、升麻10g、甘草30g。

三诊 2014年10月15日。体乏、心悸、耳鸣、腹部胀痛、纳可，小便量可，24h尿量2800ml，夜尿5次，大便日1次。BP：120/80mmHg。

2014年10月10日查血BUN：15.38mmol/L，Cr：202μmol/L，UA：175mmol/L。

血常规RBC：3.45×10^{12}/L，Hb：113g/L，PLT：186×10^{9}/L。

B超示：双肾实质慢性损害（左97mm×38mm×43mm，右95mm×35mm×47mm），肝囊肿。

24h尿蛋白定量：1.26g。

处方 上方减延胡索、乌药、山药、肉桂、炮姜，加木香10g、茵陈60g、海藻炭30g、决明子60g。

按语 患者先天禀赋不足，后天失于调养而致脾肾两虚，脾为后天之本，气血生化之源；肾为先天之本，主藏精，为一身阴阳之根本。脾肾亏虚，先天后天不相续，气血化源不足，不能荣养肢体百骸，故乏力；心肾不交故见心悸、夜尿频等症，故二诊时于补肾活血、降浊排毒之法的基础上，加肉桂、炮姜温肾助阳，及三诊时患者耳鸣、腹部胀痛明显，故加木香行气消胀，茵陈、海藻炭加大祛湿降浊之力，决明子平肝降逆。《本草乘雅半偈》有云：决明子乃“本经上品……久服益精光，轻身。……绍隆王先生云：决明禀阴精之体，具青阳之用；宜入肝肾，肝开窍于目，瞳子精光，肾所司也”。用于此患者兼有润肠通便、软坚散结之功。

病案 96

郭某，女，44 岁。

初诊　2014 年 4 月 9 日。

主诉　尿常规异常 2 年。

现病史　高血压病史 5 年，2012 年体检时发现尿 PRO：(3+)，BLD：(3+)，曾服来氟米特、肾炎康复片。2013 年服中药汤剂、雷公藤多苷片、保肝片。尿 PRO：(1+) ~ (3+)，BLD：(2+) ~ (3+)（2013 年 12 月因行肾上腺瘤手术停药）。现服黄葵胶囊。现症：头晕，恶心，尿中有泡沫，无浮肿，纳可，寐安，大便日 1 行，舌质淡暗，苔薄，脉沉细。BP：130/90mmHg。

2014 年 4 月 2 日尿常规：PRO：(3+)，BLD：(2+)；尿相差镜检：RBC：243 000/μl，肾小球性红细胞：90%；非肾小球性红细胞：10%。尿液四项：尿微量白蛋白：3029.6mg/L（<19.7mg/L），尿微量总蛋白：4.33g/L（<0.1g/L），尿 NAG：45.30U/L（<11.20U/L）。肾功能：BUN：5.85mmol/L，Cr：77μmol/L，UA：273mmol/L。

中医诊断　尿浊。

证候诊断　肾虚血瘀。

西医诊断　慢性肾炎；慢性肾功能不全；高血压。

治则　补肾活血，降浊排毒。

处方　生黄芪 120g，土茯苓 30g，荠菜花 30g，丹参 30g，川芎 60g，莪术 30g，芡实 30g，山药 30g，太子参 30g，青蒿 60g，党参 30g，决明子 60g，大黄炭 60g，炒白术 30g，金樱子 30g，败酱草 60g，升麻 30g，五味子 60g。水煎服，3 日 1 剂。

另予　肾康宁胶囊，6 粒/次，每日 3 次；肾衰排毒胶囊，3 粒/次，每日 3 次；药用炭片，5 粒/次，每日 3 次；补肾止血胶囊，3 粒/次，每日 3 次；黄葵胶囊，5 粒/次，每日 3 次；硝苯地平，30mg/次，每日 1 次（早）；美托洛尔，47.5mg/次，每日 1 次（早）；贝那普利，10mg/次，每日 1 次。

二诊　2014 年 10 月 29 日。病情稳定，时有腰部酸痛，大便日 1 ~ 2 次，夜尿 1 ~ 2 次。24h 尿蛋白定量：2.89g。血 BUN：7.02mmol/L，Cr：66μmol/L，UA：233mmol/L。尿常规：PRO：(3+)，BLD：(1+)，LEU：(1+)。

处方　上方减荠菜花、山药、党参、败酱草，加女贞子 30g、墨旱莲 30g。

另予　肾康宁胶囊，6 粒/次，每日 3 次；肾衰排毒胶囊，3 粒/次，每日 3 次；药用炭片，5 粒/次，每日 3 次；补肾止血胶囊，3 粒/次，每日 3 次；黄葵胶囊，5 粒/次，每日 3 次；硝苯地平，30mg/次，每日 1 次（早）；美托洛尔，47.5mg/次，每日 1 次（早）；贝那普利，10mg/次，每日 1 次。

三诊　2015 年 2 月 4 日。双下肢下午肿胀，纳可，大便调，舌暗红，苔薄白。24h 尿蛋白定量 1.25g。血 BUN、Cr、UA 均正常（具体不详）。尿常规：PRO：(+)，BLD：(2+)。

处方　上方加荠菜花 30g、蒲公英 60g、败酱草 60g，减大黄炭、女贞子、墨旱莲。

另予　肾康宁胶囊，6 粒/次，每日 3 次；黄葵胶囊，5 粒/次，每日 3 次；补肾止血胶囊，3 粒/次，每日 3 次；雷公藤多苷片，2 粒/次，每日 2 次；保肝片，4 粒/次，每日 3 次。

按语　患者首诊以头晕、恶心、尿中有泡沫为主要症状，但是考虑到患者久病，脾胃气虚，中焦气陷，蛋白精微外泄，故而予补中益气汤加减，配合补肾固涩药，健脾益气，升阳举陷，清热利湿，固肾培元，标本兼顾。二诊时患者时有腰部酸痛，加女贞子、墨旱莲以增固肾培元之力。三诊时腰痛好转，继予荠菜花、蒲公英、败酱草祛湿利水，则肿胀可安。

病案 97

宋某，男，28 岁。

初诊　2013 年 5 月 22 日。

主诉　发现肾功能异常 10 个月。

现病史　2010 年发现高尿酸血症，曾服别嘌醇，血肌酐逐步升高，但未高于正常高值。2012 年 7 月 17 日血 Cr：149.8μmol/L，BUN：8.28mmol/L，UA：659μmol/L，在长春肾病医院服中药汤剂治疗。现症：小便泡沫多，晨起眼睑肿，纳可，夜尿多，无乏力腰酸，舌淡红，苔薄白，脉沉细。BP：130/90mmHg。

2013 年 5 月 13 日血常规：Hb：173g/L，WBC：7.7×10^9/L，PLT：204×10^9/L。

血 Cr：167μmol/L，BUN：6.11mmol/L，UA：824.4μmol/L，STP：73.3g/L，A/G：46.1/27.2，TC：6mmol/L，TG：5.8mmol/L。

24h 尿蛋白定量：0.75g。

尿常规：PRO：(1+)。

中医诊断　水肿。

证候诊断　肾虚血瘀。

西医诊断　慢性肾衰竭。

治则　补肾活血，降浊排毒。

处方　生黄芪 90g，土茯苓 30g，荠菜花 30g，丹参 30g，川芎 60g，五灵脂 30g，蒲黄炭 30g，茵陈 60g，大黄炭 60g，大黄 30g，半枝莲 60g，蒲公英 60g，白术 30g，山药 30g，芡实 60g，五味子 60g，砂仁 30g，莪术 30g。水煎服，3 日 1 剂。

另予　肾康宁胶囊，6 粒/次，每日 3 次；肾衰排毒胶囊，3 粒/次，每日 3 次；黄葵胶囊，5 粒/次，每日 3 次；别嘌醇，1 粒/次，每日 2 次；碳酸氢钠，4 粒/次，每日 3 次；药用炭片，5 粒/次，每日 3 次。

二诊　2013 年 7 月 17 日。现患者晨起眼睑不适，纳可，大便可，舌淡暗苔薄，脉沉。BP：110/80mmHg。

2013 年 7 月 12 日血 Cr：122.2μmol/L，BUN：5.19mmol/L，UA：261.1μmol/L，STP：74.8g/L，A/G：48/26.8，TC：8.42mmol/L，TG：4.75mmol/L，GLU：4.7mmol/L。

24h 尿蛋白定量：1.88g。

尿常规：PRO：(-)，BLD：(-)。

微量白蛋白：(-)。

血常规：Hb：161g/L，WBC：8.72×10^9/L，PLT：206×10^9/L。

B 超：左肾 9.4cm×4.6cm，右肾 9.5cm×4.3cm，双肾弥漫性病变。

处方　上方减山药、芡实、莪术，加升麻 10g、水蛭 15g、鸡内金 15g。

三诊　2013 年 9 月 25 日。现患者晨起眼睑微肿不适，思睡，纳可，寐安，大便每日 4～5 行，24h 尿量：5200ml，舌淡暗苔薄白，脉沉。24h 尿蛋白定量：1.09g。血常规：Hb：170g/L，WBC：7.03×10^9/L，PLT：235×10^9/L。尿常规：PRO：(1+)。血 Cr：121.6μmol/L，BUN：5.6mmol/L，UA：447.8μmol/L，Ca：2.66mmol/L，ALT：86.4U/L，AST：39.5U/L，TG：6.44mmol/L，谷氨酰胺转肽酶：78.7U/L。

处方　上方减大黄、半枝莲、蒲公英、鸡内金，加女贞子 30g、墨旱莲 30g、山药 30g、茯苓 30g。

四诊　2013 年 12 月 25 日。半月前咽痛，近二三日无咽痛，纳可，大便日 1 次，夜尿可，舌暗红苔薄白，脉沉。BP：120/80mmHg。

2013 年 12 月 24 日 24h 尿蛋白定量：1.68g。

血常规：Hb：174g/L，WBC：9.71×10^9/L，PLT：246×10^9/L。

尿常规：PRO：(2+)。

血 Cr：113.9μmol/L，BUN：6.21mmol/L，UA：424.7μmol/L，STP：72g/L，A/G：43.8/28.2，TC：5.97mmol/L，TG：9.33mmol/L，ALT：36.7U/L，AST：21.3U/L，GLU：4.32mmol/L。

处方　减山药、茯苓，加决明子 60g、海藻炭 30g。

另予　肾康宁胶囊，6 粒/次，每日 3 次；肾衰排毒胶囊，3 粒/次，每日 3 次；黄葵胶囊，5 粒/次，每日 3 次；别嘌醇，0.25g/次，每日 1 次；碳酸氢钠，2 粒/次，每日 3 次；药用炭片，5 粒/次，每日 3 次；阿昔莫司，1 粒/次，每日 2 次。

按语　患者以水肿为主要症状来诊。患者素体亏虚，加之久病迁延不愈，脾肾亏虚，水湿运化不利，三焦气化失常，湿浊内停，故见颜面浮肿，升提不利，精微外泄，故见蛋白尿。故治疗宜标本兼顾，扶正不忘祛邪，祛邪而不伤正。二诊时，水肿减轻，但仍见尿蛋白，故加升麻以升阳，水蛭以活血通络，改善肾脏微循环。三诊时尿量多，故加女贞子、墨旱莲、山药、茯苓健脾固肾之品，以防伤正。四诊时，患者虽有外感，但并未入里，大便日 1 次，舌暗红苔薄白，故加决明子、海藻炭以增通便泄浊之力。

病案 98

李某，男，15 岁。

初诊　2014 年 9 月 3 日。

主诉　肾功能异常 5 个月余。

现病史　2014 年 4 月，无明显诱因出现恶心呕吐，就诊于山东大学齐鲁医院，时 BP：154/79mmHg，双下肢轻度水肿，肝脾（-），心肺叩诊（-），无肾区叩击痛，查肾功能：Cr：884μmol/L，BUN：40.06mmol/L，UA：587μmol/L；尿常规：PRO：(3+)，BLD：(2+)；血常规：Hb：80g/L；双肾 B 超示：弥漫性肾病（右 9.66cm×3.86cm×3.85/左 10.56cm×4.58cm×4.16cm），腹腔积液。2014 年 4 月 21 日，就诊于山东大学齐鲁医院，查肾功能+电解质：Cr：1070μmol/L，BUN：40.6mmol/L，Ca：1.87mmol/L，诊断为“慢性肾衰竭”，予住院治疗，住院期间，行肾穿示：慢性硬化性肾小球肾炎，即行血液透析、保肾、改善循环等治疗，病情好转出院。此后一直于当地医院规律性血液透析，3 次/周。为进一步诊治，就诊于我院。现症：面色晦暗，口唇淡紫，无浮肿，无呕恶，无头晕头痛，24h 尿量 500～1000ml，大便调，舌淡红，苔白，脉沉。BP：140/115mmHg（未服药）。

既往史　高血压病史 3 年，血压最高 180/100mmHg，口服硝苯地平 30mg、每日 1 次，美托洛尔 12.5mg、每日 1 次，血压控制一般。

辅助检查　2014 年 8 月 15 日（淄博中医院）：生化全项：Cr：714μmol/L，BUN：15.17mmol/L，Mg：1.28mmol/L，Ca：2.69mmol/L，K：5.0mmol/L，Na：138mmol/L，Cl：96mmol/L，P：1.88mmol/L，CO_2CP：26mmol/L；血常规：Hb：174g/L，RBC：5.8×10^{12}/L。

中医诊断　关格。

证候诊断　肾虚血瘀。

西医诊断 慢性肾衰竭（尿毒症晚期）；依赖性血液透析；肾性高血压。

治则 补益肾脏，活血化瘀。

处方 生黄芪 90g，土茯苓 30g，丹参 30g，川芎 30g，大黄 30g，大黄炭 60g，败酱草 30g，茵陈 60g，莪术 30g，海藻炭 30g，芡实 30g，砂仁 30g，五灵脂 30g，蒲黄炭 30g，决明子 30g。水煎服，3 日 1 剂。

另予 肾康宁胶囊，6 粒/次，每日 3 次；肾衰排毒胶囊，5 粒/次，每日 3 次。

二诊 2014 年 10 月 15 日。患者体力可，纳可，无呕恶，小便量可，24h 尿量约 1100ml（较前增加），大便日 2 次，BP：160/110mmHg（未服药），舌质红苔黄腻。

2014 年 10 月 7 日生化全项：K：5.6mmol/L，Na：138mmol/L，Cl：100mmol/L，Ca：2.33mmol/L，P：1.62mmol/L，Mg：1.27mmol/L，CO_2 CP：24mmol/L，BUN：29.2mmol/L，Cr：742μmol/L，UA：482μmol/L，β_2-MG：18.6mg/L；血常规：RBC：4.37×10^{12}/L，Hb：131g/L，Hct：0.396，PLT：177×10^{9}/L。

处方 上方生黄芪增至 120g，加升麻 10g、蒲公英 60g。

成药同上。

按语 患者先天禀赋不足，后天失于调养，脾肾亏虚，运化无力，气化失常，湿浊内生，故见口唇淡紫，小便量少；气虚推动无力，血行瘀滞，故见面色晦暗，故予肾衰方加减，以补益肾脏、活血化瘀，二诊时患者肾功能指标有所下降，但鉴于患者年纪较轻，行肾脏替代治疗仍为患者最佳选择。

病案 99

白某，男，35 岁。

初诊 2014 年 12 月 24 日。

主诉 发现血肌酐异常 1 年半。

现病史 2013 年 4 月体检发现血 Cr：256μmol/L，就诊于当地医院住院治疗，予尿毒清颗粒、肾衰宁胶囊、黄葵胶囊、百令胶囊等治疗，效果不明显。2013 年 5 月，就诊于中国人民解放军总医院，予海昆肾喜胶囊、阿魏酸哌嗪分散片等治疗，出院时血 Cr：250μmol/L 左右。2014 年 9 月，就诊于山东潍坊市人民医院住院治疗，予中药外敷治疗，出院后坚持外敷治疗，血 Cr 变化不大。为进一步诊治，就诊于我院。现症：无乏力、腰酸，夜尿 2 次，无呕恶，无胸闷憋气，纳可，寐可，大便日 1 行，排便不畅，舌暗胖大，苔薄白，脉沉细。BP：125/90mmHg。

辅助检查 2014 年 12 月 23 日生化全项：BUN：10.63mmol/L，Cr：247μmol/L，UA：495μmol/L，K：4.9mmol/L，Na：143mmol/L，Cl：102mmol/L，CO_2 CP：20.9mmol/L，Ca：2.55mmol/L，P：1.2mmol/L；血常规：Hb：139g/L。

中医诊断 肾衰病。

证候诊断 肾虚血瘀。

西医诊断 慢性肾衰竭。

治则 补肾活血、祛湿降浊。

处方 生黄芪 90g，土茯苓 30g，芡实 30g，升麻 10g，丹参 30g，莪术 30g，川芎 60g，白花蛇舌草 30g，败酱草 60g，蒲公英 60g，五灵脂 30g，蒲黄炭 30g，茵陈 60g，青蒿 60g，大黄炭 60g，大黄 30g，海藻炭 30g。水煎服，3 日 1 剂。

另予 肾康宁胶囊，6 粒/次，每日 3 次；肾衰排毒胶囊，3 粒/次，每日 3 次；药用炭片，5 粒/次，每日 3 次；别嘌醇，0.25g/次，每日 1 次；碳酸氢钠，2 粒/次，每日 3 次。

二诊 2015 年 3 月 11 日。患者无明显不适，纳可，大便可，舌淡暗苔薄，脉沉，BP：120/80mmHg。

2015 年 3 月 10 日生化全项：BUN：12.51mmol/L，Cr：174μmol/L，UA：413μmol/L，K：4.7mmol/L，Na：141mmol/L，Cl：107mmol/L，CO_2CP：22.7mmol/L，Ca：2.55mmol/L。

处方 上方加煅牡蛎 30g。

成药同上。

按语 患者无明显不适主诉来诊。结合患者舌暗胖大，苔薄白，脉沉细及该病的病因病机，考虑患者为肾虚血瘀之证，故处方予补肾活血、祛湿降浊为法，予肾衰方加减，方中的茵陈失笑散具有较好的降肌酐作用，具有推陈致新之力，使瘀去新生。二诊时，继予上方，加煅牡蛎以软坚散结、祛湿降浊，巩固疗效。

病案 100

郭某，女，39 岁。

初诊 2014 年 9 月 13 日。

主诉 发现肾功能异常 10 个月余。

现病史 患者 10 个月前体检时发现肾功能异常，血 Cr：200μmol/L，BUN：10.0mmol/L，就诊于北京中日友好医院，予肾活检穿刺，提示“局灶增生硬化型 IgA 肾病伴缺血性肾损伤”，考虑“慢性肾衰竭”，予“百令胶囊、海昆肾喜胶囊、复方α-酮酸”等，血肌酐水平无明显变化，后就诊中国中医科学院广安门医院，服中药，泼尼松 25mg，每日 1 次，1 个月后，泼尼松 20mg 每日 1 次至今静脉滴注环磷酰胺（CTX）7.2g，血肌酐降至 170μmol/L，但尿蛋白逐渐上升，现 24h 尿蛋白定量 2.84g。现症：无特殊不适，舌淡紫，苔薄白边有齿痕，脉数，HR：100 次/分，BP：110/70mmHg。

既往史 2009 年因运动过量曾患左侧股骨头坏死，清理手术后，现活动正常。

2014 年 8 月 26 日血 Cr：197μmol/L，BUN：14mmol/L，UA：506μmol/L；STP：62g/L，A：41g/L，K：4.8mmol/L，Ca：2.1mmol/L，CO_2CP：21mmol/L，P：1.4mmol/L。

双肾 B 超示：双肾体积小，弥漫性病变可能，双肾功能严重受损。

中医诊断 肾衰病。

证候诊断 肾虚血瘀，湿浊内蕴。

西医诊断 慢性肾衰竭。

治则 补肾活血，降浊排毒。

处方 生黄芪 90g，土茯苓 30g，荠菜花 30g，丹参 30g，川芎 60g，莪术 30g，五灵脂 30g，蒲黄炭 30g，大黄 30g，大黄炭 60g，五味子 60g，茵陈 60g，海藻炭 30g，蒲公英 60g，芡实 10g，升麻 10g，白术 30g，陈皮 30g，三棱 30g，败酱草 60g。水煎服，3 日 1 剂。

另予 肾康宁胶囊，6 粒/次，每日 3 次；肾衰排毒胶囊，3 粒/次，每日 3 次；黄葵胶囊，5 粒/次，每日 3 次；药用炭片，5 粒/次，每日 3 次；别嘌醇，0.25g/次，每日 1 次；碳酸氢钠，1 粒/次，每日 3 次。

二诊 2014 年 10 月 22 日。无特殊不适，纳寐可，二便可，舌暗红，苔薄白，边有齿痕，脉弦。

化验：血 Cr：175μmol/L，BUN：11.92mmol/L；AST：13U/L，ALT：6U/L。血常规：Hb：108g/L，RBC：$3.21\times10^{12}/L$，WBC：$10.58\times10^{9}/L$。

处方　上方生黄芪加至120g，减三棱、白术、陈皮，加决明子60g、青蒿60g。

另予　改别嘌醇0.25g，隔日1次。

按语　患者来诊时无明显不适，但舌淡紫，苔薄白边有齿痕，脉数，可见患者“虚、瘀、湿”三证并存，结合慢性肾衰竭的病机衍变规律，予肾衰方加减，生黄芪、芡实、升麻、白术健脾固肾以补虚，土茯苓、荠菜花、茵陈、蒲公英、败酱草清热利湿以祛湿，丹参、川芎、莪术、五灵脂、蒲黄炭、大黄、大黄炭、三棱活血通络以祛瘀。二诊时患者舌之瘀象有所改善，故去三棱，去白术、陈皮为防过燥伤正，加决明子、青蒿平肝潜阳，祛湿，邪去则正安。

病案101

邢某，女，56岁。

初诊　2014年6月18日。

主诉　发现肾功能异常1个月余。

现病史　患者狼疮性肾炎病史十七年，尿常规：PRO：(3+)，十七年前曾有胸腔积液、腹水，血压高、大便出血、恶性贫血病史，曾有“病危”的病史，积极治疗病情控制，近十年余自述病情稳定，未查体及治疗，2014年5月因头晕查BP：200/100mmHg，后于天津医科大学总医院治疗，查尿常规：PRO：(2+)，BLD：(1+)，血Cr：415μmol/L，BUN：23.9mmol/L，予对症治疗。现症：腰痛，咽干，口腔溃疡，时有腹痛，纳可，大便可，夜尿1~2次，舌质暗红，苔黄腻，脉沉细，BP：120/100mmHg。

2014年5月29日血Cr：439μmol/L，BUN：22.8mmol/L，UA：433μmol/L；Hb：112g/L。

抗核抗体：(+) <1∶80，补体C3：78.2mg/L；尿常规：PRO：(1+)。

中医诊断　肾衰病。

证候诊断　肾虚血瘀，湿浊内蕴。

西医诊断　慢性肾衰竭；狼疮性肾病；高血压。

治则　补肾活血，降浊排毒。

处方　生黄芪120g，土茯苓30g，荠菜花30g，丹参30g，川芎60g，莪术30g，五灵脂30g，蒲黄炭30g，大黄30g，大黄炭60g，五味子60g，茵陈60g，海藻炭30g，黄芪炭60g，芡实10g，升麻10g，煅牡蛎30g，败酱草60g。水煎服，3日1剂。

另予　肾康宁胶囊，6粒/次，每日3次；肾衰排毒胶囊，3粒/次，每日3次；黄葵胶囊，5粒/次，每日3次；药用炭片，5粒/次，每日3次；包醛氧淀粉，10g/次，每日2次；硝苯地平，30mg/次，每日1次。

二诊　2014年7月16日。无特殊不适，乏力，大便日3~5次。

2014年7月16日血Cr：336μmol/L，BUN：22.32mmol/L，UA：570μmol/L；K：4.7mmol/L，Ca：2.25mmol/L，CO_2CP：22.8mmol/L，P：2.75mmol/L；TC：9.9mmol/L，TG：2.54；血常规：Hb：109g/L；尿常规：PRO：(1+)，BLD：(±)。

处方　上方减大黄，加白术30g、山药30g。

另予　加别嘌醇片0.25g/次，每日1次。

三诊　2014年9月10日。乏力，腹中部疼痛，纳可，大便日3~4次，夜尿多，时有抽搐，舌质暗红，苔黄腻花剥，BP：165/100mmHg。

化验：血Cr：376μmol/L，BUN：22.2mmol/L，UA：587μmol/L；血常规：Hb：102g/L；尿常规：PRO：(1+)。

处方　上方减黄芪炭、败酱草、白术、山药，加青蒿60g。

四诊　2014年10月15日。昨晚突发心脏病，于天津中医药大学第二附属医院静脉滴注左卡尼汀，每入夜发作心悸、畏寒，纳可，大便日2~3次，舌暗红，苔薄，BP：180/110mmHg。

2014年10月14日血Cr：256.1μmol/L，BUN：18.44mmol/L，UA：269μmol/L；K：5.59mmol/L，Na：140.8mmol/L；血常规：Hb：90g/L；尿常规：PRO：(3+)。

处方　上方黄芪加至120g，加女贞子30g、墨旱莲30g。

按语　患者发病以来以腰痛为主要症状，属于中医学“腰痛”范畴，依据国家中医药管理局重点专科协助组专家意见，中医病名为“慢肾风”。张大宁教授提出肾虚、血瘀、水湿/湿热是该病发病的主要病因病机。即肾虚为本，血瘀、水湿/湿热为标。患者先天禀赋不足，加之久病失治，致脾肾亏虚，脾虚不能运化水湿，湿浊内蕴，腰府失于濡养，故腰痛；久病血瘀脉络，肾虚血瘀。纵观舌脉症，病在肾，涉及于脾，证属肾虚血瘀。本虚标实，虚实夹杂，预后欠佳。故予肾衰方加减，扶正祛邪，标本兼顾。该病凶险，预后欠佳，唯辨证准确，用药精专方可祛顽疾，起沉疴。

病案102

朱某，男，29岁。

初诊　2015年1月21日。

主诉　发现肾功能异常2个月余。

现病史　患者于2014年11月查体时发现血压升高，尿常规：PRO：(3+)，BLD：(3+)，血Cr：142μmol/L，于当地医院治疗，诊断为慢性肾衰竭，予包醛氧淀粉、黄葵胶囊、降压等治疗，血Cr：137~142μmol/L。现症：尿中泡沫多，无其他明显不适，纳可，大便日3~4次，舌质淡暗，苔黄腻，脉沉细。BP：130/90mmHg。

2015年1月11日血Cr：142μmol/L，BUN：6.9mmol/L，UA：423μmol/L；24h尿蛋白定量：1.009g；尿常规：PRO：(1+)，BLD：(1+)。

既往史　高血压家族史。

中医诊断　肾衰病。

证候诊断　肾虚血瘀，湿浊内蕴。

西医诊断　慢性肾衰竭；高血压。

治则　补肾活血，降浊排毒。

处方　生黄芪90g，土茯苓30g，丹参30g，川芎60g，五灵脂30g，蒲黄炭30g，大黄30g，大黄炭60g，五味子60g，茵陈60g，海藻炭30g，芡实30g，升麻10g，蒲公英60g，青蒿60g，败酱草60g。水煎服，3日1剂。

另予　肾康宁胶囊，6粒/次，每日3次；肾衰排毒胶囊，3粒/次，每日3次；黄葵胶囊，5粒/次，每日3次；药用炭片，5粒/次，每日3次；雷公藤多苷片，2粒/次，每日2次。

二诊　2015年3月11日。现无特殊不适，纳可，大便日4次，舌淡暗苔薄，脉沉细。BP：120/90mmHg。

2015年3月10日血Cr：107μmol/L，BUN：6.14mmol/L，UA：381μmol/L；K：4.6mmol/L，Ca：2.58mmol/L，CO_2CP：25.4mmol/L；24h尿蛋白定量：0.63g；尿常规：PRO：(1+)，BLD：(1+)。

处方　上方加莪术30g、煅牡蛎30g。

成药不变。

按语　患者先天禀赋不足，后天失于调养而致脾肾两虚，脾为后天之本，脾气亏虚，运化无力，则水湿内停，日久极易酿成浊毒之邪，故而在该病治疗中要注意祛湿浊的重要性。而蒲公英、败酱草即为祛湿的常用药对。《本草新编》中云：蒲公英能“溃坚肿，消结核，解食毒，散滞气。至贱而有大功，惜世人不知用之”，而败酱草《新修本草》记载：其“主暴热火疮赤气，疥瘙，疽痔，马鞍热气。除痈肿，浮肿，结疾痛”。两者合用能祛湿降浊，软坚散结，行气除热，其功甚著。

病案 103

宗某，男，74 岁。

初诊 2014 年 7 月 16 日。

主诉 发现肾功能异常 1 年余。

现病史 患者 2008 年因双下肢肿查尿常规：PRO：(2+)；诊断为“慢性肾炎，高血压”予中西医结合治疗，2013 年查体发现血肌酐升高（具体数值不详），诊断为“慢性肾衰竭”，经中西医治疗效果不明显。现症：腰酸腰痛，时有耳鸣，纳可，大便可，夜尿多，舌质暗红苔黄腻，脉沉。BP：120/80mmHg。

既往史 高血压病史 27 年，曾有冠心病的诊断。

化验：血 Cr：183.1μmol/L，BUN：12.33mmol/L，UA：492μmol/L；STP：57.5g/L，A：38.5g/L，TG：3.64mmol/L。尿常规：PRO：(3+)。

中医诊断 腰痛；肾衰病。

证候诊断 肾虚血瘀，湿浊内蕴。

西医诊断 慢性肾衰竭；高血压 3 级；高尿酸血症。

治则 补肾活血，降浊排毒。

处方 生黄芪 90g，土茯苓 30g，荠菜花 30g，丹参 30g，川芎 60g，茵陈 60g，五灵脂 30g，蒲黄炭 30g，大黄 30g，大黄炭 60g，五味子 60g，海藻炭 30g，败酱草 30g，蒲公英 30g，决明子 60g，杜仲炭 30g。水煎服，3 日 1 剂。

另予 肾康宁胶囊，6 粒/次，每日 3 次；肾衰排毒胶囊，3 粒/次，每日 3 次；黄葵胶囊，5 粒/次，每日 3 次；药用炭片，5 粒/次，每日 3 次；包醛氧淀粉，10g/次，每日 2 次；别嘌醇缓释胶囊，0.25g/次，每日 1 次；碳酸氢钠，1 粒/次，每日 3 次。

二诊 2015 年 3 月 11 日。现无特殊不适，症状大致同前。

2015 年 3 月 10 日血 Cr：143.6μmol/L，BUN：9.26mmol/L，UA：378.2μmol/L；STP：55.4g/L，TG：4.82mmol/L。尿常规：PRO：(2+)。

处方 上方生黄芪加至 120g，败酱草、蒲公英加至 60g，减杜仲炭，加女贞子 30g、墨旱莲 30g。

成药不变，改别嘌醇缓释胶囊 0.25g，隔日 1 次。

按语 患者以腰酸腰痛为主症来诊，属中医学“腰痛”范畴。《素问·脉要精微论》指出：“腰者，肾之府，转摇不能，肾将惫矣。”肾亏体虚是腰痛的重要病机，如《景岳全书·腰痛》云：“腰痛之虚证十居八九。”故以补肾活血、降浊排毒，以肾衰方加减。二诊时予二至丸滋阴补虚固肾，调理巩固疗效。

病案 104

王某，女，44 岁。

初诊 2014 年 10 月 22 日。

主诉 发现肾功能异常 7 个月余。

现病史 患者发现血压升高 1 年，血压最高 220/120mmHg，于 2014 年 3 月就诊于首都医科大学宣武医院，发现肾功能异常，血 Cr：203μmol/L，BUN：12.99mmol/L，收入院，予降压、纠正贫血等治疗，血压控制在 130/90mmHg 左右，出院后坚持门诊治疗，后复查肾功能：血 Cr：212μmol/L，BUN：10.44mmol/L。为求进一步治疗，来我院住院治疗。现症：双下肢水肿，腰痛，乏力，腹胀，头晕头痛，晨起恶心，二便调，口苦，寐差，舌红，苔薄黄，脉沉。近两个月体重上升 6kg。

化验：血 Cr：212μmol/L，BUN：10.44mmol/L，UA：408μmol/L；Hb：104g/L，PRO：0.7g/L，上皮细胞：73.2/μl，细菌：693.8/μl。

双肾 B 超：双肾弥漫性病变，双肾体积缩小。

中医诊断　肾衰病。

证候诊断　肾虚血瘀，湿浊内蕴。

西医诊断　慢性肾衰竭；高血压 3 级。

治则　补肾活血，降浊排毒。

处方　生黄芪 120g，土茯苓 30g，荠菜花 30g，丹参 30g，川芎 60g，茵陈 60g，五灵脂 30g，蒲黄炭 30g，大黄炭 60g，五味子 60g，海藻炭 30g，莪术 30g，败酱草 60g，蒲公英 60g，决明子 60g，青蒿 60g，升麻 10g，芡实 30g。水煎服，3 日 1 剂。

二诊　2014 年 10 月 29 日。乏力，腰痛，头沉，纳可，大便可，夜尿 1～2 次，舌质暗红，苔黄腻，脉沉。BP：120/80mmHg。

2014 年 3 月 1 日血 Cr：179μmol/L，BUN：10.35mmol/L；Hb：107g/L。尿常规：PRO：(2+)。

处方　上方减蒲公英、败酱草，加白术 30g、山药 30g。

三诊　2014 年 11 月 5 日。腰酸痛，乏力，眼睛干涩，身体困倦，大便日 2～3 次，BP：180/100mmHg。

化验：血 Cr：162μmol/L，BUN：9.24mmol/L；K：4.3mmol/L，Ca：2.12mmol/L，CO_2CP：23.9mmol/L。Hb：108g/L。尿常规：PRO：(2+)，BLD：弱阳性。

处方　上方黄芪减至 90g，减白术、山药，加合欢皮 30g、女贞子 30g、墨旱莲 30g。

按语　患者中年女性，先天禀赋不足，脾肾亏虚，水湿内停，故见双下肢水肿，腰酸痛；脾肾亏虚，气血生化乏源，且血行迟缓，故血不涵木，肝木失于调达，郁而化火，肝火上炎，故见头晕，午后阳气足，肝阳亢盛，故头晕明显。《内经》有云"阴平阳秘，精神乃治"。故调理阴阳使其重新达到平衡，症状才能缓解，肾脏才能修复。方中重用生黄芪、芡实健脾补肾，丹参、川芎、五灵脂活血化瘀，共奏补肾活血之功，佐以土茯苓、荠菜花、茵陈、败酱草、蒲公英、青蒿、海藻炭、蒲黄炭、大黄炭、决明子清泻肝热、利湿消肿，茵陈失笑散用治疗肾衰病的经验用药。二三诊患者水肿减轻，三诊时考虑患者肝肾亏虚，故加用合欢皮、女贞子、墨旱莲滋阴固肾善后。经治患者症状减轻，化验指标稳定。

病案 105

李某，男，50 岁。

初诊　2012 年 8 月 8 日。

主诉　腰痛、乏力 1 周。

现病史　患者于 2009 年 6 月查体时发现尿常规：PRO：(2+)，BLD：(3+)，自觉乏力，就诊于天津医科大学总医院，诊为慢性肾炎，予黄葵胶囊治疗，症状及化验均无明显好转，多次复查尿常规：PRO：(1+)～(2+)，BLD：(2+)～(3+)，尿相差镜检提示：肾小球性 RBC 占 90% 以上，后于我院肾病科门诊治疗，予中药汤剂及补肾扶正胶囊、补肾止血胶囊、黄葵胶囊等治疗，症状有所改善，但尿常规：PRO：(2+)～(3+)，BLD：(2+)～(3+)。2010 年查体时发现血 Cr：120μmol/L，未重视，近 1 周患者自觉乏力明显，8 月 7 日尿常规：PRO：(1+)，BLD：(3+)，血 BUN：5.52mmol/L，Cr：145mmol/L，UA：460μmol/L，为求治疗，就诊于我科门诊。现症：乏力，腰酸痛，尿色深，无呕恶及浮肿，纳可，寐安，二便调，舌暗苔白，脉沉细。BP：140/90mmHg。

中医诊断　腰痛。

证候诊断　肾虚血瘀、湿浊内蕴。

西医诊断　慢性肾衰竭。

治则　补肾活血、祛湿降浊。

处方　生黄芪90g，土茯苓30g，荠菜花30g，丹参30g，川芎60g，大黄30g，大黄炭60g，蒲黄炭30g，五灵脂30g，茵陈60g，半枝莲60g，女贞子30g，墨旱莲30g，覆盆子30g，五味子60g，山药30g，蒲公英60g，败酱草60g，海藻炭30g，决明子30g。水煎服，每次300ml，每日2次，3日1剂。

嘱　饮食清淡，优质低蛋白饮食为宜，禁食海鲜、羊肉、辛辣刺激制品。

二诊　2012年8月22日。病情稳定，时头晕，纳可，二便调。舌暗红，苔黄腻，脉沉。BP：90/70mmHg，双下肢不肿。

2012年8月21日尿常规：PRO：(1+)，BLD：(3+)；镜下：RBC：20～25个/HP；血BUN：7.98mmol/L，Cr：134mmol/L，UA：335μmol/L。

三诊　2012年10月10日。乏力，腰酸，尿色深，易汗出，纳可，二便调。舌暗红苔白，脉沉细。查尿Rt：PRO：(3+)；BLD：(3+)；镜下：RBC：8～12个/HP，颗粒管型：0～1个/HP，血BUN：8.03mmol/L，Cr：111mmol/L，UA：451μmol/L。

处方　生黄芪90g，土茯苓30g，荠菜花30g，丹参30g，川芎60g，大黄30g，大黄炭60g，蒲黄炭30g，五灵脂30g，茵陈60g，半枝莲60g，女贞子30g，墨旱莲30g，覆盆子30g，五味子60g，山药30g，蒲公英60g，败酱草60g，决明子60g，砂仁30g，杜仲30g。水煎服，3日1剂。

按语　慢性肾衰竭是各种肾脏病终末期表现，属中医学“关格”、“肾劳”、“溺毒”等范畴。腰痛、乏力伴肾功能异常为肾虚血瘀、湿浊内蕴之证，治以补肾活血、祛湿降浊之法。张大宁教授认为“脾肾衰败、湿毒潴留、瘀血阻络”是该病病机关键，故拟“补肾活血、降逆排毒”为基本大法，以“肾衰方”加减。

病案106

邢某，男，52岁。

初诊　2014年11月12日。

主诉　肾功能异常8年。

初诊　8年前，发现尿蛋白PRO：(2+)，但针对尿蛋白未做任何治疗。2010年因脑梗死住院，期间发现肾功能异常，血Cr：134μmol/L，予尿毒清颗粒、复方α-酮酸等口服治则，患者间断服用但每半年复查肾功能，血Cr升至360μmol/L。今来门诊。现症：颜面及双下肢肿、尿少，上下肢抽搐，时有呃逆，纳食可，夜尿3次，大便每日2～3次，舌淡暗，苔黄腻。BP：120/80mmHg。

现病史　糖尿病病史20余年。现皮下注射胰岛素每餐前12U，睡前14U现血糖控制空腹6.0～7.0mmol/L，餐后8～10mmol/L。高血压病史4年，血压最高达200/120mmHg，现服用非洛地平、卡维地洛，血压控制尚可。左腕部行A-V吻合内瘘。

近期理化检查如下所述。

2014年10月10日血BUN：14.13mmol/L，Cr：481.4μmol/L，UA：598.2μmol/L，STP：57.6g/L，A：34.1g/L；24h尿蛋白定量：6.7g。

2014年10月20日BUN：17.33mmol/L，Cr：565.4μmol/L，UA：761.5μmol/L，STP：54.9g/L，A：30.7g/L。

2014年10月27日行左前臂A-V内瘘成形术。

2014 年 10 月 29 日因跌倒致胸 11 椎体骨折，行胸 11 椎体压缩性骨折后经皮椎体成形术。

中医诊断 肾衰病。

证候诊断 肾虚血瘀，湿浊内蕴。

西医诊断 慢性肾衰竭；糖尿病肾病（V 期）；糖尿病；高血压。

治则 中医以补肾活血、降浊排毒为主。

处方 生黄芪 160g，土茯苓 30g，丹参 30g，大黄 30g，大黄炭 60g，蒲黄炭 30g，五灵脂 30g，决明子 90g，茯苓皮 60g，冬瓜皮 60g，五味子 60g，茵陈 60g，白术 30g，海藻炭 30g，川芎 60g，莪术 30g，蒲公英 60g，青蒿 60g。水煎服，3 日 1 剂。

另予 肾康宁胶囊胶囊，6 粒/次，每日 3 次；肾衰排毒胶囊，5 粒/次，每日 3 次；别嘌醇缓释胶囊，0.25g/次，每日 1 次；碳酸氢钠，2 粒/次，每日 3 次；黄葵胶囊，5 粒/次，每日 3 次。

二诊 2015 年 1 月 7 日。恶心纳差，双下肢肿，夜尿 3～4 次，大便日 1～2 次。BP：160/80mmHg。左腕部 A-V 吻合内瘘。

2014 年 12 月 31 日血 Hb：91g/L，PLT：103×10^9/L；K：4.2mmol/L，Ca：1.97mmol/L，CO_2CP：17.6mmol/L，BUN：22.2mmol/L，Cr：466μmol/L，UA：434μmol/L。

处方 上方黄芪改为 120g，减蒲公英，加煅牡蛎 60g、佛手 30g、砂仁 30g。

按语 患者久病失治，致机体发生肾虚血瘀、湿浊内蕴之病理改变。病位在肾，涉及脾、膀胱、胃，证属本虚标实，属祖国医学“肾衰病”范畴。《病机沙篆·关格》中说：“关者阴盛之极，故闭关而溲不得通也。格则阳盛之极，故格拒而食不得入也。”方中重用生黄芪益肾温阳，大黄祛瘀生新、降浊排毒，大黄炭、海藻炭、蒲黄炭之炭类药物可吸附毒素，茵陈祛湿降浊，丹参、川芎活血化瘀，佐以醒脾、利湿消肿、固精之品，共奏补肾活血、降浊排毒之功。同时配合西药降压、降尿素氮等对症治则，疗效较满意。川芎，血中之气药，《本草汇言》谓：“芎穷，上行头目，下调经水，中开郁结，血中气药。尝为当归所使，非第治血有功，而治气亦神验也。凡散寒湿，去风气……又癥瘕结聚，血痹不行……肿痛却步，并能治之。味辛性阳，气善走窜而无阴凝粘滞之态，虽入血分，又能去一切风，调一切气。同苏叶可散风寒于表分，同耆、术，可以温中气而通行肝脾，同归、芍可以生血脉而贯通营阴。”

病案 107

李某，男，40 岁。

初诊 2011 年 12 月 21 日。

主诉 发现肾功能异常 2 个月余。

现病史 患者 2 个月前因突发胸闷头晕，于天津市天和医院查：BP：200/140mmHg，血 Cr：171～202μmol/L，予降压药、金水宝胶囊、尿毒清颗粒等药治疗，效果不明显。现症：腰痛，无呕恶及头晕胸闷，纳可，大便日 1 次，尿量可，舌暗红苔黄，脉沉细，BP：130/100mmHg。

2011 年 12 月 21 日血 Cr：194.8μmol/L，BUN：5.88mmol/L，UA：324.1μmol/L；尿常规：PRO：(2+)。

中医诊断 腰痛；肾衰病。

证候诊断 肾虚血瘀，湿浊内蕴。

西医诊断 慢性肾衰竭；高血压 3 级。

治则 补肾活血，降浊排毒。

处方 生黄芪 90g，土茯苓 30g，荠菜花 30g，丹参 30g，川芎 60g，三棱 30g，大黄炭 60g，大黄 30g，茵陈 60g，五灵脂 30g，蒲黄炭 30g，五味子 60g，海藻炭 30g，决明子 60g，蒲公英 60g，败酱草 60g，女贞子 30g，墨旱莲 30g，覆盆子 30g，青蒿 60g，肉苁蓉 60g，火麻仁 60g，郁李仁 60g。

用法、煎服方法　水煎服，3 日 1 剂。

二诊　2012 年 2 月 15 日。患者述双下肢无力，腰痛，口干，纳可，寐安，大便日 1～2 行，尿量可，尿中泡沫多，BP：130～140/90～100mmHg，舌暗红苔白，脉沉细。

2012 年 2 月 13 日：血 Cr：143μmol/L，BUN：7.3mmol/L，UA：490μmol/L，K：5.4mmol/L。

处方　上方黄芪加至 120g，减肉苁蓉、火麻仁、郁李仁，加半枝莲 60g。

按语　患者以“腰痛”为主症就医，辨证以“肾虚为本，瘀血浊毒为标”。《内经》云“肾主藏精”，慢性肾衰竭的病变进展过程中，虽然疾病变化复杂，但肾的气阴不足，始终贯穿在其中，这是肾衰病的病理基础及疾病变化发展的主要矛盾。肾受五脏六腑之精而藏之，精气充足，体质方能健壮。故以补肾为主，平衡气血阴阳是治疗该病的关键。选用大剂量黄芪，配合覆盆子、女贞子、墨旱莲、五味子等补肾气、益精血、扶正固本。肾衰病日久，脏腑功能衰减，代谢产物潴留易产生各种内毒之邪。正如何廉臣指出，此为“溺毒入血”。毒素在体内蕴积而成为“浊毒”。而浊毒积聚的根本原因在于正气亏虚，气化无力，故方中选用活血泄浊之品如丹参、川芎、三棱、大黄炭、大黄、茵陈、五灵脂、蒲黄炭等意在荡涤泄浊，畅达五脏，使邪去而正安。

病案 108

于某，女，39 岁。

初诊　2011 年 1 月 12 日。

主诉　发现肾功能异常 3 个月余。

现病史　患者 3 个月前因头晕，查：BP：170/110mmHg，尿常规：PRO：(3+)，BLD：(1+)，并收入院，查血 Cr：154μmol/L，BUN：6.4mmol/L，尿常规：PRO：(3+)，BLD：(2+)，诊断为“慢性肾炎、慢性肾衰竭”，予对症治疗，症无缓解。现症：双下肢微肿，纳可，大便日 3 次，时有头痛，全身乏力，舌质暗红，苔薄少，脉细，BP：120/90mmHg。

2010 年 11 月 11 日血 Cr：156μmol/L，BUN：6.7mmol/L，UA：441μmol/L；尿常规：PRO：(1+)，BLD：(2+)。双肾 B 超示：双肾弥漫性病变；肾穿示：IgA 肾病，25 个肾小球，5 个球性硬化，3 个阶段性硬化。

中医诊断　肾衰病。

证候诊断　肾虚血瘀，湿浊内蕴。

西医诊断　慢性肾衰竭；慢性肾炎（局灶增生坏死硬化型）；IgA 肾病；高血压 3 级。

治则　补肾活血，利湿降浊。

处方　生黄芪 90g，生黄芪炭 30g，土茯苓 30g，荠菜花 30g，丹参 30g，川芎 60g，三棱 30g，大黄炭 60g，茵陈 60g，五灵脂 30g，蒲黄炭 30g，决明子 30g，蒲蒲公英 60g，败酱草 60g，女贞子 30g，墨旱莲 30g，半枝莲 30g。

用法、煎服方法　水煎服，3 日 1 剂。

另予　活血化瘀胶囊，3 粒/次，每日 3 次；肾衰排毒胶囊，3 粒/次，每日 3 次。

二诊　2011 年 3 月 23 日。腰痛，午后下肢肿胀，后背酸胀，尿中泡沫不多，月经量少，经期短，小腹微感不适，BP：145/100mmHg。

血 Cr：134μmol/L，BUN：5.4mmol/L；CO_2CP：20mmol/L。尿常规：PRO：(2+)。24h 尿蛋白定量：1.036g；TC：6.62mmol/L，TG：1.17mmol/L，HDL-C：2.41mmol/L，LDL-C：3.68mmol/L。

处方　上方减生黄芪炭，加杜仲 30g、陈皮 30g、砂仁 30g 行气健脾，强腰护肾。

三诊　2011 年 5 月 18 日。双下肢微肿，乏力缓，纳可，大便可，夜尿可，舌红苔薄，BP：120/90mmHg。

2011 年 5 月 16 日血 Cr：121μmol/L，BUN：7.5mmol/L，UA：363μmol/L；K：4.2mmol/L，Na：135mmol/L，Cl：105mmol/L，CO_2CP：20mmol/L。尿常规：PRO：（2+），上皮细胞：11.3/μl。24h 尿蛋白定量：1.743g。

处方 上方减陈皮，加覆盆子 60g、莪术 30g，加强补肾活血之功。

按语 患者长期患高血压，导致肾功能异常，属中医“肾衰病”范畴。其基该病机为脾肾亏虚为本，浊毒瘀滞为标。证属本虚标实。本虚为气血阴阳不足，主要为脾肾亏虚，标实为湿浊、水毒、瘀血为患，病位在脾肾。患者反复出现双下肢水肿是因为脾肾亏虚、水不化气，饮停于内，留而为肿。水为阴邪，得阳则化，“离照当空，阴霾自散”，故重用黄芪温补脾肾，扶正固本。配合丹参、川芎、三棱等活血化瘀，改善循环；选茵陈、五灵脂、蒲黄炭、大黄炭、败酱草等温肾通腑泄浊。肾衰病患者选择大黄等泄浊之品，给邪以出路，以增加疗效。但用上方时应以大便每日 2~3 次为佳，且脾肾阳虚者宜慎之，以防伤阳气，加重病情。肾衰病伤及五脏首推于肾，概肾藏精，肝藏血，乙癸同源，精血互生，精血不能上荣则患者神疲乏力、面色不荣，故用五味子、二至丸滋补肝肾，养精血，扶正气。

病案 109

刘某，男，33 岁。

初诊 1998 年 7 月 15 日初诊。

主诉 发现血肌酐高 5 个月余。

现病史 患者 5 个月前无明显诱因出现剧烈腰痛，腹痛，恶心呕吐，呕吐物为胃内容物，伴头晕，就诊于天津市第一中心医院，查尿常规：PRO：（2+），血 Cr：129μmol/L，BUN：5.2mmol/L，双肾 B 超正常，诊为慢性肾衰竭（氮质血症期），予黄芪注射液、灯盏花注射液静脉滴注，口服肾衰液、氯化钾等。出院复查：尿常规：（-），肾功能正常。1 个月后查血 Cr：162μmol/L，就诊于天津医科大学总医院，予保肾康、肾炎康复片治疗，无明显疗效，今为进一步诊治就诊于我院。现症：腰痛，头晕，乏力，胁肋部胀感明显，视物模糊，时有恶心，无呕吐，无皮肤瘙痒，双下肢不肿，纳可，二便可，舌淡暗，苔黄腻，脉沉。BP：110/75mmHg。

中医诊断 肾衰病；腰痛。

证候诊断 肾虚血瘀，湿浊内蕴。

西医诊断 慢性肾衰竭。

治则 健脾益肾，活血化瘀。

处方 生黄芪 120g，生黄芪炭 30g，丹参 30g，川芎 60g，三棱 30g，防己 30g，车前子 30g，车前草 30g，赤芍 30g，柴胡 30g，莪术 30g，石韦 60g，萹蓄 30g，萆薢 30g，大黄 10g，大黄炭 30g，白术 30g，补骨脂 30g，芡实 60g，冬虫夏草 3g，乌药 30g，煅牡蛎 50g，茵陈 30g，海藻炭 50g。

用法、煎服方法 水煎服，3 日 1 剂。

另予 补肾扶正胶囊，3 粒/次，每日 3 次；活血化瘀胶囊，3 粒/次，每日 3 次；肾衰灌肠液，100ml/次，每日 1 次。

二诊 1998 年 9 月 23 日。服药后症状较前好转，尿常规：未见异常。双肾 B 超：未见异常。

处方 生黄芪 120g，生黄芪炭 30g，丹参 30g，川芎 60g，三棱 30g，防己 30g，车前子 30g，车前草 30g，赤芍 30g，柴胡 30g，莪术 30g，石韦 60g，萹蓄 30g，萆薢 30g，大黄 10g，大黄炭 50g，白术 30g，补骨脂 30g，芡实 60g，冬虫夏草 3g，木瓜 30g，覆盆子 30g，茵陈 30g，海藻炭 50g，益智仁 30g，栀子 20g。

用法、煎服方法 水煎服，3 日 1 剂。

按语 慢性肾炎多年，湿浊不除，内蕴日久，耗伤气血，损伤五脏，导致气血阴阳虚损。湿浊毒邪内蕴，首先损伤肺脾肾，日久累及心肝。表现为五脏俱虚，气血阴阳亏耗，元气虚衰的虚损证，如神疲、乏力、腰痛、头晕、胸闷等。在一派虚损之象中，以肾气不足为主要表现。人体是一个有机整体，总以肾的精气充盈为根本，故选用黄芪、冬虫夏草保护肾气，调和肾之阴阳，使肾精充盈，达到“正气存内，邪不可干”。慢性肾衰竭患者正气虚损，邪气滞留，不得排出体外而伤及五脏，故在补虚的同时，选用大黄、大黄炭、茵陈、海藻炭等泄浊排毒、通五脏、排毒素、化瘀浊；辅以丹参、川芎、三棱等，加强活血化瘀、推陈致新，有效地清除对机体造成损伤的毒性物质。

病案 110

贾某，男，50 岁。

初诊 2015 年 1 月 14 日。

主诉 双下肢肿 2 年。

现病史 2 年前出现双下肢肿，就诊于天津市红桥医院，查尿常规：PRO：(3+)，BLD：(3+)，诊断为“糖尿病肾病”，予金水宝胶囊、利尿剂等口服药物，病情缓解。此后因反复浮肿，自服利尿剂。5 个月前浮肿加重，伴头晕呕吐，就诊于天津市人民医院，查尿常规：PRO：(3+)，BLD：(3+)，诊断为“糖尿病肾病”，予利尿、改善微循环、降糖等治疗，症状缓解。近日因再次水肿，遂就诊于我院。现症：面色无华，双下肢肿，腹胀，时有胸闷憋气，恶心，双目视物模糊，尿中泡沫多，24h 尿量约 2000ml，大便调，纳可，寐安，舌暗苔白腻，脉沉滑。

既往史 2 型糖尿病病史，糖尿病视网膜病变病史。

辅助检查 生化全项：Cr：163μmol/L，BUN：8.9mmol/L，UA：259μmol/L，STP：59.3g/L，A：29.1g/L，FBIL：3.11g/L，Ca：2mmol/L，LDH：246g/L，CHO：6.81mmol/L，TG：5.84mmol/L，LDL-C：2.96g/L，HDL-C：1.13g/L，β_2-MG：9.06g/L；尿常规：PRO：(3+)，BLD：(2+)，GLU：(2+)；24h 尿蛋白定量：5.59g（尿蛋白 2.66g）；泌尿系彩超：双肾未见明显异常，前列腺增生。

中医诊断 水肿。

证候诊断 肾虚血瘀。

西医诊断 慢性肾功能不全；糖尿病；糖尿病肾病Ⅴ期；糖尿病视网膜病变。

治则 补肾活血，利湿消肿。

处方 生黄芪 90g，土茯苓 30g，丹参 30g，川芎 60g，莪术 30g，大黄 30g，大黄炭 60g，海藻炭 30g，蒲黄炭 30g，芡实 30g，五味子 60g，决明子 60g，苦丁茶 30g，煅牡蛎 60g，五灵脂 30g，茵陈 60g，砂仁 30g，升麻 10g，青蒿 60g。

用法、煎服方法 水煎服，3 日 1 剂。

二诊 2015 年 1 月 28 日。患者昨日感冒，咳嗽，无鼻塞流涕，舌淡红，苔薄微黄。BP：120/80mmHg。复查肾功能+电解质：K：4.4mmol/L，BUN：10.06mmol/L，Cr：112μmol/L，GLU：7.6mmol/L。尿常规：PRO：(3+)，BLD：(1+)，GLU：(1+)，24h 尿蛋白定量 4.31g；血 STP：54.98g/L，A/G：28.3/26.6。血常规：WBC：5.76×10^9/L，Hb：125g/L，RBC：4.67×10^{12}/L。

处方 上方去芡实、五味子、决明子、砂仁、升麻，加女贞子 30g、墨旱莲 30g 以滋补肾阴。

按语 慢性肾衰竭在中医古籍中没有相应称谓，但依据该病临床表现，当属“水肿”范畴。患者久病消渴不愈，日久累及脾肾。脾为后天之本，主运化水湿；肾为水脏，主蒸腾气化，使水液得行。今脾肾受累，水湿内停，致水肿反复发作，此为发病之本。张教授认为脾肾关系密切，在肾病发病中起关键作用。“肾为薪火”，脾阳助肾阳温煦以输布精微。方中以大剂量黄芪为君，意在补气扶正固本。脾主升清，肾主固涩，病久体虚，清阳不升，精微不固，致精微下泄，而见蛋白尿反复发作。故选升麻升提清阳，芡实、五味子收敛固精。因邪留日久，酿生浊毒，郁阻体内使气机阻滞，故以川芎、丹参、莪术活血化瘀、畅通经脉；大黄、大黄炭等降浊排毒，全方意在补肾活血、降浊排毒为法，虚实兼治。该患者面色无华，舌质暗淡，在补气血的基础上加重活血药剂量后，症状明显改善。现代研究表明，慢性肾衰竭患者选用补气活血等治疗，可以不同程度改善血液微循环，延缓病程发展。患者消渴日久，伤阴耗气，伤及五脏，渐累于肾。中医素有肝肾同源之论，肾藏精、肝藏血，肝肾虚，精血不荣，故面色无华，视物不清，故后诊在症状改善后加用二至丸滋阴补肾，柔肝养精血以扶正固本，巩固疗效。

病案 111

李某，71 岁，女。

初诊 2012 年 9 月 13 日。

主诉 乏力、腰痛反复发作 2 年，近日加重。

现病史 1992 年体检发现蛋白尿，未重视。1996 年，就诊于附近医院，复查尿常规仍异常，肾功能未见异常，未系统治疗。2007 年因反复发作泌尿系感染，于当地医院服中药汤剂，一直服用至今，肾功能逐渐减退，血 Cr：107～123μmol/L，常感腰痛、乏力、尿频、尿急。为进一步诊治，今就诊于我院。现症：腰痛，乏力，下肢酸胀，眼睑浮肿，尿频、尿急，大便不爽，寐差，舌淡暗，苔白微腻，脉弦细。

既往史 45 岁时因发现肾结石，于当地医院行取石手术。

辅助检查 2012 年 9 月 13 日尿常规：LEU：（1+），PRO：（1+），WBC：25～30 个/HP；尿细菌培养：肺炎克雷伯菌。

中医诊断 肾衰病。

证候诊断 脾肾亏虚，湿浊内蕴，肾虚血瘀。

西医诊断 慢性肾衰竭；肾结石术后；泌尿系感染。

治则 补肾活血，健脾化湿，祛浊排毒。

处方 肾衰方加减。生黄芪 90g，土茯苓 30g，荠菜花 30g，大黄 30g，大黄炭 60g，女贞子 30g，墨旱莲 30g，青蒿 60g，蒲公英 30g，败酱草 30g，茵陈 60g，决明子 30g，五味子 60g，五灵脂 30g，蒲黄炭 30g，远志 30g，夜交藤 30g，仙鹤草 30g，冬瓜子 30g，石菖蒲 30g。

用法、煎服方法 水煎服，3 日 1 剂。

二诊 2012 年 10 月 4 日。患者无尿频、尿急等症，无明显腰酸及乏力感，寐安，舌苔薄白，舌质暗红，脉沉，复查尿细菌培养：革兰阳性菌，无诊断意义。

处方 上方去夜交藤、冬瓜子、石菖蒲，加白术 30g、芡实 30g 以健脾益气固表，安和五脏。

三诊 2012 年 10 月 18 日。患者无不适主诉。守方治疗。

按语 患者先天不足、后天失养，加之久病，脾肾亏虚，脾虚不能运化水湿，肾虚不能化气行水，湿浊内蕴。久病体虚，久病入络，形成肾虚血瘀之证。脾肾亏虚，气血生化乏源，不能荣养四肢百骸则乏力、腰痛。水湿泛溢则肢肿，瘀血阻络、心脉失养则脉细、气短。心气不足，心神失养则寐差多梦。舌暗苔白腻，脉沉细为脾肾亏虚、肾虚血瘀、湿浊内蕴之证。治疗以补肾活血、祛浊解毒为大法，以肾衰系列方加减化裁。方中主用黄芪补元气，亦补肾气；丹参、川芎、五灵脂、蒲黄炭活血化瘀、通肾络；茵陈、蒲公英、败酱草、萹蓄、石韦清热利湿浊；用大黄、大黄炭加强化瘀泄浊之功，诸药合用补肾活血、降浊排毒。

病案 112

陈某，女，65 岁。

初诊 2012年1月4日。

主诉 血肌酐升高13年。

现病史 1999年，体检发现血Cr：140μmol/L，无特殊不适，未重视。近期颜面浮肿，为进一步诊治，就诊于我院。现症：颜面浮肿，畏寒，乏力，大便日1行，舌暗苔黄腻，脉沉。BP：130/85mmHg。

既往史 糖尿病病史30年，口服降糖药（具体不详），自述血糖控制良好。糖尿病肾病病史20年。高血压病史10年，口服厄贝沙坦、氨氯地平各1粒/次，每日1次，血压控制尚可。

辅助检查 如下所述。

2010年肾穿：DN伴免疫复合物介导的肾小球肾炎。

2012年1月3日糖化血红蛋白：7%；血脂四项：TG：7mmol/L，CHO：8mmol/L；血常规：Hb：103g/L；24h尿蛋白定量9g；肾功能：UA：455μmol/L，Cr：211μmol/L。

中医诊断 水肿。

证候诊断 肾虚血瘀，湿热内蕴。

西医诊断 慢性肾衰竭；2型糖尿病；糖尿病肾病；高血压3级。

治则 补肾活血，清热利湿。

处方 生黄芪120g，土茯苓30g，荠菜花30g，丹参30g，川芎60g，三棱30g，大黄30g，大黄炭60g，五灵脂30g，蒲黄炭30g，茵陈30g，决明子30g，葛根30g，当归20g，仙茅30g，淫羊藿30g。

用法、煎服方法 水煎服，3日1剂。

二诊 2012年3月4日。患者无不适主诉。

处方 上方去葛根、黄柏、仙茅、淫羊藿，加三棱30g、五味子60g、覆盆子30g、败酱草60g、蒲公英60g，茵陈增至60g护肾解毒。

按语 糖尿病肾病出现肾功能异常，临床辨证属肾虚血瘀型者应用补肾活血法可取得满意疗效。清代王清任《医林改错》言："元气既虚，必不达于血管，血管无力必停留而为瘀。"患者久病，肾气亏虚，运血无力，血脉瘀滞，故常见浮肿反复发作而不愈、舌质暗淡脉沉等症。故采用补肾活血为基本治疗法则，以扶助正气，畅通血脉。选用生黄芪补肾固本，配合丹参、川芎等活血化瘀，特别是方中的"三棱"属破血逐瘀、行气止痛之品，活血力较强，但张锡纯认为针对瘀血证或气滞证等症选用三棱活血化瘀，不容易伤气血，尤其与当归、黄芪等补益气血药物配伍，使用得当，不会伤正气。说明此法疗效明显，且安全性高。

病案113

孙某，女，50岁。

初诊 2012年8月8日。

主诉 尿常规异常2年，伴肾功能异常7日。

现病史 2年前，自觉腰痛、尿浊，就诊于附近医院，查尿常规：PRO：（3+），BLD：（1+），肾功能未见明显异常，BP：150/90mmHg，诊断为"慢性肾炎"，予对症治疗。7日前，无明显诱因，腰痛乏力加重，就诊于天津中医药大学第一附属医院，查肾功能：BUN：14.74mmol/L，Cr：194.8μmol/L，UA：482.4μmol/L，予中药汤剂及对症治疗。为进一步诊治，就诊于我院。现症：面色萎黄，腰痛，乏力，恶心欲吐，纳可，夜尿多，大便日1行，舌暗红苔黄腻，脉弦细。BP：130/80mmHg。

辅助检查 2012年8月1日肾功能：BUN：4.74mmol/L，Cr：194.8μmol/L，UA：482.4μmol/L；24h尿肌酐定量：6.9mmol；免疫全项：补体C3低（患者自述，未见报告，具体不

详)；24h 尿酸定量：1.5mmol；血脂四项：TG：7.03mmol/L，LDL－C：3.91mmol/L；血常规：Hb：111g/L，Hct：0.305；双肾 B 超：双肾实质损害。

中医诊断　关格。

证候诊断　肾虚血瘀，湿毒内蕴。

西医诊断　慢性肾衰竭；慢性肾炎；高尿酸血症；高血压 2 级。

治则　补肾活血，祛浊解毒。

处方　生黄芪 90g，土茯苓 30g，荠菜花 30g，丹参 30g，川芎 60g，五灵脂 30g，蒲黄炭 30g，茵陈 60g，大黄 60g，大黄炭 60g，败酱草 60g，海藻炭 30g，蒲公英 60g，决明子 30g，五味子 60g，青蒿 60g，覆盆子 30g，菟丝子 30g。

用法、煎服方法　水煎服，3 日 1 剂。

另予　补肾扶正胶囊，3 粒/次，每日 3 次；活血化瘀胶囊，3 粒/次，每日 3 次；药用炭片，5 粒/次，每日 3 次；碳酸氢钠，1 粒/次，每日 1 次。

二诊　2012 年 8 月 29 日。患者服药后症状减轻，大便日 1 行，舌暗苔白微厚，复查 Cr：157μmol/L，BUN：8.6mmol/L，UA：331μmol/L。上方加半枝莲 30g，决明子增至 60g、覆盆子增至 60g，补肾固精降浊。

按语　慢性肾衰竭多由慢性肾病日久发展而来，综合分析，与脾肾虚衰、三焦气化失司密切相关。其中脾肾气虚贯穿疾病的始终，出现一系列症状，如腰痛、乏力、夜尿增多等。脾肾两虚，湿浊内蕴，酿湿化热，侵犯中焦，胃失和降致恶心呕吐。久病入络，气血瘀滞，经脉不荣，面色萎黄无华。治疗以扶正为主，以生黄芪为主药，补益脾肾，固护根本。加用覆盆子、菟丝子补肾阳而不燥，加五味子滋助肾阴，与黄芪同用，阴阳调和以助肾气、助化源，益气补血，为虚浮之人之所需。用茵陈失笑散及大黄等泄浊解毒。《神农本草经》云："大黄味苦寒，主下瘀血……推陈致新，安和五脏。"辅以活血化瘀之丹参、川芎等改善肾脏血流量。

病案 114

黄某，男，65 岁。

初诊　2012 年 8 月 31 日。

主诉　乏力、腰痛半年，近日加重。

现病史　2003 年发现蛋白尿、血尿，血 Cr 上升 127μmol/L，就诊于附近医院，予中药汤剂治疗。自 2006～2010 年多次查血 Cr：140～212μmol/L，血 UA 升高（具体不详），未系统治疗。近半年来乏力、腰痛、下肢浮肿，未系统治疗。近期症状加重，为进一步诊治，就诊于我院。现症：晨起恶心，无呕吐，时有头晕，皮肤瘙痒，下肢肿，久坐后腰痛加重，乏力，夜尿 1～2 次，尿中少量泡沫，尿色不深，无排尿不适，大便调，纳差，寐安，舌暗苔白，脉沉。BP：170/90mmHg，双肾无叩击痛。

辅助检查　血常规：Hb：97g/L；肾功能：BUN：17.1mmol/L，Cr：414μmol/L；双肾 B 超：双肾实质弥漫性损害，双肾动脉硬化指数升高。

中医诊断　关格。

证候诊断　脾肾亏虚，肾虚血瘀，湿邪困阻。

西医诊断　慢性肾衰竭；高血压 3 级；高尿酸血症。

治则　补肾健脾，活血化瘀，排毒降浊。

处方　生黄芪 90g，土茯苓 30g，荠菜花 30g，丹参 30g，川芎 60g，三棱 30g，海藻炭 30g，五灵脂 30g，蒲黄炭 30g，大黄 30g，大黄炭 60g，茵陈 60g，败酱草 60g，青蒿 60g，决明子 60g，蒲公英 60g，女贞子 30g，墨旱莲 30g，白鲜皮 30g，地肤子 30g，半枝莲 60g，五味子 60g，车前子

30g（包）。

用法、煎服方法　水煎服，3日1剂。

另予　硝苯地平，30mg/次，每日1次。

二诊　2012年10月20日。患者诸症减轻，时胃脘胀闷感，晨起恶心无呕吐，大便日3次，余无不适，舌暗淡苔白腻，脉沉。复查肾功能：BUN：17.72mmol/L，Cr：336μmol/L，UA：440μmol/L；血常规：Hb：120g/L，RBC：3.77×10^{12}/L，Hct：0.373，PLT：250×10^{9}/L，WBC：9.5×10^{9}/L；电解质：K：5.5mmol/L，Na：142.8mmol/L，Cl：107mmol/L，CO_2CP：23mmol/L，Ca：2.39mmol/L，P：1.34mmol/L。

处方　上方去蒲公英、败酱草、半枝莲，加桑叶15g、苏叶15g、枳壳30g，在补肾活血基础上加强芳香行气化浊之效。

用法　因血钾偏高，嘱患者汤药改为每日1次，并减少高钾食物摄入。

按语　慢性肾衰竭为慢性肾脏病迁延失治而致，为虚实夹杂的重症。以虚瘀湿浊为四大病机特点。脾肾亏虚为本，湿浊毒邪留滞为标。病机为久病失治，脾肾衰败，浊毒内蕴。脾虚失于健运，肾虚膀胱开阖失司，水湿停聚。脾主运化水湿，湿困脾土更碍脾之运化，形成恶性循环。湿浊积聚日久，酿生湿热、浊毒，邪气壅滞三焦，气机失畅，则见恶心欲吐、小便不利等症。“新病在气，久病在血”，瘀血阻于肾络则舌暗脉沉。治疗应以补虚为本，辅以活血降浊，加强废物排除，调节新陈代谢，有利于营养物质的吸收。重用生黄芪健脾益肾，补后天以养先天。五灵脂、蒲黄炭活血化瘀、散结通络，是针对该病“病症日久，瘀血渐生，瘀血加重肾虚，肾虚致瘀更重”之“虚瘀并存”的病机而设。加大黄、大黄炭，解毒破瘀、祛浊降逆，保证每日2～3次排便，给邪以出路。重用土茯苓、茵陈以化湿浊，加用女贞子、墨旱莲、五味子、覆盆子，补益肝肾、扶正固本。在补肾活血降浊的同时，注重肝脾肾三脏的相互作用。二诊患者肾功能恢复良好，腰酸、乏力症状明显改善，正气恢复，但似感胃脘胀闷、恶心，苔白腻为湿邪久留，困阻中焦，减去蒲公英、败酱草、半枝莲偏苦寒之品，加用桑叶、苏叶、枳壳芳香化浊，行气化湿，用药后，症状明显好转。

病案115

王某，男，46岁。

初诊　2012年8月1日初诊。

主诉　尿常规异常4年，伴近期肾功能异常。

现病史　2008年因常规检查，就诊于附近医院，查尿常规：PRO：（3+），BLD：（3+），肾功能：Cr：108μmol/L，BP：150～160/90mmHg，予复方α-酮酸片等药物对症治疗，一直服用至今。患者下肢肿，腹胀，面色无华，形体渐瘦，为进一步诊治，就诊于我院。现症：下肢肿，腹胀，面色无华，体形偏瘦，乏力，身痒，偶头晕，尿量偏少，服利尿药后尿量无明显增多，大便溏，每日3次，纳呆，舌暗苔白，脉细涩。BP：140/90mmHg。

既往史　1997年发现慢性乙型病毒性肝炎（大三阳），2003年11月出现急性肝衰竭于当地医院对症治疗。2004年2月行肝移植术（术前肾功能正常），术后用他克莫司后出现不良反应，改换西洛莫司，仍有反应，最后改为吗替麦考酚酯500mg，每日2次服用至今。

辅助检查　生化全项：BUN：17.52mmol/L，Cr：362μmol/L，UA：410μmol/L，CK-MB：68U/L，STP：58.3g/L，A：35.2g/L，AST：49U/L，ALT：63U/L；血常规：Hb：89g/L，WBC：2.8×10^{9}/L，PLT：59×10^{9}/L；双肾B超：左肾8.5cm×4cm，右肾7.8cm×3.8cm，双肾慢性损害；腹部B超：腹腔大量积液；乙肝两对半（-）。

中医诊断　水肿。

证候诊断　肾虚血瘀，湿浊内蕴。

西医诊断　慢性肾衰竭（药物性肾损害?）；肝移植术后。

治则　补肾扶正，活血利湿降浊。

处方　生黄芪90g，土伏苓30g，荠菜花30g，丹参30g，川芎60g，茵陈60g，海藻炭30g，大黄炭60g，五灵脂30g，蒲黄炭30g，桑白皮60g，冬瓜皮60g，五味子90g，白术30g，补骨脂30g，地肤子30g，白鲜皮30g，半枝莲30g，青皮60g。

用法、煎服方法　水煎服，3日1剂。

另予　补肾扶正胶囊，3粒/次，每日3次；活血化瘀胶囊，3粒/次，每日3次；肾衰排毒胶囊，3粒/次，每日3次。

二诊　2012年8月29日。患者浮肿已明显减轻，纳可，大便好转，偶咽痛，舌暗苔白脉细。复查BUN：17.52mmol/L，Cr：269μmol/L，UA：612μmol/L，GGT：397U/L。肾功能明显好转。上方减白术30g，半枝莲增量60g，另予金银花30g，解毒利咽喉。

按语　慢性肾衰竭属祖国医学“虚劳”、“关格”、“腰痛”、“水肿”等范筹。其病机为本虚标实，“虚”、“瘀”、“湿”、“逆”交杂为患。治法以补肾活血，降浊解毒为大法。肾虚血瘀，因虚致瘀，虚瘀互为因果。张教授选用大剂量黄芪补气扶正，使元气得复，气旺血行，长期使用，并无燥热之弊，而且使患者卫表得固，不易感冒，减少肾衰竭恶化的诱因，加用活血化瘀之品，改善血循环，更用五灵脂、蒲黄炭，走肝经血分，通利血脉，散瘀结，起到行瘀活血的作用。大黄、大黄炭清热降浊，选用炭药目的是吸附毒素。该病病机复杂，非纯用寒热，应寒热并用，使湿热浊毒之邪蠲除。

病案116

刘某，男，16岁。

初诊　2012年7月25日初诊。

主诉　乏力、腰痛13年，近日加重。

现病史　13年前，无明显诱因出现腰痛，就诊于附近医院，查尿常规：(-)，肾功能未见明显异常，双肾B超：双肾体积缩小，未治疗。5年前，查体发现尿常规：PRO：(2+)，就诊于附近医院，查肾功能异常（具体不详），行肾穿刺，结果不详，予保肾治疗（未用激素，余治疗用药不详）。后就诊于天津中医药大学第一附属医院，予中药汤剂治疗，尿常规：PRO：(1+)～(3+)，血Cr逐渐上升。为进一步诊治，就诊于我院。现症：消瘦，腰膝酸软，畏寒，无浮肿，平素喜食肉食，夜尿1～2次，尿中有泡沫，大便日2次，纳可，寐安，舌红苔白腻，脉沉细。BP：110/70mmHg。

辅助检查　肾功能：BUN：12.41mmol/L，Cr：216μmol/L，UA：716μmol/L；双肾B超：左肾7.8cm×4.7cm，右肾8.5cm×3.2cm，双肾实质损害；血常规：Hb：124g/L，WBC：8.1×10^9/L，PLT：22.2×10^9/L；24h尿蛋白定量：1.8g。

中医诊断　虚劳。

证候诊断　肾虚血瘀，湿浊内蕴。

西医诊断　慢性肾衰竭；先天性肾发育不良。

治则　补肾活血，降浊排毒。

处方　生黄芪90g，土茯苓30g，荠菜花30g，丹参30g，赤芍30g，川芎30g，三棱30g，五味子60g，覆盆子30g，海藻炭30g，五灵脂30g，蒲黄炭30g，大黄30g，大黄炭60g，败酱草60g，蒲公英60g，白术30g，茵陈60g，决明子30g，芡实30g，金樱子30g。

用法、煎服方法　水煎服，3日1剂。

嘱 予优质低蛋白饮食。

二诊 2012年8月1日。患者仍乏力，无浮肿，夜尿不多，尿中泡沫多，大便日3次，纳可，寐安，舌暗淡苔白，脉沉细。BP：110/70mmHg。查尿常规：PRO：（3+）；24h尿蛋白定量：1.66g。

处方 上方去覆盆子、赤芍、芡实，加陈皮30g、焦三仙各30g、山药30g，以健运脾肾，补消合用。

三诊 2012年8月29日。患者仍便溏，大便日3次，无身痒，下肢抽搐，夜尿不多，纳好，舌红苔微腻。查肾功能+肝功能：BUN：6.92mmol/L，Cr：169μmol/L，UA：386μmol/L，STP：63.7g/L，A：63.7g/L，G：27.6g/L；24h尿蛋白定量：1.8g。

处方 上方加覆盆子30g，补肾固精。

四诊 2012年9月26日。患者精神好，乏力减轻，面色较前红润，自觉体力增强，前几日曾患外感但很快恢复，纳好，无浮肿，夜尿不多，软便，舌红苔白，脉沉细。BP：110/70mmHg。复查UA正常，血Cr：147μmol/L。患者症状较前好转，原方继服，巩固疗效。

按语 先天之精禀于父母，是形成生命的原始物质；后天之精摄于水谷，通过脾主运化生成水谷之精气，两者相辅相成藏于肾脏，成为人体生长发育的物质基础。本患者先天禀赋不足，后天失于调摄，致脾肾亏虚。脾虚气血生化乏源，机体失于濡养则乏力、面色无华、腰酸。肾虚固涩失司，精微外泄，尿中泡沫多，形成蛋白尿；肾脏虚，温煦失职，则畏寒肢冷，脾肾亏虚日久，湿邪内聚，浊邪内生。久病入络，经脉不畅而成瘀，故见腰痛固定不移。因虚致瘀，虚瘀并见，故治疗以补虚为本。主用黄芪、白术意在补肾益气，增强机体免疫力。通过补肾扶正固本，保护残余的肾单位。运用覆盆子、芡实、金樱子在降浊排毒之中加用之，填补肾精，有通中寓塞之义，起到扶正固本的作用。这是本症治疗的根本所在。加用活血化瘀药如丹参、川芎、赤芍、三棱活血化瘀，改善肾血流量，降低肾小球内压，减缓肾衰竭进程。配合降浊排毒之大黄、大黄炭、败酱草等排除毒素，使邪去正存。

病案117

刘某，男，29岁。

初诊 2012年6月27日。

主诉 尿常规异常2个月。

现病史 2012年4月，查体发现尿常规：PRO：（2+），BLD：（2+）；24h尿蛋白定量：1.38g；BP：140/100mmHg；肾功能及肝功能（-），就诊于附近医院，诊断为“慢性肾炎”，予对症治疗，无好转。近期复查肾功能、肝功能均未见明显异常，尿常规：PRO：（3+），BLD：(2+)。为进一步诊治，就诊于我院。现症：患者偶眩晕，无胸闷憋气，偶腰部酸胀，无浮肿，双足跟痛，平素体弱易外感，喜食肉食，尿中有泡沫，且久而不散，大便溏，舌暗红苔白，脉弦滑。BP：130/90mmHg。

既往史 高血压病史5年，口服降压药（具体不详），血压控制在110～140/70～100mmHg。

中医诊断 眩晕。

证候诊断 肾虚血瘀，肝阳上亢。

西医诊断 高血压；高血压肾损害。

治则 补肾活血，平肝潜阳。

处方 生黄芪90g，土茯苓30g，荠菜花30g，丹参30g，川芎30g，半枝莲60g，五味子60g，芡实30g，女贞子30g，墨旱莲30g，覆盆子30g，蒲公英60g，白术30g，升麻20g。

用法、煎服方法 水煎服，3日1剂。

另予 补肾扶正胶囊，3粒/次，每日3次；补肾止血胶囊，3粒/次，每日3次。

二诊 2012年8月29日。患者无明显眩晕，但觉恶心，纳呆，无便溏，尿中仍有泡沫，寐差，舌暗红苔白，脉弦滑。BP：100/85mmHg。复查肾功能：UA：474μmol/L；血常规：Hb：166g/L，Hct：0.516；尿常规：PRO：(1+)，BLD：(±)。上方去芡实，加黄连20g、竹茹10g、砂仁30g，半枝莲减至30g，清胃化浊。

按语 患者平素体弱，脾肾不足，体胖又喜肉食，运化失司。中气下陷，不能升清，肾虚固摄失司，精微不固，故常见蛋白尿、泡沫尿、溏便。久病失治，累及于肾，致肾阴亏虚，水不涵木则头晕乏力。肝肾阴虚，肾阴虚则腰痛、足跟痛。选黄芪、白术、芡实、升麻补肾健脾，益气升阳，恢复脾肾之正常功能。五味子、女贞子、墨旱莲滋阴补肾，滋水涵木，肾肝脾同补，固本为主，增强机体抗病能力，配合活血化瘀之品，如丹参、川芎，改善肾脏血流量，从而使健存的肾功能得到保护。

病案118

蒋某，女，76岁。

初诊 2012年6月5日。

主诉 双下肢乏力半年，加重半月。

现病史 半年前，无明显诱因常感乏力、腰痛，就诊于我院。现症：乏力，腰痛，神疲倦怠，面色无华，双下肢微肿，偶恶心，时头胀，夜尿不多，大便日1行，纳可，寐安，舌暗淡边有齿痕，脉沉缓。BP：150/80mmHg，HR：85次/分。

既往史 类风湿关节炎病史20余年，曾服雷公藤多苷片、布洛芬等消炎镇痛药。

辅助检查 肾功能：BUN：10.81mmol/L，Cr：200μmol/L；血常规：Hb：108g/L；双肾B超：左肾萎缩伴双肾实质损害，左肾积水（轻度），双肾多发小结晶；尿常规：PRO：(2+)；24h尿蛋白定量：0.73g。

中医诊断 虚劳。

证候诊断 脾肾亏虚，水湿内停，肾虚血瘀。

西医诊断 慢性肾衰竭。

治则 补肾活血，降浊排毒。

处方 生黄芪30g，土茯苓10g，荠菜花10g，丹参15g，川芎10g，三棱10g，大黄10g，大黄炭30g，茵陈20g，半枝莲10g，决明子15g，女贞子10g，墨旱莲10g，补骨脂10g，杜仲10g，五味子15g，五灵脂10g，蒲黄炭10g。

用法、煎服方法 水煎服，180ml，每日3次，每日1剂。

二诊 2012年6月29日。患者乏力好转，体力增强，无腰痛，无恶心，双下肢不肿，尿量可，纳好，舌暗苔白，脉沉。复查肾功能：BUN：13mmol/L，Cr：179μmol/L；尿常规：BLD：(±)，PRO：(±)；血常规：Hb：113g/L。

处方 患者血Hb恢复正常，肾功能肌酐有所下降，症状改善。上方黄芪增至60g，变化随诊。

按语 患者年老久病，脾肾气虚。脾肾亏虚，湿浊不化，滋浊成毒。久病肾毒聚积，伤及肾络。久病及血，肾虚血瘀，发为虚劳病。脾主四肢肌肉，脾虚水谷精微生化乏源，肾虚肢体失养则体倦乏力、腰酸背痛。《内经》云："诸湿肿满，皆属于脾。"脾虚不运，水湿不化，湿浊中阻则胃纳可、偶恶心。加之肾气不足，气化不利则夜尿多，舌淡暗苔薄白、有齿痕、脉沉缓为脾肾亏虚、湿浊内蕴、肾虚血瘀之证。用生黄芪补肾健脾为主药，清代黄宫绣认为黄芪为"补气诸药之最，是以有耆之称"。张教授治疗肾衰病，用黄芪补气偏重，认为其能养元气，调和肺脾肾三脏功能，补气兼利水。加用丹参、川芎、三棱等活血之品，调整整体循环，活血利水消肿。

病案 119

姜某，男，75 岁。

初诊　2012 年 9 月 20 日。

主诉　双下肢肿 1 年余，近加重。

现病史　1 年前下肢肿，查尿常规：PRO：（3+），BLD：（2+），24h 尿蛋白定量 5.1g，外院诊为“肾病综合征”，建议使用激素治疗，患者拒绝。后浮肿反复发作，曾服用黄葵胶囊、金水宝胶囊等未见好转。为进一步诊治，就诊于我院。现症：患者眼睑及双下肢肿，乏力，时咳嗽，咳痰黏稠色黑。尿中泡沫多，大便每日 1 次，时有头晕，舌暗红，舌质干，无苔，脉沉细。

既往史：支气管炎病史 1 年，糖尿病病史 1 年。

辅助检查　24h 尿蛋白定量 17g；双肾 B 超：双肾实质增强，双肾小囊肿。尿常规：PRO：（3+），BLD：（2+）。生化全项：BUN：7.88mmol/L，Cr：108μmol/L，STP：50.6g/L，A：25.1g/L，TG：5.41mmol/L，CHO：6.39mmol/L。

中医诊断　水肿-阴水。

证候诊断　脾肾亏虚，肾虚血瘀。

西医诊断　慢性肾功能不全；肾病综合征；慢性支气管炎；2 型糖尿病。

治则　补益脾肾、活血利水、益气养阴。

处方　生黄芪 120g，土茯苓 30g，荠菜花 30g，天门冬 30g，麦冬 30g，五味子 30g，丹参 30g，女贞子 30g，墨旱莲 30g，桑白皮 30g，葶苈子 30g，苦丁茶 30g，石斛 30g，金樱子 30g，覆盆子 60g，山茱萸肉 30g，牛膝 30g，茯苓 30g，泽泻 30g，浙贝母 30g。

用法、煎服方法　水煎服，3 日 1 剂。

另予　加用小剂量激素：美卓乐（甲泼尼龙），24mg/次，每日 1 次。

二诊　2012 年 12 月 24 日。患者无浮肿，无咳嗽，尿中泡沫明显减少，无头晕，BP：140/80mmHg，舌暗苔白，脉沉细。复查肾功能+血糖：BUN：13.99mmol/L，Cr：96μmol/L，GLU：5.7mmol/L；24h 尿蛋白定量：3.6g。治以补益脾肾，活血化瘀，祛浊解毒，保护肾功能。

处方　生黄芪 120g，土茯苓 30g，荠菜花 30g，五味子 60g，丹参 30g，川芎 60g，女贞子 30g，墨旱莲 30g，金樱子 30g，覆盆子 60g，茵陈 60g，大黄炭 60g，五灵脂 30g，蒲黄炭 30g，芡实 30g，白术 30g，半枝莲 30g，决明子 30g。

用法、煎服方法　水煎服，3 日 1 剂。

按语　患者以双下肢肿伴乏力为主症，属“慢肾风”范畴。肾主水，肺为水之上源，肺肾亏虚，水液代谢失调，水湿泛溢则见浮肿。肾虚封藏失职，精微泄漏则见蛋白尿。气虚推动无力，机体失养则倦怠乏力、头晕。肺肾气阴亏虚、虚火上炎则见口干、咳嗽。久病致虚，久病入络致肾虚血瘀，舌暗红质干苔少、脉沉细为肺肾气阴两虚、肾虚血瘀之证。治疗以补益脾肾、活血利水、益气养阴为大法。以肾炎方加减，选黄芪为主药补肾益气，天门冬、麦冬益肺养阴；女贞子、墨旱莲、金樱子等益肾滋阴；牛膝活血化瘀，引血下行直达病灶；土茯苓、荠菜花、苦丁茶等清热利湿；茯苓、泽泻健脾利水消肿；佐浙贝母、桑白皮化痰止咳等，配合西药调节免疫机制。嘱其节饮食，慎起居，调情志，避风寒，以使临床症状缓解，肾功能有所恢复。二诊患者肺肾亏虚症状改善，原方加强活血化瘀、祛浊解毒之力，意在进一步保护肾功能。

病案 120

王某，女，60 岁。

初诊 2006年3月22日。

主诉 腰痛，双下肢肿，夜尿频多3年。

现病史 患者2003年开始，时感腰痛，乏力，双下肢肿，夜尿频多，未重视。2003年11月因下肢抽搐，于本溪钢铁（集团）总医院就诊，查血Hb：75g/L，尿常规：PRO：（3+），肾功能：BUN：7.5mmol/L，Cr：149μmol/L，诊为“慢性肾小球肾炎、肾功能不全”，予复方氨基酸注射液、中药汤剂治疗，病情改善，2004年3月4日复查BUN：10.1mmol/L，Cr：97.8μmol/L，继服中药治疗，病情稳定，2006年2月8日复查BUN：8.7mmol/L，Cr：117μmol/L，为进一步治疗请张大宁老师会诊：时见腰痛，乏力，双下肢肿，夜尿频多，小便清长，尿中泡沫多，大便日1行。舌淡暗苔薄，脉沉细。

辅助检查 肾功能：BUN：5.27mmol/L，Cr：113μmol/L；双肾B超：双肾实质损害。

中医诊断 关格。

证候诊断 肾虚血瘀、湿浊内蕴。

西医诊断 慢性肾衰竭。

治则 补肾活血、利湿降浊。

处方 生黄芪90g，土茯苓30g，丹参30g，川芎30g，三棱30g，蒲公英30g，白术30g，生黄芪30g，赤芍30g，车前子30g，车前草30g，生黄芪炭30g，半枝莲60g，五灵脂30g，蒲黄炭30g，大黄30g，海藻炭30g，茵陈60g，蒲公英60g，败酱草60g。

用法、煎服方法 水煎服，每次300ml，每日2次，2日1剂。

二诊 2006年10月13日。患者守方用药7个月余，无明显乏力腰痛之症，精神佳，下肢肿不明显，夜尿减少，纳食佳，大便日2行。舌淡红，苔薄微腻，脉沉细。近期化验：BUN：7.27mmol/L，Cr：97μmol/L。病情稳定，肾功能指标正常，前方加陈皮20g、石菖蒲30g，以增行气化浊之力，诸药共为细末，制成9g蜜丸，每次2丸，每日3次，以巩固疗效。

按语 张大宁老师认为慢性肾衰竭属祖国医学“关格”范畴。为本虚标实之症，多由慢性肾脏疾患迁延不愈，导致脾肾虚衰，气机不利，湿浊内蕴，三焦壅塞所致。本例患者久病，脾肾两虚，肾虚不荣外府，则腰痛；肾气不足，虚不耐劳，故乏力，神情倦怠；膀胱气化不利，故小便清长。脾肾阳虚，水液代谢失常，湿浊不化，日久浊毒内蕴。久病因虚致瘀，瘀血湿浊内蕴，气化升降失常，清阳不升，浊阴不降发为“关格”。治以补益脾肾、祛湿降浊、活血化瘀为大法。通过治疗改善肾功能，延缓肾衰竭进程，本例患者经治疗肾功能指标已正常，继以丸药善后，以期观察其远期疗效。

病案121

李某，男，27岁。

初诊 2006年4月5日。

主诉 腰痛乏力3年，近1个月加重。

现病史 患者2003年4月婚检发现PRO：（3+），继查肾功能：BUN：9.8mmol/L，Cr：190.1μmol/L，B超示：双肾萎缩，左肾7.5cm×3.5cm；右肾7.5cm×3.5cm，24h尿蛋白定量：1.9g，曾于天津医科大学总医院就诊，未见好转，2003年6月11日来我院诊治，自觉腰痛，乏力，劳累后加重，诊断为“慢性肾衰竭”，予肾衰系列处方治疗，用药1年余，病情好转，2004年8月复查BUN：10.02mmol/L，Cr：155.88μmol/L，UA：295.51μmol/L，β_2-MG：4.05，BP：110/70mmHg，病情好转，自行停药。近1个月来，因劳累病情加重，乏力明显，腰酸腰痛，查BP：140/90mmHg，尿常规：PRO：（3+），BLD：（3+）；BUN：9.73mmol/L，Cr：185.1μmol/L，UA：493.68μmol/L，β_2-MG：4.79；24h尿蛋白定量：2.55g。舌淡暗，苔白腻，脉沉细。

中医诊断 虚劳。

证候诊断 肾虚血瘀、湿浊内蕴。

西医诊断 慢性肾衰竭。

治则 补益脾肾、活血降浊。

处方 生黄芪30g，土茯苓30g，丹参30g，川芎30g，三棱30g，蒲公英30g，白术30g，赤芍30g，半枝莲30g，五灵脂30g，蒲黄炭30g，大黄炭60g，大黄30g，海藻炭30g，茵陈60g，蒲公英60g，败酱草60g，女贞子30g，墨旱莲30g，青蒿30g，五味子30g。

用法、煎服方法 水煎服，每次300ml，每日2次，2日1剂。

二诊 2006年5月10日。患者病情好转，腰痛减轻，仍感下肢乏力，舌淡暗，苔白，脉细。血Hb：146g/L，BUN：13.21mmol/L，Cr：187.3μmol/L，BP：115/85mmHg。

处方 生黄芪90g，土茯苓30g，丹参30g，川芎30g，三棱30g，蒲公英30g，白术30g，赤芍30g，半枝莲30g，五灵脂30g，蒲黄炭30g，大黄炭60g，大黄30g，海藻炭30g，茵陈60g，蒲公英60g，败酱草60g，女贞子30g，墨旱莲30g，青蒿30g，郁李仁30g，五味子30g。

用法、煎服方法 水煎服，每次300ml，每日2次，2日1剂。

三诊 2006年7月19日。患者偶腰痛，但较前减轻，时头晕，皮肤瘙痒，大便日3~4次，舌淡红苔白，脉细。复查尿常规 PRO：(3+)；BLD：(2+)，BUN：10.75mmol/L，Cr：174.4μmol/L，UA：297.57μmol/L，β_2-MG：5.26；前方去郁李仁加枸杞子20g、菊花20g、地肤子30g以利湿止痒。

四诊 2006年8月30日。患者偶腰酸，头晕较前减轻，无皮肤瘙痒，纳食可，大便日2次，舌暗红，苔黄腻，脉弦细。复查BUN：12.18mmol/L，Cr：181.1μmol/L，UA：379.57μmol/L，β_2-MG：4.26；前方去地肤子加黄连20g，以清化湿浊。

按语 患者以“腰痛、乏力”为主症，辨病当属祖国医学“虚劳”范畴。患者久病脏气虚损，脾肾亏虚，《内经》云“腰为肾府”，肾主骨生髓，肾精亏虚，骨髓不充，故腰酸、下肢软弱无力，病属虚证；劳则气耗，遇劳更甚，久病致虚，久病入络，因虚致瘀，因瘀使脾肾更虚，气机不利，湿浊内蕴，日久累及肾功能异常，出现浊毒内蕴之症。故治疗以补肾扶正、活血降浊为主。临证重用黄芪、赤芍、大黄等。强调肾虚血瘀是疾病发生之基础，标本同治，有效改善临床症状，控制病情发展。

病案122

沈某，男，18岁。

初诊 2003年3月19日。

主诉 发现肾功能异常3个月。

现病史 患者2002年12月在学校查体发现BP：150/90mmHg，查PRO：(3+)，继查肾功能：BUN：9.8mmol/L，Cr：172μmol/L，于北京大学第一医院行肾穿刺提示为：局灶增生硬化性IgA肾病伴乙型肝炎病毒抗体沉积。对症治疗后，血压恢复正常，但复查BUN：7.1mmol/L，Cr：187μmol/L，UA：531μmol/L。遂来我院诊治，患者无明显自觉症状，无腰痛乏力等症，舌淡红苔白腻，脉沉细。BP：130/80mmHg。

中医诊断 虚劳。

证候诊断 肾虚血瘀、湿浊内蕴。

西医诊断 慢性肾衰竭；乙型肝炎相关性肾炎。

治则 补益脾肾、活血降浊。

处方 生黄芪90g，土茯苓30g，丹参30g，三棱30g，蒲公英30g，白术30g，川芎30g，车前子30g，车前草30g，冬虫夏草3g，半枝莲30g，五灵脂30g，蒲黄炭30g，大黄炭60g，大黄30g，海藻炭30g，茵陈60g，蒲公英60g，败酱草60g，莱菔子30g，大腹皮30g，当归30g，五味子60g，生黄芪炭30g。

用法、煎服方法 水煎服，每次300ml，每日2次，2日1剂。

二诊 2003年5月14日。患者病情稳定，无腰痛，稍感乏力，体重下降，纳食可，舌暗红，苔白腻，脉沉细。复查BUN：9.81mmol/L，Cr：139μmol/L，UA：363μmol/L，BP：120/70mmHg。

处方 生黄芪30g，川芎30g，车前子30g，车前草30g，赤芍30g，半枝莲30g，五灵脂30g，蒲黄炭30g，大黄炭60g，大黄30g，海藻炭30g，茵陈60g，蒲公英60g，败酱草60g，女贞子30g，墨旱莲30g，当归60g，黄精30g，五味子30g，冬虫夏草3g。

用法、煎服方法 水煎服，每次300ml，每日2次，2日1剂。

三诊 2004年3月31日。患者一般情况良好，无乏力腰痛，大便日3～4次，舌淡红苔白，脉细。复查尿BUN：5.21mmol/L，Cr：127.2μmol/L，UA：365μmol/L。

处方 生黄芪30g，川芎30g，车前子30g，车前草30g，赤芍30g，半枝莲30g，五灵脂30g，蒲黄炭30g，大黄炭60g，大黄30g，海藻炭30g，茵陈60g，蒲公英60g，败酱草60g，女贞子30g，墨旱莲30g，当归60g，青蒿30g，五味子30g，冬虫夏草3g。

用法、煎服方法 水煎服，每次300ml，每日2次，2日1剂。

四诊 2004年10月20日。患者复查BUN：5.21mmol/L，Cr：127.2μmol/L，UA：406μmol/L。

处方 生黄芪30g，川芎30g，车前子30g，车前草30g，赤芍30g，半枝莲30g，五灵脂30g，蒲黄炭30g，大黄炭60g，大黄30g，海藻炭30g，茵陈60g，蒲公英60g，败酱草60g，女贞子30g，墨旱莲30g，当归60g，青蒿30g，五味子30g，金银花30g，板蓝根30g。

用法、煎服方法 水煎服，每次300ml，每日2次，2日1剂。

按语 患者以肾功能异常为主要临床表现，稍有乏力，故辨病当属祖国医学“虚劳”范畴。患者长期大运动量活动，耗伤正气，脾肾亏虚，肾精亏虚，虚不耐劳而见乏力，病属虚证；久病入络，因虚致瘀，因瘀使脾肾更虚，气机不利，湿浊内蕴，日久累及肾功能异常，出现浊毒内蕴之症。故治疗以补肾活血、排毒降浊为主。因本证多为虚实夹杂之症故当标本同治，有效改善临床症状，控制病情发展。

病案123

郑某，男，33岁。

初诊 2002年11月27日。

主诉 腰痛2年，伴肾功能异常。

现病史 患者2000年8月无明显又因出现腰痛，于医院就诊查尿常规PRO：（3+）；BLD：（2+）；BP：140/90mmHg，诊为“慢性肾功能不全”，予降压药物及复方α-酮酸片等治疗，2001年7月因出现下肢浮肿，Cr：180μmol/L，于中国人民解放军总医院就诊，行肾穿刺提示为：IgA肾病。用吗替麦考酚酯胶囊及至灵胶囊治疗，病情稳定，2002年10月25日复查Scr：184μmol/L，为进一步治疗，遂来我院诊治。现症：腰酸腰痛，乏力，口干，纳食可，时有恶心，小便量多，大便日2行。舌淡红，苔白腻，脉细弦。BP：130/80mmHg。化验：2001年6月4日BUN：8.79mmol/L，Scr：183.3μmol/L，UA：563.9μmol/L，Ccr：37.55ml/min；2001年6月1日尿常规：PRO：（2+），BLD：（2+）；血常规：Hb：118；2002年10月29日BUN：5.83mmol/L，Scr：184.1μmol/L，UA：565μmol/L，STP：67.9g/L，A：42.9g/L，K：5.21mmol/L，

CO_2CP：28μmol/L，Ca：2.28mmol/L，P：0.98mmol/L，24h 尿蛋白定量：0.20g，B 超：双肾弥漫性实质损害，右肾囊肿。

中医诊断　虚劳。

证候诊断　肝肾不足、肾虚血瘀、湿浊内蕴。

西医诊断　慢性肾衰竭。

治则　补益肝肾、活血降浊。

处方　生黄芪 30g，冬虫夏草 3g，败酱草 30g，墨旱莲 30g，半枝莲 60g，青蒿 60g，郁李仁 30g，杜仲 30g，生大黄 15g，海藻炭 30g，枳壳 30g，蒲公英 60g，白术 30g，牛膝 30g，女贞子 30g，当归 60g，穿山甲 30g，鳖甲 30g。

用法、煎服方法　水煎服，每次 300ml，每日 2 次，2 日 1 剂。

二诊　2003 年 1 月 29 日。服药 2 个月，患者病情稳定，腰痛乏力减轻，口干，纳食可，小便量减少，大便日 2～3 次，舌暗红、苔黄腻、脉弦细。1 月 14 日复查 BUN：8.31mmol/L，Cr：159μmol/L，Ccr：50.62ml/min，BP：120/70mmHg。

处方　生黄芪 30g，川芎 30g，车前子 30g，车前草 30g，赤芍 30g，半枝莲 30g，五灵脂 30g，蒲黄炭 30g，大黄炭 60g，大黄 30g，海藻炭 30g，茵陈 60g，蒲公英 60g，莱菔子 3g，女贞子 30g，墨旱莲 30g，当归 60g，陈皮 30g，菊花 30g，冬虫夏草 3g。

用法、煎服方法　水煎服，每次 300ml，每日 2 次，2 日 1 剂。

三诊　2003 年 6 月 25 日。患者一般情况良好，稍感乏力腰痛，纳少，食后脘胀，大便日 3～4 次，舌淡红，苔白，脉细弦。复查尿 BUN：8.7mmol/L，Cr：130.1μmol/L。

处方　生黄芪 30g，川芎 30g，生黄芪炭 30g，白术 30g，半枝莲 30g，五灵脂 30g，蒲黄炭 30g，大黄炭 60g，大黄 30g，海藻炭 30g，茵陈 60g，蒲公英 60g，败酱草 60g，女贞子 30g，墨旱莲 30g，当归 60g，大腹皮 30g，砂仁 10g，黄精 30g。

用法、煎服方法　水煎服，每次 300ml，每日 2 次，2 日 1 剂。

四诊　2003 年 11 月 19 日。患者仍觉腰背痛，纳可，二便调，舌暗红，苔白腻，脉细弦。复查 BUN：7.03mmol/L，Cr：118.4μmol/L，Ccr：51.73ml/min。

处方　生黄芪 30g，川芎 30g，生黄芪炭 30g，白术 30g，半枝莲 30g，五灵脂 30g，蒲黄炭 30g，大黄炭 60g，大黄 30g，海藻炭 30g，茵陈 60g，蒲公英 60g，败酱草 60g，女贞子 30g，墨旱莲 30g，当归 60g，莱菔子 30g，仙茅 30g，淫羊藿 30g，黄精 30g。

用法、煎服方法　水煎服，每次 300ml，每日 2 次，2 日 1 剂。

五诊　2004 年 11 月 24 日。患者守方用药 1 年余，一般情况良好，稍有乏力腰酸，劳力后明显，纳食可，二便调，复查 BUN：4.2mmol/L，Cr：97.2μmol/L。

处方　生黄芪 30g，川芎 30g，生黄芪炭 30g，赤芍 30g，白术 30g，半枝莲 30g，五灵脂 30g，蒲黄炭 30g，大黄炭 60g，大黄 30g，海藻炭 30g，茵陈 60g，蒲公英 60g，败酱草 60g，女贞子 30g，墨旱莲 30g，桑寄生 30g，川断 30g，仙茅 30g，淫羊藿 30g，五味子 30g。

用法、煎服方法　水煎服，每次 300ml，每日 2 次，2 日 1 剂。

按语　患者以腰酸乏力为主要临床表现，故辨病当属祖国医学“虚劳”范畴。张大宁教授认为慢性肾衰竭不同时期应属于中医学多个病症范畴，为本虚标实之证。其病因病机是以虚、瘀、湿、逆为关键，治疗思路上首先从扶正入手，予大剂量黄芪、白术、冬虫夏草等，意在补肾益气，增强机体免疫功能，此外选用丹参、川芎、赤芍等活血化瘀药物改善肾脏微循环，同时选用大黄、大黄炭、茵陈等药物从祛邪入手，荡涤湿浊，排泄毒素，如此标本同治，扶正祛邪共用，以达到消除慢性肾衰竭患者临床症状、改善肾脏功能、延缓肾衰竭进程的目的。

病案 124

黄某，女，48 岁。

初诊 2004 年 11 月 10 日。

主诉 腰酸乏力 4 年，伴肾功能异常。

现病史 患者 2001 年 4 月无明显诱因出现眼睑及下肢浮肿，腰酸乏力，劳累后加重，于当地医院就诊，查 24h 尿蛋白定量：2.38g；Scr：137.3μmol/L，BUN：9.86mmol/L；UA：504.2μmol/L，诊为“慢性肾小球肾炎、慢性肾功能不全”，予雷公藤多苷及贝那普利等治疗，效果不佳，2001 年 6 月 29 日复查 Scr：176.70μmol/L，BUN：14.22mmol/L，遂于 2001 年 9 月慕名来我院治疗，诊断同上，予肾衰系列处方治疗，自 2001 年 9 月至 2004 年 7 月坚持在我院治疗，疗效明显，Scr 波动于 118～153μmol/L，BUN 波动于 7.28～10.31mmol/L，BP：110～130/80～90mmHg。2 日前因外感发热，病情加重，头晕、腰酸乏力明显，咳嗽、咳黄痰，大便日 1 行，舌暗红苔白腻，脉细弦。查 Scr：183μmol/L，BUN：8.68mmol/L。

中医诊断 虚劳（脾肾两虚、肾虚血瘀、湿浊内蕴）；感冒（外感风热、肺失宣肃）。

西医诊断 慢性肾衰竭；上呼吸道感染。

治则 补脾益肾，活血降浊，疏风宣肺。

处方 生黄芪 30g，赤芍 30g，白术 30g，半枝莲 30g，五灵脂 30g，蒲黄炭 30g，大黄炭 60g，大黄 30g，海藻炭 30g，茵陈 60g，蒲公英 60g，败酱草 60g，青蒿 30g，板蓝根 30g，黄芩 30g，枳壳 30g，郁李仁 30g，金银花 30g。

用法、煎服方法 水煎服，每次 300ml，每日 2 次，2 日 1 剂。

二诊 2005 年 1 月 19 日。患者自觉乏力，腰酸，时有心慌，纳食可，无咳嗽咳痰之症，大便日 1～2 行，舌淡暗，苔白微腻，脉沉细。近期化验：BUN：5.85mmol/L，Cr：148.2μmol/L；BP：135/90mmHg。

处方 生黄芪 30g，赤芍 30g，半枝莲 30g，五灵脂 30g，蒲黄炭 30g，大黄炭 60g，大黄 30g，海藻炭 30g，茵陈 60g，蒲公英 60g，败酱草 60g，青蒿 30g，板蓝根 30g，火麻仁 30g，补骨脂 30g，郁李仁 30g。

用法、煎服方法 水煎服，每次 300ml，每日 2 次，2 日 1 剂。

三诊 2005 年 7 月 27 日。病情稳定，稍觉乏力，腰酸，纳食可。3 月 30 日复查 BUN：9.8mmol/L，Cr：166.4μmol/L，7 月 25 日复查 BUN：9.95mmol/L，Cr：132μmol/L，提示病情明显好转，肾功能较前有所恢复，继以前方加减治疗。

处方 生黄芪 30g，板蓝根 30g，白术 30g，半枝莲 30g，五灵脂 30g，蒲黄炭 30g，大黄炭 60g，大黄 30g，海藻炭 30g，茵陈 60g，蒲公英 60g，败酱草 60g，女贞子 30g，墨旱莲 30g，郁李仁 30g，青蒿 30g。

用法、煎服方法 水煎服，每次 300ml，每日 2 次，2 日 1 剂。

四诊 2005 年 11 月 9 日。患者继续服药，无明显腰酸乏力等症，复查肾功能：BUN：10.28mmol/L，Cr：148mmol/L。

处方 生黄芪 30g，白术 30g，半枝莲 30g，五灵脂 30g，蒲黄炭 30g，大黄炭 60g，大黄 30g，海藻炭 30g，茵陈 60g，蒲公英 60g，败酱草 60g，郁李仁 30g，青蒿 30g，芡实 30g。

用法、煎服方法 水煎服，每次 300ml，每日 2 次，2 日 1 剂。

按语 张大宁老师指出“慢性肾衰竭”之证为本虚标实之证，是由多种原因引起的脾肾虚衰，湿浊不化，湿浊逗留，浊邪壅塞三焦，气机功能不得升降所致，该病以脾肾阳虚为本，浊毒瘀血为标，其证属本虚标实。张老师对该病临证用药充分体现了标本兼治的原则：黄芪、冬虫夏草、白术温肾健脾，扶正固本以治本；丹参、川芎、赤芍活血化瘀，大黄、大黄炭、半枝莲等药利湿降浊排毒以治标，治疗慢性肾衰竭过程中，一定及时纠正用法并了解病情加重的原因如外感、劳累、饮食不当等，以免加重肾损害。

病案 125

曾某，男，47 岁。

初诊　2005 年 5 月 26 日。

主诉　腰痛、乏力 20 余年，近日加重。

现病史　患者曾患慢性肾炎 20 余年，平素乏力、腰痛、双下肢浮肿反复发作，曾服用六味地黄丸等，尿常规：PRO：(2+) ~ (3+)。近半年来症状加重，纳呆、恶心欲呕，两个月前查血 BUN：15.98mmol/L，Cr：339μmol/L，诊断为慢性肾衰竭，予对症治疗，症无缓解，今来我院就诊。现症：面色晦暗无华、神疲倦怠、腰酸膝冷、足跟痛、小便清长、尿中泡沫多、大便 2 日 1 行、纳呆、恶心欲呕、双下肢微肿、夜尿频、畏寒、舌淡暗、苔薄白、脉沉细涩。查 BP：110/70mmHg，BUN：16.31mmol/L，Cr：442μmol/L，尿常规：PRO：(3+)，BLD：(2+)，镜检未见异常。

中医诊断　关格。

证候诊断　脾肾阳虚、湿浊内蕴、浊毒上逆。

西医诊断　慢性肾衰竭。

治则　补益脾肾以扶正，活血利水降逆排毒以祛邪。

处方　生黄芪 60g，冬虫夏草 2g（先煎），白术 30g，茯苓 30g，茯苓皮 30g，车前子 30g，车前草 30g，丹参 30g，川芎 30g，五灵脂 30g，蒲黄炭 30g，大黄 30g，大黄炭 30g，仙茅 30g，淫羊藿 30g，当归 30g，焦三仙 30g，砂仁 30g。

用法、煎服方法　诸药冷水浸泡半小时，文火煎煮 1h，取汁后再煎半小时，两煎药汁相混，文火浓缩 1800ml，每次 300ml，日 2 次，3 日 1 剂。

饮食禁忌　嘱患者服药期间，禁食羊肉、海鲜、辛辣刺激食物。同时配合低蛋白饮食。

另予　肾衰灌肠液 200ml，清洁灌肠，每日 1 次，2 个月 1 个疗程。

二诊　2005 年 7 月 28 日。服药后畏寒、肢冷、腰膝酸软等症较前明显缓解，纳增、恶心呕吐减轻，但近日自觉咽痛、少痰、色白、无发热，自服感冒片效果不佳，仍感乏力、尿中泡沫多、舌淡暗、苔薄白、脉沉细。化验：BUN：12.05mmol/L，Cr：247μmol/L，考虑患者感受风热外邪、咽喉不利。

处方　原方加板蓝根 30g、丹皮 30g，以清利咽喉。

三诊　2005 年 12 月 22 日。外感症状消失，纳食增加，晨起偶感恶心，腰酸乏力好转，大便每日 1 ~ 2 次，稀软便，仍感足跟痛，舌淡苔薄白，脉沉细。化验示：血 BUN：11mmol/L，Cr：158μmol/L。

处方　前方减板蓝根 30g、丹皮 30g，加金樱子、覆盆子各 30g 以补肾固涩。

按语　关格之病机为虚、瘀、湿、逆，肾虚血瘀是其病理关键。临床上当区别本证与标证，本案见面色少华、神疲乏力、腰膝酸软、足跟疼痛、小便清长、恶心纳呆、舌淡暗、苔薄白、脉沉细涩，为脾肾阳虚、湿停瘀阻、浊毒上逆所致，概脾肾阳虚、气血生化乏源，无以荣养肌肤，故见乏力、面色晦暗少华；肾阳虚，不能温煦筋骨则腰膝酸软、足跟疼痛；肾阳虚不能固摄水液，则见小便清长，精关不固，随尿排出，则尿中泡沫增加，久病入络，经脉不畅，而成瘀，或因阳虚寒凝亦成瘀，故见腰痛固定不移、舌淡暗、脉沉涩。脾肾阳虚，水液代谢失常，湿浊内蕴，泛溢肌肤，而见下肢浮肿；湿浊内阻中焦，胃失和降，胃气上逆，而见呕恶。治疗思路上首先从扶正入手，予大剂量黄芪、白术、冬虫夏草，意在补肾益气，增强机体免疫功能，改善肾脏微循环，通过补肾扶正，不仅能保护残余肾单位，而且能够修补已破坏的肾单位，达到恢复肾功能的作用。其次选用川芎、丹参等活血化瘀药物，以降低肾小球内压，通过对其血流动力学的改善，以减缓肾衰竭进程。血瘀既是病因又是病理产物，与肾虚相伴，互为因果，影响着关格之发生与变化。另外方中选用大黄从祛邪入手，荡涤湿浊、排泄毒素，使邪去正存，以减缓残余肾组织、肾小球硬化的进程。通过临床观察得知，以补肾扶正、活血化瘀、利湿降浊治疗关格，在整体观念的指导下，从调整人体整体机能入手辨证论治，治标与治本同时进行，既能祛邪又能扶正固本，从而消除患者多系统临床症状，延缓慢性肾衰竭进程，降低 BUN、Cr，提高血清蛋白，改善肾性贫血，纠正酸中毒，调整钙、磷代谢，改善血流变，减轻肾脏病理损害。

病案 126

常某，女，41 岁。

初诊 2005 年 9 月 29 日。

主诉 腰痛乏力 4 年，近 1 个月加重。

现病史 患者 2001 年发现尿蛋白，自觉腰腹不适，喜揉喜按，下肢乏力，劳累后加重，反复发作，外院诊断为“慢性肾炎”，曾自服中药治疗，症状时轻时重。近日腰痛乏力，症状加重，眼睑微肿，纳可，无明显恶心，舌淡暗，苔白，脉细。

辅助检查 血常规：正常；肝功能：正常；肾功能：BUN：9.56mmol/L，Cr：151μmol/L；双肾 B 超：双肾实质损害，右肾体积缩小；24h 尿蛋白定量：0.41g。

中医诊断 腰痛。

证候诊断 肾虚血瘀、湿浊内蕴。

西医诊断 慢性肾衰竭（尿毒症）。

治则 补肾强腰、活血降浊。

处方 生黄芪 30g，川芎 30g，车前子 30g，车前草 30g，生黄芪炭 30g，半枝莲 30g，五灵脂 30g，蒲黄炭 30g，大黄炭 60g，大黄 30g，海藻炭 30g，茵陈 60g，蒲公英 60g，败酱草 60g。

二诊 2005 年 11 月 1 日。患者病情好转，无浮肿，腰痛减轻，仍感下肢乏力，舌淡暗，苔白，脉细，纳好，寐安，二便调。血 Hb：146g/L，BUN：5.5mmol/L，Cr：113μmol/L，尿常规：URO：(±)，镜检：未见异常。

继服原方。

三诊 2005 年 11 月 23 日。患者偶腰痛，但较前减轻，时头晕寐差，余无特殊不适，舌淡红，苔白，脉细。复查血常规 Hb：140g/L，BUN：3.78mmol/L，Cr：116μmol/L，尿常规：URO：(±)，镜检：未见异常。

处方 原方加女贞子 30g、墨旱莲 30g、杜仲 30g、川断 30g、补骨脂 20g，滋补肝肾强腰。

按语 患者以“腰痛”为主症，辨病当属祖国医学“腰痛”范畴。患者久病脾肾亏虚，脾失健运，气不化水而发水肿。《内经》云“腰为肾府”，肾主骨生髓，肾精亏虚，骨髓不充，故腰酸、下肢软弱无力，病属虚证；劳则气耗，遇劳更甚，卧则减轻；阳虚不能营筋，则少腹拘急不舒。本证长期腰痛，日久累及肾功能异常，出现浊毒内蕴之症。故治疗以补肾扶正、活血降浊为主。重用黄芪、补骨脂、杜仲、桑寄生固肾之品，强调肾虚是疾病发生之基础，经治疗症状消除明显，肾功能恢复良好。

病案 127

陈某，男，35 岁。

初诊 2005年5月19日。

现病史 两年前因恶心呕吐、乏力、双下肢肿在当地医院就诊，查血Hb：72g/L，尿常规：PRO：60mg/dl，肾功能：BUN：14.7mmol/L，Cr：565μmol/L，诊为“急进性肾小球肾炎”，予甲基泼尼松龙及环磷酰胺冲击治疗病情无改善，做肾穿刺示“新月体肾小球肾炎，内膜增生性肾小球肾炎”，予中西药治疗病情仍无好转，肾功能进一步恶化，目前查BUN：25.7mmol/L，Cr：875.9μmol/L，血Hb：56g/L。主症：时见恶心，时呕吐，乏力，面色萎黄无华，神情疲惫，纳呆腹胀，小便清长，大便溏，舌淡暗苔白腻，脉沉细。

中医诊断 慢性肾衰竭。

辨证分析 该病属祖国医学“关格”范畴。患者脾肾阳虚，脾阳不振，健运失常，故腹胀、便溏；肾阳不足，虚不耐劳，故乏力，神情倦怠；膀胱气化不利，故小便清长；脾肾阳虚，水液代谢失常，湿浊不化，日久浊毒上逆，胃失和降，则见呕吐、恶心、纳呆三症。久病因虚致瘀，瘀血湿浊内蕴，气机升降失常，清阳不升，浊阴不降发为“关格”。

治则 温补脾肾，祛湿降浊，活血化瘀。

处方 淡附子15g（先煎），茯苓30g，白术30g，干姜15g，生黄芪60g，车前子30g（包），车前草30g，大黄30g，大腹皮30g，石菖蒲30g，丹参30g，川芎30g，冬虫夏草2g（先煎），半枝莲60g，萹蓄30g，石韦30g，赤芍30g，黄连30g，竹茹15g。

用法、煎服方法 水煎服，每次300ml，每日2次，3日1剂。同时配合低蛋白饮食。2个月1个疗程。

二诊 2005年7月12日。患者乏力减弱，精神转佳，仍时感恶心，纳食差，无呕吐及腹胀，大便日2行，舌淡暗，苔白腻，脉沉细。复查肾功能：BUN：17.6mmol/L，Cr：374.1μmol/L，血Hb：83g/L，提示病情明显好转，肾功能较前有所恢复。

处方 前方加陈皮30g，焦三仙30g，以和胃消导。继用2个月。

三诊 2005年9月9日。患者临床症状明显改善，精神佳，纳食增，无明显呕恶之症，尿量可，大便日2～3行，舌淡红苔白，脉沉细。复查肾功能：BUN：11.9mmol/L，Cr：173.1μmol/L，血Hb：96g/L，提示病情明显好转，肾功能较前有所恢复，继以前方治疗，以期取得更好疗效。

按语 “关格”之证是由多种原因引起的脾阳不足，肾阳衰微，阳不化水，水浊逗留，浊邪壅塞三焦，气化功能不得升降所致，肾阳不足，行血无力，因虚致瘀，故脾肾虚衰必兼血瘀之象。该病以脾肾阳虚为本，浊毒瘀血为标，其证属本虚标实。该患者以恶心呕吐为主要见症，是由于脾肾虚损，饮食不能化为精微而为浊邪，浊邪壅塞三焦，使正气不得升降，湿浊之邪上逆犯脾，脾胃损伤，清浊相干，胃失和降所致。该病关格以恶心呕吐为主症，此属本虚标实之证，而走哺以呕吐伴二便不通为主症，证属实热，两者应注意鉴别。该病临证用药充分体现了标本兼治的原则：附子、干姜、黄芪、冬虫夏草、茯苓、白术温肾健脾，扶正固本以治本；丹参、川芎、赤芍活血化瘀，车前子、大黄、大黄炭、半枝莲、大腹皮等药利湿降浊排毒以治标，针对该患者恶心呕吐症状，以健脾利湿降浊药物佐以和胃降逆、消导化积之品，使浊邪得降，脾胃调和而呕恶之症皆除。

病案128

陈某，男，31岁。

初诊 2003年11月24日。

现病史 3年前曾有某医院诊断“慢性肾衰竭”的记载，近年来多方诊治，病情迁延不愈。近期病情加重。现症：周身浮肿，下肢尤甚，周身乏力，形寒肢冷，腹胀，食欲减退，偶恶心，口干咽燥，不多饮，且有腰痛、足跟痛及阳痿，大便溏，舌质红，苔薄黄，脉沉细，两尺俱弱。

血压 120/90mmHg。尿常规：PRO：（3+），BLD：（2+），肾功能：血 BUN：12mmol/L，Cr：275μmol/L。

诊断　慢性肾衰竭。

辨证　脾肾虚弱，湿浊内停，并伴有湿郁化热之疑。

治则　补肾健脾，利湿祛浊，清热解毒。

处方　生黄芪 15g，茯苓 15g，白术 15g，石韦 15g，萹蓄 15g，墨旱莲 15g，女贞子 15g，大黄 15g，大黄炭 15g，大腹皮 15g，半夏 15g，知母 15g，黄柏 12g。

二诊　用药 1 个月，周身浮肿，腹胀，食欲减退，偶恶心，口干咽燥等症减轻，进一步辨证，虽以肾虚为主，但肾虚日久必血瘀。

处方　上方加入丹参、五灵脂、蒲黄炭等活血化瘀之品；另酌加理气之品，如柴胡、枳实使三焦通畅，气血畅达。

三诊　再服 1 个月，浮肿及腰酸日渐好转，精神振作，食欲增加，但余症仍同前。化验尿常规：PRO：（1+），肾功能：血 BUN：7mmol/L，Cr：173μmol/L。

处方　加大祛湿排毒之力，败酱草、茵陈、蒲公英。

按语　总结 3 个月治疗经验及教训，刻诊时详加审查症状及体征，辨证治疗中，要抓主要矛盾，“辨证之疑，论证之难”，要掌握辨疑不惑，治难不乱，关键在详加审定，综和辨证，才能去伪存真，详查症候，切中病机。从该病历中诚取教训：祥视观察，抛开外部、次要、派生因素的干扰，从疾病的本质，掘取阴阳、寒热、表里、虚实的基本属性。即所谓“知标本者，万举不当；不知标本者，是谓妄行”。

病案 129

陈某，男，74 岁。

初诊　2005 年 11 月 15 日。

主诉　乏力、恶心半年。

现病史　患者 3 年前发现糖尿病，予诺和灵 30R 治疗，血糖可控制在 6mmol/L，2005 年 4 月体检发现肾脏异常，建议其查肾功能，患者未查，11 月 15 日查 Hb：64g/L，BUN：27μmol/L，Cr：342.4μmol/L，就诊时乏力、恶心，无呕吐，足踝部微肿，无胸闷憋气，活动量大后微喘，夜尿 2～3 次，纳少，大便日 1 次，舌淡红苔白，脉沉。

证候诊断　肾虚血瘀，心脉瘀阻。

诊断　慢性肾衰竭。

治则　补肾活血，养心通脉，利湿降浊。

处方　生黄芪 90g，车前子 30g，车前草 30g，生黄芪炭 30g，大黄 30，大黄炭 60g，海藻炭 30g，丹参 30g，川芎 60g，当归 60g，茵陈 60g，青蒿 60g，半枝莲 60g，五灵脂 30g，蒲黄炭 30g，蒲公英 60g，败酱草 60g，白术 30g，黄精 30g。

用法、煎服方法　水煎服，每次 300ml，每日 2 次，2 日 1 剂。

另予　肾衰灌肠液 100ml 清洁灌肠，每日 2 次。

二诊　2005 年 12 月 6 日。患者 20 日后，乏力恶心较前减轻，足踝部无浮肿，活动后无喘促，夜尿 1 次，大便日 3 次，舌淡红，苔薄黄，脉沉。查 BUN：15.44mmol/L，Cr：278μmol/L。

处方　原方加黄连 30g 以清胃热。

三诊　2005 年 12 月 26 日。患者述乏力恶心明显减轻，足踝部无浮肿，活动后无喘促，自觉腰酸腿痛，夜尿 1 次，大便日 3 次，舌淡红苔薄白，脉沉细。查 BUN：14.96mmol/L，Cr：239μmol/L，Hb：69g/L。

处方 原方加牛膝30g以益肝肾，兼以活血化瘀。

按语 患者久病失于调治，致肾气亏虚，肾虚日久，气血运行无力，气虚血瘀，瘀阻于心脉，心血不足，心脉失养，则动则微喘；肾气衰败，湿浊内阻，湿浊困脾，脾失健运，则恶心纳少；虚不耐劳则感乏力；肾阳入夜更虚，肾虚气化无力，膀胱开合失司，则夜尿多；舌淡苔薄，脉沉为肾虚湿蕴之征，治以补肾活血，养心通脉，利湿降浊。方用生黄芪、白术补益脾肾，以培补人体先天后天之本，用丹参、川芎、五灵脂、当归活血化瘀，并重用川芎、当归各60g以通心脉，生黄芪炭、大黄炭、海藻炭、蒲黄炭及大黄并用吸附肠道毒素，以排出体外，车前子草、茵陈利湿降浊，针对肾虚易致土乘火侮，在滋补肾气同时，佐以清热泻火解毒之品，如青蒿、半枝莲、蒲公英、败酱草等，根据患者原发病为阴虚燥热的糖尿病，治疗中加黄精补肾益精以固本。二诊中患者出现苔薄黄化热之象，故加用黄连以清胃火，三诊中患者腰酸腿痛，加牛膝益肝肾强筋骨、活血化瘀、引药下行。

病案130

方某，女，70岁。

初诊 2005年6月21日。

主诉 纳呆、恶心、乏力1年，近日加重。

现病史 患者高血压病史20年，间断服用降压药。2005年5月因消瘦、胸痛就诊于天津市胸科医院，查血Hb低，BUN、Cr高，口服中药、百令胶囊、包醛氧淀粉治疗。既往曾因骨质疏松，长期服用吲哚美辛、布洛芬治疗。现症：面色少华，乏力，偶头晕，气短，恶心呕吐，纳差，无腰痛水肿，夜尿3~4次，夜寐可，大便日2~3次，便干，舌暗红，苔黄，脉沉弦，BP：100/70mmHg。

辅助检查 血常规：Hb：89g/L，RBC：2.72×10^{12}/L；尿常规：BLD：(±)，PRO：(2+)；肾功能：BUN：16.1mmol/L，Cr：368μmol/L；双肾B超：双肾实质损害，双肾体积缩小。

中医诊断 关格。

证候诊断 肾虚血瘀、湿浊内蕴。

西医诊断 慢性肾衰竭（尿毒症）。

治则 补肾活血、利湿降浊。

处方 生黄芪90g，川芎30g，丹参30g，车前子30g，车前草30g，生黄芪炭30g，半枝莲30g，五灵脂30g，蒲黄炭30g，大黄炭60g，大黄30g，海藻炭30g，赤芍30g，三棱30g，莪术30g，柴胡30g，白术30g，当归60g，蒲公英60g，茵陈60g，郁李仁60g，白花蛇舌草60g，补骨脂30g，败酱草60g。

二诊 2005年7月19日。患者服药后，纳差、乏力、气短症状较前减轻，恶心无呕吐，夜尿3次，夜寐佳，大便日2~3次，舌红，苔黄腻，脉沉弦。血Hb：93g/L，BUN：10.8mmol/L，Cr：294μmol/L，UA：193μmol/L，K：5.6mmol/L，尿常规：PRO：(±)。

处方 原方减郁李仁，加砂仁理气健脾和胃。

三诊 2005年8月9日。患者偶恶心，无呕吐，纳食可，无明显腰痛、乏力，夜尿3次，夜寐可，大便日1~3次，舌红，苔黄，脉沉，BP：100/75mmHg。复查BUN：13.6mmol/L，Cr：320μmol/L，UA：234μmol/L。

处方 原方减白花蛇舌草、败酱草、补骨脂，加煅牡蛎、杜仲、陈皮补肾固涩。

四诊 2005年8月23日。患者病情好转，无明显恶心、呕吐，纳食可，夜尿2次，夜寐可，大便日1~3次，舌红，苔黄，脉沉。

处方 前方减白术、煅牡蛎、杜仲，加白花蛇舌草、败酱草清热解毒。

按语 患者以“纳呆、恶心、乏力”为主症，辨病当属祖国医学“关格”范畴。张大宁教授认为，关格之证是因多种原因引起的脾阳不足、肾阳衰微，阳不化水，水浊滞留，浊邪壅塞三焦，气化功能不得升阳所致；肾阳不足，行血无力，因虚致瘀，故脾肾虚衰必兼血瘀之象。该病以脾肾阳虚为本，浊毒瘀血为标，证属本虚标实。肾阳虚，气血生化乏源，无以荣养肌肤，故乏力、面色少华；肾虚膀胱失约，故夜尿多；脾肾虚损，饮食不能化为精微，而为浊邪，浊邪壅塞三焦，使正气不得升降，湿浊之邪上逆犯脾，脾胃损伤，清浊相干，胃失和降，故纳差、恶心、呕吐；浊邪上犯，清阳不展，故头晕。张教授为该病临证用药，充分体现了标本兼治的原则，生黄芪、白术、补骨脂等温肾健脾、补肾扶正以固本；丹参、川芎、赤芍、三棱、莪术活血化瘀；大黄、大黄炭、生黄芪炭、海藻炭、半枝莲、茵陈等利湿降浊排毒以治标；诸药合用，使诸症缓解，BUN、Cr 降低，延缓慢性肾衰竭进程，减轻肾脏病理损害。

病案 131

冯某，女，48 岁。

初诊 2005 年 4 月 26 日。

现病史 1 年前发现肾功能异常，于外院服中西药治疗，为进一步治疗，来我院就诊。症见乏力、腰背酸痛、面色萎黄、咽干咽痛、时有恶心，大便不爽，察其舌质暗淡、舌苔黄腻，诊其脉濡细，检阅实验室报告为：BUN：12.64mmol/L，Cr：316μmol/L；血常规：Hb：94g/L；尿常规：PRO：(2+)，BLD：(1+)。

中医诊断 关格。

证候诊断 脾肾亏虚，湿浊内蕴，瘀毒留滞。

西医诊断 慢性肾衰竭。

治则 补肾活血，降浊排毒。

处方 生黄芪 120g，土茯苓 30g，荠菜花 30g，三棱 30g，莪术 30g，车前子 30g，车前草 30g，生黄芪炭 30g，大黄 30g，大黄炭 60g，五灵脂 30g，蒲黄炭 30g，海藻炭 30g，当归 60g，茵陈 60g，青蒿 60g，白花蛇舌草 60g，半枝莲 60g，女贞子 30g，墨旱莲 30g，砂仁 15g，郁李仁 30g。

用法、煎服方法 水煎服，3 日 1 剂。

另予 肾衰灌肠液，200ml，清洁灌肠，每日 1 次。

二诊 2005 年 6 月 16 日。服药 20 余剂，腰酸乏力减，纳食可，唯大便不爽，舌苔仍黄腻。

处方 原方去女贞子 30g、墨旱莲 30g，加番泻叶 5g、蒲公英 60g、败酱草 60g。

三诊 2005 年 8 月 16 日。又进药 15 剂，舌苔已退，舌质淡暗，自觉腹胀，大便干，胃纳稍差，复查肾功能：BUN：7.44mmol/L，Cr：305μmol/L；血常规：Hb：91g/L；尿常规：PRO：(2+)。

处方 上方加补骨脂 30g、白术 30g。

四诊 2005 年 11 月 1 日。病情稳定，精神佳，稍觉乏力，纳食可，大便干，舌暗苔薄，脉沉细。复查肾功能 BUN：13.09mmol/L，Cr：336μmol/L；血常规：Hb：106g/L；肾功能指标无明显变化，继以上方治疗，巩固疗效。

按语 慢性肾衰竭属祖国医学“关格”、“虚劳”、“溺毒”等证范畴。因脾肾虚衰，湿毒内蕴，瘀血阻络的病理变化贯穿在该病的发生发展的全过程，故在治疗时宜标本兼顾，以补益脾肾活血化瘀为主，兼以祛湿降浊排毒，本案治疗过程中以大剂量黄芪为主补益脾肾；以女贞子、墨旱莲益肝肾、养精血；以三棱、莪术、五灵脂、蒲黄炭等活血逐、利尿降浊；更用大黄与生黄芪炭、大黄炭、海藻炭等炭类药配伍使用，突出其补肾活血、升清降浊的作用；茵陈、青蒿、白花蛇舌草、半枝莲、蒲公英、败酱草等药物的使用，使排毒降浊之力更猛。主要配伍共筑补肾活血、降浊排毒之功。

病案 132

高某，男，63 岁。

初诊 2005 年 4 月 20 日初次会诊。

主诉 腰酸乏力、面色差两个月余。

现病名 患者两个月前无明显诱因出现腰酸乏力易疲劳、面色差，于当地医院查 Hb：79g/L，服升血药“红桃 K”治疗 1 个月，Hb：80g/L，症状加重，查血 Cr：494.2μmol/L，BUN：22.8mmol/L。诊为慢性肾衰竭，予复方氨基酸注射液治疗，病情无改善，遂来我院住院治疗。现症：腰酸乏力，活动后微喘，口苦，口中氨味，纳可，寐欠安，夜尿多，尿中泡沫多，下肢微肿。察其神清，精神好，面色萎黄，舌质淡暗，边尖有齿痕，苔白，脉细滑。血 Cr：492μmol/L，BUN：19.54mmol/L，UA：517μmol/L，血 STP：65.4g/L，A：38.2g/L，24h 尿蛋白定量：0.78g，尿常规：BLD：(1+)，Hb：85g/L。

中医诊断 关格；腰痛。

证候诊断 肾虚血瘀、浊毒内蕴。

西医诊断 慢性肾衰竭；肾性贫血；高尿酸血症。

治则 补肾活血、降逆排毒。

处方 黄芪 120g，川芎 60g，丹参 30g，土茯苓 30g，荠菜花 30g，柴胡 30g，三棱 30g，莪术 30g，五灵脂 30g，蒲黄炭 30g，大黄炭 30g，蒲公英 60g，败酱草 30g，白术 30g，车前子 30g，车前草 30g，大黄 30g，生黄芪炭 30g，海藻炭 30g，半枝莲 30g，当归 30g，补骨脂 30g，陈皮 30g。

用法、煎服方法 水煎服，2 次浓煎成 1800ml，每次 300ml，每日 2 次，3 日 1 剂。

另予 补肾扶正胶囊，3 粒/次，每日 3 次；活血化瘀胶囊，3 粒/次，每日 3 次；别嘌醇，10mg/次，每日 1 次；复合氨基酸胶囊，2 粒/次，每日 3 次；包醛氧淀粉，10g/次，每日 3 次；药用炭片，5 粒/次，每日 3 次；重组人红细胞生成素，3000U/次，皮下注射，每周 2 次；肾衰灌肠液清洁灌肠，200ml/次，每日 1 次；继续予补钙治疗。

饮食禁忌 低蛋白（每日 30g）饮食，羊肉、海鲜、植物蛋白禁食。2 个月 1 个疗程。

二诊 2005 年 5 月 12 日。服用前方后仍感腰酸乏力，双下肢水肿消退，纳可，寐安，大便日 3 行，舌质淡暗，边尖有齿痕，苔白，脉细滑，血 Cr：412μmol/L，BUN：14.45mmol/L，UA：303μmol/L，Hb：89g/L。

处方 原方加茵陈 60g，陈皮 30g，砂仁 30g。

停别嘌醇，其余治疗同前。

三诊 2005 年 5 月 31 日。服用前方仍感乏力，无明显腰酸，纳可，寐安，大便日 3 行，舌质淡暗，边尖有齿痕，苔白，脉细滑。血 Cr：396μmol/L，BUN：14.14mmol/L，UA：344μmol/L，Hb：101g/L。治疗同前。

四诊 2005 年 6 月 29 日。患者突发左额部带状疱疹并继发感染，予青霉素治疗。

处方 龙胆草 3g，泽泻 10g，黄芩 10g，栀子 10g，野菊花 20g，延胡索 10g，紫草 20g，薏米 30g，大青叶 30g，板蓝根 30g，白芷 10g，蒲公英 20g，败酱草 20g，土茯苓 20g。

用法、煎服方法 水煎分服，共 15 日。

五诊 2005 年 7 月 28 日。患者带状疱疹并继发感染基本痊愈，无其他明显不适主诉，血 Cr：461μmol/L，BUN：15.11mmol/L，UA：421μmol/L，Hb：123g/L。

处方 治疗三诊方加黄精 30g。

按语 关格病涵盖了现代西医学所述的慢性肾衰竭的内容。慢性肾衰竭是慢性肾疾病所引起的肾组织损伤和肾小球滤过功能下降，以及由此产生的代谢紊乱和临床症状组成的综合征，是各

种类型肾脏疾病终末期的共同阶段。该患者先天禀赋不足，后天失于调养，致使机体发生肾虚血瘀、浊毒内蕴的病理改变。肾虚及脾，脾肾两虚，水液代谢失常，外溢肌肤而见边尖有齿痕、下肢微肿；肝肾同源，肝肾阴虚，气血生化不足，筋肉失于濡养而见腰酸乏力、面色萎黄，活动后微喘；浊毒中阻而见口苦，口中氨味；肾虚精微不固而见夜尿多，尿中泡沫多。舌象、脉象与证相符，综观舌脉症，其病位在肾，涉及肝、脾、胃，证属本虚标实。方中重用黄芪、白术、陈皮以健脾行气、利湿；车前子草、土茯苓、荠菜花、蒲公英、败酱草、半枝莲以清热利水渗湿；川芎、丹参、柴胡、三棱、莪术、五灵脂、蒲黄炭以活血化瘀；大黄、大黄炭、生黄芪炭、海藻炭以降逆排毒；补骨脂以补肾涩精；当归以益气养血。二诊服用前方后仍感腰酸乏力，双下肢水肿消退，纳可，寐安，大便日3行，舌质淡暗，边尖有齿痕，苔白，脉细滑，化验结果改善，原方加茵陈以清利湿热；砂仁以利湿行气。三诊服用前方后仍感乏力，腰酸消退，纳可，寐安，大便日3行，舌质淡暗，边尖有齿痕，苔白，脉细滑，化验结果进一步改善，治疗同前。所谓效不更方。四诊患者突发左额部带状疱疹并继发感染，考虑湿热浊毒之邪外溢肌表所致，予青霉素治疗，目的是及时控制感染。另予清热解毒处方治疗。五诊带状疱疹并继发感染基本痊愈，血 Cr、BUN 值虽较前有所增加，但仍未达到发病初的水平，表明此治法对该患者是有效的，故在原方的基础上，加黄精以补其精血，促进其康复。本案辨证要点：脾肾两虚、血瘀、肝肾阴虚，气血生化不足，浊毒内阻气机，外溢肌表。治疗重点：补肾健脾，益气养血，活血排毒，清热解毒。

病案 133

韩某，男，77 岁。

初诊 2005 年 10 月 21 日。

主诉 恶心纳少四月，伴胸闷憋气 10 天。

现病史 患者患强直性脊柱炎于 2004 年引发二便失禁，并插尿管，此后反复泌尿系感染，2005 年初发现血 Cr：200μmol/L，未予治疗，2005 年 6 月查血 Cr：403μmol/L，予对症治疗，效不显。就诊时，胸闷憋气，气短，纳少，尿液混浊，二便失禁，乏力恶心，舌淡红，苔薄，脉缓。

中医诊断 虚劳。

证候诊断 肾虚血瘀，下焦湿热，兼肺脾气虚。

西医诊断 慢性肾衰竭。

治则 补肾活血，清热利湿，补益肺脾。

处方 生黄芪 30g，土茯苓 30g，丹参 30g，川芎 30g，荠菜花 30g，白术 30g，生黄芪炭 30g，车前子，车前草 30g，蒲公英 60g，败酱草 60g，大黄炭 30g，海藻炭 30g，郁李仁 60g，火麻仁 60g，当归 30g，五味子 30g，金钱草 30g，白花蛇舌草 30g，萆薢 30g，鱼腥草 30g，石韦 30g，瞿麦 30g，乌药 30g。

用法、煎服方法 水煎服，每次 200ml，每日 2 次。

二诊 2005 年 11 月 16 日。患者尿液混浊，较前明显减轻，无胸闷气短，纳少，乏力，恶心，舌淡红苔薄，脉缓，血 BUN：27. 17mmol/L，Cr：325μmol/L。

处方 中药原方加青蒿、大黄以清热解毒降浊。

三诊 2006 年 11 月 30 日。患者自觉口中异味，乏力纳少，双下肢不肿，舌淡红，苔白腻，脉沉细，BUN：20. 06mmol/L，Cr：242μmol/L。

处方 中药加砂仁 30g，枳壳 30g，白术 30g，以醒脾开胃。

按语 患者发病因久病肾虚，膀胱湿热，反复发作，致肾气衰败，而下焦湿热瘀浊更盛，尿液混浊，肾虚日久，肾主二便功能失司，则二便失禁，肾气亏虚则肺气不足，患者感气短，治以补肾活血，清热利湿，补益脾肺，予肾炎 1 号方。黄芪、丹参等补气活血，当归养血，生黄芪炭、

大黄炭、海藻炭、郁李仁、火麻仁降逆排浊，促进肠道毒素排泄，车前子草、蒲公英、败酱草、金钱草、白花蛇舌草、萆薢、鱼腥草、石韦、瞿麦、乌药清热利湿通淋，五味子收敛肺气。二诊方中加用大黄、青蒿促进毒素排泄。三诊患者口中异味，苔白腻，提示湿邪偏盛，中药加砂仁、枳壳、白术芳香化湿，健脾理气和胃，取得良效。

病案 134

韩某，男，37 岁。

初诊 2005 年 6 月 21 日。

主诉 乏力恶心 1 个月。

现病史 患者既往体健，1 个月前发现高血压，BP：170/110mmHg，最高至 200/120mmHg，无特殊不适，自服依那普利等降压药，血压控制不佳。1 个月前出现恶心乏力，当地医院查血 Cr：350μmol/L，尿 PRO：（3+），BLD：（2+），目前患者乏力，恶心欲吐，纳食差，眼睑微肿，大便日 1 次，面色无华，舌淡暗，苔黄腻，脉沉，BP：170/120mmHg。

辅助检查 血常规：Hb：112g/L；尿常规：PRO：（1+）；肝功能：正常；肾功能：BUN：16.5mmol/L，Cr：293μmol/L；心电图：窦性心动过缓，心肌缺血，左心室高电压。双肾 B 超：双肾实质损害，双肾略小。24h 尿蛋白定量：1.81g。

中医诊断 关格。

证候诊断 肾虚血瘀、浊毒内蕴。

西医诊断 慢性肾衰竭。

治则 补肾活血、祛湿降浊排毒。

处方 生黄芪 30g，土茯苓 30g，荠菜花 30g，丹参 30g，川芎 30g，车前子 30g，车前草 30g，半枝莲 60g，五灵脂 30g，蒲黄炭 30g，大黄炭 30g，大黄 30g，海藻炭 30g，生黄芪炭 30g，白花蛇舌草 60g，茵陈 60g，败酱草 60g，当归 60g，蒲公英 60g。

二诊 2005 年 7 月 10 日。患者症状明显好转，周身乏力减轻，纳食增加，无恶心，眼睑不肿，大便日 2 次，血压：130～140/80～100mmHg，舌淡暗，苔白，脉沉弦。化验示 Hb：110g/L，WBC：6.7×10^9/L，尿 PRO：（2+），URO：（±），SG：1.015，BUN：15.29mmol/L，Cr：258μmol/L，UA：372μmol/L。

三诊 2005 年 7 月 12 日。患者神清，精神好，乏力明显好转，纳可，无恶呕，大便日 2～3 次，无浮肿，舌淡暗，苔白，脉沉。BP：120/80mmHg。

按语 患者以“乏力、恶心、呕吐”为主症，辨病当属祖国医学“关格”范畴。本证病机重在脾肾阳虚、湿浊内蕴。脾虚气血生化乏源则乏力、倦怠懒言；腰失肾之濡养，故见腰背不舒；湿浊内停、浊毒上逆、胃失和降故见恶呕不适。久病致瘀，证属本虚标实，治疗以补虚活血为本、祛湿降浊为标。以黄芪为主药，健脾益肾；赤芍、川芎、五灵脂、蒲黄活血化瘀；大黄、大黄炭降浊排毒；土茯苓、茵陈化湿降浊；当归补血扶正固本。上方连服 20 日，症状改善明显，化验肾功能恢复良好。

病案 135

霍某，男，22 岁。

初诊 2004 年 10 月 19 日。

现病史 患者于 1996 年 12 月底高热后出现肉眼血尿，在当地医院抗炎治疗，曾使用庆大霉素。1997 年 1 月 12 日在北京友谊医院做肾穿提示：轻度系膜增生型 IgA 肾病，伴局灶阶段性毛细血管坏死及多灶间质单个核细胞浸润。经治疗病情好转。1999 年在呼和浩特市中蒙医院住院治

疗，服用肾特灵，尿常规转阴。继续服用1年后自行停药，未在系统治疗。2004年9月自觉腰酸，乏力，尿呈茶色，在京东中美医院查血肌酐升高，尿常规：PRO：(2+)，BLD：(2+)，予肾特康、肾炎康、肾衰康等药治疗。现来我院治疗，现症：乏力，尿色深，有泡沫，肢体无肿胀，纳可，寐安，大便正常，舌暗红，苔黄，脉沉细。BP：110/70mmHg。

实验室检查　2004年10月14日血Cr：165μmol/L，BUN：7.6mmol/L，STP：64g/L；尿常规：PRO：(2+)，BLD：(2+)；24h尿蛋白定量：2.11g。

中医诊断　尿血。

证候诊断　脾肾两虚，湿浊内蕴。

西医诊断　慢性肾衰竭。

治则　补肾健脾，利湿降浊。

处方　生黄芪90g，川芎30g，赤芍30g，车前子30g，车前草30g，生黄芪炭30g，海藻炭30g，大黄30g，大黄炭30g，白术30g，败酱草30g，茵陈30g，半枝莲30g，土茯苓30g，荠菜花30g，焦三仙30g，川芎30g，丹参30g。

用法、煎服方法　水煎服。

二诊　2004年12月28日。乏力，口干，畏寒肢冷，纳可，夜寐差，小便泡沫多，大便正常，舌暗红，苔黄，脉沉。血Cr：139μmol/L，BUN：7.9mmol/L；尿常规：PRO：(2+)，BLD：(2+)。

处方　上方加五灵脂30g，蒲黄炭30g，乌药30g。

三诊　2005年4月12日。乏力，畏寒肢冷，腰痛，晨起恶心，偶有呕吐，二便正常，舌红，苔白，脉沉细。血Cr：132μmol/L，BUN：7.38mmol/L；尿常规：PRO：(2+)，BLD：(2+)。

处方　上方加补骨脂30g，陈皮20g，枳壳20g，蒲公英30g。

四诊　2005年8月23日。恶心，呕吐消失，无畏寒，时有腰酸痛，乏力，纳可，二便正常，舌红，苔白，脉弦。血Cr：112.1μmol/L，BUN：6.26mmol/L；尿常规：PRO：(2+)，BLD：(1+)。

处方　上方加杜仲30g，砂仁15g，青蒿30g。

按语　慢性肾衰竭是由于各种慢性肾脏疾病迁延失治到晚期导致正虚的结果，另一方面是由于肾本身正虚而导致湿浊瘀血产生，使气机逆乱，脉络阻滞，出现不同程度邪实病理变化。张大宁教授在长期临证实践总结出补肾活血法，并以此指导临床。本例患者由于外邪侵袭，伤及脉络出现血尿，又迁延失治出现肾功能异常。久病脾肾两虚，脾虚运化失职，肾虚膀胱气化失常，浊邪内蕴，而致小便异常。证属本虚标实，治疗以补肾健脾、利湿降浊。方中重用黄芪补肾，白术、焦三仙以健脾，土茯苓、茵陈、车前子、车前草以利湿降浊。又因久病多瘀故在方中酌加川芎、丹参以活血化瘀。

二诊中出现畏寒肢冷之肾阳虚证，故在方中加乌药以温肾散寒兼以行气活血。

三诊中出现胃纳失常，气机上逆，故在方中加陈皮、枳壳以行气和胃降逆。

四诊诸症明显好转，肾功能恢复正常，故予杜仲、青蒿以补肾强身，提高机体免疫力，以助治疗。

病案136

纪某，女，44岁。

初诊　2005年10月10日。

主诉　间断性浮肿10余年，恶心纳呆1年余。

现病史　患者既往慢性肾炎病史30年，2004年发现血Cr：100μmol/L，诊为慢性肾衰竭，经中西医治疗，疗效不显。现症：患者面色苍白，唇甲色淡，双下肢肿，恶心纳呆，胸闷憋气，后背痛，腰酸乏力，大便不畅，舌淡红，苔薄，脉沉细涩。

辅助检查　血常规：Hb：110g/L；肾功能：BUN：11.04mmol/L，Cr：269μmol/L。

中医诊断　关格。

证候诊断　肾虚血瘀、湿浊内蕴、心脉瘀阻。

西医诊断　慢性肾衰竭。

治则　补肾活血、利湿降浊、养心通脉。

处方　生黄芪 120g，海藻炭 30g，五灵脂 30g，蒲黄炭 30g，茯苓 30g，茯苓皮 30g，大腹皮 30g，桑白皮 30g，白术 30g，枳壳 30g，丹参 30g，川芎 30g，三棱 30g，莪术 30g，柴胡 30g，大黄 30g，大黄炭 60g，当归 30g，茵陈 30g，蒲公英 30g，半枝莲 60g，白花蛇舌草 30g，土茯苓 30g，荠菜花 30g，并配合大黄、青黛、大黄炭、土茯苓制成的肾衰灌肠液。

二诊　2005 年 10 月 20 日。患者服用 10 日后，纳食增，双下肢不肿，恶心减轻，无胸闷憋气，后背痛，时感腰痛乏力，大便日 3 次，舌淡红，苔薄，脉沉缓。继服汤药。

三诊　2005 年 11 月 30 日。患者 30 日后复查血 BUN：13.83mmol/L，Cr：251μmol/L。患者继服中药汤剂以巩固疗效。

按语　本案患者久病失治，日久肾气亏虚，加之久病多瘀，致肾虚血瘀，瘀血阻于心脉为本虚标实之证。肾虚气化失司，致湿浊内蕴，需攻补兼施、标本同治，舌淡红、苔薄、脉沉细涩为肾虚血瘀之证，治以补肾活血、养心通脉、利湿降浊。方中黄芪、白术补益脾肾，补先天以益后天；补后天以益先天，五灵脂、丹参、川芎、三棱、莪术、当归活血化瘀通心脉，加以柴胡、枳壳理气以活血，取气为血之帅，气行则血行，大黄、大黄炭、海藻炭、蒲黄炭降浊排毒，既有利湿降浊、软坚解毒之功效，又有很好的吸附毒素作用，茯苓、茯苓皮、大腹皮、桑白皮、茵陈、蒲公英、半枝莲、白花蛇舌草、土茯苓、荠菜花清热利湿以治标，并配合灌肠液每日灌肠，以助湿毒排泄。

病案 137

兰某，男，46 岁。

初诊　2003 年 12 月 30 日。

主诉　发现肾功能异常 2 年。

现病史　患者 7 年前阑尾炎时发现尿蛋白未治疗，2 年前发现高血压，BP：180/100mmHg，查血 Cr：350μmol/L，诊断为慢性肾衰竭，服用美托洛尔、氨氯地平等降血压；服用复方 α-酮酸片及中药治疗肾衰竭，血肌酐维持在 230～345μmol/L。现症：腰痛，晨起恶心未呕吐，纳食差，寐安，大便日 2～3 次，舌暗，苔黄腻，脉沉弦细，BP：120/90mmHg。

辅助检查　尿常规：PRO：（2+）；肾功能：BUN：25.9mmol/L，Cr：345μmol/L，UA：681μmol/L；血常规：Hb：127g/L；双肾 B 超：双肾实质损害，双肾体积缩小；24h 尿蛋白定量：2.96g。

中医诊断　关格。

证候诊断　肾虚血瘀、湿浊内蕴。

西医诊断　慢性肾衰竭；高血压。

治则　补肾活血、利湿降浊。

处方　生黄芪 120g，川芎 60g，丹参 30g，赤芍 30g，车前子 30g，车前草 30g，生黄芪炭 30g，白术 30g，五灵脂 30g，蒲黄炭 30g，大黄炭 60g，大黄 30g，海藻炭 30g，当归 60g，黄精 30g，败酱草 60g，半枝莲 60g，蒲公英 60g，茵陈 60g，大腹皮 60g，枳壳 30g，郁李仁 60g。

二诊　2004 年 2 月 24 日。患者服药后腰痛次数减少，偶有腰痛，无乏力，时恶心，未呕吐，胃脘胀满，胃纳差，偶有肢体抽动，无皮肤瘙痒，夜尿3～4次，夜寐可，大便2日1行，舌红，苔黄腻，脉沉濡，BP：120/90mmHg，血Hb：110g/L，RBC：3.35×10^{12}/L，BUN：16.4mmol/L，Cr：310μmol/L，UA：500μmol/L。患者服药后腰痛减轻，仍恶心纳差，夜尿多，时肢体抽搐，考虑浊邪内蕴，阻于中焦，胃失和降而致恶心纳差，患者大便不畅，二三日一行，故加强通腑泄浊的作用。

处方　郁李仁加至90g，火麻仁60g以滋阴润肠通便，使大便通畅，浊邪外出。

三诊　2005年4月20日。患者腰痛消失，时恶心呕吐，胃纳可，夜寐可，夜尿可，夜尿3～4次，无肢体抽搐，大便日1次，血压：120/90mmHg，血常规：Hb：106g/L，RBC：3.21×10^{12}/L，尿常规：PRO：(2+)，BLD：(±)，BUN：15.5mmol/L，Cr：247μmol/L，UA：342μmol/L。患者服上药后诸症减轻并消失，现症时恶心，夜尿多，说明前方有效。

处方　上方加莱菔子30g，青蒿60g，继续通腑泄浊，清利湿浊。

按语　本案为慢性肾衰竭，肾衰竭患者经治疗肾功能改善明显，血肌酐由345μmol/L降至247μmol/L，而且诸症改善明显，随着慢性肾衰竭的发生，患者会出现贫血，中医认为脾虚气血生化乏源，肾虚不能固摄精微，肾精亏虚故肝血不足发生血虚，张大宁教授重用当归、黄精补肝血，填肾精，疗效肯定。腰为肾之府，肾精虚损不能濡养腰脊则腰痛，肾精足则腰痛缓解，而且随着病情的发生，浊邪由湿浊化为浊毒，故加用青蒿清热利湿化浊。张大宁教授在重视扶正活血的同时十分注重排毒通腑，使大便保持通畅，对大便次数少的患者，采用温润之品润肠通便，如郁李仁、火麻仁再加上莱菔子、枳壳等行气消胀药，效果更好。

病案138

李某，女，23岁。

初诊　2006年10月3日。

主诉　发现尿蛋白、潜血6年。

现病史　患者6年前“慢性肾炎”的诊断，2年前有“慢性肾衰竭”的诊断。近1年治疗，多方求医，中药治疗为主，效果不佳，纵观患者既往中药治疗，繁杂无序，辨证不明确，无主次与先后，无轻重与缓急；或误认“湿热”为主，堆积清热解毒、理气利湿等苦寒、辛散之品。或误认“虚”为主，大量健脾补肾等滋腻之药。或误认“血瘀”为主，投以活血化瘀之味；或认为湿毒，利湿排毒。补肾健脾、清热利湿、活血化瘀、利湿排毒等法则几乎用尽，仍无明显效果。究其原因，是此类肾病，病因复杂，病症隐匿，病机变化多端。“虚”、“湿”、“瘀”、“热”皆非其中一端所为，治疗中要分清主次，治有先后。来本院时症见：咽部经常痒痛，腰酸膝痛，周身乏力，口干饮水不多，纳可，无浮肿但四肢沉重，舌质暗红苔薄，根腻，脉细濡。查咽部充血；血压：120/90mmHg；尿常规：PRO：(1+)，BLD：(2+)；双肾B超示：“双肾萎缩，双肾实质性损害”；肾功能：血BUN：17.5mmol/L，Cr：235μmol/L。辨证为肾虚、湿毒兼血瘀。既有新宿，更有顽缠。慢性肾衰竭患者，或由于长期迁延不愈，虚者愈虚，且耗伤阴液，滋生内热，或病情缠绵，湿邪郁久化热，且虚久必瘀。加之长期使用激素类及利尿剂，而耗阴液且滋生内热，与现代医学证实其高血脂、高代谢所带来的“热”、“瘀”与“毒”相一致。

中医诊断　慢肾衰病。

证候诊断　肾虚血瘀，浊毒内蕴。

西医诊断　慢性肾衰竭。

治则　清热利湿为主，兼以补肾，化瘀排毒。

处方　金银花10g，连翘10g，鱼腥草10g，败酱草15g，白术10g，苍术10g，茯苓10g，石韦10g，山药15g，萹蓄20g，车前子30g，车前草30g，墨旱莲30g，女贞子30g，生地黄30g，丹皮

30g，大黄30g，大黄炭30g，生黄芪炭30g，其目的，清利、湿热、排毒为主，以使邪去；补肾治疗为辅。

二诊 2006年11月4日。1个月后，咽部痒痛、腰酸痛、口干饮水不多、四肢沉重等诸症减轻，舌质暗红苔薄，脉弦细。见湿热渐去，血瘀与肾虚、湿毒愈加显著。继予活血、祛浊兼以补肾为原则。

处方 白术15g，苍术10g，茯苓20g，石韦20g，山药15g，萹蓄20g，车前子30g，车前草30g，生地黄30g，丹皮30g，大黄30g，大黄炭30g，生黄芪炭30g。

三诊 2006年12月5日。症见：仅感腰酸，感乏力，且纳可，二便调，余症皆除，舌质暗红苔薄，脉细。查尿常规：PRO：阴性，BLD：（1+）~（2+）；血BUN：11.5mmol/L，Cr：135μmol/L；血压：120/80mmHg。依据症状及舌脉。仍用祛浊、活血、补肾之品。连续服中药3个月后，病情稳定，坚持治疗。

按语 结合现代医学对该病的认识，其为各种肾病迁延不愈而致的终末期的肾病。其主要发生发展的病机尚未清楚，但各种学说与中医理论认为的肾气不足，外邪侵入，而致湿热、寒湿、湿瘀内蕴殊途同归。肾病虽与寒、热、虚、实、瘀诸端有关，但与虚、瘀关系更为密切，其本虚表现为肾虚，其瘀表现为湿浊逆之瘀，这就奠定补肾扶正，提高机体自身正气，活血化瘀，改善微循环，利湿祛浊给邪以出路这一基本原则，补肾、活血、排毒为贯穿始终的基本治法。

病案139

李某，男，62岁。

初诊 2004年11月9日。

主诉 患高血压、冠心病2年。

现病史 患者长期服冠心苏和丸治疗，自2004年春天始，血压明显升高，且时感乏力，前往天津市第一中心医院检查，发现BUN、Cr升高，随来我院就诊，症见：乏力、腰酸、面色无华、胸闷、纳差、时恶心、低热，察其舌暗，苔黄腻，诊其脉沉细，检阅实验室报告为：BUN：15.27mmol/L，Cr：270.3μmol/L。

中医诊断 关格。

证候诊断 肝肾亏损，湿浊内蕴。

西医诊断 慢性肾衰竭。

治则 补益肝肾，活血化瘀，排毒降浊之法。

处方 生黄芪90g，土茯苓30g，荠菜花30g，三棱30g，莪术30g，女贞子30g，墨旱莲30g，车前子30g，车前草30g，生黄芪炭30g，大黄30g，大黄炭60g，五灵脂30g，蒲黄炭30g，海藻炭30g，当归60g，茵陈60g，青蒿60g，白花蛇舌草60g，半枝莲60g，地骨皮30g。

用法、煎服方法 水煎服，3日1剂。并予肾衰灌肠液200ml清洁灌肠，每日1次。

二诊 2005年1月25日。服药后，乏力较前减轻，胃纳较前佳，低热退，夜寐可，大便每日1~2次，舌红少苔，脉细弱。复查BUN：8.15mmol/L，Cr：254.1μmol/L。

处方 上方去白花蛇舌草、地骨皮，加蒲公英、败酱草各60g以增泄浊之力。

三诊 2005年3月15日。稍觉乏力，无腰酸肢肿，纳可，寐安，舌红苔薄黄，脉沉细。复查BUN：10.5mmol/L，Cr：255μmol/L。

处方 继服前方。

按语 本案属肝肾不足，湿浊内蕴之证。肾主藏精，肝主藏血，精血互生，肝和肾同出下元，均为相火，相火源于命门，正所谓肝肾同源-乙癸同源。精血不足，必导致肝肾亏虚的病理改变；血虚又将导致血瘀。肝肾阴虚及血瘀虽为病理产物，但同时又成为一种致病因素，影响机体的正常代谢，导致浊毒内蕴，使气机升降失常，而表现出一系列临床症状。如肝肾不足，精血乏源，不能充养肢体百骸，腰脊失养，则见乏力腰酸；血不荣面，则面色无华；阴虚生内热，见低热；湿浊内蕴，浊邪犯胃，则见纳差恶心之症。其辨证要点在于肝肾亏虚为本，浊毒内蕴为标，血瘀贯穿疾病的全过程。治疗当以滋肾养肝、活血化瘀、降浊排毒为法。方中所选黄芪、当归、女贞子、墨旱莲补益肝肾、滋养精血；三棱、莪术、五灵脂、蒲黄炭等活血逐瘀；大黄、大黄炭、蒲黄炭、海藻炭、生黄芪炭吸附肠道毒素，促进毒素排出；车前子、车前草、茵陈、白花蛇舌草、半枝莲、蒲公英、败酱草则清化湿浊。另予肾衰灌肠液清洁灌肠，多种方法相结合，共奏良效。

病案 140

李某，女，50 岁。

初诊 2004 年 6 月。

主诉 恶心呕吐 3 年，近日加重。

现病史 患者曾因胃炎自服西沙必利、奥美拉唑、龙胆泻肝丸等药，于 2002 年下半年发现血压高，肾功能正常。于 2003 年上半年出现纳食差，时恶心呕吐未重视，于 2004 年下半年体检时发现 BUN、Cr 升高，血 Hb 下降，遂至北京中医药大学东直门医院住院治疗，予中西药对症治疗，3 个月后出院。后继续服中药，于 2004 年 4 月停药，2004 年 11 月复查血 Cr：500μmol/L。现症：面色萎黄，乏力，纳食差，畏寒肢冷，恶心无呕吐，皮肤瘙痒，肌肉抽搐，时鼻衄，夜尿 1 次，夜寐可，大便日 1～2 次，便干，舌暗，苔黄。脉沉弦，BP：130/85mmHg。

辅助检查 血常规：Hb：80g/L，Hct：0.274，RBC：2.4×10^{12}/L；尿常规：PRO：(2+)；肾功能：BUN：34mmol/L，Cr：528.7μmol/L；双肾 B 超：双肾实质损害，双肾体积缩小。

中医诊断 关格。

证候诊断 肾虚血瘀、湿浊内蕴。

西医诊断 慢性肾衰竭（尿毒症）。

治则 补肾扶正、活血化瘀、祛湿降浊。

处方 生黄芪 90g，土茯苓 30g，丹参 30g，川芎 30g，莪术 30g，赤芍 30g，车前子 30g，白术 30g，车前草 30g，五灵脂 30g，蒲黄炭 30g，大黄 30g，大黄炭 60g，生黄芪炭 30g，海藻炭 30g，败酱草 60g，当归 60g，蒲公英 60g，半枝莲 60g，茵陈 60g，白花蛇舌草 60g。

二诊 2005 年 8 月 9 日。患者服药后，偶恶心无呕吐，纳食可，肢体抽搐，无皮肤瘙痒，夜尿 1 次，夜寐可，大便日 3～4 次，舌红，苔黄，脉沉，血压正常。复查血常规：Hb：87g/L，BUN：11.1mmol/L，Cr：403μmol/L。原方减白花蛇舌草，加补骨脂 30g、煅牡蛎 30g，以温肾固涩。

三诊 2005 年 12 月 13 日。患者颜面肿，偶下肢肿，乏力，纳食差，夜尿 1～2 次，大便日 1～2次，舌暗，苔薄，脉沉弦，血压正常。尿常规：PRO：(2+)，BLD：(1+)，BUN：24.8mmol/L，Cr：331.2μmol/L，UA：316μmol/L，血常规：Hb：83g/L，RBC：2.44×10^{12}/L。前方减补骨脂、煅牡蛎，加大黄 30g、青蒿 60g、郁李仁 60g，健脾利湿。

按语 患者以“恶心、乏力”为主症，辨病当属祖国医学“关格”范畴。患者先天禀赋不足，加之后天失于调养，久食伤肾之品，导致脾肾两虚。脾肾为先后天之本，脾肾两虚，气血生化乏源，不能充养机体，故见乏力神疲；湿浊内蕴，浊气上逆，故见恶心；日久因气虚而致血瘀，故见舌暗等瘀血之象。综观舌、脉、症，属肾虚血瘀、湿浊内蕴之证，治疗以补肾扶正、活血化瘀、化湿利浊为法。

病案 141

李某，男，54 岁。

初诊 2005 年 6 月 21 日。

主诉 腰腿痛、乏力间断发作 10 年余，加重 1 年。

现病史 患者镜下血尿 13 年，高血压病史 13 年，2004 年 5 月，发现尿中出现蛋白，肾功能异常，血 Cr：126μmol/L，BUN：6.35mmol/L。2005 年 3 月，血 Cr：164.9μmol/L，BUN：6.66mmol/L。2005 年 4 月就诊于天津市中医药研究院医疗中心，予肾衰系列处方治疗，病情好转。症见：腰腿痛、乏力，时有手抽搐，纳可，寐安，大便日 2 行，夜尿多。察其神清，精神好，面色萎黄，舌质淡，苔黄腻，脉沉细。

中医诊断 关格。

证候诊断 肾虚血瘀，浊毒内蕴。

西医诊断 慢性肾衰竭；慢性肾炎；高尿酸血症。

治则 法当补肾活血、降逆排毒。

处方 生黄芪 120g，川芎 60g，丹参 30g，土茯苓 30g，荠菜花 30g，柴胡 30g，三棱 30g，莪术 30g，五灵脂 30g，蒲黄炭 30g，大黄炭 30g，茵陈 60g，白术 30g，车前子 30g，车前草 30g，大黄 30g，生黄芪炭 30g，海藻炭 30g，蒲公英 30g，败酱草 30g，枳壳 30g，郁李仁 60g。

用法、煎服方法 水煎服，2 次浓煎成 1800ml，每次 300ml，每日 2 次，3 日 1 剂。

另予 补肾扶正胶囊，3 粒/次，每日 3 次；活血化瘀胶囊，3 粒/次，每日 3 次；肾衰灌肠液清洁灌肠，200ml/次，每日 1 次；别嘌醇，10mg/次，每日 1 次；继续服用降压药。

饮食禁忌 低蛋白（每日 30g）饮食，羊肉、海鲜、植物蛋白禁食。2 个月 1 个疗程。

二诊 2005 年 10 月 18 日。服用前方后腰腿痛、乏力，时有手抽搐较前减轻，纳可，寐安，大便日 2～3 行，稀便，夜尿多。纳可，寐安，舌质淡，苔白，脉沉细。Cr：101μmol/L，BUN：5.1mmol/L，UA：385μmol/L，尿常规：PRO：（1+），BLD：（3+），镜检：（-）。

处方 原方减五灵脂、蒲黄炭、大黄炭、大黄、生黄芪炭、海藻炭、枳壳、郁李仁；川芎减至 30g，加白花蛇舌草 60g、半枝莲 60g、五味子 60g、补骨脂 30g、芡实 30g、仙鹤草 60g、茜草 60g。

三诊 2005 年 11 月 15 日。服用前方后腰腿痛、乏力，时有手抽搐症状较前明显减轻。纳可，寐安，大便日 2～3 行，夜尿多。纳可，寐安，舌质淡，苔白，脉沉细。Cr：97μmol/L，BUN：5.77mmol/L，UA：378μmol/L，尿常规：PRO：（2+），BLD：（3+），镜检：未见明显异常。

处方 前方减补骨脂、芡实，加雷公藤多苷，每次 20mg，每日 3 次。

按语 关格病涵盖了现代西医学所述的慢性肾衰竭的内容。慢性肾衰竭是慢性肾疾病所引起的肾组织损伤和肾小球滤过功能下降，以及由此产生的代谢紊乱和临床症状组成的综合征，是各种类型肾脏疾病终末期的共同阶段。本案引起肾衰竭的主要原因是慢性肾炎和高血压。该患者先天禀赋不足，后天失于调养，加之久病，致使机体发生肾虚血瘀、浊毒内蕴的病理改变。肾虚可见腰腿痛；肾虚膀胱湿热，热灼经络，可见血尿；肝肾同源，肝肾阴虚，气血生化不足，筋肉失于濡养而见乏力、手抽搐症状等症，舌象、脉象与证相符，综观舌脉症，其病位在肾，涉及肝、膀胱，证属本虚标实。方中重用黄芪、白术以健脾、益气养血；车前子草、土茯苓、荠菜花、茵陈、蒲公英、败酱草以清热；川芎、丹参、柴胡、三棱、莪术、五灵脂、蒲黄炭以活血化瘀；大黄、生黄芪炭、海藻炭以降逆排毒；枳壳以理气宽中，郁李仁润肠通便，辅助排毒作用。二诊症状明显减轻，化验值在正常范围，原方减五灵脂、蒲黄炭、大黄炭、大黄、生黄芪炭、海藻炭、枳壳、郁李仁意在减轻排毒力度；川芎减至 30g，加仙鹤草、茜草以加大清热活血止血的力度，加白花蛇舌草、半枝莲以清热解毒利尿。五味子、补骨脂、芡实以加强益肾固精作用。三诊症状明显减轻，化验值在正常范围，治疗仍遵原法，减补骨脂、芡实加雷公藤多苷片，以调节机体免疫机能。本案辨证要点：肾虚血瘀，膀胱湿热，肝肾阴虚，气血生化不足，浊毒中阻气机逆乱。治疗重点：补肾固精，健脾益气，养血清热，活血止血排毒。

病案 142

李某，女，71 岁。

初诊 2005 年 7 月 20 日。

主诉 恶心、纳差、乏力半年余。

现病史 患者高血压病史 30 余年，间断服用降压药，血压控制不理想。2005 年 1 月，因恶心、纳差、乏力就诊于外院，查尿常规：PRO：(3+)，Hb：60g/L，Cr：470μmol/L，曾于外院住院治疗，疗效不理想，出院后未系统治疗，因病情加重，遂来我院住院治疗。现症：恶心、纳差、乏力、头晕、畏寒、皮肤瘙痒，时有胸闷，平卧加重，时有下肢肌肉抽搐，寐欠安，大便日 1 行，24h 尿量约 2000ml，夜尿多。察其神清，精神弱，面色萎黄，舌质淡暗，苔白腻，脉沉弦。血 Cr：762μmol/L，BUN：26.48mmol/L，UA：379μmol/L，血 STP：57.6g/L，A：31.9g/L，尿常规：PRO：(1+)，BLD：(3+)，WBC：1 个/HP，Hb：81g/L。

中医诊断 关格；眩晕；胸痹。

证候诊断 肾虚血瘀、浊毒内蕴。

西医诊断 慢性肾衰竭；高血压；肾性贫血；慢性心力衰竭。

治则 补肾活血、降逆排毒。

处方 生黄芪 120g，川芎 60g，丹参 30g，土茯苓 30g，荠菜花 30g，柴胡 30g，三棱 30g，莪术 30g，五灵脂 30g，蒲黄炭 30g，大黄炭 60g，茵陈 60g，白术 30g，车前子 30g，车前草 30g，补骨脂 30g，大黄 30g，生黄芪炭 30g，海藻炭 30g，大腹皮 60g，当归 60g。

用法、煎服方法 水煎服，2 次浓煎成 1800ml，每次 300ml，每日 2 次，3 日 1 剂。

另予 补肾扶正胶囊，3 粒/次，每日 3 次；活血化瘀胶囊，2 粒/次，每日 2 次；肾衰灌肠液清洁灌肠，200ml/次，每日 1 次；复合氨基酸胶囊，2 粒/次，每日 3 次；包醛氧淀粉，10g/次，每日 2 次；药用炭片，5 粒/次，每日 3 次；重组人红细胞生成素，3000U/次，皮下注射，每周 2 次；继续予降压及补钙治疗。

饮食禁忌 低蛋白（每日 30g）饮食，羊肉、海鲜、植物蛋白禁食。2 个月 1 个疗程。

二诊 2005 年 8 月 1 日。服用前方后仍感乏力，恶心、纳差、头晕、畏寒、胸闷、皮肤瘙痒、下肢肌肉抽搐等症状消退，时有心悸，寐欠安，大便日 3～4 行，24h 尿量约 2000ml，夜尿多。

处方 原方加泽泻 30g、枳壳 30g、女贞子 30g、墨旱莲 30g。

三诊 2005 年 8 月 22 日。服用前方后仍感乏力、腰酸，时有心悸、胸闷，活动后明显。纳可，寐欠安，大便日 3 行，舌质淡，苔白，脉沉弦。化验报告：血 Cr：471μmol/L、BUN：18.51mmol/L、UA：381μmol/L、Hb：102g/L。

处方 前方减泽泻、枳壳、女贞子、墨旱莲，加半枝莲 30g、蒲公英 30g、败酱草 30g、石韦 30g。

按语 关格病涵盖了现代西医学所述的慢性肾衰竭的内容。慢性肾衰竭是慢性肾疾病所引起的肾组织损伤和肾小球滤过功能下降，以及由此产生的代谢紊乱和临床症状组成的综合征，是各种类型肾脏疾病终末期的共同阶段。本案引起肾衰竭的主要原因是高血压。该患者先天禀赋不足，后天失于调养，加之久病，致使机体发生肾虚血瘀、浊毒内蕴的病理改变。肝肾同源，肝肾阴虚，气血生化不足，筋肉失于濡养而见乏力、肌肉抽搐、瘙痒等症；肝肾阴虚，肝阳上亢，可见头晕；

血瘀痹阻心脉，可见时有胸闷，平卧加重；浊毒中阻，气机逆乱可见恶心、纳差。舌象、脉象与证相符，综观舌脉症，其病位在肾，涉及肝、脑、心、胃，证属本虚标实。方中重用黄芪、白术以健脾利湿、益气养血；白术、当归、补骨脂以补肾养血益肝；车前子草、土茯苓、荠菜花、茵陈、大腹皮以清热利水渗湿；川芎、丹参、柴胡、三棱、莪术、五灵脂、蒲黄炭以活血化瘀；大黄炭、大黄、生黄芪炭、海藻炭以降逆排毒。二诊症状明显减轻。考虑治疗仍遵原法，加泽泻以清热利湿，枳壳以行气宽中，女贞子、墨旱莲以滋补肝肾。三诊症状改善。前方减泽泻、枳壳、女贞子、墨旱莲，加半枝莲 30g、蒲公英 30g、败酱草 30g、石韦 30g，以加强清利湿热浊毒的作用。本案辨证要点：肝肾阴虚以致气血生化不足，筋肉失于濡养，肝阳上亢，瘀血痹阻心脉，浊毒中阻。治疗重点：滋补肝肾，潜阳，固精，活血疏通心脉，排毒。

病案 143

林某，男，23 岁。

初诊　2005 年 8 月 23 日。

主诉　乏力腰酸 1 个月余。

现病史　患者 1 年前外感后发现 BP：180/120mmHg，尿常规示：PRO：（2+），BLD：（1+），未做明确诊断，2005 年 7 月再次外感后，发现 BP：160/120mmHg，查尿常规：PRO：（3+），BLD：（2+），24h 尿蛋白定量：2.95g，2005 年 8 月 15 日查血 BUN：7.92mmol/L，Cr：119μmol/L，予非洛地平、雷公藤多苷片治疗，疗效不显，现症：乏力腰酸，尿中泡沫多，咽干咽紧，咳嗽咯少量白黏痰，纳可，大便日 3 次，舌暗红苔薄黄，脉弦细。

辅助检查　24h 尿蛋白定量 3.21g；肾功能：血 Cr：121μmol/L。

中医诊断　关格。

证候诊断　肾虚血瘀，浊邪化热。

西医诊断　慢性肾衰竭。

治则　补肾扶正，活血化瘀，清热利湿。

处方　生黄芪 90g，土茯苓 30g，丹参 30g，川芎 30g，莪术 30g，茵陈 30g，蒲黄炭 30g，五灵脂 30g，大黄 30g，大黄炭 30g，车前子 30g，车前草 30g，蒲公英 60g，五味子 60g，败酱草 60g，砂仁 10g。

另予　配合肾衰灌肠液，100ml，清洁灌肠，每日 1 次。

代茶饮　金银花、麦冬、青果、桔梗沏煎。

二诊　2005 年 9 月 25 日。住院治疗 1 个月，患者腰酸乏力明显减轻，双下肢不肿，尿中泡沫减少，无咳嗽咯痰，咽干咽紧，大便日 3 次，舌淡红苔薄白，脉沉细。复查血 Cr：100μmol/L，24h 尿蛋白定量：0.93g。

处方　中药原方加女贞子 30g、墨旱莲 30g、杜仲 30g、芡实 30g、青蒿 60g、煅牡蛎 30g，以补益肝肾，收敛固涩。

三诊　2005 年 10 月 19 日。患者半月后复查 24h 尿蛋白定量 0.74g，时感腹胀，纳可，无腰酸乏力，大便日 3 次，舌淡红苔薄白，脉沉细。

处方　中药原方加枳壳 30g、白术 30g，以健脾理气以巩固疗效。

按语　患者久病失治，久病及肾，致肾气亏虚，肾主气化功能失司，水湿内停，湿浊化热，上犯咽喉，出现咽干咽紧，犯肺则咳嗽咯白黏痰。腰为肾之府，肾虚腰脊失养则腰酸；虚不耐劳则乏力；肾主司二便，肾虚精微不固，随小便而出，则尿中泡沫多；久病多瘀则舌质暗红；苔薄黄为浊邪化热之症，治以补肾扶正、活血化瘀、清热利湿，予肾炎 1 号方，其组成为黄芪、丹参、川芎、三棱、莪术、柴胡补肾活血理气之品，以固其本，肾衰 1 号方中大黄炭、海藻炭、五灵脂、蒲黄炭降浊以吸附肠道毒素，车前子、车前草、蒲公英、败酱草清热利湿，五味子收敛固涩，减少精微物质流失，砂仁健脾化湿，并配伍金银花、麦冬、青果清热利咽，养阴解毒。经治疗1个月，患者诸症缓，原方加女贞子、墨旱莲、杜仲以补益肝肾，治疗关格之本，芡实、青蒿、煅牡蛎清热收敛以减少精微物质的流失。三诊患者因腹胀，予枳壳、白术理气健脾，培补后天之本以养先天。

病案144

王某，女，15岁。

初诊　2004年7月19日。

主诉　间断恶心呕吐、乏力、双下肢肿两年。

现病史　两年前因恶心呕吐、乏力、双下肢肿在当地医院就诊，查血Hb：75g/L，尿常规：PRO：50mg，肾功能：BUN：12.7mmol/L，Cr：>580μmol/L，诊为“急进性肾小球肾炎”。予甲基泼尼松龙及环磷酰胺冲击治疗病情无改善，又于北京某医院做肾穿刺示“新月体肾小球肾炎，内膜增生性肾小球肾炎”服中西药治疗病情仍无好转，肾功能进一步恶化，目前查BUN：23.7mmol/L，Cr：>858μmol/L，血Hb：76g/L，请张大宁老师会诊：时见恶心，时呕吐，乏力，面色萎黄无华，神情疲惫，纳呆腹胀，小便清长，大便溏，舌淡暗苔白腻，脉沉细。

中医诊断　关格。

证候诊断　肾虚血瘀，浊毒内蕴。

西医诊断　慢性肾衰竭。

治则　温补脾肾，祛湿降浊，活血化瘀。

处方　淡附子10g（先煎），茯苓12g，白术10g，干姜10g，生黄芪60g，车前子20g（包），车前草20g，大黄10g，大腹皮20g，石菖蒲10g，丹参10g，川芎10g，半枝莲15g，冬虫夏草2g（先煎），萹蓄10g，石韦10g，石菖蒲10g，丹参20g，赤芍10g，黄连10g，竹茹6g。

用法、煎服方法　水煎服，每次300ml，每日2次，每日1剂。

二诊　2004年8月22日。用药30剂，乏力减弱，精神转佳，仍时感恶心，纳食差，无呕吐及腹胀，大便日2行，舌淡暗，苔白腻，脉沉细。

处方　以前方加陈皮10g、焦三仙30g，以和胃消导。

三诊　2004年9月24日。继续用药30剂，临床症状明显改善，精神佳，纳食增，无明显呕恶之症，尿量可，大便日2～3行，舌淡红苔白，脉沉细。复查肾功能：BUN：7.69mmol/L，Cr：173.1μmol/L，血Hb：83g/L，提示病情明显好转，肾功能较前有所恢复，继以前方治疗，以期取得更好疗效。

四诊　2005年2月26日。患者继续服药，无明显呕恶、腹胀及纳呆乏力等症，4个月后复查肾功能：BUN：17.3mmol/L，Cr：128.1mmol/L，肾功能已近正常，嘱患者继续坚持用药以巩固疗效。

按语　张大宁老师指出“关格”之证是由多种原因引起的脾阳不足，肾阳衰微，阳不化水，水浊逗留，浊邪壅塞三焦，气化功能不得升降所致，肾阳不足，行血无力，因虚致瘀，故脾肾虚衰必兼血瘀之象。该病以脾肾阳虚为本，浊毒瘀血为标，其证属本虚标实。该患者以恶心呕吐为主要见症，是由于脾肾虚损，饮食不能化为精微而为浊邪，浊邪壅塞三焦，使正气不得升降，湿浊之邪上逆犯脾，脾胃损伤，清浊相干，胃失和降所致。该病关格以恶心呕吐为主症，此属本虚标实之症，而走哺以呕吐伴二便不通为主症，证属实热，两者应注意鉴别。张老师对该病临证用药充分体现了标本兼治的原则：附子、干姜、黄芪、冬虫夏草、茯苓、白术温肾健脾，扶正固本以治本；丹参、川芎、赤芍活血化瘀，车前子、大黄、大黄炭、半枝莲、大腹皮等药利湿降浊排毒以治标，针对该患者恶心呕吐症状，以健脾利湿降浊药物佐以和胃降逆、消导化积之品，使浊邪得降，脾胃调和而呕恶之症皆除。

病案 145

赵某，女，69岁。

初诊 2003年5月29日。

主诉 恶心、纳少1个月余。

现病史 患者发现糖尿病病史六年，空腹血糖最高12mmol/L，口服降糖药后血糖控制尚可。3个月前在天津医科大学代谢病医院就诊时发现肾功能异常，血Cr：158μmol/L，未予重视和治疗。近1个月来，时常恶心、纳少，甚则呕吐，呕吐物为胃内容物，2003年5月28日化验时发现肾功能恶化，血Cr：528μmol/L，BUN：12.1mmol/L，且血Hb：79g/L，空服血糖8mmol/L，遂来就诊。现症：恶心，呕吐，纳少，乏力，腰酸痛，面色㿠白，形体肥胖，口干，大便秘结，尿偏少，下肢微肿，舌红苔黄厚，脉濡。

中医诊断 关格。

证候诊断 肾虚血瘀，浊毒内蕴。

西医诊断 糖尿肾病Ⅴ期；慢性肾衰竭（尿毒症）。

治则 补肾活血、祛浊排毒。

处方 生黄芪炭30g，五灵脂30g，蒲黄炭30g，海藻炭30g，大黄30g，大黄炭30g，车前草30g，车前子30g，黄连20g，竹茹10g，赤芍30g，白术30g，冬虫夏草3g，黄精30g，茵陈6g，半枝莲30g。

用法、煎服方法 予10剂，3日1剂，每日2次。

二诊 2003年6月29日。患者服上药后恶心明显改善，已无呕吐之症，纳食较前增加，大便通畅，每日两次，仍乏力，腰痛，口干，时有心烦、汗出，夜寐不佳，下肢微肿，尿量正常，舌红苔薄黄，脉沉。血Hb：92g/L，血Cr：435μmol/L，BUN：15.6mmol/L。

处方 上方加女贞子30g、墨旱莲30g、天花粉20g、陈皮30g，滋阴清热。共5剂，3日1剂。

三诊 2003年7月14日。上诉乏力，腰痛好转，口干，心烦，汗出减轻，无恶呕之症，下肢微肿，夜寐不佳，纳食可，大便调，尿量如常，舌红苔薄，脉沉，血Hb：92g/L，血Cr：374μmol/L，BUN：16.25mmol/L。

处方 上方去黄连、竹茹，再予5剂，3日1剂。

按语 张教授认为肾虚血瘀是一切慢性疾病的共同病理特征，虚、瘀、湿、逆是慢性肾衰竭的四大病机，对糖尿病肾病的患者，因病程之长短不同，有肾阴虚、肾之气阴两虚和肾之阴阳两虚之分。本案患者发现糖尿病已6年，病程较长，“久病及肾”、“久病入络”，故患者必有肾虚血瘀。患者面色㿠白，乏力，腰痛，口干，心烦汗出，舌红均为肾之气阴两虚之症状，虽无明显瘀血症状，根据张教授“肾虚血瘀论”必有瘀血阻络。肾主气化，肾虚则蒸腾气化无权，致湿邪内生，日久蕴成浊毒，阻于中焦，清阳不升，浊阴不降，胃失和降，可见恶心呕吐，纳食少而发为“格”，大便秘结，小便量少而发为“关”。患者以恶心纳少为主症就诊，参照病史及其他症状和理化检查，辨证为肾虚血瘀、浊毒内蕴之证，治疗时以益气滋阴、活血化瘀、祛浊排毒为大法拟方用药。取糖肾2号，益气滋阴，活血破血，取“四炭”吸附毒素排毒，黄连、竹茹、茵陈、半枝莲辅助“四炭”清利湿热、祛除浊毒。二诊时浊毒内阻之症状明显缓解，突出心烦、汗出症状。本患者肾虚以气阴两虚为主，故加用女贞子、墨旱莲、天花粉滋阴清热补肾，加陈皮理气，防止滋腻之品碍胃助湿。数剂之后诸症缓解。张教授抓住糖尿病晚期慢性肾衰竭患者肾虚血瘀、湿浊内阻之病机，重用补肾活血祛浊之品。补肾注重脾肾双补，善用冬虫夏草和大剂量生黄芪，

对肾阴不足者加用二至丸，不腻不燥，使肾虚得到有效纠正；活血善用三棱、莪术等破血逐瘀之品，因久病之瘀，内深脏腑，遍及经络，非破血逐瘀之品不能胜任；祛浊排毒善用炭剂，生黄芪炭、蒲黄炭、大黄炭、海藻炭，既有益气、活血、祛浊、软坚之功效，又有很好的吸附毒素作用。诸药合用，使糖尿病晚期关格患者的各种症状得到改善，相应之生化检查也有所好转。

病案 146

陈某，女性，81 岁。

初诊 2003 年 8 月 10 日。

主诉 发现肾功能异常 4 年。

现病史 患者既往高血压病史 20 余年，间断服用降压药，血压控制在 160/100mmHg。1999 年 7 月因出现低热、少尿、尿浊、水肿就诊于外院，查尿常规：PRO：(3+)，BLD：(1+)。血 BUN：18.9mmol/L，Cr：392μmol/L，Hb：83g/L。诊为“高血压肾病、慢性肾衰竭”。经对症治疗，病情无明显好转，乏力日甚，面色萎黄、纳差、恶心、呕吐，并时有肌肉抽搐，而前来我处诊治。查血 BUN：29.49mmol/L，Cr：501μmol/L，Hb：73g/L。BP：165/105mmHg。双肾 B 超提示：双肾体积缩小伴实质损害。舌质暗淡，苔白腻，脉沉细无力。

中医诊断 关格。

证候诊断 肾虚血瘀，浊毒内蕴。

西医诊断 慢性肾衰竭（尿毒症期）。

治则 补肾活血，降浊排毒。

处方 冬虫夏草 2g，生地黄 10g，熟地 10g，女贞子 10g，墨旱莲 10g，白芍 10g，生黄芪 60g，当归 60g，丹参 10g，川芎 10g，大黄 10g，大黄炭 10g，海藻炭 10g，生黄芪炭 10g，五灵脂 10g，蒲黄炭 10g，车前子 10g，车前草 10g，茯苓 10g，茯苓皮 10g。

用法、煎服方法 水煎服 300ml，每日 2 次，每日 1 剂。

另予 补肾扶正胶囊，3 粒/次，每日 3 次；活血化瘀胶囊，3 粒/次，每日 3 次；肾衰灌肠液，200ml/次，清洁灌肠，每日 1 次；氨氯地平，5mg/次，每日 1 次。

二诊 2003 年 9 月 12 日。患者服药 30 剂后，乏力减轻，肌肉抽搐未作，水肿减轻，尿量增多，仍纳食差，恶心时作，舌质暗淡，苔白腻，脉沉细无力。复查血 BUN：26.21mmol/L，Cr：481μmol/L，Hb：75g/L，BP：160/95mmHg。

处方 以上方加砂仁 10g、陈皮 10g、白术 10g、焦三仙 30g。

用法、煎服方法 水煎服 300ml，每日 2 次，每日 1 剂。

另予 补肾扶正胶囊，3 粒/次，每日 3 次；活血化瘀胶囊，3 粒/次，每日 3 次；肾衰灌肠液，200ml/次，清洁灌肠，每日 1 次；氨氯地平，5mg/次，每日 1 次。

三诊 2003 年 9 月 30 日。患者再服药 12 剂后，面色较前荣润，轻度乏力，肌肉抽搐未作，无水肿，尿量正常，纳食增加，偶感恶心，舌质暗淡，苔白腻，脉沉细较前有力。复查血 BUN：20.23mmol/L，Cr：405μmol/L，Hb：89g/L。BP：140/90mmHg。

处方 上方减茯苓、茯苓皮。

用法、煎服方法 水煎服 300ml，每日 2 次，每日 1 剂。

另予 补肾扶正胶囊，3 粒/次，每日 3 次；活血化瘀胶囊，3 粒/次，每日 3 次；肾衰灌肠液，200ml/次，清洁灌肠，每日 1 次；氨氯地平，5mg/次，每日 1 次。

按语 该患者以“面色萎黄、乏力、少尿、水肿、恶心、呕吐、肌肉抽搐”为主症，当属“关格”病范畴。《伤寒论》：“关则不得小便，格则吐逆。”患者年事已高，加之久病，必将耗伤阴精气血。而肾主藏精，肝主藏血，精血互生；肝和肾均为相火，相火源于命门，正所谓肝肾同源-乙癸同源。精血不足必导致肝肾亏虚的病理改变；血虚又将导致血瘀。肝肾阴虚和血瘀虽为病理产物，但同时又是一种致病因素，影响机体的正常代谢，导致浊毒内蕴，使气机升降失常，而表现出一系列的临床症状（精血不足，不能荣养筋骨百骸，则见乏力、面色萎黄、肌肉抽搐；浊毒中阻而见恶心、呕吐；肾虚气化不利则见少尿、水肿）。综观舌脉症，其病位在肾，涉及胃与膀胱，证属本虚标实。其辨证要点：肝肾阴虚为本，浊毒内蕴为标。治疗当以“滋肾养肝，活血化瘀，降浊排毒”之法。方选冬虫夏草为主药，平补肾脏；生地黄、熟地黄、女贞子、墨旱莲，滋补肾阴；白芍养血柔肝；生黄芪、当归生血；丹参、川芎、五灵脂、蒲黄炭活血化瘀；大黄、大黄炭、海藻炭、生黄芪炭吸附肠道毒素并使之排出体外；车前子、车前草、茯苓带皮健脾利湿，通利小便。另予补肾扶正胶囊、活血化瘀胶囊、肾衰灌肠液，共奏标本兼治之效。

病案 147

李某，男性，52 岁。

初诊　2004 年 5 月 25 日。

主诉　发现肾功能异常 1 个月。

现病史　患者乏力 2 年，未予重视。1 个月前因外感乏力加重伴呕恶、纳差、消瘦、皮肤瘙痒，在当地医院查血 BUN：57.09mmol/L，Scr：1921.5μmol/L，Hb：70g/L，诊为尿毒症晚期，予血液透析治疗，每周 3 次。鉴于经济原因，而请张教授会诊。症见：腰酸，倦怠乏力，畏寒肢冷，气短，头晕，口中氨味，恶心呕吐，纳差，小便量可，大便日 1 次，舌淡暗苔白腻，脉沉细。

中医诊断　关格。

证候诊断　肾虚血瘀，浊毒内蕴。

西医诊断　慢性肾衰竭（尿毒症期）。

治则　补肾健脾，降浊排毒。

另予　肾衰灌肠液 200ml，每日 1 次，保留灌肠；配合规律血液透析每周 2 次。

处方　生黄芪 30g，白术 30g，车前子 10g，车前草 10g，土茯苓 10g，茵陈 10g，大黄 10g，大黄炭 15g，丹参 12g，川芎 10g，蒲黄炭 10g，五灵脂 10g，佩兰 10g。

用法、煎服方法　水煎服，每次 200ml，每日 3 次，每日 1 剂。

二诊　2004 年 6 月 20 日。用药 20 日，患者症状明显改善，体力增加，进食好，无呕恶，无头晕及口中氨味，双下肢不肿，舌暗淡苔薄白，脉沉，查透析前血 BUN：28.04mmol/L，Scr：877μmol/L，Hb：75g/L。

处方　原方减土茯苓 10g、茵陈 10g、车前子 10g，加海藻炭 10g、莱菔子 10g，以增强降浊排毒之功。

三诊　2004 年 7 月 22 日。用药 1 个月，患者无明显不适之症，双下肢不肿，小便正常，大便每日 2～3 次，查透析前血 BUN：21.62mmol/L，Scr：607μmol/L，继服原方并将血液透析改为每周 1 次，治疗 1 个月后转当地治疗。

按语　慢性肾衰竭属中医的“关格”范畴，因脾肾阳虚，湿毒内蕴，瘀阻肾经的病理变化始终贯穿在该病的发展过程中，故在治疗时宜标本兼顾以补肾健脾为主兼以祛湿降浊排毒。活血化瘀贯穿在治疗的全过程。方中黄芪、白术培补脾肾，保护健全的肾单位，丹参、川芎活血化瘀改善肾脏血流量，大黄、大黄炭通腑泄浊排毒，全方共奏补肾活血、降浊排毒功效。现代研究证实黄芪能增强机体免疫力，丹参、川芎能增加肾小球滤过率，可使尿量增加，从而加强了体内毒素的排出，大黄含有多种泻下成分，起到泄毒导滞的作用，从而促进体内毒素的排出，肾衰灌肠液保留灌肠能起到结肠透析的作用。总之，现代研究与临床用药基本吻合，本方确实能在透析间隔

促进体内毒素的排泄，与血液透析配合，能明显改善尿毒症症状，延缓慢性肾衰竭的发展，从而延长了透析的间隔。

病案 148

王某，男，48 岁。

初诊　2003 年 7 月 15 日。

主诉　发现肾功能异常 4 年余。

现病史　患者有慢性肾衰竭病史 4 年余，近 3 年未系统检查及治疗。2002 年 5 月患者自觉乏力，双下肢肿，恶心、纳差，未诊治，近日症状加重。7 月 10 日查血 Hb：66g/L，BUN：47.8mmol/L，Scr：1290μmol/L。为进一步治疗前来我院，请张大宁院长诊治，就诊时症见：乏力，双下肢肿，恶心，皮肤瘙痒，时有肢体抽搐，心悸，手足心热，尿量少，24h 尿量约为 500ml，大便日 1 次，舌淡暗少苔，脉细数。

中医诊断　关格；水肿。

证候诊断　肝肾阴虚，水湿内停。

西医诊断　慢性肾衰竭。

治则　滋补肝肾，利水排毒。

处方　女贞子 20g，墨旱莲 20g，当归 20g，茯苓 10g，茯苓皮 10g，车前子 10g，赤芍 10g，丹参 10g，蒲黄炭 10g，五灵脂 10g，柴胡 10g。

用法、煎服方法　水煎服，每次 300ml，每日 2 次，每日 1 剂。

另予　肾衰灌肠液 200ml，保留灌肠，每日 1 次。配合血液透析每周 2 次。

二诊　2003 年 8 月 5 日。服药半个月，双下肢肿消失，小便量增加，24h 尿量约 1500ml，时感乏力，无恶心及皮肤瘙痒，仍觉手足心热，大便每日 2～3 次，舌红少苔，脉沉细，查透析前血 BUN：22.47mmol/L，Scr：631mmol/L，原方减茯苓 10g、茯苓皮 10g、车前子 10g，加大黄 10g、大黄炭 15g，以加强降浊排毒功效，血液透析改为两周 3 次。

三诊　2003 年 7 月 20 日。服药 1 个月，患者病情稳定，无心悸及手足心热，双下肢不肿，体力增加，24h 尿量仍维持在 1500ml，时有畏寒，查透析前血 BUN：20μmol/L，Scr：602μmol/L，继用肾衰灌肠液保留灌肠以促进体内毒素排出，原方减女贞子 20g、墨旱莲 20g，加入生黄芪 20g、白术 10g，以温补脾肾，仍配合血液透析两周 3 次。若经过 1 个月治疗，肾功能有所改善，可将血液透析改为每周 1 次。

按语　无论何种原因造成的慢性肾衰竭，如果得不到有效的治疗，最终发展至尿毒症，进入血液透析治疗，但血液透析的并发症多、疗程漫长，尤其价格偏高，使患者及家属难以承受，故中药治疗尿毒症正发挥其长处，弥补了血液透析的不足，提高了患者的生活质量。根据该病缠绵不愈，肝肾不足，故治疗以滋补肝肾为主，用女贞子、墨旱莲，方中稍佐行气药柴胡，使气行则血行，加强活血化瘀功效，瘀血改善则肾血流量增加，可使尿量增加，加强了体内毒素的排出，患病日久，阴损及阳，故在水肿消退后加入少量温补脾肾之品，可提高机体的免疫力，避免感染，以免病情加重，中药配合血液透析治疗尿毒症确有其独到之外。

病案 149

王某，男性，19 岁。

初诊　2004 年 7 月 19 日。

主诉　自 2004 年 3 月因腰痛查尿常规；PRO：(1+) ～ (2+)，BLD：(±) ～ (1+)，但未系统治疗，平素经常感冒，咽痛，近 1 个月来，腰痛明显，神疲乏力，夜寐多梦，心烦、遗精 1～2

次/周，故请张院长诊治，症见神情倦息，腰酸乏力，口干咽燥、手足心热，心烦，夜寐多梦，梦遗，舌暗红少苔，脉细数。化验：尿常规：PRO：(2+)，BLD：(1+)，双肾B超提示："双肾实质损害"。

中医诊断　慢肾衰病。

证候诊断　肝肾不足，封藏失职，精微不固。

西医诊断　慢性肾衰竭。

治则　滋养肝肾，清泻相火。

处方　生地黄15g，山茱萸肉10g，丹皮10g，茯苓10g，泽泻10g，女贞子12g，墨旱莲12g，知母10g，黄柏10g，菊花10g，五味子10g，龟板10g，煅牡蛎30g。

用法、煎服方法　水煎服，每次300ml，每日2次，每日1剂。

另予　补肾扶正胶囊，2粒/次，每日3次；活血化瘀胶囊，2粒/次，每日3次。

二诊　2004年8月20日。服药1个月，体力增加，夜寐转安，未出现梦遗之证，仍觉腰痛，腰部冷感，纳差，舌暗红苔白，脉沉细，复查尿常规：PRO：(±)，BLD：(-)。处方：原方去知母10g、黄柏10g、菊花10g，加狗脊15g、杜仲15g，以强肾壮腰。继服两种胶囊。

三诊　2005年3月10日。患者共用药5个月，至2005年2月，多次尿常规化验"阴性"临床告愈，为巩固疗效将上方配成丸药服用，半年后随访，尿常规仍未见明显异常，精神佳、体力充沛。

按语　蛋白尿为慢性肾炎主要症状之一，脾肾不足是形成蛋白尿的关键，脾主运化水谷精微，脾虚则运化水谷精微无力，更不能上输于肺而布运全身，故水谷精微与秽浊之物从小便排出，肾主藏精，肾气不固，精微外泄而为蛋白尿，故在临床上治疗慢性肾炎蛋白尿多以补益脾肾为主，在辨证基础上配合专药治疗。慢性肾炎早期，多为脾虚湿困，应以益气健脾、利水消肿为主，药用：生黄芪、白术、山药、茯苓带皮、车前子。慢性肾炎中后期，脾虚日久损及于肾，表现为脾肾阳虚者，应以健脾补肾、祛湿活血为主，药用生黄芪、附子、茯苓皮、土茯苓、丹参、川芎；慢性肾炎日久，阳损及阴或因用湿热药及利尿剂，使燥热伤阴，利水耗阴，逐渐致肾阴虚损，肾病及肝，导致肝肾阴虚，出现阴虚旺之征象，应以滋补肝肾活血为主。药用女贞子、墨旱莲等。

病案150

王某，男性，46岁。

初诊　2004年7月26日。

主诉　腰痛、乏力20余年，近日加重。

现病史　患者曾患慢性肾炎20余年，平素乏力、腰痛、双下肢浮肿反复发作，曾服用六味地黄丸等，尿常规：PRO：(2+) ~ (3+)。近半年来症状加重，纳呆、恶心欲呕，2个月前在中国人民解放军二七二医院查BUN：25.98mmol/ L，Cr：539μmol/L，诊断为慢性肾衰竭，予对症治疗，症无缓解，今来我院就诊。现症：面色晦暗无华、神疲倦息、腰酸膝冷、足跟痛、小便清长、尿中泡沫多、大便2日1行、纳呆、恶心欲呕、双下肢微肿、夜尿频、畏寒、舌淡暗、苔薄白、脉沉细涩。查BP：110/70mmHg，BUN：26.31mmol/L，Cr：642μmol/L；尿常规：PRO：(3+)，BLD：(2+)，镜检未见明显异常。

中医诊断　关格。

证候诊断　脾肾阳虚、湿浊内蕴、浊毒上逆。

西医诊断　慢性肾衰竭。

治则　补益脾肾以扶正，活血利水，降逆排毒以祛邪。

处方　生黄芪60g，冬虫夏草2g，白术20g，茯苓20g，茯苓皮20g，车前子20g，车前草20g，砂仁10g，丹参20g，桃仁20g，川芎20g，牛膝20g，五灵脂20g，蒲黄炭20g，大黄10g，大黄炭20g，桂枝6g，仙茅20g，淫羊藿20g，当归10g，焦三仙30g。

用法、煎服方法　诸药冷水浸泡半小时，文火煎煮1h，取汁后再煎半小时，两煎药汁相混，文火浓缩600ml，每次300ml，每日2次，每日1剂。

饮食禁忌　嘱患者服药期间，禁食羊肉、海鲜、辛辣刺激食物。

二诊　2004年8月26日。服药后畏寒、肢冷、腰膝酸软等症较前明显缓解，纳增，恶心呕吐减轻，但近日自觉咽痛、少痰、色白，无发热，自服感冒片效果不佳，仍感乏力、尿中泡沫多、舌淡暗、苔薄白、脉沉细。化验：BUN：21.05mmol/L，Cr：547μmol/L，Hb：80g/L，考虑患者感受风热外邪，咽喉不利，故原方加板蓝根30g、丹皮30g，以清利咽喉。

三诊　2004年10月26日。外感症状消失，纳食增加，晨起偶感恶心，腰酸乏力好转，大便每日1～2次，稀软便，仍感足跟痛，舌淡苔薄白，脉沉细。化验示：血Hb：90g/L，BUN：18mmol/L。

处方　前方减板蓝根30g、丹皮10g，加金樱子、覆盆子各30g以补肾固涩。

四诊　2004年12月23日。自述体力较前增强，但仍感恶心，晨起明显食后胃脘绞胀，每日大便2～3次，稀清便，偶下肢抽搐，仍足跟痛，化验示血Hb：84g/L，血BUN：17.6mmol/L，Cr：491μmol/L。

处方　原方加补骨脂30g、芡实30g以健脾固肾。

五诊　2005年3月1日。乏力减轻，纳食增加，恶心好转，偶尿频，尿中有泡沫，舌淡暗，苔薄黄，脉沉，BUN：17.2mmol/L，Cr：449μmol/L。

处方　原方加石韦清热利湿，继服1个月，巩固疗效。

按语　张大宁教授认为关格之病机为虚、瘀、湿、逆，肾虚血瘀是其病理关键。临床上当区别本证与标证，本案见面色少华、神疲乏力、腰膝酸软、足跟疼痛、小便清长、恶心纳呆、舌淡暗、苔薄白、脉沉细涩，为脾肾阳虚、湿停瘀阻、浊毒上逆所致，概脾肾阳虚，气血生化乏源，无以荣养肌肤，故见乏力、面色晦暗少华；肾阳虚，不能温煦筋骨则腰膝酸软、足跟疼痛；肾阳虚不能固摄水液，则见小便清长；精关不固，随尿排出，则尿中泡沫增加；久病入络，经脉不畅，而成瘀，或因阳虚寒凝亦成瘀，固见腰痛固定不移、舌淡暗、脉沉涩。脾肾阳虚，水液代谢失常，湿浊内蕴，泛溢肌肤，而见下肢浮肿；湿浊内阻中焦，胃失和降，胃气上逆，而见呕恶。由此可见虚、瘀、湿、逆贯穿于疾病发展的整个过程之中。治疗思路上首先从扶正入手，大剂量黄芪、白术、冬虫夏草，意在补肾益气，增强机体免疫功能，改善肾脏微循环，通过补肾扶正，不仅能保护残余肾单位，而且能够修补已破坏的肾单位，达到恢复肾功能的作用。其次选用川芎、丹参等活血化瘀药物，以降低肾小球内压，通过对其血流动力学的改善，以减缓肾衰竭进程。张大宁教授指出：慢性肾衰竭既然是由多种慢性肾脏疾病迁延而致，就说明血瘀在其发展过程中占有相当重要的位置。它既是病因又是病理产物，与肾虚相伴，互为因果，影响着关格之发生与变化。另外方中选用大黄从祛邪入手，荡涤浑浊，排泄毒素，使邪去正存，以减缓残余肾组织、肾小球硬化的进程。通过临床观察得知，补肾扶正、活血化瘀、利湿降浊治疗关格，在整体观念的指导下，从调整人体整体机能入手辨证论治，治标与治本同时进行，既能祛邪又能扶正固本，从而消除患者多系统临床症状，延缓慢性肾衰竭进程，降低BUN、Cr，提高血清蛋白，改善肾性贫血，纠正酸中毒，调整钙、磷代谢，改善血流变，减轻肾脏病理损害。

病案151

彭某，男，28岁。

初诊　2003年4月26日。

主诉 腰痛、恶心1年。

现病史 患者既往患高血压病史10余年，平素血压波动在170～180/100～110mmHg。1999年6月双下肢浮肿，查尿常规：PRO：(3+)，BLD：(1+)，Cr：87.9μmol/L，1999年7月24日查Cr：239μmol/L，2000年4月25日查Cr：376.4μmol/L，BUN：17.86mmol/L，B超示：双肾实质损害，双肾体积缩小。24h尿蛋白定量：2.83g。心电图示：窦性心律，左心室高电压，电轴左偏。血钾：4.08mmol/L，尿常规：PRO：(3+)，BLD：(1+)，URO：(±)，镜检：RBC：0～1个/HP，血常规：Hb：70g/L。BP：140/90mmHg。现症：腰痛乏力、恶心干呕、吐多清水痰、纳呆腹胀、头眩、双下肢微肿、大便每日1次、舌淡暗、苔白腻、脉滑。

中医诊断 关格。

证候诊断 脾肾亏虚、浊邪犯胃。

西医诊断 慢性肾衰竭。

治则 补肾益气、和胃止呕、活血降浊。

处方 方选二仙汤加减。仙茅20g，淫羊藿20g，知母20g，巴戟天20g，当归20g，党参10g，白术20g，芡实20g，旋覆花6g，代赭石20g，大黄10g，大黄炭30g，川芎20g，丹参30g，牛膝30g，半夏10g，甘草10g，大枣6枚。水煎服，3日1剂。

二诊 2003年5月31日。患者服药月余，腰痛乏力较前减轻，但仍感畏寒、纳差恶心、偶呃逆、嗳气、大便每日2次、尿量可、双下肢不肿、舌淡暗、苔白微腻，脉滑，BP：140/90mmHg，肾功能化验：BUN：15.8mmol/L，Cr：300.5μmol/L，尿常规：PRO：(2+)，24h尿蛋白定量：1.98g。用药后临床症状减轻，化验指标好转，继以前法治疗。

处方 以原方加佛手10g、陈皮10g以利气健脾。

三诊 2003年9月6日。患者偶感腰酸、无明显乏力、无畏寒、夜尿可、每日大便3次、纳食增加、偶恶心较前明显减轻、无浮肿、无头晕、舌淡、苔白、脉细。患者用药5个月病情好转，临床症状消退较明显，化验示：BUN：13.15mmol/L，Cr：287μmol/L，尿常规：PRO：(2+)，BLD：(1+)，镜检：(-)。疗效肯定，继以前法巩固疗效。

按语 该病属脾肾亏虚、浊邪犯胃，脾肾亏虚、脾失健运、肾虚膀胱失约、水湿停聚、浊邪内蕴犯胃，胃失和降、逆而上升，故见腰痛乏力、恶心干呕等症，浊邪上犯、清阳不展，故见头眩；浊邪犯胃，使胃的受纳功能减弱，故纳呆腹胀；苔白腻、脉细滑，均为浊邪内蕴之证。湿浊为患，大多表现为湿困与水湿两大方面，其中湿困以头重、口黏、大便黏腻、苔白腻、脉濡为主；而水湿为患，表现为水肿、胸腔积液、腹水、胸闷气急、苔白润、脉濡缓，治疗则以补肾扶正、和胃止呕、活血降浊为法，其中仙茅、淫羊藿、巴戟天补肾益气，加上白术、党参、芡实健脾益气，以治其虚，旋覆花、代赭石降气消痰，降胃气以治胃气上逆的呕吐，配合大黄通腑泄浊，降低毒素，川芎、丹参等活血化瘀改善微循环，半夏降逆祛痰、消痞散结，甘草、大枣助党参以益气和中，和而用之，使中焦健运、清升浊降。

病案152

刘某，男，64岁。

初诊 2005年4月20日。

主诉 恶心、乏力一年，近日加重。

现病史 患者糖尿病病史11年，高血压病史7年，蛋白尿6年，肾功能异常1年。曾在天津医科大学代谢病医院，予降糖及降压、降血脂等对症治疗。现症：乏力，恶心，腰痛，皮肤瘙痒，视物模糊，下肢微肿、麻木，面色少华，偶头晕，舌淡，苔黄腻，脉弦。

辅助检查 血常规：Hb：110g/L，WBC：5.2×10^9/L，PLT：147×10^9/L；尿常规：BLD：

(1+)，PRO：(1+)，URO：(±)，镜检：(-)；肾功能：BUN：12.82mmol/L，Cr：213μmol/L；血糖：5.14mmol/L；心电图：窦性心律，大致正常心电图。

心脏B超：主动脉硬化，左心室压力负荷过重，高血压，左心室舒张功能下降。双肾B超：双肾集合系统结构松散。

中医诊断　关格；消渴。

证候诊断　肾虚血瘀、湿浊内蕴。

西医诊断　慢性肾衰竭；糖尿病肾病Ⅴ期。

治则　补肾扶正，活血降浊。

处方　生黄芪炭30g，蒲黄炭30g，五灵脂30g，墨旱莲30g，半枝莲30g，大黄炭30g，大黄10g，海藻炭30g，赤芍30g，当归20g，女贞子30g，水煎服，3日1剂。

二诊　2005年4月28日。患者浮肿消退，无恶心，仍感腰酸，乏力，视物模糊，大便日3次，BP：120/70mmHg，舌淡，苔白腻，脉弦。

处方　原方加补骨脂60g、枳壳30g、蒲公英60g、白花蛇舌草60g、茵陈60g。

三诊　2005年5月31日。患者无浮肿，无恶心，皮肤瘙痒减轻，无头晕，仍感腰酸乏力，视物模糊，舌淡，苔白，脉弦，BP：120/75mmHg。复查BUN：17.7mmol/L，Cr：187μmol/L，餐后2h血糖：9.1mmol/L，尿PRO：(1+)，血Hb：112g/L。

按语　患者以“恶心、乏力”为主症，辨病当属祖国医学“消渴”、“关格”范畴。患者久病消渴，伤阴耗气，阴阳俱虚，脾肾两虚，升降无权，气化失司，水湿痰浊之邪内生，病久气机阻滞，血行不畅，痰瘀互阻，瘀阻水停，加重水肿。心络瘀阻见胸闷不舒；眼络瘀阻见视物模糊；瘀血停滞肢端，络脉痹阻则见肢体麻木不仁；湿郁日久，酿为浊毒，阻于中焦，胃失和降而致恶心呕吐；舌淡、苔腻、脉弦均为肾虚血瘀、湿浊内蕴之症。

病案153

刘某，男，51岁。

初诊　2004年2月17日。

主诉　发现肾功能异常半年。

现病史　患有高血压病史近二十年，未系统治疗，间断服用降压药。近半年来自觉下肢沉重，乏力，无肿胀，2004年2月9日到天津市第一中心就诊，查尿常规示：PRO：(2+)，BLD：(2+)，血Cr：105μmol/L、BUN：4.53mmol/L；BP：150/100mmHg，予美托洛尔，肾炎康复片等服用，疗效不显著。现自觉腰酸，乏力，面色萎黄，肢体无肿胀，纳可，夜寐多梦，夜尿次数多，大便正常，舌淡红，苔白，脉沉细。BP：160/100mmHg。

辅助检查　2004年2月9日血Cr：105μmol/L，BUN：4.53mmol/L；尿常规示：PRO：(2+)，BLD：(2+)。

中医诊断　关格。

证候诊断　脾肾两虚。

西医诊断　慢性肾衰竭。

治则　补肾健脾。

处方　生黄芪90g，川芎30g，赤芍30g，车前子30g，车前草30g，五灵脂30g，蒲黄炭30g，生黄芪炭30g，海藻炭30g，大黄30g，大黄炭30g，白术30g，女贞子30g，墨旱莲30g，败酱草30g，蒲公英30g，茵陈30g。水煎服，3日1剂。

二诊　2004年4月13日。服药后乏力减轻，仍感腰酸，纳可，夜寐多梦，夜尿每日2次，大便正常，舌暗，苔白腻，脉弦滑。BP：150/90mmHg；血Cr：110μmol/L，BUN：6.8mmol/L；尿常规示：PRO：(1+)，BLD：(1+)。

处方　上方加青蒿60g、何首乌30g、远志30g。

三诊　2004年6月22日。服药后自觉症状减轻，偶有腰酸，纳可，大便正常，舌淡红，苔白，脉沉细。BP：140/95mmHg；血Cr：98μmol/L，BUN：6.8mmol/L（3～7.1mmol/L）；尿常规示：PRO：(+)，BLD：(2+)。

处方　前方加仙鹤草30g、半枝莲30g、白花蛇舌草30g。

四诊　2004年10月22日。病情明显好转，现无明显不适，BP：140/90mmHg。尿常规示：PRO：(+)。血Cr：87.5μmol/L，BUN：5.9mmol/L（3～7.1mmol/L）。

处方　上方加砂仁30g，配丸药。

五诊　2005年3月18日。病情稳定检查正常。坚持服丸药3个月巩固治疗。

按语　慢性肾衰竭属于祖国医学关格范畴，属于本虚标实之证，本虚即脏腑气血阴阳之虚，而以脾肾两虚为主，标实即浊邪壅滞三焦，出现呕逆、小便不利等症。该病患者长期有高血压病史，未系统服药治疗，久病致脾肾两虚。脾虚气血生化乏源，则面色萎黄少华，“腰者，肾之府，转摇不能，肾将惫矣”肾虚腰府失于濡养，则出现腰酸痛；虚不耐劳则乏力。病久气血瘀滞不畅，则多兼血瘀之证。故该病属脾肾两虚，治疗以补肾健脾为主兼活血化瘀。

二诊服药后症状减轻，但因气血不畅，血不养心，出现夜寐差，故予远志养心安神。

三诊服药后肾功能趋于正常，但尿中仍有潜血，故以加仙鹤草、半枝莲、白花蛇舌草，以清热解毒止血。

四诊患者症状消失，肾功能正常，尿检查正常，故以丸药配制，巩固治疗，避免反复。

病案154

刘某，女，64岁。

初诊　2005年4月22日。

主诉　呕恶间断发作3个月余。

现病史　2004年12月外感后出现恶心、呕吐、头晕，于当地医院查BP：170/90mmHg，血Cr：277μmol/L，BUN：8.9mmol/L，诊断为“慢性肾衰竭”。在当地医院住院治疗，病情无好转，血Cr逐渐上升，遂来我院住院治疗。既往慢性胆囊炎病史20年，间断服用消炎利胆片；冠心病病史5年，间断服用冠心苏合丸。症见：恶心，时呕吐，纳差，乏力，头晕，畏寒肢冷，胸闷气短，心悸动，下肢抽搐，夜尿多，大便干，三四日1行。察其神清，精神弱，面色萎黄，舌质暗淡，苔白腻，脉沉细。诊其关格。检阅实验室报告：血Cr：356μmol/L，BUN：13.24mmol/L；尿常规：PRO：(1+)，BLD：(1+)，Hb：69g/L。

中医诊断　关格。

证候诊断　肾虚血瘀，湿浊内蕴。

西医诊断　慢性肾衰竭。

治则　补肾活血，降逆排毒。

处方　黄芪120g，川芎60g，丹参30g，土茯苓30g，荠菜花30g，柴胡30g，三棱30g，莪术30g，赤芍30g，五灵脂30g，蒲黄炭30g，大黄炭60g，茵陈60g，白术30g，当归60g，生黄芪炭30g，海藻炭30g，蒲公英60g，半枝莲60g，败酱草60g，白花蛇舌草60g。

用法、煎服方法　水煎服，2次浓煎成1080ml，每次180ml，每日3次，饭后温服。2日1剂。共10剂。

另予　补肾扶正胶囊，3粒/次，每日3次；活血化瘀胶囊，3粒/次，每日3次；肾衰排毒液，200ml/次，清洁灌肠，每日1次。

嘱　低蛋白（每日25g）饮食，羊肉、海鲜、植物蛋白禁食。2个月1个疗程。

二诊　2005年5月12日。服药后患者呕恶症状逐渐减轻，纳食增加，偶有头晕，乏力，活动后心悸，查心电图示：窦性心律，心肌缺血。予速效救心丸含服后，症状可缓解。尿量可，夜尿多，大便日2行，舌质暗淡，苔薄。此乃浊毒有所泻。前方加入补骨脂30g、青蒿60g，4剂。续固肾，清虚热。5月9日复查血Cr：311μmol/L，BUN：11.05mmol/L；尿常规：PRO：微量，BLD：（1+），Hb：87g/L。病情好转，于5月20日出院。嘱继前治疗，定期复查。

按语　本例属“关格”范畴。患者先天禀赋不足，后天失于调养，久病失治，脾失运化，肾失开合，湿蕴成浊毒，阻滞气机，升降失常，清阳不升，浊阴不降，上食谷不能入为“格”，下大便不通为“关”；因虚致瘀，血瘀新血不生，并发“血虚”。综合舌脉症，病位在肾，涉及脾（胃）、心，属本虚标实之证。治疗当拟补肾活血、降逆排毒为大法。其中重用黄芪、白术、当归健脾益气养血；土茯苓、荠菜花、半枝莲、白花蛇舌草、败酱草等清热利湿；生黄芪炭、蒲黄炭、大黄炭、海藻炭之炭剂吸附体内浊毒，从肠道排除；五灵脂、川芎、丹参、莪术、三棱、赤芍、柴胡理气活血化瘀；张教授经过数十年的临床研究，认为“虚、瘀、湿、逆”是该病的四大病机，患者初次就诊时以“浊毒上逆”为主证，治疗重在降逆排毒，使浊毒有所泻，呕恶减轻，纳食增加，患者表现气血亏虚症状为主时，治疗当以益气固肾为主，但是，活血化瘀当贯穿于治疗的始终。该病辨证要点：脾肾气虚，浊毒上逆，以致血虚血瘀，心脉瘀阻。治疗要点：补肾活血，降逆排毒。初期祛邪为主。

病案155

刘某，女，34。

初诊　2005年6月12日。

主诉　颜面及双下肢肿，伴恶心、乏力1年余。

现病史　患者2003年患妊娠期高血压，BP：200/120mmHg，尿常规：PRO：（2+）。中止妊娠后，BP：140～150/90～100mmHg，尿常规：PRO：（2+），未系统治疗。平素常感乏力，近日乏力加重，眼睑及双下肢肿，面色萎黄无华，小便不利，胸闷，恶心纳差，头痛，舌淡暗，苔黄腻，脉沉。

辅助检查　血常规：Hb：69g/L，Hct：0.194，RBC：32.31×10^{12}/L，WBC：89.0×10^9/L，PLT：212×10^9/L。尿常规：BLD：（2+），PRO：（2+），URO：（±），镜检：（-）。肝功能：STP：40.8g/L，A：22.8g/L，G：18g/L。TG：2.39mmol/L，CHO：8.11mmol/L，HDL-C：0.72mmol/L，LDL-C：6.03mmol/L，VLDL-C：1.36mmol/L，余项正常。肾功能：BUN：13.97mmol/L，Cr：354μmol/L。K：3.83mmol/L，Na：138.9mmol/L，Cl：107.5mmol/L，CO_2CP：42.6mmol/L，Ca：1.74mmol/L，UA：232μmol/L。心电图：窦性心动过速，T波略低平。心脏B超：左心室压力负荷过重，心包积液。双肾B超：双肾实质损害。腹部B超：肝胆胰脾未见明显异常。

24h尿蛋白定量：3.12g。

中医诊断　关格；水肿。

证候诊断　脾肾阳虚、湿浊内蕴。

西医诊断　慢性肾衰竭。

治则　健脾温肾、祛湿降浊。

处方　桂枝30g，茯苓30g，猪苓30g，泽泻30g，白术30g，防己30g，生黄芪30g，车前子30g，车前草30g，大黄炭30g，丹参30g，当归30g。水煎服，3日1剂。

二诊　小便不利较前好转，尿量增加，24h尿量1200ml，颜面及双下肢肿，纳食可，无恶心，无头晕、头痛等，偶心中不适，大便日2次，舌淡暗，苔白，脉沉细。BP：130/90mmHg，血Hb：

57g/L，尿常规：PRO：(3+)，BLD：(2+)，BUN：25.66mmol/L，Cr：270μmol/L。

处方　原方加萹蓄30g、瞿麦30g、大黄10g、莱菔子30g，利水消肿、降浊排毒。

三诊　双下肢及颜面浮肿消退，纳好，寐安，二便调，尿量正常，无头晕。BP：120/80mmHg；血常规：Hb：92g/L；BUN：17.12～33.35mmol/L，Cr：212～252μmol/L。

处方　前方减桂枝、莱菔子，加川芎30g、三棱30g、莪术30g、白花蛇舌草30g活血化瘀。

按语　患者以“水肿、恶心”为主症，辨病当属祖国医学“水肿”、“关格”范畴。患者久病失治，脾肾亏虚，“脾为后天之本”，“肾为先天之本”，脾肾阳气相互滋助，以温煦肢体，运化水谷精微，协同气化水液。久病耗气伤阳，水邪久滞，泛溢肌肤发为水肿；脾肾阳虚不能温养形体，故面色萎黄无华；湿浊内蕴，阻于中焦，胃失和降，胃气上逆而致恶心欲呕；湿邪闭阻胸阳，阳气不展致胸闷憋气；久病入络，加之阳虚寒盛，经脉凝滞不行；舌淡暗、苔黄腻、脉沉为脾肾亏虚、血行凝滞之征。故治以健脾温肾、祛湿降浊为大法，疗效肯定。

病案156

刘某，男，38岁。

初诊　2004年12月21日。

主诉　腰痛、水肿、乏力间断发作，近日加重。

现病史　患者10年前外感发热、水肿、腰痛，经抗炎治疗后，水肿消退，未再检查治疗。于2004年4月腰痛较甚，查尿常规：PRO：(3+)，BLD：(3+)，血压正常，诊为“慢性肾炎”，曾服中药汤剂、藏药、肾炎康复片等治疗，病情无好转。自2004年8月血肌酐升高。现症：腰酸，无水肿，乏力，纳食可，夜寐可，夜尿1次，大便日1～2次，舌暗红，苔黄腻，脉沉弦。

辅助检查　尿常规：BLD：(3+)，PRO：(3+)；肾功能：BUN：2.9mmol/L，Cr：146μmol/L。

中医诊断　关格。

证候诊断　肾虚血瘀、湿浊内蕴。

西医诊断　慢性肾衰竭（尿毒症）。

治则　补肾活血、祛湿降浊。

处方　生黄芪120g，丹参30g，川芎30g，赤芍30g，柴胡30g，三棱30g，莪术30g，车前子30g，车前草30g，五灵脂30g，蒲黄炭30g，大黄30g，大黄炭60g，生黄芪炭30g，海藻炭30g，半枝莲60g，败酱草60g，蒲公英60g，白术30g，茵陈60g，枳壳30g，白花蛇舌草60g。水煎服，3日1剂。

二诊　2005年2月22日。患者服药后乏力缓解，仍感腰酸，无水肿，纳食可，夜寐可，二便调，舌淡，苔白，脉沉。尿常规：BLD：(2+)，PRO：(2+)；BUN：6.1mmol/L，Cr：100μmol/L，UA：496μmol/L。

处方　原方减枳壳，加女贞子、墨旱莲滋补肝肾。

三诊　2005年6月14日。患者腰痛，无水肿，纳食可，夜寐可，夜尿1～2次，大便日2～3次，舌淡，苔白，脉沉。尿常规：BLD：(2+)，PRO：(2+)；BUN：5.6mmol/L，Cr：91μmol/L，UA：565μmol/L。

处方　前方减女贞子、墨旱莲，加青蒿60g、枳壳30g行气清虚热。

四诊　2005年8月9日。患者腰痛减轻，无水肿及乏力，纳食可，夜尿1次，大便日1～2次，血压正常，舌淡，苔薄，脉沉弦。尿常规：BLD：(-)，PRO：(2+)，BUN：5.1mmol/L，Cr：82μmol/L，UA：466μmol/L。继以前法治疗，巩固疗效。

处方　原方减茵陈，加女贞子、墨旱莲。

按语　患者以“乏力”为主症，辨病当属祖国医学“关格”范畴。张大宁教授认为“关格”之病机为虚、瘀、湿、逆，肾虚血瘀是病理关键。本案神疲、乏力、腰酸、夜尿多、舌暗、苔腻、脉沉弦等为脾肾阳虚、湿停瘀阻、浊毒上逆所致。治疗思路上首先以扶正入手，大剂量黄芪、白术意在补肾益气，增强机体免疫功能，改善肾脏微循环，通过补肾扶正，不仅能保护残余肾单位，而且能够修补已破坏的肾单位，达到恢复肾功能的作用；其次选用川芎、丹参等活血化瘀药物，以降低肾小球内压，通过对其血流动力学的改善，以减缓肾衰竭进程；张教授指出，慢性肾衰竭既然是由多种慢性肾脏疾病迁延而致，就说明血瘀在其发展过程中占有相当重要的位置，它既是病因，又是病理产物，与肾虚为伴互为因果，影响着关格之发生与变化，方中大黄从祛邪入手，荡涤湿浊，排泄毒素，使邪祛正存，以减缓残余肾组织、肾小球硬化的进程。总之，补肾扶正、活血化瘀、利湿降浊治疗关格，是在整体观念的指导下，从调整人体整体机能入手辨证论治，治标与治本同时进行，既能祛邪，又能扶正固本，从而改善临床症状，肾功能逐渐恢复。

病案 157

刘某，男，66 岁。

初诊　2005 年 10 月 11 日。

主诉　乏力、恶心、纳差 1 年余。

现病史　患者患高血压、冠心病 13 年，长期服用冠心苏合丸及降压药治疗。2004 年出现肾功能异常，曾多次于我院住院治疗，治以补肾活血、降逆排毒之法，予肾衰系列处方治疗，病情相对稳定，血 Cr 维持在 260～400μmol/L 水平，因自觉乏力加重，遂再次来我院住院治疗。症见：乏力，纳差，时有恶心，腰痛，时有心悸，活动后尤甚，傍晚双下肢微肿，寐安，大便日 2 行，夜尿多，24h 尿量约 2000ml。察其神清，精神弱，面色㿠白，双下肢微肿，舌质淡暗，苔白腻，脉沉细。诊其关格（慢性肾衰竭、高血压、冠心病）。检阅实验室报告：血 Cr：349μmol/L，BUN：12.23mmol/L，UA：293μmol/L，血 STP：53.3g/L，A：32.3g/L。尿常规：BLD：（1+）。Hb：105g/L。

中医诊断　关格。

证候诊断　肾虚血瘀，浊毒内蕴。

西医诊断　慢性肾衰竭；高血压；冠心病。

治则　补肾活血，降逆排毒。

处方　黄芪 120g，川芎 30g，丹参 30g，土茯苓 30g，荠菜花 30g，柴胡 30g，三棱 30g，莪术 30g，车前子 30g，车前草 30g，当归 60g，白术 30g，大黄 30g，木香 30g，萆薢 30g，砂仁 15g，枳壳 30g，大黄炭 60g，萹蓄 30g，生牡蛎 30g，莱菔子 30g，蒲黄炭 60g，金樱子 30g，荔枝核 30g，石韦 30g。

用法、煎服方法　水煎服，2 次浓煎成 1800ml，每次 300ml，每日 2 次，3 日 1 剂。

另予　补肾扶正胶囊，3 粒/次，每日 3 次；活血化瘀胶囊，2 粒/次，每日 2 次；肾衰灌肠液，清洁灌肠，200ml/次，每日 1 次；复方 α-酮酸，3 粒/次，每日 3 次；包醛氧淀粉，10g/次，每日 2 次；药用炭片，5 粒/次，每日 3 次；重组人红细胞生成素，3000U/次，皮下注射，每周 1 次；继续予降压及补钙治疗。

嘱　低蛋白（每日 30g）饮食，羊肉、海鲜、植物蛋白禁食。2 个月 1 个疗程。

二诊　2005 年 10 月 14 日。服用前方后乏力，纳差，恶心、傍晚双下肢微肿等症状减轻，仍感腰痛时有心悸，活动后尤甚，寐安，大便日 2 行，夜尿多，24h 尿量约 2000ml。舌质淡暗，苔白腻，脉沉细。

处方　原方减萆薢、萹蓄、枳壳，加五灵脂 30g。

三诊 2005年10月10日。服用前方后诸症减轻。寐安，大便日2行，夜尿多，24h尿量约2000ml。继服原方。

按语 关格病涵盖了现代西医学所述的慢性肾衰竭的内容。慢性肾衰竭是慢性肾疾病所引起的肾组织损伤和肾小球滤过功能下降，以及由此产生的代谢紊乱和临床症状组成的综合征，是各种类型肾脏疾病终末期的共同阶段。本案引起肾衰竭的主要原因是冠心苏合丸造成的马兜铃酸肾病及高血压等。该患者先天禀赋不足，后天失于调养，加之久病，致使机体发生肾虚血瘀、浊毒内蕴的病理改变。肾虚及脾，脾肾两虚，水液代谢失常，外溢肌肤可见乏力下肢微肿；血瘀痹阻心脉，可见心悸；浊毒中阻，气机逆乱可见纳差、恶心。舌象、脉象与证相符，综观舌脉症，其病位在肾，涉及脾、心、胃，证属本虚标实。方中重用黄芪、白术以健脾利湿、益气养血；白术、当归、金樱子、生牡蛎以补肾健脾养血；车前子草、土茯苓、荠菜花、萆薢、萹蓄、石韦以清热利水渗湿；川芎、丹参、柴胡、三棱、莪术、蒲黄炭以活血化瘀；大黄炭、大黄、生黄芪炭、海藻炭以降逆排毒；木香、砂仁、枳壳、莱菔子、荔枝核以理气宽中和胃。

二诊乏力、纳差、恶心、傍晚双下肢微肿等症状减轻，仍感腰痛时有心悸，活动后尤甚，考虑减萆薢、萹蓄等化湿利水之品，减枳壳加五灵脂30g以加大活血化瘀的作用。

三诊症状减轻，继前治疗。

本案辨证要点：脾肾两虚，瘀血痹阻心脉，浊毒内阻，气机逆乱。治疗重点：补肾健脾、养血活血、疏通心脉、排毒理气和胃。

病案158

刘某，女，69岁。

初诊 2005年5月21日。

主诉 恶心、纳少1个月余。

现病史 患者发现糖尿病病史6年，空腹血糖最高15mmol/L，口服降糖药后血糖控制尚可。3个月前在天津医科大学代谢病医院就诊时发现肾功能异常，血Cr：188μmol/L，未予重视和治疗。近1个月来，时常恶心、纳少，甚则呕吐，呕吐物为胃内容物，血Cr：532μmol/L，BUN：14.6mmol/L，且血Hb：69g/L；空服血糖：7mmol/L，遂来就诊。现症：恶心，呕吐，纳少，乏力，腰酸痛，面色㿠白，形体肥胖，口干，大便秘结，尿偏少，下肢微肿，舌红苔黄厚，脉濡。

中医诊断 关格。

证候诊断 肾虚血瘀、浊毒内蕴。

西医诊断 糖尿肾病Ⅴ期；慢性肾衰竭（尿毒症）。

治则 补肾活血、祛浊排毒。

处方 黄芪90g，白术30g，川芎30g，丹参30g，赤芍30g，车前子30g，车前草30g，五灵脂30g，蒲黄炭30g，大黄30g，大黄炭60g，蒲公英60g，败酱草60g，半枝莲60g，生黄芪炭30g，海藻炭30g，大腹皮60g，黄连20g，竹茹10g，冬虫夏草3g（先煎），黄精30g，茵陈60g。

用法、煎服方法 水煎服，2次浓煎成1800ml，每次300ml，每日2次，3日1剂。

嘱 同时配合低蛋白饮食，糖尿病饮食。降糖药继用。2个月1个疗程。

二诊 2005年7月29日。患者服上药后恶心明显改善，已无呕吐之症，纳食较前增加，大便通畅，每日两次，仍乏力、腰痛，口干，时有心烦、汗出，夜寐不佳，下肢微肿，尿量正常，舌红苔薄黄，脉沉。血Hb：84g/L，血Cr：415μmol/L，BUN：12.2mmol/L。治疗：中药继服。

处方 上方加女贞子30g、墨旱莲30g、天花粉20g、陈皮30g，滋阴清热。余法同前，仍用2个月。

三诊 2005年9月16日。自诉乏力、腰痛好转、口干、心烦、汗出减轻，无恶呕之症，下肢微肿，夜寐不佳，纳食可，大便调，尿量如常，舌红苔薄，脉沉，血 Hb：92g/L，血 Cr：371μmol/L，BUN：13.5mmol/L。治疗：中药继服。

处方　上方去黄连、竹茹。余法同前，仍用2个月。

按语　肾虚血瘀是一切慢性疾病的共同病理特征，虚、瘀、湿、逆是慢性肾衰竭的四大病机。本案患者发现糖尿病已6年，病程较长，“久病及肾”、“久病入络”，患者面色皖白，乏力，腰痛，口干，心烦汗出，舌红均为肾之气阴两虚、瘀血阻络之症状。肾虚则蒸腾气化无权，致湿邪内生，日久蕴成浊毒，阻于中焦，清阳不升，浊阴不降，胃失和降，可见恶心呕吐，纳食少而发为“格”，大便秘结，小便量少而发为“关”。中医辨证为肾虚血瘀、浊毒内蕴之证，治以益气滋阴、活血化瘀、祛浊排毒为大法。糖尿病晚期慢性肾衰竭患者肾虚血瘀，湿浊内阻，当重用补肾活血祛浊之品。补肾注重脾肾双补，善用冬虫夏草和大剂量生黄芪，对肾阴不足者加用二至丸，使肾虚得到有效纠正；活血善用三棱、莪术等破血逐瘀之品，因久病之瘀，内深脏腑，遍及经络，非破血逐瘀之品不能胜任；祛浊排毒善用炭剂，生黄芪炭、蒲黄炭、大黄炭、海藻炭，既有益气、活血、祛浊、软坚功效，又有很好的吸附毒素作用。诸药合用，使糖尿病晚期关格患者的各种症状得到改善，相应之生化检查也有所好转。

病案159

路某，男，35岁。

初诊　2004年12月8日。

主诉　头晕1年加重两个月。

现病史　患者自述近1年来饮酒后头晕，恶心明显，未重视。近两个月症状加重，尿常规：PRO：(3+)，血 Cr：166μmol/L，BUN：8.48mmol/L，空腹血糖：7.34mmol/L，当地医院肾活检提示：增生硬化性 IgA 肾病。口服泼尼松50mg、每日1次，吗替麦考酚酯750mg、每日3次，贝那普利10mg、每日1次，3周后尿常规：PRO：(3+)，BLD：(±)，血 Cr：128μmol/L，为进一步治疗来我院。症见：手足抽搐明显，发作性恶心，头晕，无肢体肿胀，尿量尚可，大便日1行。察其神清，精神可，形体略胖，面红，双下肢不肿，舌暗紫苔白腻，脉弦细。检阅11月1日实验室报告：血 Cr：145μmol/L，BUN：10.01mmol/L，尿常规：PRO：(3+)，24h 尿蛋白定量1.6g，STP：58.1g/L，B超：双肾实质回声增强，左肾小囊肿。

中医诊断　关格；眩晕。

证候诊断　肾虚血瘀、湿浊内蕴。

西医诊断　慢性肾衰竭；IgA 肾病。

治则　补肾活血、降逆排毒。

处方　黄芪90g，土茯苓30g，荠菜花30g，丹参30g，川芎30g，三棱30g，莪术30g，柴胡30g，车前子0g，车前草30g，蒲黄炭30g，大黄炭30g，半枝莲60g，大黄30g，五灵脂30g，芡实30g，白术30g，五味子60g，赤芍30g，白花蛇舌草60g，蒲公英60g，败酱草60g，石菖蒲30g，胆南星30g。

用法、煎服方法　水煎服，2次浓煎成1800ml，每次300ml，每日2次，饭后温服。2日1剂。20剂。

另予　补肾扶正胶囊，3粒/次，每日3次；活血化瘀胶囊，3粒/次，每日3次；复方α-酮酸片，3粒/次，每日3次；复合氨基酸胶囊，2粒/次，每日3次。

嘱　低盐精蛋白饮食（每日30g），羊肉、海鲜、植物蛋白禁食。2个月1个疗程。

二诊　2005年2月23日。服药后，自觉症状有所减轻，手足抽搐基本消失，纳可，尿量尚可，大便1~2日，舌暗紫苔黄，脉弦细。查血 Cr：140μmol/L，STP：65.1g/L。处方：前方去芡实，加莱菔子30g、砂仁15g、大腹皮60g，理气和胃。

自此每2个月复诊1次，诸症基本消失。血Cr：逐渐下降。

2005年4月27日血Cr：113μmol/L，BUN：7.54mmol/L，尿常规：PRO：（3+），24h尿蛋白定量：3gL。

2005年6月29日血Cr：107μmol/L，尿常规：PRO：（3+），BLD：（1+）。

2005年8月31日血Cr：116μmol/L，BUN：8.85mmol/L。

2005年11月2日血Cr：111μmol/L，BUN：9.44mmol/L，24h尿蛋白定量：8g。

2005年12月28日血Cr：137μmol/L，BUN：8.66mmol/L。

按语　该病属于祖国医学“关格、眩晕”范畴。患者嗜食酒甘，日久痰湿中阻，损伤脾胃，胃失和降则恶心；另一方面，造成肾中积热，湿热内结，日久肾元亏虚，精微下泄，出现尿蛋白；湿热蒙蔽清阳则头晕。目前临床观察发现，长期饮酒易引发IgA肾病。该病辨证要点：肾虚血瘀，痰湿中阻。治疗要点：补肾活血，清利痰浊，降逆排毒。

病案160

彭某，男，71岁。

初诊　2005年8月30日。

主诉　纳少3个月，右胁肋部疱疹7日。

现病史　患者既往高血压病史十六年，2005年5月发现血Cr：212μmol/L，BUN：78.9mmol/L，诊为慢性肾衰竭，经对症治疗，效果不明显。患者入院前7日出现右胁肋疼痛，就诊时患者胃脘胀，纳少，双下肢肿，乏力，咳嗽，咯白痰，右胁肋部疱疹，背部及颈部散在疱疹，局部疼痛，舌边尖红，苔薄黄，脉沉细。

辅助检查　肾功能：BUN：10.13mmol/L，Cr：193μmol/L。

中医诊断　关格。

证候诊断　肾虚血瘀，湿蕴化热，热毒炽盛。

西医诊断　慢性肾衰竭。

治则　补肾活血，利湿消肿，清热解毒。

处方　赤芍30g，车前子30g，车前草30g，野菊花30g，生黄芪炭30g，半枝莲30g，五灵脂30g，蒲黄炭30g，大黄炭60g，大黄30g，海藻炭30g，败酱草60g，贯众30g，茵陈60g，蒲公英60g，大青叶30g，板蓝根30g，金银花30g，紫花地丁30g。水煎服，3日1剂。

另予　配合肾衰灌肠液200ml，每日1次灌肠。

二诊　2005年9月22日。述疱疹结痂脱落，局部仍疼痛，纳可，双下肢不肿，时感乏力，大便日3次，舌质红，苔薄，脉沉细。复查血，BUN：9.2mmol/L，Cr：176μmol/L。

处方　原方减大青叶、贯众、野菊花、金银花、紫花地丁，加丹皮30g、栀子20g、连翘30g以清热解毒。

三诊　2005年11月1日。述疱疹局部偶感疼痛，纳可，大便日3次，时咳嗽咯痰，舌红苔黄腻，脉沉滑。复查血BUN：9.3mmol/L，Cr：172μmol/L。原方加全瓜蒌30g，半夏30g，黄芩30g，陈皮30g以清热化痰。

按语　患者久病失治，久病及肾，致肾虚，肾主气化失司，水湿内停，湿性趋下故双下肢肿，湿郁日久化热，热毒炽盛于肌肤而发为疱疹，湿邪困脾，脾失运化则胃脘胀，纳少，舌边尖红，苔薄黄，脉沉细为肾虚热毒炽盛之证，治以补肾活血、利湿消肿、清热泻火解毒。肾炎1号由黄芪、丹参、川芎、三棱、莪术、土茯苓等补肾活血利湿之品组成，大黄、大黄炭、生黄芪炭、海藻炭、蒲黄炭清热、补虚、活血、降浊，通过泻下增加肠道对毒素排泄，赤芍凉血解毒，茵陈、车前子、甘草利水消肿、半枝莲、败酱草、蒲公英、贯众、大青叶、板蓝根、紫花地丁、金银花、野菊花清热解毒，并具有一定的抗病毒作用。张教授强调对 CRF 活血化瘀应贯穿其治疗的始终。

二诊中患者疱疹结痂脱落，但血热仍在，故重用清热凉血之品。三诊患者出现痰热阻肺之象，原方加入清热化痰之品。

病案 161

胡某，男，71 岁。

初诊　2007 年 6 月 20 日。

主诉　周身乏力、纳差，腰酸腰痛伴肾功能异常 4 个月。

现病史　4 个月前外感后出现乏力、纳差，腰酸腰痛，查 Scr：420μmol/L，当地医院诊为“慢性肾衰竭”。曾服用尿毒清颗粒、复方 α-酮酸片等治疗，病情未得到控制。2007 年 6 月复查 Hb：53g/L，Cr：1003.5μmol/L，患者拒绝血液透析治疗，慕名来我院诊治。现症：乏力，恶心，纳差，面色萎黄无华，下肢肿，夜尿较多，口中氨味，皮肤瘙痒，舌暗淡，苔微腻，脉弦少力。

既往史及其他情况　高血压病史 4 年，最高血压：160/100mmHg，目前服用硝苯地平控释片 30mg，每日 1 次降压。

中医诊断　关格。

证候诊断　脾肾亏虚，湿毒内蕴，肾虚血瘀。

西医诊断　慢性肾衰竭（尿毒症期）；肾性贫血；高血压 2 级。

治则　补肾活血，排毒降浊。

方药　拟肾衰方加减。

处方　生黄芪 90g，川芎 30g，丹参 30g，赤芍 30g，车前草 30g，土茯苓 30g，荠菜花 30g，车前子 30g（包煎），海藻炭 30g，五灵脂 30g，蒲黄炭 30g，大黄 30g，大黄炭 50g，茵陈 60g，丹皮 30g，蒲公英 30g，白鲜皮 30g，地肤子 30g，柴胡 30g。

用法、煎服方法　10 剂，水煎服，每次服 300ml，每日 2 次，3 日 1 剂。

嘱　饮食清淡，优质低蛋白饮食为宜，禁食海鲜、羊肉、辛辣刺激制品。

另予　硝苯地平控释片 30mg，每日 1 次。

二诊　2007 年 7 月 20 日。乏力减轻，纳食增加，面色较前转荣润，舌暗，苔黄，脉弦细。复查血 BUN：21.49mmol/L，Cr：560μmol/L。症状与理化指标均有改善，故守方治疗。

三诊　2007 年 10 月 20 日。夜尿减少，口中异味减轻，皮肤瘙痒不明显，临床症状进一步减轻，舌暗红苔薄黄，脉细弦。复查血 Cr：542μmol/L，BUN：19.34mmol/L，肾功能指标稳定。

处方　原方减地肤子、白鲜皮、丹皮，加女贞子、墨旱莲各 30g。继服 3 个月，观察变化。

按语　慢性肾衰竭是多种肾脏疾患的后期表现，属中医学“关格”、“肾劳”、“水肿”等病症的范畴。张大宁教授认为“脾肾衰败、湿毒潴留、瘀血阻络”是该病病机之关键，并将慢性肾衰竭的病机概括为“虚、瘀、湿、逆”4 个方面，以“补肾活血、降逆排毒”为基本治疗大法，常以生黄芪、大黄炭、茵陈、蒲黄炭、丹参、川芎等为主组成“肾衰方”为基本方临症加减，方种黄芪补肾气，丹参、川芎、蒲黄炭活血化瘀，大黄炭、茵陈化湿泄浊，常加用土茯苓、荠菜花、蒲公英、大黄等共同组成补肾活血、排毒降浊之剂，意在有效改善肾功能，延缓肾衰竭进程。本案患者有浊阴上逆之恶心、口中氨味儿、皮肤瘙痒症状，故降逆排毒同时加用地肤子、白鲜皮以解毒、止痒。用药后临床症状及化验指标改善，固守方治疗，三诊之时，浊毒泛逆之证明显改善，故去地肤子、白鲜皮、丹皮，加女贞子、墨旱莲以增益肝肾之力。

病案 162

田某，女，57 岁。

初诊 2007年11月2日。

主诉 腰酸乏力、面色少华伴肾功能异常14个月。

现病史 患者自1999年因经常心慌、胸闷及头晕耳鸣，间断服用“冠心苏合香丸”和“龙胆泻肝丸”。1999年始发现眼睑及下肢微肿，未予以重视。2005年出现乏力，面色无华。2006年9月查：Scr：216μmol/L，BUN：10.08mmol/L，Hb：107g/L，诊为“慢性肾衰竭”。于2006年12月慕名来我院治疗，给予肾衰系列方治疗，疗效较好。2007年10月31日在内蒙古兴安盟人民医院复查Scr：176.3μmol/L，BUN：8.10mmol/L，为求进一步治疗再来我院。现症：乏力，腰酸，口干，耳鸣，时胃脘部胀满，泛酸，舌淡暗而嫩，苔薄白，脉沉弦。实验室报告：Scr：181μmol/L，BUN：12.11mmol/L。

既往有神经衰弱病史，曾服劳拉西泮、冠心苏合香丸、龙胆泻肝丸。

中医诊断 关格。

证候诊断 脾肾虚衰，湿浊内蕴，瘀血内阻。

西医诊断 慢性肾衰竭；药物性肾损害。

辨证分析 从其乏力、腰酸、口干、耳鸣、时胃脘部胀满、泛酸，及舌淡暗而嫩，苔薄白，脉沉弦分析其为脾肾虚衰、湿浊内蕴、瘀血内阻之证。患者因病用药不当损伤肾脏，失于调治，导致肾脏虚衰，真阴亏损，导致肾脏本身功能日益衰退。气血阴阳虚惫，日久邪浊蕴阻，形成本虚标实之证。

治则 补益脾肾，利湿化浊，活血化瘀。

方药 拟肾衰方加减。

处方 生黄芪90g，生黄芪炭30g，丹参30g，川芎30g，柴胡30g，大黄炭30g，大黄20g，玄参30g，生地30g，败酱草30g，蒲公英30g，土茯苓30g，半枝莲30g，枳壳30g，大腹皮30g，丹皮30g。

用法、煎服方法 15剂。水煎服，每次服300ml，每日2次，3日1剂。

嘱 饮食清淡，优质低蛋白饮食为宜，禁食海鲜、羊肉、辛辣刺激制品。

二诊 2007年12月17日。外感发热，咽痛，自觉头晕，纳可，大便日2次，BUN：9.99mmol/L，Cr：231μmol/L，UA：263μmol/L。予补肾活血，利湿化浊，兼以清热利咽。

处方 生黄芪60g，大黄炭30g，大黄30g，莱菔子30g，丹参30g，当归30g，川芎30g，海藻炭30g，瞿麦30g，生牡蛎50g，茵陈30g，柴胡20g，枳实30g，大腹皮30g，浙贝母30g，黄芩20g，板蓝根30g，五灵脂30g，蒲黄炭30g。

用法、煎服方法 水煎服，3日1剂，连服5剂。

三诊 2008年1月3日。无咽部不适，纳可，下肢不肿，BUN：9.74mmol/L，Cr：201μmol/L，守方治疗。

四诊 2008年3月4日。病情稳定，无浮肿，精神可，BUN：8.89mmol/L，Scr：175μmol/L。

治则 补益脾肾，活血化瘀，利湿化浊。

处方 生黄芪90g，黄芪炭30g，丹参30g，川芎30g，蒲黄炭30g，大黄炭30g，大黄30g，柴胡20g，茵陈30g，萹蓄30g，白术30g，茯苓30g，枳壳30g，砂仁30g，生地30g，麦冬30g，五味子30g，萆薢30g，白芍30g。

用法、煎服方法 水煎服，3日1剂，20剂。

五诊 2008年5月5日。无明显不适，Scr：170～210μmol/L，BUN：8.3mmol/L，Hb：103g/L，守方治疗。

六诊 2008年7月21日。无明显不适，BUN：7.8mmol/L，Scr：171μmol/L，守方治疗。

按语 慢性肾衰竭是多种肾脏疾患的后期表现，属中医学“关格”、“肾劳”、“水肿”等病症的范畴。张大宁教授认为“脾肾衰败、湿毒潴留、瘀血阻络”是该病病机之关键，以“补肾活血、降逆排毒”为基本治疗大法，以“肾衰方”为基本方临症加减，本案因患者有脘腹不适纳差等症状，故于肾衰方中加入枳壳、大腹皮等以行气消导。二诊之时，因有外感之症故加用黄芩、板蓝根等疏风清上焦热利咽，三诊时症状及理化指标均有改善，守方治疗。患者久病本虚，故不能久用峻烈攻伐之品，且病情已近稳定，故四诊在肾衰方的基础上加用较温和的行气化湿药，同时加用生地、麦冬、五味子、白芍以健脾补肾、滋养阴血，攻补兼施，邪正兼顾。五诊、六诊时患者无明显不适，理化指标较初诊明显改善，故守方治疗。

病案163

夏某，男，50岁。

初诊 2007年12月5日。

主诉 乏力、腰痛、双下肢肿伴肾功能异常7年。

现病史 糖尿病肾病10年，发现尿蛋白10年，常感乏力、腰痛，双下肢肿，未系统治疗。7年前发现Scr：150μmol/L，曾在当地医院对症治疗，Scr波动在170～203μmol/L。近3年来血压升高，最高达150/120mmHg，口服降压0号、硝苯地平缓释片，血压维持在120/90mmHg，仍乏力、腰痛，劳累后下肢肿，近日外感后症状加重，胃脘部不适，复查Scr：478μmol/L，遂慕名来我院，时见乏力、腰痛、劳累后双下肢肿，视物模糊、纳差、食后脘胀，夜尿4～5次/日，大便日1次。舌淡暗，苔黄腻，脉沉。实验室报告：尿常规：PRO：(3+)，BLD：(2+)，Scr：345μmol/L，BUN：12.8mmol/L，UA：457μmol/L，24h尿蛋白定量：5.12g。

既往史及其他情况 糖尿病病史10年。

中医诊断 关格。

证候诊断 脾肾亏虚，湿热内蕴，瘀血内阻。

西医诊断 慢性肾衰竭；糖尿病肾病Ⅴ期；高血压3级。

辨证分析 从其乏力、腰痛、劳累后双下肢肿，视物模糊、纳差、食后脘胀，及舌淡暗，苔黄腻，脉沉等症分析为脾肾亏虚、湿热内蕴、瘀血内滞之证。患者久病失于调摄，脾肾亏虚，脾虚失于健运，肾虚气化无权，湿邪停聚，中焦气机受阻，胃失和降则纳差，食后脘胀。腰为肾之府，肾虚腰脊失养则腰痛乏力，湿邪停聚，泛溢肌肤则肢肿。久病入络，肾虚血瘀则见舌暗脉沉，苔黄腻为湿浊内蕴化热之象。

治则 补肾健脾，清利湿热化瘀。

方药 拟肾衰方加减。

处方 生黄芪120g，土茯苓30g，荠菜花30g，黄芪炭30g，大黄30g，大黄炭60g，茵陈60g，半枝莲30g，蒲公英60g，青蒿60g，五灵脂30g，蒲黄炭30g，海藻炭30g，五味子60g，仙茅30g，淫羊藿30g，丹参30g，川芎60g，三棱30g，赤芍30g，苦丁茶30g，石斛30g，巴戟天30g，滑石10g，黄柏20g。

用法、煎服方法 10剂。水煎服，每次服300ml，每日2次，3日1剂。

嘱 饮食清淡，优质低蛋白糖尿病饮食为宜，禁食海鲜、羊肉、辛辣刺激制品。

二诊 2008年1月9日。患者服药后于2008年1月9日复诊乏力减轻，胃脘部不适减轻，纳可，大便日1～2次。苔变薄白，尿常规：PRO：(3+)，BLD：(2+)，24h尿蛋白定量：4.54g，BUN：14.48mmol/L，Cr：333μmol/L。患者服药后症状和理化指标改善。

处方 守方治疗。

用法、煎服方法 水煎服，3日1剂，20剂。

三诊 2008年4月30日。无明显乏力，久立久坐后自觉腰酸，纳可，大便日1行。PRO：

(1+)，BLD：(±)，BUN：17.8mmol/L，Cr：251μmol/L，UA：497μmol/L。

处方 守方治疗。

用法、煎服方法 水煎服，3日1剂，20剂。

四诊 2009年2月9日。患者自述体力佳，无明显乏力、腰痛，纳可，大便日1行，24h尿蛋白定量：2.59g，BUN：16.15mmol/L，Cr：306μmol/L，UA：537μmol/L，效不更方，守方治疗。

用法、煎服方法 水煎服，3日1剂，20剂。

按语 本案系糖尿病肾病、慢性肾衰竭，依其临床特征，属中医学“关格”等病症的范畴。消渴病日久，阴损及阳，脾肾虚衰，瘀血浊毒内阻，形成“肾虚血瘀、浊毒内蕴”为主要病机的病理状态，出现乏力、纳差、呕恶为主的临床表现。治疗以“补肾活血，排毒降浊”为法。张大宁教授根据数十年的临床经验，将生黄芪、土茯苓、荠菜花、黄芪炭、海藻炭、蒲黄炭、茵陈等为主组成肾衰方，治疗原发、继发的各种肾脏疾病引起的慢性肾衰竭取得很好疗效，延缓或逆转了慢性肾衰竭的进程。本案偏于脾肾阳虚兼湿热内蕴，治疗加入巴戟天、仙茅、淫羊藿以温肾壮阳，滑石、黄柏、土茯苓、蒲公英利湿化浊、清利湿热。

病案164

周某，女，50岁。

初诊 2005年6月25日。

主诉 乏力、心慌、恶心、纳差加重1个月。

现病史 1996年发现狼疮肾，PRO：(3+)，血压升高，波动在180～200/120～130mmHg。1998年发现肾功能异常，血Cr：252μmol/L，曾使用激素及环磷酰胺（具体用药情况不详），平时自觉乏力、下肢浮肿。1999年来我院治疗，血Cr：230μmol/L，尿常规：PRO：(1+)～(3+)，病情稳定后出院，后继服我院中药，半年前无故停药。近1个月来，自觉心慌、头晕，时有肢体抽搐，恶心，1周来心慌加重，遂再来我院治疗。现症：乏力，心慌，偶有憋气，恶心，纳差，时有肢体抽搐，头晕，大便秘结，24h尿量1000ml，舌暗红，苔黄厚，脉沉细弦。实验室报告：血BUN：31.23mmol/L，Cr：500μmol/L，UA：271μmol/L，Ca：1.51mmol/L，P：2.69mmol/L，Hb：96g/L，尿常规：PRO：trace，余未见异常。

中医诊断 关格。

证候诊断 肾虚血瘀，湿毒内蕴，肝风内动。

西医诊断 慢性肾衰竭。

辨证分析 从其乏力、心慌、恶心、纳差等症，以及舌脉分析为肾虚血瘀、湿浊内蕴，伴肝风内动之证。患者以乏力、心慌、恶呕、头晕为主症，中医辨病为“关格”。患者久病失治，致脾肾两虚，水运失司，水湿内停，久停成浊。湿浊中阻，清阳不升脑府失养则见头晕；扰乱心神，阻碍气机则见心慌、憋气；脾失健运、胃失和降则见恶心、呕吐、便秘；脾肾两虚，气血生化乏源，机体失养则见乏力、面色晦暗无华；湿浊蕴久化热，久病致瘀而见舌暗红、苔黄厚、脉沉弦细。

治则 补肾活血，排毒降浊。

方药 拟肾衰方加减。

处方 生黄芪120g，土茯苓30g，荠菜花30g，丹参30g，川芎30g，茵陈30g，蒲公英30g，大黄20g，大黄炭50g，黄芪炭30g，白术30g，陈皮30g，焦三仙30g，竹茹10g，黄连20g，莱菔子30g，茯苓30g，半枝莲60g，青黛30g，天麻10g，紫石英10g。

用法、煎服方法 10剂。水煎服，每次服300ml，每日2次，3日1剂。

饮食禁忌　嘱饮食清淡，优质低蛋白饮食为宜，禁食海鲜、羊肉、辛辣刺激制品。

二诊　2005 年 8 月 9 日。仍感乏力，头晕，心慌，憋气，恶心，纳可，二便调，血 Ca：2.09mmol/L，P：1.92mmol/L，BUN：20.43mmol/L，Cr：373μmol/L，UA：253μmol/L。尿常规：PRO：(2+)，WBC：1 个/HP。

处方　守方治疗。

三诊　2005 年 12 月 16 日。患者守方治疗 6 个月，精神佳，乏力、腰酸不明显，劳累后稍感心慌，纳食可，恶心不明显，复查血 Cr：356μmol/L，BUN：16.25mmol/L。处方：以原方减黄连、竹茹、青黛、天麻、紫石英，加青蒿、草决明各 30g。

按语　慢性肾衰竭是多种肾脏疾患的后期表现，属中医学"关格"、"肾劳"、"水肿"等病症的范畴。张大宁教授认为"脾肾衰败、湿毒潴留、瘀血阻络"是该病病机之关键，以"补肾活血、降逆排毒"为基本治疗大法，以"肾衰方"为基本方临症加减。无论原发性肾脏疾患，还是继发性肾脏疾患，出现肾衰竭时期，均以肾虚血瘀，浊毒内蕴为病机，本案虽系狼疮性肾炎、肾衰竭，仍采取补肾活血、排毒降浊之法获效。因病程中患者出现头晕、肢体抽搐属肝肾阴虚、肝阳上亢，加青黛、紫石英、天麻以平肝潜阳。二诊时患者症状及理化指标均有改善，故守方治疗。

病案 165

彭某，男性，28 岁。

初诊　2009 年 4 月 26 日。

主诉　腰痛、恶心 1 年。

现病史　患者既往患高血压病史 10 余年，平素血压波动在（170～180）/（100～110）mmHg。10 年前患者因双下肢浮肿，查尿常规：PRO：(3+)，BLD：(1+)，Cr：87.9μmol/L，2006 年 7 月 24 日查 Cr：239μmol/L，2009 年 4 月 25 日查 Cr：376.4μmol/L，BUN：17.86mmol/L，B 超示：双肾实质损害，双肾体积缩小，24h 尿蛋白定量：2.83g，心电图示：窦性心律，左心室高电压，电轴左偏，血钾：4.08mmol/L，尿常规：PRO：(3+)，BLD：(1+)，URO：(±)，镜检 RBC：0～1 个/HP；血常规：Hb：70g/L，BP：140/90mmHg。遂来我院，现症：腰痛乏力、恶心干呕、纳呆腹胀、头眩、双下肢微肿、大便每日 1 次、舌淡暗、苔白腻、脉滑。

中医诊断　关格。

证候诊断　脾肾亏虚、浊邪犯胃。

西医诊断　慢性肾衰竭。

辨证分析　患者先天禀赋不足，脾肾亏虚，故见腰痛乏力；脾肾亏虚日久，水湿失于运化，且排泄功能减弱，故溢于肌肤，见双下肢水肿；水湿停于胃肠，浊邪犯胃，见腹胀纳呆、恶心干呕之症。故综合脉症，辨证为脾肾亏虚、浊邪犯胃。

治则　补肾益气、和胃止呕、活血降浊。

方药　肾衰方和二仙汤加减。

处方　仙茅 20g，淫羊藿 20g，知母 20g，巴戟天 20g，当归 20g，党参 10g，白术 20g，芡实 20g，旋覆花 6g，代赭石 20g，大黄 10g，大黄炭 30g，川芎 20g，丹参 30g，牛膝 30g，半夏 10g，甘草 10g，大枣 6 枚。

用法、煎服方法　14 剂，水煎服，每次服 300ml，每日 2 次，每日 1 剂。

饮食禁忌　嘱饮食清淡，优质低蛋白饮食为宜，禁食海鲜、羊肉、辛辣刺激制品。

二诊　2009 年 5 月 31 日。患者服药月余，腰痛乏力较前减轻，但仍感畏寒、纳差恶心、偶呃逆、嗳气、大便每日 2 次、尿量可、双下肢不肿、舌淡暗、苔白微腻、脉滑，BP：140/90mmHg；肾功能化验：BUN：15.8mmol/L，Cr：300.5μmol/L；尿常规：PRO：(2+)，24h 尿蛋白定量：

1.98g。用药后临床症状减轻，化验指标好转，继以前法治疗。

处方 以原方加佛手10g、陈皮10g以利气健脾。

三诊 2009年9月6日。患者偶感腰酸、无明显乏力、无畏寒、夜尿可、大便每日3次、纳食增加、偶恶心较前明显减轻、无浮肿、无头晕、舌淡、苔白、脉细。患者用药5个月病情好转，临床症状消退较明显，化验示：BUN：13.15mmol/L，Cr：287μmol/L；尿常规：PRO：(2+)，BLD：(1+)，镜检未见明显异常。疗效肯定，继以前法巩固疗效。

按语 该病属脾肾亏虚、浊邪犯胃、脾肾亏虚、脾失健运、肾虚膀胱失约、水湿停聚、浊邪内蕴犯胃、胃失和降、逆而上升，故见腰痛乏力、恶心干呕等症；浊邪上犯、清阳不展，故见头眩；浊邪犯胃，使胃的受纳功能减弱，故纳呆腹胀；苔白腻、脉细滑，均为浊邪内蕴之证。湿浊为患，大多表现为湿困与水湿两大方面，其中湿困以头重、口黏、大便黏腻、苔白腻、脉濡为主；而水湿为患，表现为水肿、胸腔积液、腹水、胸闷气急、苔白润、脉濡缓，治疗则以补肾扶正、和胃止呕、活血降浊为法，其中仙茅、淫羊藿、巴戟天补肾益气，加上白术、党参、芡实健脾益气，以治其虚，旋覆花、代赭石降气消痰、降胃气以治胃气上逆的呕吐，配合大黄通腑泄浊、降低毒素，川芎、丹参等活血化瘀改善微循环，半夏降逆祛痰、消痞散结，甘草、大枣助党参以益气和中，和而用之，使中焦健运、清升浊降。

病案166

王某，男性，48岁。

初诊 2009年7月15日。

主诉 乏力4年，今日加重伴双下肢肿，恶心、纳差。

现病史 患者有慢性肾衰竭病史4年余，近3年未系统检查及治疗。4年前患者自觉乏力，双下肢肿，恶心，纳差，未诊治，近日症状加重。5日前查血Hb：66g/L，BUN：47.8mmol/L，Scr：1290μmol/L。为进一步治疗前来我院、请张大宁院长诊治，现症：乏力，双下肢肿，恶心，皮肤瘙痒，时有肢体抽搐，心悸，手足心热，尿量少，24h尿量约为500ml，大便日1次，舌淡暗少苔，脉细数。

中医诊断 关格；水肿。

证候诊断 肝肾亏虚，湿毒内蕴。

西医诊断 慢性肾衰竭。

辨证分析 根据以上诸症舌脉，证属肝肾阴虚、水湿内停所致。肾气不足，气不化水，水湿内停，泛溢肌肤发为水肿，肝肾阴虚，阴虚生内热则手足心热，湿聚日久，化为浊毒，阻碍气机运行致血瘀，使清阳不升，浊阴不降发为关格。

治则 滋补肝肾，利水排毒。

方药 肾衰方加减化裁。

处方 女贞子20g，墨旱莲20g，当归20g，茯苓10g，茯苓皮10g，车前子10g，赤芍10g，丹参10g，蒲黄炭10g，五灵脂10g，柴胡10g。

用法、煎服方法 水煎服，每次300ml，每日2次，每日1剂。

饮食禁忌 嘱饮食清淡，优质低蛋白饮食为宜，禁食海鲜、羊肉、辛辣刺激制品。

另予 肾衰灌肠液200ml，保留灌肠，每日1次。处方为并配合血液透析每周2次。

二诊 2009年8月2日。服药半个月，双下肢肿消失，小便量增加，24h尿量约1500ml，时感乏力，无恶心及皮肤瘙痒，仍觉手足心热，大便每日2~3次，舌红少苔，脉沉细，查透析前血BUN：22.47mmol/L，Scr：631μmol/L。

处方 原方减茯苓10g、茯苓皮10g、车前子10g，加大黄10g、大黄炭15g，以加强降浊排毒功效，血液透析改为两周3次。

三诊　2009年9月5日。服药1个月，患者病情稳定，无心悸及手足心热，双下肢不肿，体力增加，24h尿量仍维持在1500ml，时有畏寒，查透析前血BUN：20mmol/L，Scr：602μmol/L，继用肾衰灌肠液保留灌肠以促进体内毒素排出。

处方　原方减女贞子20g、墨旱莲20g，加入生黄芪20g、白术10g以温补脾肾，仍配合血液透析两周3次。若经过1个月治疗，肾功能有所改善，可将血液透析改为每周1次。

按语　无论何种原因造成的慢性肾衰竭，如果得不到有效的治疗，最终发展至尿毒症，进入血液透析治疗，但血液透析的并发症及疗程漫长，尤其价格偏高，使患者及家属难以承受，故中药治疗尿毒症正发挥其长处，弥补了血液透析的不足，提高了患者的生活质量。该病缠绵不愈，肝肾不足，故治疗以滋补肝肾为主，用女贞子、墨旱莲，方中稍佐行气药柴胡，使气行则血行，加强活血化瘀功效，瘀血改善则肾血流量增加，可使尿量增加，加强了体内毒素的排出，患病日久，阴损及阳，故在水肿消退后加入少量温补脾肾之品，可提高机体的免疫力，避免感染，以免病情加重，中药配合血液透析治疗尿毒症确有其独到之外。

病案167

李某，男性，52岁。

初诊　2009年5月25日。

主诉　乏力2年，加重伴恶心、纳少、皮肤瘙痒1个月。

现病史　患者乏力2年，未予重视。1个月前因外感乏力加重伴呕恶、纳差、消瘦、皮肤瘙痒，在当地医院查血BUN：57.09mmol/L，Scr：1921.5μmol/L，Hb：70g/L，诊为尿毒症晚期，予血液透析治疗，每周3次。鉴于经济原因，而请张教授会诊。症见：腰酸，倦怠乏力，畏寒肢冷，气短，头晕，口中氨味，恶心呕吐，纳差，小便量可，大便日1次，舌淡暗苔白腻，脉沉细。

中医诊断　关格。

证候诊断　脾肾亏虚，瘀血阻络。

西医诊断　慢性肾衰竭（尿毒症期）。

辨证分析　从脉症分析，患者病久脏气亏损，脾虚气血化源不足，肾主藏精肾虚则精血亏少，肢体百骸失于濡养则腰酸、倦息、乏力。脾主运化、肾主水，脾肾不足，水湿不化，湿浊内蕴，浊毒上逆则呕恶，口中氨味。久病致瘀，瘀血阻络而见舌暗脉沉细之征，苔白腻为湿浊之象。观其舌脉症认为主病在脾肾，为本虚标实之证。

治则　补肾健脾，降浊排毒。

处方　肾衰方加减化裁。生黄芪30g，白术30g，车前子10g，车前草10g，土茯苓10g，茵陈10g，大黄10g，大黄炭15g，丹参12g，川芎10g，蒲黄炭10g，五灵脂10g，佩兰10g。

用法、煎服方法　5剂，水煎服，每次200ml，每日3次，每日1剂。

饮食禁忌　嘱饮食清淡，优质低蛋白饮食为宜，禁食海鲜、羊肉、辛辣刺激制品。

另予　肾衰灌肠液200ml，每日1次，保留灌肠，并配合血液透析每周2次。

二诊　2009年6月12日。用药20日，患者症状明显改善，体力增加，进食好，无呕恶，无头晕及口中氨味，双下肢不肿，舌暗淡苔薄白，脉沉，查透析前血BUN：28.04mmol/L，Scr：877μmol/L，Hb：75g/L。

处方　原方减土茯苓10g、茵陈10g、车前子10g，加海藻炭10g、莱菔子10g，以增强降浊排毒之功。

三诊　2009年7月12日。用药1个月，患者无明显不适之症，双下肢不肿，小便正常，大便每日2~3次，查透析前血BUN：21.62mmol/L，Scr：607μmol/L，继服原方并将血液透析改为每周1次，治疗1个月后转当地治疗。

按语 慢性肾衰竭属中医的“关格”范畴，因脾肾阳虚、湿毒内蕴、瘀阻肾经的病理变化始终贯穿在该病的发展过程中，故在治疗时宜标本兼顾以补肾健脾为主兼以祛湿降浊排毒。活血化瘀贯穿在治疗的全过程。方中黄芪、白术培补脾肾，保护健全的肾单位；丹参、川芎活血化瘀改善肾脏血流量；大黄、大黄炭通腑泄浊排毒，全方共奏补肾活血、降浊排毒功效。现代研究证实黄芪能增强机体免疫力，丹参、川芎能增加肾小球滤过率，可使尿量增加，从而加强了体内毒素的排出，大黄含有多种泻下成分，起到泄毒导滞的作用，从而促进体内毒素的排出，肾衰灌肠液保留灌肠能起到结肠透析的作用。总之，现代研究与临床用药基本吻合，本方确实能在透析间隔促进体内毒素的排泄，与血液透析配合，能明显改善尿毒症症状，延缓慢性肾衰竭的发展，从而延长了透析的间隔。

病案168

陈某，女性，81岁。

初诊 2009年8月10日。

主诉 乏力日甚10余年，加重伴面色萎黄、纳差、恶心。

现病史 患者既往高血压病史20余年，间断服用降压药，血压控制在160/100mmHg。1999年7月因出现低热、少尿、尿浊、水肿就诊于外院，查尿常规：PRO：(3+)，BLD：(1+)。血BUN：18.9mmol/L，Cr：392μmol/L，Hb：83g/L。诊为“高血压肾病、慢性肾衰竭”。经对症治疗，病情无明显好转，乏力日甚，面色萎黄、纳差、恶心、呕吐，并时有肌肉抽搐，而前来我处诊治。症见：乏力，面色萎黄、纳差、恶心、呕吐，并时有肌肉抽搐，舌质暗淡，苔白腻，脉沉细无力。实验室报告：查血BUN：29.49mmol/L，Cr：501μmol/L，Hb：73g/L，BP：165/105mmHg。肾B超提示：双肾体积缩小伴实质损害。

中医诊断 关格。

证候诊断 肝肾不足，浊毒内蕴，肾虚血瘀。

西医诊断 慢性肾衰竭（尿毒症期）。

辨证分析 从乏力、面色萎黄、纳差、恶心等症及舌脉分析，本案为肝肾不足、浊毒内蕴、肾虚血瘀所致。

治则 滋肾养肝，活血化瘀，降浊排毒。

处方 冬虫夏草2g，熟地10g，女贞子10g，墨旱莲10g，白芍10g，生黄芪60g，当归60g，丹参10g，川芎10g，大黄10g，大黄炭10g，海藻炭10g，生黄芪炭10g，五灵脂10g，蒲黄炭10g，车前子10g，车前草10g，茯苓10g，茯苓皮10g，生地10g。

用法、煎服方法 14剂，水煎服，每次服300ml，每日2次，每日1剂。

饮食禁忌 嘱饮食清淡，优质低蛋白饮食为宜，禁食海鲜、羊肉、辛辣刺激制品。

另予 补肾扶正胶囊，3粒/次，每日3次；活血化瘀胶囊，3粒/次，每日3次；肾衰灌肠液，200ml/次，清洁灌肠，每日1次；氨氯地平，5mg/次，每日1次。

二诊 2009年9月14日。患者服药30剂后，乏力减轻，肌肉抽搐未作，水肿减轻，尿量增多，仍纳食差，恶心时作，舌质暗淡，苔白腻，脉沉细无力。复查血BUN：26.21mmol/L，Cr：481μmol/L，Hb：75g/L，BP：160/95mmHg。

处方 上方加砂仁10g、陈皮10g、白术10g、焦三仙30g。

用法、煎服方法 水煎服300ml，每日两次，每日1剂。

另予 补肾扶正胶囊，3粒/次，每日3次；活血化瘀胶囊，3粒/次，每日3次；肾衰灌肠液，200ml/次，清洁灌肠，每日1次；氨氯地平，5mg/次，每日1次。

三诊　2009年10月12日。患者再服药12剂后，面色较前荣润，轻度乏力，肌肉抽搐未作，无水肿，尿量正常，纳食增加，偶感恶心，舌质暗淡，苔白腻，脉沉细较前有力。复查血BUN：20.23mmol/L，Cr：405μmol/L，Hb：89g/L，BP：140/90mmHg。

处方　以上方减茯苓、茯苓皮。

用法、煎服方法　水煎服300ml，每日两次，每日1剂。

另予　补肾扶正胶囊，3粒/次，每日3次；活血化瘀胶囊，3粒/次，每日3次；肾衰灌肠液，200ml/次，清洁灌肠，每日1次；氨氯地平，5mg/次，每日1次。

按语　该患者以“面色萎黄、乏力、少尿、水肿、恶心、呕吐、肌肉抽搐”为主症，当属“关格”病范畴。《伤寒论》：“关则不得小便，格则吐逆。”患者年事已高，加之久病，必将耗伤阴精气血。而肾主藏精，肝主藏血，精血互生；肝和肾均为相火，相火源于命门，正所谓肝肾同源-乙癸同源。精血不足必导致肝肾亏虚的病理改变；血虚又将导致血瘀。肝肾阴虚和血瘀虽为病理产物，但同时又是一种致病因素，影响机体的正常代谢，导致浊毒内蕴，使气机升降失常，而表现出一系列的临床症状（精血不足，不能荣养筋骨百骸，则见乏力、面色萎黄、肌肉抽搐；浊毒中阻而见恶心、呕吐；肾虚气化不利则见少尿、水肿）。综观舌脉症，其病位在肾，涉及胃与膀胱，证属本虚标实。其辨证要点：肝肾阴虚为本，浊毒内蕴为标。治疗当以“滋肾养肝，活血化瘀，降浊排毒”之法。方选冬虫夏草为主药，平补肾脏；生地、熟地、女贞子、墨旱莲滋补肾阴；白芍养血柔肝；生黄芪、当归生血；丹参、川芎、五灵脂、蒲黄炭活血化瘀；大黄、大黄炭、海藻炭、生黄芪炭吸附肠道毒素并使之排出体外；车前子、车前草、茯苓带皮健脾利湿，通利小便。另予，补肾扶正胶囊、活血化瘀胶囊、肾衰灌肠液，共奏标本兼治之效。

病案169

赵某，女性，69岁。

初诊　2009年5月29日。

主诉　恶心、纳少1个月余。

现病史　患者发现糖尿病病史6年，空腹血糖最高12mmol/L，口服降糖药后血糖控制尚可。3个月前在天津医科大学代谢病医院就诊时发现肾功能异常，血Cr：158μmol/L，未予重视和治疗。近1个月来，时常恶心、纳少，甚则呕吐，呕吐物为胃内容物，2009年5月28日化验时发现肾功能恶化，血Cr：528μmol/L，BUN：12.1mmol/L，且血Hb：79g/L，空服血糖：8mmol/L，遂来就诊。现症：恶心，呕吐，纳少，乏力，腰酸痛，面色㿠白，形体肥胖，口干，大便秘结，尿偏少，下肢微肿，舌红苔黄厚，脉濡。

中医诊断　关格。

证候诊断　脾肾亏虚、湿浊内蕴。

西医诊断　糖尿肾病Ⅴ期；慢性肾衰竭（尿毒症）。

辨证分析　从乏力、恶心、纳少等症及舌脉分析本案为脾肾亏虚、湿浊内蕴所致。

治则　补肾活血，祛浊排毒。

处方　糖肾2号加减。生黄芪炭30g，五灵脂30g，蒲黄炭30g，海藻炭30g，大黄30g，大黄炭30g，车前草30g，黄连20g，竹茹10g，赤芍30g，白术30g，冬虫夏草3g，黄精30g，茵陈6g，半枝莲30g，车前子30g。

用法、煎服方法　14剂，水煎服，每次服300ml，每日2次，3日1剂。

饮食禁忌　嘱饮食清淡，优质低蛋白饮食为宜，禁食海鲜、羊肉、辛辣刺激制品。

二诊　2009年6月29日。患者服上药后恶心明显改善，已无呕吐之症，纳食较前增加，大便通畅，每日两次，仍乏力、腰痛，口干，时有心烦、汗出，夜寐不佳，下肢微肿，尿量正常，舌红苔薄黄，脉沉。血 Hb：92g/L，血 Cr：435μmol/L，BUN：15.6mmol/L。

治疗 中药继服。

处方 上方加女贞子 30g、墨旱莲 30g、天花粉 20g、陈皮 30g 滋阴清热。5 剂。

三诊 2009 年 7 月 14 日。上诉乏力、腰痛好转，口干、心烦、汗出减轻，无恶呕之症，下肢微肿，夜寐不佳，纳食可，大便调，尿量如常，舌红苔薄，脉沉，血 Hb：92g/L，血 Cr：374μmol/L，BUN：16.25mmol/L。

治疗 中药继服。

处方 上方去黄连、竹茹，再予 5 剂。

按语 张教授认为肾虚血瘀是一切慢性疾病的共同病理特征，虚、瘀、湿、逆是慢性肾衰竭的四大病机，对糖尿病肾病的患者，因病程之长短不同，有肾阴虚、肾之气阴两虚和肾之阴阳两虚之分。本案患者发现糖尿病已六年，病程较长，"久病及肾"、"久病入络"，故患者必有肾虚血瘀。患者面色皖白，乏力，腰痛，口干，心烦汗出，舌红均为肾之气阴两虚之症状，虽无明显瘀血症状，根据张教授"肾虚血瘀论"必有瘀血阻络。肾主气化，肾虚则蒸腾气化无权，致湿邪内生，日久蕴成浊毒，阻于中焦，清阳不升，浊阴不降，胃失和降，可见恶心呕吐，纳食少而发为"格"，大便秘结，小便量少而发为"关"。

患者以恶心纳少为主症就诊，参照病史及其他症状和理化检查，辨证为肾虚血瘀、浊毒内蕴之证，治疗时以益气滋阴、活血化瘀、祛浊排毒为大法拟方用药。取糖肾 2 号，益气滋阴、活血破血，取"四炭"吸附毒素排毒，黄连、竹茹、茵陈、半枝莲辅助"四炭"清利湿热、祛除浊毒。二诊时浊毒内阻之症状明显缓解，突出心烦、汗出症状。本患者肾虚以气阴两虚为主，故加用女贞子、墨旱莲、天花粉滋阴清热补肾，加陈皮理气，防止滋腻之品碍胃助湿。数剂之后诸症缓解。

张教授抓住糖尿病晚期慢性肾衰竭患者肾虚血瘀、湿浊内阻之病机，重用补肾活血祛浊之品。补肾注重脾肾双补，善用冬虫夏草和大剂量生黄芪，对肾阴不足者加用二至丸，不腻不燥，使肾虚得到有效纠正；活血善用三棱、莪术等破血逐瘀之品，因久病之瘀，内深脏腑，遍及经络，非破血逐瘀之品不能胜任；祛浊排毒善用炭剂，生黄芪炭、蒲黄炭、大黄炭、海藻炭，既有益气、活血、祛浊、软坚之功效，又有很好的吸附毒素作用。诸药合用，使糖尿病晚期关格患者的各种症状得到改善，相应之生化检查也有所好转。

病案 170

杨某，女，62 岁。

初诊 2004 年 5 月 18 日。

主诉 口干 20 年，发现尿蛋白 8 年。

现病史 20 年前发现糖尿病，8 年前患者尿常规中间断出现蛋白尿，自服肾炎康复片治疗。4 年前尿常规中开始持续出现蛋白尿，现 PRO：（3+）～（4+），来我院求诊。现症：面色萎黄，口干，腰酸乏力，胸闷憋气，心慌，双下肢肿，外阴瘙痒，小便量少，大便 2 日 1 行。察其舌暗淡，苔黄腻，脉细滑，检阅实验室报告为：尿常规：PRO：（3+），24h 尿蛋白定量：5.1g/L，GHb：7.2%，空腹血糖为 10.4mmol/L，BUN：8.6mmol/L，Cr：154μmol/L，BP：150/80mmHg。

既往史及其他情况 患糖尿病 20 余年，现应用胰岛素治疗。

中医诊断 消渴肾。

证候诊断 肾虚血瘀，湿浊内蕴。

西医诊断 糖尿病肾病Ⅴ期；慢性肾衰竭。

治则 补肾活血，利湿降浊。

处方　肾炎1号方加味。生黄芪90g，土茯苓30g，荠菜花30g，三棱30g，莪术30g，车前子30g，车前草30g，生黄芪炭30g，大黄30g，大黄炭60g，五灵脂30g，蒲黄炭30g，海藻炭30g，赤芍30g，茵陈60g，苦丁茶30g，白花蛇舌草30g，半枝莲60g，白术30g，蒲公英60g，败酱草60g。

用法、煎服方法　水煎服，3日1剂。

二诊　2004年8月3日。服药近30剂，症状大为好转，双下肢肿已消失，乏力减轻，唯大便仍干，7月13日复查24h尿蛋白定量：3.075g，BUN：8.5mmol/L，Cr：133μmol/L。

处方　上方加大腹皮、火麻仁各30g以润肠通便。

三诊　2005年3月15日。因于2004年12月行白内障手术，停药2个月，现感腰膝酸软，乏力，时有胸闷憋气，双下肢微肿，纳可，小便量可，大便日1～2次，舌暗苔薄白，脉沉细。

处方　上方去大腹皮、火麻仁，加补骨脂30g以温肾固涩。

四诊　2005年6月14日。药后感觉良好，腰酸乏力减轻，无明显胸闷憋气，大便干，舌暗苔白腻，脉细滑。4月19日复查BUN：12.5mmol/L，Cr：150.3μmol/L，尿常规：PRO：(3+)，24h尿蛋白定量：2.1g，以上方加陈皮30g、焦三仙30g以利消导。

按语　张大宁教授认为肾虚血瘀是一切慢性疾病的共同病理机制和特征，糖尿病肾病的患者，因其病程较长，必有肾虚血瘀存在，这符合祖国医学“久病及肾”、“久病及络”之观点。肾主气化，肾虚日久，蒸腾气化无权，致湿邪内生，湿蕴日久，蕴成浊毒，湿浊泛逆，发为肢肿、恶心纳差、瘙痒等症。故肾虚血瘀，湿浊内蕴，是其辨证所在，治疗当以补肾活血、祛湿降浊为大法拟方。张教授抓住糖尿病肾病患者肾虚血瘀、湿浊内阻之病机，重用补肾活血祛浊之品。以大剂量黄芪、白术补肾健脾；以三棱、莪术、赤芍等活血逐瘀，因久病之瘀，内深脏腑，遍及经络，非破血逐瘀之品不能胜任；以生黄芪炭、蒲黄炭、海藻炭、大黄炭等祛浊排毒，既有益气、活血、祛浊、软坚之功效，又有很好的吸附毒素的作用，诸药合用，使患者的临床症状改善，相应的化验指标有所好转。

病案171

孙某，女，67岁。

初诊　2003年10月21日。

主诉　发现肾功能异常6个月。

现病史　6年前发现肾功能异常，Cr：180μmol/L，诊为慢性肾功能不全，请张大宁教授诊治1年余，肾功能恢复正常而停药。近期又感乏力腰酸，复查肾功能BUN：12.15mmol/L，Cr：127.5μmol/L，遂来就诊，现症：腰酸乏力，面色少华，皮肤瘙痒，纳食乏味，时有恶心，小便量可，大便日1～2次，便溏。察其舌质暗淡苔白腻，诊其脉沉细。检阅实验室报告为：BUN：12.47mmol/L，Cr：126.1μmol/L。

中医诊断　肾衰病。

证候诊断　脾肾阳虚，湿浊内蕴。

西医诊断　慢性肾衰竭。

治则　补肾健脾，降浊排毒。

处方　肾炎1号方加味。生黄芪90g，土茯苓30g，荠菜花30g，三棱30g，莪术30g，车前子30g，车前草30g，生黄芪炭30g，大黄30g，大黄炭60g，五灵脂30g，蒲黄炭30g，海藻炭30g，当归60g，茵陈60g，覆盆子30g，枳壳30g，半枝莲60g，仙茅30g，淫羊藿30g，莱菔子30g，蒲公英60g，败酱草60g。

用法、煎服方法　水煎服，3日1剂。

另予 肾衰灌肠液200ml，清洁灌肠，每日1次。

二诊 2003年12月2日。用药10余剂，腰酸乏力减轻，皮肤瘙痒减轻，纳食可，寐安，大便日2次。舌暗苔黄，脉沉细。复查BUN：11mmol/L，Cr：148μmol/L。

处方 上方去仙茅、淫羊藿，加女贞子、墨旱莲各30g。

三诊 2004年2月10日。病情稳定，无明显变化，复查BUN：12.05mmol/L，Cr：135μmol/L，继以前方治疗。

四诊 2004年6月29日。患者守方治疗4个月余，病情稳定，2004年4月13日复查BUN：9.81mmol/L，Cr：125μmol/L，近日因劳累，乏力腰酸加重，头晕，心慌，纳可，大便2～3次，舌淡暗苔白，脉弦细。6月22日复查BUN：9.98mmol/L，Cr：160.2μmol/L。原方加青蒿60g。

五诊 2004年11月16日。患者一般情况可，精神佳，乏力腰酸不明显，纳可，大便日2～3次。复查BUN：11.4mmol/L，Cr：126μmoL/L。守方加减。

患者至2005年12月一直在我院守方治疗，期间多次复查肾功能BUN：8～12mmol/L，Cr：120～140μmol/L。病情稳定。

按语 本案辨证为脾肾阳虚、湿浊内蕴之证。患者久病，脏气亏损，脾肾两虚，脾虚气血生化乏源，肾虚则精血亏少；肢体百骸失养则腰酸乏力，脾主运化水湿，肾主水、主气化，脾肾两虚，水湿不化，湿浊内蕴，浊毒泛逆，则见呕恶、皮肤瘙痒等症；久病致瘀，瘀血阻络而见舌暗淡脉沉细之象。因脾肾阳虚，湿浊内蕴，瘀阻肾路的病理变化贯穿该病的发展过程中，故在治疗时以标本兼顾，温补脾肾为主，兼以祛湿降浊排毒。

病案172

冯某，女，48岁。

初诊 2005年4月26日。

主诉 发现肾功能异常1年。

现病史 1年前发现肾功能异常，于外院服中西药治疗，为进一步治疗，来我院就诊。现症：乏力，腰背酸痛，面色萎黄，咽干咽痛，时有恶心，大便不爽，察其舌质暗淡，舌苔黄腻，诊其脉濡细。近期查BUN：12.64mmol/L，Cr：316μmol/L；血常规：Hb：94g/L；尿常规：PRO：(2+)，BLD：(1+)。

既往史及其他情况 既往体健。

中医诊断 虚劳。

证候诊断 脾肾两虚，湿浊内蕴，肾虚血瘀。

西医诊断 慢性肾衰竭。

治则 补肾活血，祛湿降浊。

处方 肾衰方加减。生黄芪90g，土茯苓30g，荠菜花30g，三棱30g，莪术30g，车前子30g，车前草30g，生黄芪炭30g，大黄30g，大黄炭60g，五灵脂30g，蒲黄炭30g，海藻炭30g，当归60g，茵陈60g，青蒿60g，白花蛇舌草60g，半枝莲60g，女贞子30g，墨旱莲30g，砂仁15g，郁李仁30g。

用法、煎服方法 水煎服，3日1剂。

另予 肾衰灌肠液200ml，清洁灌肠，每日1次。

二诊 2005年6月16日。服药20余剂，腰酸乏力减，纳食可，唯大便不爽，舌苔仍黄腻，原方去女贞子30g、墨旱莲30g，加番泻叶5g、蒲公英60g、败酱草60g。

三诊 2005年8月16日。又进药15剂，舌苔已退，舌质淡暗，自觉腹胀，大便干，胃纳稍差，复查肾功能：BUN：7.44mmol/L，Cr：305μmol/L；血常规：Hb：91g/L；尿常规：PRO：

(2+)，以上方加补骨脂30g、白术30g。

四诊 2005年11月1日。病情稳定，精神佳，稍觉乏力，纳食可，大便干，舌暗苔薄，脉沉细。复查肾功能：BUN：13.09mmol/L，Cr：336μmol/L；血常规：Hb：106g/L；肾功能指标无明显变化，即以上方治疗，巩固疗效。

按语 慢性肾衰竭属祖国医学“关格”、“虚劳”、“溺毒”等证范畴。因脾肾虚衰、湿毒内蕴、瘀血阻络的病理变化贯穿在该病的发生发展的全过程，故在治疗时宜标本兼顾，以补益脾肾活血化瘀为主，兼以祛湿降浊排毒，本案治疗过程中以大剂量黄芪为主补益脾肾；以女贞子、墨旱莲益肝肾、养精血；以三棱、莪术、五灵脂、蒲黄炭等活血逐瘀、利尿降浊；更用大黄与生黄芪炭、大黄炭、海藻炭等炭类药配伍使用，突出其补肾活血、升清降浊的作用；茵陈、青蒿、白花蛇舌草、半枝莲、蒲公英、败酱草等药物的使用，使排毒降浊之力更猛。主要配伍共筑补肾活血、降浊排毒之功。

病案173

李某，女，46岁。

初诊 2011年7月20日。

主诉 发现肾功能异常4年余。

现病史 患者2007年11月因尿蛋白，浮肿就诊于某北京医院，肾穿刺示：局灶阶段性肾小球硬化，时查血Cr：118μmol/L，BUN：10.54mmol/L，诊断为“局灶阶段性肾小球硬化，慢性肾功能不全，高血压2级”，予甲基泼尼龙片40mg每日1次，福辛普利钠片10mg每日1次，缬沙坦胶囊80mg每日1次，非洛地平片5mg，每日2次，后停服甲基泼尼龙片，后服用汤药治疗至今，效果不佳，今慕名来我院门诊。现症：劳累后下肢肿，腰酸痛，眼干涩，反复发作手足瘙痒疼痛，纳可，尿量可，大便调，舌暗苔白，脉沉。BP：150/100mmHg。

2011年7月19日血Cr：123.5μmol/L，BUN：4.79mmol/L，UA：450.8μmol/L，尿常规：PRO：(1+)，pH：5；24h尿蛋白定量：0.99g。

中医诊断 肾衰病。

证候诊断 肾虚血瘀，湿浊内蕴。

西医诊断 慢性肾衰竭；慢性肾炎；局灶阶段肾小球硬化；高血压2级。

辨证分析 患者中年女性，先天禀赋不足，脾肾亏虚，水湿内停，故见劳累后下肢肿，腰酸痛；患病日久已近4年瘀血阻于经络，故见反复发作手足瘙痒疼痛；脾肾亏虚，气血生化乏源，且血行迟缓，故血不涵木，见两眼干涩；肝木失于调达，郁而化火，肝火上炎，故见头晕，午后阳气足，肝阳亢盛故头晕明显。

治则 补肾活血，利湿降浊。

处方 肾衰方加减。生黄芪120g，土茯苓30g，荠菜花30g，丹参30g，川芎60g，大黄30g，大黄炭60g，茵陈60g，五灵脂30g，蒲黄炭30g，五味子60g，决明子30g，半枝莲30g，青蒿60g，白术30g，覆盆子60g，白花蛇舌草30g。

用法、煎服方法 水煎服，3日1剂。

另予 补肾扶正胶囊，3粒/次，每日3次；活血化瘀胶囊，3粒/次，每日3次；雷公藤多苷片，20mg/次，每日2次；别嘌醇片，0.1g/次，每日1次；碳酸氢钠片，0.5g/次，每日3次。

二诊 2011年8月17日。易疲劳，下肢微肿，双眼干涩，午后头晕明显，便溏4～5次，尿量可，舌暗红裂纹，脉沉。BP：125/90mmHg。

2011年8月16日（廊坊市人民医院）血Cr：93.9μmol/L，BUN：4.88mmol/L，UA：332.3μmol/L；电解质均未见明显异常。尿常规：未见明显异常；24h尿蛋白定量：0.5g。

处方 生黄芪120g，土茯苓30g，荠菜花30g，丹参30g，川芎60g，大黄炭60g，茵陈60g，五灵脂30g，蒲黄炭30g，五味子60g，半枝莲30g，青蒿60g，白术30g，覆盆子60g，煅牡蛎60g，补骨脂30g，石决明60g，煅龙骨60g。

用法、煎服方法 水煎服，3日1剂。

另予 别嘌醇改为，0.05g/次，每日1次；辛伐他汀片，20mg/次，每日1次；患者坚持服汤药至今，肾功能均保持在正常范围。

2014年12月17日：近3个月发作两次短暂意识丧失，无口中吐涎抽搐，持续十几分钟，能自行恢复意识，纳可，大便可，舌暗红苔腻。

2014年12月14日血Cr：94μmol/L，BUN：7.68mmol/L，UA：383.9μmol/L；ALT：12U/L，AST：17U/L，ALP：103U/L，STP：66.3g/L。尿常规：(-)；24h尿蛋白定量：0.18g。

处方 生黄芪90g，土茯苓30g，荠菜花30g，丹参30g，川芎60g，大黄炭60g，茵陈60g，五灵脂30g，蒲黄炭30g，五味子60g，青蒿60g，莪术30g，砂仁30g，败酱草60g，火麻仁60g，蒲公英60g，草决明90g，半夏30g，天麻30g，白术30g，煅牡蛎60g。

用法及煎服方法 水煎服，3日1剂。

另予 肾康宁胶囊，6粒/次，每日3次；肾衰排毒胶囊，3粒/次，每日3次；别嘌醇片，0.1g/次，每日1次；碳酸氢钠片，0.5g/次，每日3次；雷公藤多苷片，10mg/次，每日2次。

按语 患者中年女性，先天禀赋不足，脾肾亏虚，水湿内停，故见劳累后下肢肿，腰酸痛；患病日久已近4年瘀血阻于经络，故见反复发作手足瘙痒疼痛；脾肾亏虚，气血生化乏源，且血行迟缓，故血不涵木，见两眼干涩；肝木失于调达，郁而化火，肝火上炎，故见头晕，午后阳气足，肝阳亢盛故头晕明显。《内经》有云“阴平阳秘，精神乃治”故调理阴阳使其重新达到平衡，症状才能缓解，肾脏才能修复。方中重用生黄芪、白术健脾补肾，丹参、川芎活血化瘀，共奏补肾活血之功，五味子、覆盆子补肝肾，佐以大黄、青蒿、决明子、白花蛇舌草清泻肝热，半枝莲、土茯苓、荠菜花清热利湿消肿，茵陈失笑散为治疗肾衰病的经验处方。二三诊患者水肿减轻，但是舌苔转厚，水湿化为痰浊，故加用半夏白术天麻汤善后。经治患者症状减轻，化验指标稳定。

病案174

王某，女，72岁。

初诊 2014年6月18日。

主诉 发现血肌酐高4年余。

现病史 患者慢性肾炎病史20年，4年前发现血肌酐：169μmol/L，未予重视，患者于2014年5月20日因泌尿系感染在天津医科大学第二医院住院查尿常规：PRO：(2+)，BLD：(3+)，RBC：4～6个/HP，24h尿蛋白定量：1.726g，血Cr：102.8μmol/L，BUN：7.3mmol/L，UA：388.7μmol/L。为进一步治疗，今慕名来我院门诊。现症：乏力腰酸，纳可，便秘，每日1次，夜尿4次，舌淡红苔薄，双下肢肿，BP：140/100mmHg。

2014年5月20日血Cr：102.8μmol/L，BUN：7.3mmol/L，UA：388.7μmol/L；PRO：(2+)，BLD：(3+)，RBC：4～6个/HP，24h尿蛋白定量：1.726g，K：4.6mmol/L，Na：143mmol/L，Cl：109.7mmol/L，CO_2CP：25.9mmol/L。双肾B超：右肾可见0.7cm液性暗区，双肾弥漫性病变，右肾囊肿。

既往史 血压高由妊娠期高血压症至今40余年。

中医诊断 肾衰病。

证候诊断 肾虚血瘀，湿浊内蕴。

西医诊断 慢性肾衰竭；高血压。

辨证分析 患者老年女性，脾肾亏虚，脾胃中焦之气不足，中焦运化无力，四肢失于濡养，故见乏力、便秘之症状。肾虚失于固摄，故夜尿4次。

治则 中医以补肾活血，利湿降浊为主。

处方 肾衰方加减。生黄芪120g，土茯苓30g，荠菜花30g，丹参30g，川芎60g，大黄30g，大黄炭60g，茵陈60g，五灵脂30g，蒲黄炭30g，五味子60g，草决明30g，海藻炭30g，升麻10g，莪术30g，芡实10g，蒲公英60g，败酱草60g，砂仁30g。

用法、煎服方法 水煎服，3日1剂。

另予 肾康宁胶囊，6粒/次，每日3次；肾衰排毒胶囊，3粒/次，每日3次；药用炭片，5片/次，每日3次；黄葵胶囊，5粒/次，每日3次；苯磺酸氨氯地平片，5mg/次，每日1次。

二诊 2014年8月20日。久行则腰痛，双下肢微肿，纳可，大便可，夜尿3~4次，耳鸣，舌暗红苔薄微黄，BP：130/80mmHg。化验：肾功能：血Cr：96.6μmol/L，BUN：9.7mmol/L，UA：403μmol/L；24h尿蛋白定量：0.4g。双肾B超：双肾弥漫性病变（右肾9.1cm×4.3cm，左肾10cm×4.7cm，血流信号不丰富），胆囊腹壁结石，脂肪肝。

处方 上方黄芪减至90g，草决明加至90g，去败酱草，加女贞子30g、墨旱莲30g、青蒿60g。

三诊 2014年9月17日。腰痛，行走后双下肢肿，纳可，咽干痒咳，小便量可，大便日1次，BP：140/80mmHg。化验：肾功能：血Cr：96.4μmol/L，BUN：8.8mmol/L，UA：363.1μmol/L；24h尿蛋白定量：0.31g。

处方 生黄芪120g，土茯苓30g，荠菜花30g，丹参30g，川芎60g，大黄30g，大黄炭60g，茵陈60g，五灵脂30g，蒲黄炭30g，五味子60g，草决明90g，海藻炭30g，升麻10g，莪术30g，火麻仁60g，蒲公英60g，砂仁30g，郁李仁60g，肉苁蓉60g，青蒿60g。

用法、煎服方法 水煎服，3日1剂。上方黄芪加至120g，去芡实、女贞子、墨旱莲，加火麻仁60g、郁李仁60g、肉苁蓉60g。

四诊 2014年10月15日。患者腰痛、双下肢肿减轻，耳鸣，两目干涩、模糊，咽干咳嗽，咯少量白痰，纳寐可，大便日1行，24h尿量4100ml，舌暗红苔微黄，脉滑。肾功能：血Cr：84.8μmol/L，BUN：9mmol/L，UA：358.5μmol/L；24h尿蛋白定量：0.22g。

处方 上方去郁李仁、肉苁蓉，加芡实30g。

按语 患者老年女性，既往妊娠期高血压病史40年，慢性肾小球肾炎病史20年，患者久病累及脾胃中焦之气，中焦运化无力，四肢失于濡养，故见乏力、便秘等症状。《不居集·上集·卷十》："虚劳日久，诸药不效，而所赖以无恐者，胃气也。盖人之一身，以胃气为主，胃气旺则五脏受荫，水精四布，机运流通，饮食渐增，津液渐旺，以致充血生精，而复其真阴之不足。"故予生黄芪与升麻药对，取补中益气汤之益气升提之意，以健脾胃，复中州运化。中焦气旺，四肢得充，乏力之症自然缓解。纵观患者年龄、症状及舌脉情况，可以推断出患者之便秘，当属虚秘的范畴，故予滋阴温阳健脾之属，切不可一味苦寒攻之。

病案175

杨某，男，64岁。

初诊 2014年5月21日。

主诉 腰酸痛半年余。

现病史 患者半年前出现腰酸痛，未予诊治，4日前再次出现腰酸痛，就诊于天津港口医院，查血BUN：10.09mmol/L，Cr：108.9μmol/L，UA：482.2μmol/L，予金水宝胶囊、碳酸氢钠片治疗，患者于2014年5月14日入院治疗。现症：腰酸痛，恶心乏力，纳可，大便日2次，夜尿2~3次，舌质暗，苔薄微黄，脉沉。BP：140/90mmHg。

既往史　痛风3年。

2014年5月15日肾功能：血Cr：101μmol/L，BUN：5.58mmol/L，UA：482.2μmol/L；STP：67.1g/L，A/G：40.3/26.8；尿常规：未见明显异常；24h尿蛋白定量：0.15g。

中医诊断　肾衰病。

证候诊断　肾虚血瘀，湿浊内蕴。

西医诊断　慢性肾衰竭。

治则　中医以补肾活血，利湿降浊为主。

处方　肾衰方加减。生黄芪90g，土茯苓30g，荠菜花30g，丹参30g，莪术30g，川芎60g，大黄炭60g，大黄30g，茵陈60g，五灵脂30g，蒲黄炭30g，五味子60g，升麻10g，芡实10g，草决明30g，蒲公英60g，海藻炭30g，败酱草60g，青蒿60g。

用法、煎服方法　水煎服，3日1剂。

另予　别嘌醇片，每次0.1g，每日1次。

二诊　2014年6月4日。患者无明显不适主诉。肾功能：血Cr：92μmol/L，UA：294μmol/L；24h尿蛋白定量：0.1g。

处方　上方黄芪加至120g，去败酱草，加补骨脂30g。

三诊　2014年6月25日。无特殊不适，纳可，大便可，小便可，舌质暗红苔薄黄，脉弦。BP：110/75mmHg。

处方　上方黄芪减至90g，减补骨脂，加败酱草60g。

四诊　2014年7月16日。无明显不适主诉。肾功能：血Cr：85μmol/L，BUN：5.81mmol/L，UA：280μmol/L。尿常规：未见明显异常。停汤药。

另予　肾康宁胶囊，6粒/次，每日3次；肾衰排毒胶囊，3粒/次，每日3次；别嘌醇缓释胶囊，0.25g/次，每日1次；碳酸氢钠片，0.5g/次，每日3次；黄葵胶囊，5粒/次，每日3次；氯沙坦钾片，50mg/次，每日1次。

按语　患者饮食不节，损伤脾胃，脾失运化，痰湿不得运化，故发为痛风。脾脏喜燥恶湿，痰湿阻于脾胃，故恶心；且脾胃更虚，脾主四肢故见乏力；脾虚不能正常运化水谷，故精微物质生成减少；后天不能供养先天，故肾气不足，腰为肾之府，肾气不足，故腰部酸痛。初诊治疗为肾衰方加减，在二诊、三诊中药物的处方在肾衰方的基础上，败酱草与补骨脂更替使用，以及生黄芪90g与120g的转换，说明了张大宁教授处方之精，看似平平无奇，实则内涵万千，首先与天气变化相联系因时制宜，天气转热，不用大量补气温阳之品；其次，效不更方，固守原方，以图痊愈。

病案176

李某，女，53岁。

初诊　2013年7月24日。

主诉　发现肾功能异常1年余。

现病史　患者1年前因腰部疼痛，在天津医科大学第二医院诊断为“双肾结石，左肾中度积水”，2013年6月4日于天津医科大学第二医院查血Cr：120.9μmol/L，BUN：8.2mmol/L，UA：366μmol/L；2013年7月13日查血Cr：107.1μmol/L，BUN：7.7mmol/L，UA：326.3μmol/L，K：5.2mmol/L。现症：腰痛拒按，乏力，双下肢不肿，急躁易怒，灼热汗出，时恶心，纳差，夜寐差，大便日1~2次，夜尿2次，舌暗红，苔黄腻，脉弦数，BP：110/70mmHg。

既往史　高尿酸血症5年，2012年5月因左肾中度积水，于左输尿管留置双J管。2013年1月25日肾脏ECT示右肾位置，体积大致正常，左肾影像模糊，左肾GFR：9.75ml/min，右肾

GFR：45.09ml/min。化验：尿常规：PRO：（1+），BLD：（3+）。镜检：红细胞：1～3个/HP。双肾B超示：右肾10.1cm，左肾8.4cm，左输尿管置管，左肾萎缩，左肾中度积水。

中医诊断　肾衰病。

证候诊断　气滞痰阻，肾虚血瘀。

西医诊断　慢性肾衰竭。

治则　清肝化痰，补肾活血。

处方　肾衰方合二至丸加减。生黄芪90g，土茯苓30g，荠菜花30g，丹参30g，川芎60g，大黄炭60g，仙鹤草60g，半枝莲30g，茵陈60g，五灵脂30g，蒲黄炭30g，五味子60g，升麻10g，水蛭15g，女贞子30g，墨旱莲30g，海藻炭30g。

用法、煎服方法　水煎服，3日1剂。

另予　肾康宁胶囊，3粒/次，每日3次；肾衰排毒胶囊，3粒/次，每日3次；黄葵胶囊，5粒/次，每日3次。

二诊　2013年8月14日。四肢散在红色丘疹，眼胀，纳可，大便1次，尿可，BP：100/80mmHg。尿常规：LEU：（1+）；肾功能：血Cr：正常，BUN：8.16mmol/L，UA：正常。

处方　上方去半枝莲。

三诊　2013年9月25日。腰背酸楚疼痛不适，乏力，口干，牙龈出血，纳可，入睡困难，心烦易汗出，舌暗红苔薄黄，脉沉细，BP：110/80mmHg。肾功能：血Cr：76mmol/L，BUN：9.34mmol/L，UA：403μmol/L；K：5.5mmol/L，Na：144mmol/L，Cl：105mmol/L；Hb：117g/L；尿常规：LEU：（±）。双肾B超：左肾结石。

处方　上方水蛭减至10g，去仙鹤草、女贞子、墨旱莲，加桑寄生30g、砂仁20g、杜仲炭30g。

四诊　2014年4月9日。久立则疲乏，双下肢乏力，发胀，后背酸，纳可，大便日1次，夜尿2次，舌红苔白剥。肾功能：血Cr：84μmol/L，BUN：8.93mmol/L，UA：468μmol/L；尿常规：未见明显异常，镜检：未见明显异常。

处方　上方减桑寄生、水蛭、杜仲炭，加青蒿60g、生大黄30g、草决明30g。

五诊　2014年5月28日。烦躁易饥多汗，双下肢乏力，心悸，后背酸沉，纳可，大便日1～2次，夜尿1次，舌暗红，苔薄微黄，咽干鼻干，周身关节痛。肾功能：血Cr：77μmol/L，BUN：9.9mmol/L，UA：435μmol/L；K：5.5mmol/L，Na：144mmol/L，Cl：104mmol/L；尿常规：未见明显异常；Hb：115g/L。

处方　上方黄芪加至120g，加芡实30g。

六诊　2014年5月28日。患者现已停服汤药。

另予　肾康宁胶囊，6粒/次，每日3次；肾衰排毒胶囊，3粒/次，每日3次；别嘌醇，100mg/次，每日1次；碳酸氢钠片，1片/次，每日3次。

按语　患者中年女性，平素肝火亢盛，故性情急躁易怒；所欲不遂，故肝郁化火，肝火灼伤津液，故灼热汗出，舌红苔黄腻，脉弦数；肝火灼伤肾精，故腰痛拒按；肝火上扰心神，故夜寐差；肝火烧伤气血，血液黏滞，运行迟缓，故成血瘀，症见舌暗，综合症状、体征及舌脉，考虑患者肾虚肝郁化火为本，气滞痰阻血瘀为标。治疗当以标本兼治，但治疗重点放在肾虚与肝火，肾属水，肝属木，肾水不能涵养肝木，故肝木无以制约，生发太过，故见一派肝火上炎，损耗气血津液的表现，方中重用生黄芪扶助正气，半枝莲、茵陈、土茯苓、荠菜花清肝泻火，五味子、女贞子、墨旱莲滋养肝肾，再佐以丹参、川芎、水蛭活血化瘀。同时肝为刚脏，不宜攻法太过，故少佐升麻条畅气机。全方共奏清肝化痰、补肾活血之功。

病案 177

刘某，女，31 岁。

初诊 2014 年 7 月 23 日。

主诉 发现蛋白尿 8 年，血肌酐升高 7 日。

现病史 患者 8 年前妊娠时发现尿蛋白阳性，尿常规：PRO：(3+)，时有双下肢水肿，分娩后双下肢水肿消失，未再复查尿常规。四年前怀二胎时复查尿常规蛋白阳性，未诊治。2013 年 5 月因双下肢肿，查尿常规：PRO：(3+)，BLD：(-)，考虑“慢性肾炎”，予肾炎康复片、黄葵胶囊治疗，尿中蛋白无明显好转。现症：双下肢水肿，腰痛，偶有胸闷憋气，纳寐可，二便调，舌暗红，苔薄黄，脉细，BP：130/70mmHg。

2014 年 3 月 5 日血 Cr：69μmol/L，BUN：6.7mmol/L，UA：294.6μmol/L。

2014 年 6 月 11 日 24h 尿蛋白定量：0.72g。

2014 年 7 月 10 日 24h 尿蛋白定量：1.02g。

2014 年 7 月 16 日 24h 尿蛋白定量：0.84g；血 Cr：102μmol/L，BUN：5.7mmol/L，UA：361.4μmol/L。

中医诊断 肾衰病；水肿。

证候诊断 肾虚血瘀，湿浊内蕴。

西医诊断 慢性肾衰竭；慢性肾炎。

辨证分析 患者久病肾气虚，肾气不能固摄精微物质，故尿中泡沫多；肾主水，肾虚，水液不得正常输布，水湿重着趋下，故见双下肢水肿；腰为肾之府，肾虚府邸不得濡养，故见腰痛，8 年失于治疗，久病入络，故见舌质暗红；瘀血阻于心脉，故见胸闷憋气。证属肾虚血瘀，湿浊内蕴。

治则 补肾活血，利湿降浊。

处方 肾衰方加味。生黄芪 90g，土茯苓 30g，荠菜花 30g，丹参 30g，川芎 60g，大黄炭 60g，莪术 30g，茵陈 60g，蒲公英 30g，五灵脂 30g，蒲黄炭 30g，五味子 60g，升麻 10g，青蒿 60g，海藻炭 30g，芡实 10g。

用法、煎服方法 水煎服，3 日 1 剂。

另予 肾康宁胶囊，6 粒/次，每日 3 次；肾衰排毒胶囊，5 粒/次，每日 3 次；黄葵胶囊，5 粒/次，每日 3 次；雷公藤多苷片，2 粒/次，每日 2 次；保肝片，5 粒/次，每日 3 次。

二诊 2014 年 9 月 10 日。双下肢水肿减轻，仍乏力，腰酸，腰痛，下肢冷，头部热，尿频，尿不畅。血 Cr：85μmol/L，BUN、UA：未见异常。尿常规：PRO：(2+)，LEU：(1+)。处方：上方减莪术、蒲公英，加水蛭 10g、女贞子 30g、墨旱莲 30g。

三诊 2014 年 10 月 15 日。腰酸减轻，双下肢乏力伴傍晚明显，纳可，寐安，大便日 3 ~ 4 次，尿量可，舌红苔薄，脉沉细，血压正常。

化验：24h 尿蛋白定量：0.693g；血 Cr：81.9μmol/L，BUN：5.6mmol/L，UA：327.4μmol/L。

处方 上方黄芪加至 120g，去女贞子、墨旱莲，加炒白术 30g、五倍子 30g、补骨脂 30g、诃子肉 30g。

按语 张大宁教授经常引用《内经》的话“阴平阳秘，精神乃治”来教导我们调理阴阳使其重新达到平衡的重要性，只有达到了相对的阴阳平衡，才能缓解症状，肾脏才有可能修复。本案重点在于调整阴阳的平衡，初诊时以水肿明显，阴盛阳虚为主，故处方在肾衰方的基础上加健脾升清、利水消肿之品，如芡实、升麻、土茯苓、荠菜花等。二诊时阴阳盛衰发生了变化，表现为

水肿减轻，仍乏力，腰酸，腰痛，下肢冷，头部热，证属阴阳两虚，处方一方面减去温燥耗气之莪术、苦寒伤阳之蒲公英，另一面加上二至丸滋阴；三诊时诸症减轻，但仍有阳气虚的表现（双下肢畏寒，双下肢微肿伴傍晚明显）故一方面加重生黄芪、白术补气健脾，补骨脂温阳，五倍子、诃子肉涩精，另一方面减轻二至丸阴寒之气。

病案 178

苑某，男，36 岁。

初诊　2014 年 7 月 2 日。

主诉　发现尿常规异常 5 年，血肌酐升高 1 日。

现病史　患者 5 年前查尿常规：PRO：(2+) ～ (3+)，近两年在本院肾病科治疗，服雷公藤多苷片、肾康宁胶囊及中药汤剂治疗，效果尚好，尿常规：PRO：(-) ～ (3+)，2014 年 6 月因受寒后出现胃脘部不适，伴发热，纳差，故停服雷公藤多苷片，查尿常规：PRO：(3+)，BLD：(3+)。今日查血 Cr：153μmol/L（<97μmol/L），BUN：12.17mmol/L；CRP：65mg/L。现症：胸胁苦满，默默不欲饮食，近 3 日午后出现恶寒发热，周身疼痛，口苦，大便 3 日未行，舌质暗红苔黄腻，脉弦细，BP：120/100mmHg。化验室指标：2014 年 4 月肾功能正常。2014 年 7 月 2 日 Cr：153μmol/L，BUN：12.17mmol/L，CRP：65mg/L；血常规：正常。

中医诊断　肾衰病；慢肾风。

证候诊断　肾虚血瘀，少阳阳明合病。

西医诊断　慢性肾衰竭；慢性肾炎。

治则　补肾活血，和解少阳。

处方　肾衰方合大柴胡汤加减。生黄芪 120g，土茯苓 30g，荠菜花 30g，丹参 30g，川芎 60g，大黄炭 60g，莪术 30g，茵陈 60g，大黄 30g，五灵脂 30g，蒲黄炭 30g，柴胡 30g，清半夏 30g，黄芩 30g，贯众 30g，炙甘草 15g，枳壳 30g。

用法、煎服方法　水煎服，3 日 1 剂。

另予　肾康宁胶囊，3 粒/次，每日 3 次；肾衰排毒胶囊，3 粒/次，每日 3 次；雷公藤多苷片，20mg/次，每日 2 次；保肝片，8 粒/次，每日 3 次。

二诊　2014 年 7 月 23 日。服药后患者症状明显好转，但腰痛，时乏力，纳可，夜寐安，大便日 1～2 次，舌质淡红苔薄白。肾功能：血 Cr：118.7μmol/L，BUN：6.53mmol/L；尿常规：PRO：(1+)，BLD：(3+)。

处方　上方去柴胡、清半夏、黄芩、贯众、炙甘草、枳壳，加女贞子 30g、墨旱莲 30g、升麻 10g、芡实 30g、蒲公英 60g。成药同前。

按语　患者胸胁苦满，默默不欲饮食，恶寒发热，周身疼痛，口苦，大便 3 日未行，舌质暗红苔黄腻，脉弦细，证属大柴胡汤证，考虑为感受风寒之邪后，邪留少阳阳明，故见诸症。所以张大宁教授认为本案是慢性肾炎患者感受风寒之邪后出现邪在少阳阳明的典型案例，治疗当以大柴胡汤和解少阳，清理阳明，但是患者基础体质为肾虚血瘀，故加入肾衰方以补肾活血。经过 3 周治疗，患者“胸胁苦满，默默不欲饮食，恶寒发热，周身疼痛，口苦”等症状消失，且化验指标明显减轻，但仍腰痛、乏力，故加入二至丸滋补肾阴，芡实健脾，升麻升脾阳，蒲公英清余热。

第二章　慢性肾小球肾炎

张大宁教授在临床从事肾病研究40余年，创立了中医肾病理论。他提出，“肾虚血瘀”不仅是各种慢性病、老年病和人体衰老的基础，更是多种慢性肾脏疾病在某一特定时期的共同病机。肾虚、血瘀分别构成导致慢性肾病、肾小球硬化的始动因素及病理基础。肾虚为本，血瘀为标，两者互为因果，是慢性肾病发生发展的重要因素。慢性肾炎中的蛋白尿在祖国医学中没有相对应的病名，而血尿可归于血证之尿血范畴。张大宁教授认为，现代医学中所谓的蛋白质及红细胞是构成和维持人体生命的物质基础。在祖国医学中，两者皆为水谷精微所化生，类似于“精微”、“精气”的概念。因此，可将肾性蛋白尿、血尿归于“精气下泄”的范畴。“精气”宜藏不宜泄。肾主藏精，如《素问·六节脏象论》云：“肾者主蛰，封藏之本，精之处也。”若肾气亏虚，封藏固摄功能失职则致肾气不固之证。加之肾病迁延不愈，久病入络，瘀血阻于肾络，精气运行不畅，壅而外溢，精微下泄而成蛋白尿。因此，肾虚血瘀是肾性血尿、蛋白尿的重要病机。

肾病的用药特点如下所述。

张教授针对肾虚血瘀的病机，提出治疗慢性肾炎应采用补肾活血、祛湿利水的治疗大法。临床实践中，张教授用药量大，药势勇猛，直捣病穴，并且他思维缜密，善于权衡正邪强弱，用药精道。

（一）补肾药中避用附子、善用冬虫夏草

肾炎水肿与肺脾肾三脏有关，肾虚是根本，肾中阳气不足，气化失权为主要原因。张教授多用补骨脂、肉桂、仙茅、淫羊藿等温补肾阳之品，取其助阳化气的功效，避免使用纯阳燥热的附子，一来附子太过辛燥容易助湿生热。湿热互结，邪更难去；二来附子有毒，恐其对肾脏不利。冬虫夏草是张教授善用之品，其性味甘平温，益肾补肺，止血化痰。《本草纲目拾遗》有：“冬虫夏草性温暖，补精益髓，保肺气，实腠理。”对慢性肾炎的患者使用冬虫夏草既可以使肾气足，又可使肺气旺，水道通调，气化有权，而且药性温和，利于水肿的消除。

（二）活血药中喜用三棱、莪术、丹参、川芎

血瘀是肾病的重要致病因素，张教授在选用活血化瘀药时喜用药力峻猛的三棱、莪术破血祛瘀，行气活血，《本草纲目》有：“三棱、莪术治积块疮硬者，乃坚者削之也。”说明二药对再顽固的瘀血也能消除，但三棱“能泄真气，真气虚者勿用”，而莪术“虽为泄剂，亦能益气”，所以两者合用可使脏腑经络的瘀滞荡涤而不伤正气；丹参活血化瘀，养血补血，有“一味丹参，功同四物”之称；川芎活血行气，通达气血，更是“血中气药”。诸药并用，补血、行气、活血、破血，活血化瘀作用强又不伤正气。

（三）重视益气和行气在治疗肾病水肿中的作用

气为血之帅，气行则血行，气滞则血瘀，气虚亦可致血瘀。同时气对津液也有统帅的作用，气旺则津液运行正常，气滞则津液运行受阻。张教授非常重视“气”的调节作用，治疗肾病水肿

时益气和行气并用，益气重用黄芪，行气多用柴胡。《珍珠囊》中记载："黄芪甘温纯阳，其用有五：补诸虚不足，一也；益元气，二也；壮脾胃，三也；……活血生血……五也。"可以说黄芪通过补脾肾之气以活血消肿；柴胡在《本草纲目》中被记载为"推陈致新，久服轻身明目益精……除大肠停积水胀……宣畅气血……补五劳七伤……添精髓……"所以柴胡有补肾益精、行气活血、祛水除胀的功效。

（四）利水而不逐水

肾病水肿严重者虽然周身浮肿，胸腔积液、腹水并存，但是鉴于其发病为本虚标实，故用药不可攻伐太过，所以张教授不用甘遂、芫花、大戟等峻下逐水之品，多选用白术、陈皮健脾燥湿，茯苓健脾渗湿，茯苓皮、桑白皮、槟榔、大腹皮等行气、利水、消肿之品。

病案1

王某，男，50岁。

初诊 2014年4月2日。

主诉 发现尿蛋白阳性2年，发热、肉眼血尿1个月。

现病史 2年前因常规体检，发现尿检异常，尿常规：PRO：（±）~（2+），当地医院诊断为"慢性肾炎"，予金水宝胶囊、肾炎康复片等治疗治疗后，复查尿常规：PRO：（-）。后未坚持治疗及检查。1个月因发热、肉眼血尿持续1日，就诊于当地医院，查泌尿系B超：未见明显异常，双肺及肾脏CT未见异常，24h尿蛋白定量：2.17g，血BUN：6.84mmol/L、Cr：105.2μmol/L（参考值45~104μmol/L），血Hb：135g/L，考虑"慢性肾炎，发热"，予肾康注射液治疗，3日后复查肾功能：BUN：5.21mmol/L，Cr：77.1μmol/L，UA：410.5μmol/L，血常规未见明显异常。为进一步诊治，就诊于我院。现症：腰酸，乏力，畏寒甚，无浮肿，夜尿不多，后背酸痛，纳佳，大便可，夜寐安梦多，舌淡红边有齿痕苔白厚，脉细。

中医诊断 腰痛。

证候诊断 脾肾阳虚，肾虚血瘀。

西医诊断 慢性肾炎。

治则 温补脾肾，活血化瘀。

处方 生黄芪120g，土茯苓30g，荠菜花30g，丹参30g，川芎60g，白术30g，女贞子30g，墨旱莲30g，生甘草30g，五味子60g，砂仁30g，莪术30g，芡实30g，升麻15g，青蒿60g，水煎服，3日1剂。

另予 肾康宁，6粒/次，每日3次；雷公藤多苷片，2粒/次，每日3次；保肝片，6粒/次，每日3次；别嘌醇，100mg/次，每日1次；碳酸氢钠，1粒/次，每日3次。

二诊 2014年6月4日。患者腰酸乏力，无发热及肉眼血尿，双下肢不肿，纳可，大便可，夜尿1次，舌淡红苔薄微黄。BP：110/70mmHg。

2014年5月7日，肝功能：STP：64.18g/L，A/G：35.1/29，ALT：93.3U/L，AST：57U/L，LDL-C：4.66mmol/L，TC：6.49mmol/L。

尿常规：PRO：（-），BLD：（1+），RBC：60.6个/nl，RBC：10.9个/HP。

2014年6月1日，肝功能+肾功能：STP：60.2g/L，A：33.4g/L，BUN：7.02mmol/L，Cr：60.6μmol/L，UA：380.8μmol/L。

生化全项：STP：60.2g/L，A：33.4g/L，BUN：7.02mmol/L，Cr：60.6μmol/L，UA：380.8μmol/L，ALT：52.4U/L，AST：34.1U/L，γ-GT：52.2U/L，CysC：1.3mg/L，LDL-C：4.33mmol/L。

尿常规：PRO：（-），BLD：（1+），RBC：170.9个/nl，RBC：30.8个/HP。

处方　上方去女贞子、墨旱莲，加补骨脂30g、肉豆蔻15g，生黄芪增至120g。

成药同上。

三诊　2014年8月20日。患者腰酸痛，劳累后加重，颜面及双下肢不肿，无明显泡沫尿，无肉眼血尿，24h尿量3500ml。舌淡红苔薄黄，脉细。BP：110/70mmHg。查24h尿蛋白定量：0.04g，尿常规未见明显异常。

处方　上方加陈皮30g、杜仲30g。

成药同上。

四诊　2014年11月5日。患者腰酸，无恶心呕吐，未再出现发热及肉眼血尿，无浮肿，纳可，大便日1次，质黏腻，夜尿1～2次。24h尿量约3000ml。舌淡红，苔薄黄，脉细。BP：110/80mmHg。

2014年10月14日，肝功能+电解质：K：4.42mmol/L，Na：136mmol/L，Cl：107mmol/L，TG：1.98mmol/L，T-CHO：5.69mmol/L，γ-GT：41.7U/L（<40U/L）。

血常规：Hb：129g/L；尿常规：（-），细菌：（+）；24h尿蛋白定量：0。

处方　上方去补骨脂、肉豆蔻、川芎、莪术，加女贞子30g、墨旱莲30g。

另予　肾康宁减至5粒/次，每日3次；雷公藤多苷改为早2粒/次、晚1粒/次；保肝片减至5粒/次，每日3次，其余成药同前。

按语　初诊方中重用黄芪，主要补脾肺气，发挥益气利尿、益气活血的作用。因气是血液运行的动力，气虚容易气滞血瘀。慢性肾病日久均有血瘀之象，故取其益气活血之效。且药理分析显示，黄芪能增强机体免疫功能，改善肾脏微循环，通过补肾扶正，不仅能保护残余肾单位，而且能修补已经破坏的肾单位，达到恢复肾功能的作用。张教授认为土茯苓入脾胃而化湿，入肾而淡渗利水，祛风湿，解浊毒，为治疗湿浊瘀毒之要药，临床用于多种肾病、肾衰竭的治疗。川芎、丹参等活血化瘀药物，能降低肾小球内压，通过对血流动力学的改善，保护肾脏。全方配伍，共奏扶正祛邪、益气养血、健脾补肾、化湿泄浊解毒的功效。仅四诊患者腰酸症状缓解，尿蛋白转阴，效果明显。后期去川芎、莪术等活血药，加用女贞子、墨旱莲等滋阴药，意在减轻荡涤瘀血，加强甘凉平补、育阴生津之功能。彰显出了老师处方用药的特点及优势——平淡之中见奇效，久服无弊。

病案2

张某，男，47岁。

初诊　2014年7月23日。

主诉　镜下血尿7个月余，加重伴肉眼血尿3日。

现病史　7个月前，因体检发现尿常规：BLD：（+）（具体不详），时不伴发热、腰痛、肉眼血尿及水肿，未引起重视。3日前，因发热、腹泻，自服抗生素（具体药物不详），2日后出现肉眼血尿，就诊于天津市泰达医院，查尿常规：PRO：（1+），BLD：（3+），镜检RBC：满视野，未诊断及治疗。今慕名来我科门诊。现症：尿呈茶色，无尿频、尿热、尿痛等，双下肢不肿，腰酸，纳可，大便日2次，舌暗苔薄黄，脉沉。BP：110/70mmHg。

辅助检查　2014年7月22日，尿常规：PRO：（1+），BLD：（3+），镜检RBC：满视野。

2014年7月23日，尿常规：PRO：（3+），BLD：（3+）；尿微量白蛋白：1062.45mg/L；双肾B超：双肾无明显异常。

中医诊断　尿血。

证候诊断　脾肾亏虚，肾虚血瘀。

西医诊断　慢性肾炎。

治则 健脾补肾，活血化瘀。

处方 生黄芪90g，土茯苓30g，荠菜花30g，仙鹤草60g，白花蛇舌草30g，蒲公英60g，升麻10g，苎麻根60g，三七粉12g（6次冲），五味子60g，金樱子30g，茜草60g，女贞子30g，墨旱莲30g。水煎服，3日1剂。

另予 肾康宁胶囊，6粒/次，每日3次；补肾止血胶囊，3粒/次，每日3次；黄葵胶囊，5粒/次，每日3次；雷公藤多苷片，2粒/次，每日2次；保肝片，6粒/次，每日3次。

二诊 2014年8月20日。患者足跟痛，腰痛，口苦，夜寐欠安，偶胃脘不适，无发热及肉眼血尿，无浮肿，舌淡红苔薄胖大。BP：110/70mmHg。

2014年7月24日，生化全项：STP：67g/L，A/G：44.6/22.4，BUN：5.96mmol/L，Cr：82μmol/L，UA：373μmol/L，GLU：4.73mmol/L，TC：3.23mmol/L，TG：1.39mmol/L。

2014年7月25日，24h尿蛋白定量：0.7g。

2014年7月28日，B超：未见明显异常。

2014年8月7日，24h尿蛋白定量：0.17g。

2014年8月18日，尿常规：BLD：(3+)，RBC：8～12个/HP。

处方 上方加白术30g、芡实30g、茯苓30g。

成药同上。

三诊 2014年10月29日。患者腰酸，足心足跟痛，纳可，大便先干后溏，日2次，夜寐欠安，口苦。未再出现发热及肉眼血尿。舌质淡红略胖大，苔薄黄，脉沉。BP：120/70mmHg。

2014年10月6日，24h尿蛋白定量：0.11g；尿常规：BLD：(±)。

2014年10月19日，尿常规：BLD：(2+)，RBC：0～1个/HP。

2014年10月24日，尿常规：BLD：(2+)。

2014年10月26日，尿常规：BLD：(1+)，GLU：(3+)；24h尿蛋白定量：0.066g。

2014年10月28日，尿常规：BLD：(3+)，PRO：(±)，RBC：10～15个/HP。

尿常规：PRO：(1+)，BLD：(1+)；肝功能+肾功能+血糖：ALT：57U/L，AST：23U/L，GLU：4.9mmol/L，BUN：5.2mmol/L，Cr：62μmol/L，UA：313μmol/L。

处方 上方去白花蛇舌草、茯苓，加太子参30g，生黄芪增至120g，苎麻根减至30g。

另停雷公藤多苷片，其余成药同前。

按语 张大宁教授指出，尿血多因热邪蓄于下焦或阴虚火旺损伤络脉，致使血液妄行引起，也有因脾虚失摄、肾虚失固而致者。方中重用黄芪（90～120g），《本经疏证》云“黄芪直入中土而行三焦，故能内补中气，中行营气，下行卫气，故凡营卫间阻滞，无不尽通，所谓源清流自洁也”，立意补气固精，提高组织的抗缺氧能力，提高机体免疫能力，减轻机体免疫损失，促进疾病恢复。二诊加白术、芡实、茯苓，增强健脾功能以统血。三诊时患者尿潜血明显好转，血肌酐正常。本方妙用于升麻，前贤云“下血必升举”，故配伍升麻补气升阳以止血。

病案3

穆某，男，30岁。

初诊 2014年4月30日。

主诉 尿常规异常1个月。

现病史 2014年3月，无外感及劳累等诱因，发现尿色深，不伴有颜面及双下肢水肿，无明显腰痛，就诊于当地医院，查尿常规：PRO：(1+)，BLD：(3+)，双肾彩超未见明显异常，肝功能、肾功能均正常，诊为“肾炎”，予肾复康胶囊、百令胶囊等治疗。复查尿常规改善不明显，

且出现腰酸、晨起颜面浮肿等症状。2014 年 4 月 29 日，就诊于当地医院，复查尿常规：PRO：(1+)，BLD：(3+)。为进一步中西医结合诊治，就诊于我院。现症：腰酸，晨起颜面浮肿，纳可，无呕恶，大便日 2 次，质黏腻，夜尿 1 次，夜寐差，多梦，BP：120/80mmHg。五更泻。

辅助检查 2014.3.28 尿常规：PRO：(1+)，BLD：(3+)。

2014 年 3 月 31 日，尿常规：PRO：(1+)，BLD：(1+)。

2014 年 4 月 25 日，尿常规：PRO：(±)，BLD：(2+)；24h 尿蛋白定量：0.2g；肾功能：BUN：5.83mmol/L，Cr：62.5μmol/L，UA：427.3μmol/L。

2014 年 4 月 29 日，尿常规：PRO：(1+)，BLD：(3+)。

中医诊断 腰痛。

证候诊断 脾肾亏虚，肾虚血瘀。

西医诊断 慢性肾炎。

治则 补肾健脾，活血化瘀。

处方 生黄芪 90g，土茯苓 30g，荠菜花 30g，丹参 30g，川芎 30g，芡实 10g，白术 30g，仙鹤草 60g，茜草 60g，陈皮 30g，肉豆蔻 30g，吴茱萸 10g，五味子 60g，补骨脂 30g，诃子肉 30g，五倍子 30g，水煎服，3 日 1 剂。

另予 肾康宁胶囊，3 粒/次，每日 3 次；补肾止血胶囊，3 粒/次，每日 3 次；黄葵胶囊，5 粒/次，每日 3 次。

二诊 2014 年 6 月 25 日。患者时乏力腰酸，纳可，大便可，夜尿 2 次，无颜面及双下肢浮肿，无肉眼血尿。24h 尿量约 2200ml。舌尖略红苔薄微腻，脉沉细。BP：120/70mmHg。

2014 年 6 月 16 日，生化全项：STP：70.4g/L，A/G：47.9/22.5，BUN：5.81mmol/L，Cr：50.7μmol/L，UA：371μmol/L，Cys-C：0.7mg/L；尿常规：PRO： (2+)，BLD： (3+)，SG：1.025（扁桃体炎）。

2014 年 6 月 23 日，24h 尿蛋白定量：367.68mg。

2014 年 6 月 24 日，早尿常规：BLD： (±)，SG：1.015；午尿常规：BLD： (3+)，PRO：(1+)，SG：1.025。

处方 上方去肉豆蔻、吴茱萸、蒲公英、补骨脂、诃子肉、五倍子，加败酱草 60g、女贞子 30g、墨旱莲 30g、青蒿 60g，川芎增至 60g、芡实增至 30g。

另予 加雷公藤多苷片，2 粒/次，每日 2 次；保肝片，6 粒/次，每日 3 次；其余成药同前。

三诊 2014 年 8 月 20 日。患者乏力、腰酸、少气懒言，面色少华，无浮肿及肉眼血尿。舌淡红苔薄黄，脉沉细。BP：120/80mmHg。查尿常规：BLD：(3+)，血 ALT：69U/L。

处方 上方去丹参、芡实、败酱草，加金钱草 30g、沙苑子 30g、升麻 10g，生黄芪增至 120g。

成药同上。

四诊 2014 年 10 月 22 日。患者乏力、腰酸、少气懒言等诸症好转，无浮肿及肉眼血尿。舌淡红苔黄，脉沉细。24h 尿量约 2700ml。查 24h 尿蛋白定量：184.08mg。

处方 上方去蒲公英、金钱草、沙苑子，加砂仁 30g、苎麻根 60g、芡实 30g，川芎减至 30g、升麻增至 15g。

另去雷公藤多苷片，其余成药同前。

按语 慢性肾炎在免疫介导炎症的同时，启动凝血障碍，造成肾小球毛细血管通透性增加，微血栓形成，纤维蛋白沉积，基膜损伤，与中医“瘀血证”相一致。初诊用黄芪、芡实、白术、陈皮，立意重在补益脾肾之气，气行则瘀乃散，气充则肾内真元得固，气化脾运，则水肿乃消。肾炎水肿蛋白尿持续时间较长者，皆因命火不充，肾不藏精，精气下泄所致，故用补骨脂、芡实、肉豆蔻、五倍子等收涩温阳。张教授指出温阳药则需慎用附子、肉桂、鹿茸等一类温燥之品，滥用温燥，难于中病，且戕阴液，临床常见有血肌酐、尿素氮的上升。四诊加用砂仁、芡实以顾护胃气，用意善治脾胃者为医之大焉；善治脾胃者，能调五脏。雷公藤多苷片具有抗炎、免疫抑制作用，能够显著减少多种肾脏病患者的蛋白尿。若患者为年轻男子，不宜用雷公藤多苷片，以防影响生育功能。

病案 4

于某，男，60 岁。

初诊 2014 年 11 月 26 日。

主诉 发现尿蛋白 1 年余。

现病史 1 年前单位体检时发现尿 PRO：（1+），时不伴发热，无颜面及双下肢浮肿，无肉眼血尿及泡沫尿，未系统治疗。间断复查尿常规，尿蛋白波动于（1+）～（2+）。近日自觉双下肢浮肿，劳累后明显，乏力，查尿 PRO：（2+），BLD：（1+），为求中西医结合系统治疗，遂于我院就诊。现症：双下肢微肿，困倦乏力，纳可，大便日 1 次，夜尿 2～3 次，BP：120/80mmHg。

既往史 高血压病史 5 年，坚持降压治疗，血压控制可。

2014 年 10 月 31 日，化验：尿常规：PRO：（2+），BLD：（1+），尿微量白蛋白：508.86mg/L。血 Cr：85μmol/L，BUN：4.6mmol/L，UA：530μmol/L。

中医诊断 慢肾风。

证候诊断 脾肾亏虚，瘀血内阻。

西医诊断 慢性肾炎。

治则 补肾健脾，活血化瘀。

处方 生黄芪 90g，土茯苓 30g，丹参 30g，川芎 60g，莪术 30g，五味子 60g，白术 30g，砂仁 30g,，蒲公英 60g，金樱子 30g，陈皮 30g，青蒿 60g，升麻 10g，芡实 30g，败酱草 60g。水煎服，3 日 1 剂。

另予 肾康宁胶囊，6 粒/次，每日 3 次；补肾止血胶囊，3 粒/次，每日 3 次；黄葵胶囊，5 粒/次，每日 3 次；雷公藤多苷片，2 粒/次，每日 2 次；保肝片，6 粒/次，每日 3 次；别嘌醇缓释胶囊，0.25g/次，每日 1 次；碳酸氢钠，1 粒/次，每日 3 次。

二诊 2014 年 12 月 24 日。双下肢微肿，大便日 1 次，夜尿 2～3 次，困倦乏力明显改善。无恶心呕吐及发热等症状。舌暗红苔薄黄，脉细。BP：120/75mmHg。

2014 年 12 月 23 日，尿常规：PRO：（1+），BLD：（±），RBC：2～3 个/HP。血 Cr：70μmol/L，BUN：5.9mmol/L，UA：285μmol/L。

处方 上方减白术、陈皮，加女贞子 30g、墨旱莲 30g。

按语 张教授指出，患者年过半百，肾气虚衰，不能蒸化水液，水液潴留，故演变成水肿。黄芪既能补肾气，又可以补脾气、活血化瘀、利水消肿。现代药理证实黄芪可消除蛋白尿，利水，提高组织的抗缺氧能力，对机体免疫功能起双向调节作用，提高机体免疫能力，减轻机体免疫损失，促进疾病恢复。《诸病源候论》曰“水病者，由脾肾俱虚故也”，故初诊时白术、砂仁、陈皮、芡实等健脾益气，丹参、川芎活血化瘀，改善肾脏微循环，抑制血小板聚集，清除抗原，抑制抗体形成，减少炎症渗出，抑制炎症细胞增生，从而减轻肾脏病理损害。

二诊时去白术、陈皮，加用女贞子、墨旱莲，取意甘凉平补，育阴生津，补而不滞，润而不腻，平补肝肾之阴。另张大宁教授亦指出，肾病水肿严重者虽然周身浮肿，胸腔积液、腹水并存，但是鉴于其发病为本虚标实，所以用药不主张甘遂、大戟、芫花等峻下逐水之品，多选用白术、陈皮等健脾燥湿，茯苓健脾渗湿，茯苓皮行气利水消肿之品。

病案 5

苏某，男，53 岁。

初诊 2014 年 6 月 25 日。

主诉 间断右下肢肿 7 年。

现病史 患者 7 年前出现右下肢肿，无疼痛感，活动后加重，休息后缓解，不伴有泡沫尿及肉眼血尿，无发热，未检查及治疗。2014 年 6 月 10 日，因头晕就诊于当地医院，BP：120/80mmHg，查甲状腺功能：未见明显异常，血载脂蛋白 A：1.19g/L，STP：60.4g/L，A：40g/L，G：20.4g/L，K：3.47mmol/L，Ca：2.07mmol/L，P：0.91mmol/L，CO_2CP：30.6mmol/L；血 Cr：82μmol/L，BUN：7.8mmol/L，UA：277.8μmol/L。尿常规：PRO：（1+），24h 尿蛋白定量：309.6mg。诊为“慢性肾炎”，口服中药及本院内制剂肾康宁胶囊，2014.6.23 复查尿常规：未见明显异常，肾 B 超：双肾大小正常，右肾下段见 1.7cm×1.7cm 无回声区，右肾囊肿。患者右下肢水肿反复，今慕名来我院就诊。现症：面色少华，乏力，无明显腰酸痛，纳可寐安，大便日 1 行，尿中偶有少量泡沫，舌暗红，苔黄腻，脉沉细。BP：120/80mmHg。

过敏史 对青霉素类过敏。

中医诊断 慢肾风。

证候诊断 脾肾亏虚，瘀血内阻。

西医诊断 慢性肾炎。

治则 补肾健脾，活血化瘀。

处方 生黄芪 120g，土茯苓 30g，荠菜花 30g，丹参 30g，川芎 60g，莪术 30g，芡实 30g，白术 30g，覆盆子 30g，升麻 10g，五味子 60g，蒲公英 60g，茯苓 30g，陈皮 30g，败酱草 60g，砂仁 30g，水煎服，3 日 1 剂。

另予 肾康宁胶囊，6 粒/次，每日 3 次；雷公藤多苷片，2 粒/次，每日 2 次；黄葵胶囊，5 粒/次，每日 3 次；保肝片，8 粒/次，每日 3 次。

二诊 2015 年 1 月 7 日。乏力，无明显腰酸痛，久立久行则肿。纳可寐安，大便日 1 行，泡沫尿减少，舌暗红，苔黄，脉沉细。

2015 年 10 月 24 日，尿常规：未见明显异常；血 Cr：61μmol/L，BUN：6.4mmol/L，UA：308.8μmol/L；CO_2CP：24mmol/L；血常规：WBC：8.44×10^9/L，PLT：177×10^9/L；Hb：170g/L，Hct：0.527。

处方 上方黄芪减至 90g，减白术、陈皮、蒲公英、败酱草，加女贞子 30g、墨旱莲 30g、冬瓜皮 30g、茯苓皮 30g。

按语 慢性肾炎在免疫介导炎症的同时，启动凝血障碍，造成肾小球毛细血管通透性增加，微血栓形成，纤维蛋白沉积，基膜损伤，与中医“瘀血证”相一致。本方立意重在补益脾肾之气，气行则瘀乃散，气充则肾内真元得固，气化脾运，则水肿乃消。方中黄芪裕生血之源，具有补益肺脾肾之功，补而不滞，丹参活血祛瘀而不伤正，此二味用为君主之药；芡实甘涩平，归脾肾经，补肾祛湿，益肾固精；覆盆子甘酸，微温，益肾固精缩尿，补虚续绝治劳损，肾精虚竭，补益而无燥弊，用于治疗蛋白尿效果颇佳。茯苓可健脾渗湿利水，配合白术可祛脾肾水浊而保肾精，对于蛋白尿合并水肿者效佳。张教授在补虚的同时，常常会使用一些行气健脾之药如陈皮、茯苓、薏苡仁等，以免虚不受补。张教授指出，益气之品多属甘温，有助热之嫌；养阴之品多滋腻，有生湿恋邪之弊，且甘温、滋腻又易阻遏气机；而清热利湿、活血化瘀之品多具有苦寒辛通之性，用之不当，也易于伤阴耗气。所以配伍用药时必须遵循祛邪而不伤正，扶正而不留邪的组方原则。配小剂量雷公藤多苷片，雷公藤多苷片具有抗炎、免疫抑

制作用，能够显著减少多种肾脏病患者的蛋白尿，有效地缓解临床症状。诸药合用补脾健肾、化瘀通络、固涩精微，标本兼顾，效果优于单纯西医治疗。

病案 6

刘某，女，46 岁。

初诊　2014 年 11 月 26 日。

主诉　发现尿常规异常 8 个月余。

现病史　8 个月前单位体检时尿常规：PRO：(2+)，BLD：(3+)，不伴有明显泡沫尿，无腰痛，无发热，就诊于天津医科大学第二医院，查尿常规：PRO：(2+)，BLD：(3+)，24h 尿蛋白定量 0.6g，双肾彩超未见明显异常，考虑“慢性肾炎”，予“黄葵胶囊、百令胶囊”等，尿蛋白改善不明显。曾于天津中医药大学第一附属医院服汤药治疗，PRO 波动于（±）～（2+），BLD 波动于（1+）～（2+），今为求中西医结合系统治疗，慕名来我院。现症：活动后双下肢水肿，乏力，腰酸，无明显泡沫尿，无肉眼血尿，纳寐可，二便调，自汗。舌淡红，苔薄黄，脉细。BP：120/80mmHg。

既往史　5 年前子宫全切除术。

辅助检查　尿常规：BLD：(2+)，PRO：(1+)。

心电图：特异性 T 波异常。

腹部彩超：脂肪肝。

中医诊断　慢肾风。

证候诊断　脾肾亏虚，瘀血内阻。

西医诊断　慢性肾炎。

治则　补肾健脾，活血化瘀。

处方　生黄芪 90g，土茯苓 30g，白术 30g，丹参 30g，川芎 30g，仙鹤草 60g，芡实 30g，金樱子 30g，升麻 10g，茜草 60g，煅牡蛎 30g，五味子 60g，覆盆子 60g，沙苑子 30g。水煎服，3 日 1 剂。

另予　肾康宁胶囊，3 粒/次，每日 3 次；补肾止血胶囊，3 粒/次，每日 3 次；骨化三醇，5 粒/次，每日 3 次。

二诊　2014 年 12 月 10 日。服药后双下肢肿较前明显好转，自汗出，无心慌心前区不适，无恶心呕吐，舌红暗苔黄腻，脉细。BP：95/75mmHg。

2014 年 12.10 尿常规：BLD：(1+)，PRO：(-)。

处方　上方减覆盆子，加补骨脂 30g。

三诊　2014 年 12 月 24 日。乏力及双下肢浮肿明显改善，偶腰酸痛，无明显泡沫尿。24h 尿量约 2800ml。舌淡红，苔薄黄，脉细弦。BP：110/80mmHg。尿常规：BLD：弱阳性。

处方　上方减沙苑子、补骨脂，加青蒿 30g。

四诊　2015 年 1 月 7 日。病情稳定，无浮肿，乏力改善，偶腰酸痛，无恶心呕吐，无头晕头痛，无肉眼血尿，纳寐可，尿量可，24h 尿量约 2900ml，大便调，舌暗苔黄腻，脉沉细。BP：110/85mmHg。

2014 年 12 月 24 日，尿常规：BLD：弱阳性。

2015 年 1 月 7 日，尿常规：未见明显异常。

处方　生黄芪 90g，土茯苓 30g，丹参 30g，川芎 30g，仙鹤草 60g，芡实 30g，金樱子 10g，升麻 10g，茜草 60g，煅牡蛎 30g，五味子 60g，青蒿 30g，砂仁 30g，水煎服，3 日 1 剂。

按语　张教授指出，对于水肿，辨证时应注意水肿部位，如眼睑及颜面水肿为风气胜，与肺脾相关；腹水及下肢水肿为湿气胜，与脾肾相关，全身水肿风湿俱胜，与肺脾肾相关。黄芪既能补肾气，又可以补脾气、活血化瘀、利水消肿，本方张教授黄芪用量达90g，疗效肯定。现代药理证实黄芪有消除蛋白尿，利水，提高组织的抗缺氧能力，对机体免疫功能起双向调节作用，提高机体免疫能力，减轻机体免疫损失，促进疾病恢复。二诊加用补骨脂收涩固精之药，最终达到减少精微物质的外泄。后期加砂仁，配伍白术、芡实顾护胃气，“得胃气则生，失胃气则死”，“有一分胃气，便存得一分生机”。“胃气”的存在，饮食治疗和口服药物才有正常执行的前提，才有康复的希望。诸药合用补脾健肾，化瘀通络，固涩精微，标本兼顾，效果优于单纯西医治疗。

病案7

王某，男性，16岁。

初诊　2003年7月21日。

主诉　周身浮肿、少尿6个月。

现病史　患者6个月前突然周身浮肿、少尿，查尿常规：PRO：(3+) ~ (4+)，偶见颗粒管型，24h尿蛋白定量：4.2g，经外院诊为“肾病综合征”。予泼尼松每日45mg及利尿剂治疗，尿量增多，浮肿减轻，尿常规：PRO：(1+)。2个月前，泼尼松减量至每日15mg，浮肿又发，后泼尼松再次增量至每日45mg，效不显，遂来我科诊治。现症：周身浮肿，乏力甚，动则易汗，口干，咽干，小便短涩。舌暗红，苔白，脉沉细略数。

查体　双下肢凹陷性水肿(3+)。

尿常规：PRO：(3+)，24h尿蛋白定量：5.6g。

肝功能：STP：46g/L，A：21g/L，G：25g/L。

中医诊断　水肿。

证候诊断　肝肾阴虚，脾失健运，气虚血瘀。

西医诊断　慢性肾小球肾炎（肾病型）。

治则　滋阴益气，利水通络。

处方　生地黄45g，酒吴茱萸肉15g，山药30g，女贞子15g，墨旱莲15g，龟板30g（先煎），生黄芪30g，焦白术15g，白茅根30g，丹参30g，赤芍15g，茯苓30g，猪苓30g，阿胶15g（烊化）。水煎服，每日1剂，每次200ml，每日2次。

激素继用：泼尼松每日30mg。辅以食疗：每日浓煎鲫鱼汤，不加盐。方中以大剂量生地黄为君药，辅酒萸肉、女贞子、墨旱莲，龟板、阿胶以滋补肝肾之阴。以生黄芪、焦白术、山药健脾益气。更以丹参、赤芍、二苓利水通络以标本兼治。

二诊　2003年9月5日。服药15剂后，浮肿渐消，双下肢肿(+)，体力渐增，仍易汗，无口干、咽干，24h尿量约为1200ml，舌暗红苔白，脉沉细。上方减龟板，猪苓减至15g，加煅牡蛎30g、焦三仙各10g以固表止汗，健运脾胃。激素逐渐减量。

三诊　2003年11月5日。上方加减服药3个月，浮肿消，尿常规：未见明显异常，停用激素。又守方增减间断服药3个月，实验室检查均正常，患者痊愈。

按语　对恒用激素类药物和利尿剂治疗，久而不愈的慢性肾炎（肾病型）患者，往往出现肝肾阴虚，脾失健运，阴损及阳，正气亏乏。对此证，应重用滋阴之品，使元阴得充，元阳亦旺，此即“阴生阳长”、“无阴则阳无以生”之谓。此类患者在治疗上，应以治本为主，缓缓收功，不可求一时之功，选用大剂量攻逐之品，更伤真阴，使病势缠绵难愈，甚至越治越烈。在治本的基础上，重视因虚致瘀之病机，视瘀象轻重，加用活血通络之品，尤其对于病程较长的患者，更不能忽视，甚可“未雨绸缪”未病先防。在肾功能无明显异常情况下，针对低蛋白血症，可视患者脾胃受纳、运化之情况，选用瘦肉、蛋清、淡水鱼类、豆类等滋养之品食疗。临床用药证实大剂量生地黄有类似激素样免疫抑制作用，对停用激素有一定效验，在辨证论治基础上，可以选用。

病案 8

尚某，女性，38 岁。

初诊　2004 年 4 月 21 日。

主诉　浮肿，尿少 1 年。

现病史　1 年前发现浮肿，尿少。查尿常规：PRO：（3+），24h 尿蛋白定量>3.5g，诊为“肾病综合征”。经服中西药治疗，浮肿消，尿量增多，尿常规：PRO：（1+）～（2+）。1 周前因外感浮肿再起，遂来我科治疗。既往易感冒、咽痛。现症：颜面及双下肢肿，腰酸乏力，面色少华，口苦，咽痛，畏风，尿短而涩，24h 尿量约 800ml，纳差，舌暗苔白腻，脉滑数。

查体　双下肢凹陷性水肿（3+），咽部红肿。

尿常规　PRO：（3+）、BLD：（2+）、红细胞：2～3 个/HP，白细胞：3～5 个/HP。

中医诊断　水肿。

证候诊断　脾肾不足，正气亏损。

西医诊断　慢性肾小球肾炎（肾病型）。

治则　补肾健脾，清热解毒，疏风利湿。

处方　土茯苓 30g，玄参 15g，白花蛇舌草 30g，半枝莲 30g，荠菜花 30g，白茅根 30g，生黄芪 15g，金樱子 15g，覆盆子 15g，蝉蜕 15g，益母草 15g，萹蓄 15g，瞿麦 15g，茯苓 30g。水煎服，每日 1 剂，每次 200ml，每日 2 次。

方中以土茯苓为君药，辅以玄参，白花蛇舌草、半枝莲、荠菜花以清热解毒。生黄芪、金樱子，覆盆子以补肾健脾。蝉蜕、萹蓄、瞿麦、茯苓以疏风利湿。

二诊　2004 年 7 月 21 日。服药 30 剂后，浮肿消退，无口苦，无咽痛，尿量增至 1500ml/24h，仍感腰痛乏力，纳食尚可。舌暗苔白，脉沉。查尿常规：PRO：（1+），BLD：（-），WBC：1～2 个/HP，上方减蝉蜕、玄参、瞿麦、萹蓄，加白术 15g、芡实 15g，黄芪增至 30g 以加强益气健脾补肾之功。

三诊　2004 年 10 月 21 日。服药 30 剂后，除稍感腰痛乏力外，无其他不适，尿常规未见明显异常，以上方加减守方治疗半年，病情未见反复，且很少感冒。

按语　慢性肾炎（肾病型）不是一个单纯正虚为主的疾病，其邪实一面不可忽视。在对这类患者的治疗中，各种感染往往成为最严重的干扰因素。故对慢性肾炎不能因“久病必虚”之论，而片面偏重补益，不敢放手加用清利之品。对于因反复感染，造成病势缠绵难愈之患者，可以清利，补益各半，甚或以清利为主，兼顾补肾健脾。常用清利药物有：土茯苓、荠菜花、野菊花、半枝莲、白花蛇舌草、蒲公英、紫花地丁、鱼腥草、金钱草、萹蓄、瞿麦等。此治法对慢性肾炎因外感而病情加剧且兼有肺经症状者，常有良效。多数患者随感染的控制，浮肿消退，尿蛋白下降，疾病渐趋缓解。如能兼顾脾肾，随患者免疫力的提高，可减低此类患者复发的概率。

病案 9

吴某，男性，40 岁。

初诊　2003 年 4 月 20 日。

主诉　腰痛 5 个月。

现病史　2002年12月底因腰痛于当地医院查尿常规示BLD：(3+)，未见肉眼血尿。血压正常110/80mmHg，诊为“慢性肾炎”，予“肾炎康复片”治疗，未见明显好转。右肾囊肿史7年。现症：腰酸、纳可、寐安、二便调、舌质红、苔黄腻、脉弦细。

实验室化验　2003年4月30日，尿常规：BLD：(3+)，LEU：(±)，RBC：1～2个/HP。尿相差镜检：RBC：75 200/ml（均为肾小球性），WBC：20 400/ml。

双肾B超：右肾单纯性囊肿，前列腺左右叶增大。

血常规、肾功能：均正常。

中医诊断　腰痛。

证候诊断　肾虚血瘀，热迫血行。

西医诊断　慢性肾小球肾炎。

治则　补肾滋阴，清热止血。

方药　中药汤剂，每剂分两次煎后，浓缩至1800ml，300ml/次，每日2次，3日1剂。

另予　补肾扶正胶囊，每次2粒，每日3次。

处方　生黄芪90g，车前子30g，车前草30g，土茯苓30g，荠菜花30g，半枝莲60g，女贞子30g，墨旱莲30g，生地黄炭30g，杜仲炭30g，金樱子30g，败酱草60g，苎麻根60g，蒲公英60g，黄芩60g，生甘草30g，仙鹤草60g，仙茅3g，淫羊藿30g。水煎服，3日1剂。

二诊　2003年6月25日。仍腰酸，无肉眼血尿，大便日1次，舌淡暗苔白，脉沉细。化验：尿常规：BLD：(3+)，RBC：3～4个/HP。尿相差镜检：RBC：52 000/ml，均为肾小球性；WBC：7400/ml。

治疗　汤剂3日1剂，煎服法同前。

处方　生黄芪90g，车前子30g，车前草30g，土茯苓30g，荠菜花30g，半枝莲60g，女贞子30g，墨旱莲30g，生地黄炭30g，杜仲炭30g，金樱子30g，败酱草60g，苎麻根60g，蒲公英60g，黄芩60g，生甘草30g，仙鹤草60g，白茅根30g，桑寄生30g，续断30g，煅牡蛎30g。

另予　补肾扶正胶囊，每次2粒，每日3次。

三诊　2003年9月10日。腰酸有所好转，余无不适，舌质红苔白，脉细沉。化验：尿常规：BLD：(2+)，RBC：1～3个/HP。尿相差镜检：RBC：32 000/ml，均为肾小球性；WBC：2000/ml。

治疗　从三诊的化验来看，尿相差镜检红细胞数目逐步减少，症状要有所减轻，病情向愈。仍宗前法治疗。中药汤剂：3日1剂，煎服法同前。

处方　生黄芪90g，车前子30g，车前草30g，土茯苓30g，荠菜花30g，半枝莲60g，女贞子30g，墨旱莲30g，生地黄炭30g，杜仲炭30g，金樱子30g，败酱草60g，苎麻根60g，蒲公英60g，黄芩60g，生甘草30g，仙鹤草60g，桑寄生30g，芡实60g，陈皮30g。

另予　补肾扶正胶囊，每次2粒，每日3次。

四诊　2003年11月5日。右侧腰部仍有酸胀感，余无不适，大便日1次，舌质红，苔白，脉细沉。化验：尿常规：BLD：(1+)，RBC：0～1个/HP。尿相差镜检：RBC：12 000/ml，均为肾小球性；WBC：2000/ml。

治疗　中药汤剂，3日1剂，煎服法同前。

处方　生黄芪90g，车前子30g，车前草30g，土茯苓30g，荠菜花30g，半枝莲60g，女贞子30g，墨旱莲30g，生地黄炭30g，杜仲炭30g，金樱子30g，败酱草60g，苎麻根60g，蒲公英60g，黄芩60g，生甘草30g，仙鹤草90g，桑寄生30g，芡实30g，淫羊藿30g。

另予　补肾扶正胶囊，每次2粒，每日3次。

五诊　2003年12月3日。时有腰酸，但不明显，舌质红苔薄白，脉沉细。化验：尿常规：BLD：(±)，RBC：(-)。尿相差镜检：RBC：6900/ml，均为肾小球性；WBC：1200/ml。

通过五诊的系统治疗，患者临床化验基本正常，临床治疗痊愈。患者表示可否更换剂型不服汤剂。张大宁教授认为该患者已经临床治愈，可以把汤剂变换为中药丸剂口服，并加大中药胶囊的用量，以巩固疗效。

治疗　中药炼为丸，9g/丸，2丸/次，每日3次。

处方　生黄芪120g，车前子30g，车前草30g，土茯苓30g，荠菜花30g，半枝莲60g，女贞子60g，墨旱莲60g，生地黄炭60g，杜仲炭60g，败酱草90g，蒲公英90g，黄芩60g，苎麻根60g，生甘草30g，仙鹤草90g，仙茅30g，桑寄生30g，淫羊藿30g，茜草60g，覆盆子90g，白花蛇舌草30g。

另予　补肾扶正胶囊，3粒/次，每日3次。

按语　单纯性血尿为表现的原发性隐匿性肾炎，中医属“血证”范畴，多见于儿童和青壮年。其特点是病情缠绵、反复发作。现代医学对于该病仅仅能够预防和治疗感染及避免使用损害肾脏药物，而没有有效治疗的药物或手段。中医药对于该病的治疗效果明显，充分体现了自身的优势。张大宁教授通过多年对血尿的临床研究，认为单纯性血尿的中医病机是肾虚血热妄行，其中肾虚以肝肾阴虚为主。治疗法则采用补肾滋阴，清热止血。方中生黄芪、仙茅、淫羊藿补脾肾之阳，女贞子、墨旱莲、覆盆子滋肝肾之阴，肾阴阳双调扶正为本，有助于调节机体的免疫力，提高抗病力。蒲公英、黄芩、败酱草、半枝莲清热凉血，土茯苓、荠菜花、苎麻根、生甘草清热止血，生地黄炭、杜仲炭属于炭类止血并且有滋阴清热之效，诸药祛邪为标，共奏清热止血之功。

病案10

邵某，女，28岁。

初诊　2008年10月29日。

主诉　尿中泡沫多伴腰酸痛2年。

现病史　患者于两年前发现尿中泡沫，伴腰痛未引起重视，亦未系统治疗。后因症状加重，于当地医院查尿常规：BLD：（3+），PRO：（2+）。诊断为“肾小球肾炎”，在天津医科大学第二医院住院治疗，病情好转，尿常规：未见明显异常。后于该院接受扁桃体摘除术，术后病情反复，出现BLD：（3+）、PRO：（1+）经治疗病情无改善，遂来我院。现症：腰痛，咽痛，咽干，时有干咳，大便干，尿色深。舌红，苔薄黄。

既往史　否认其他病史。

尿常规：RBC：4个/HP，ERT：150/ml，PRO：0.25g/L。

尿相差镜检：RBC：162 000/ml，肾性RBC：100%。

中医诊断　尿血。

证候诊断　脾肾亏虚，风热上扰。

西医诊断　慢性肾炎。

辨证分析　从腰痛、镜下血尿、伴咽痛咽干等症状及舌脉分析，本案为脾肾亏虚风热上扰之尿血之证。患者先天不足，后天失养脾肾两虚。脾虚不摄，肾虚不固，精微下泄故血尿长期不愈。复因风热之邪犯肺，肺失清肃则见咽痛、咳嗽之症。风热扰及肾络则血尿反复加重。舌红苔薄黄为外感风热之象。脉沉细为脾肾亏虚之征。

治则　补益脾肾，兼疏风清热，凉血止血。

方拟肾炎方、止血方加减。

处方　生黄芪90g，鱼腥草60g，土茯苓30g，荠菜花30g，白茅根60g，小蓟30g，败酱草60g，芡实60g，半枝莲60g，金樱子60g，蒲公英60g，覆盆子60g，杜仲炭30g，女贞子30g，墨旱莲 30g，黄芩 60g，金银花 20g，连翘 20g。3 剂，水煎服，每次服 300ml，每日 2 次，3 日 1 剂。

饮食禁忌　饮食清淡为宜，禁食海鲜、羊肉、辛辣刺激制品。

二诊　2008 年 11 月 6 日。咳嗽减轻，腰痛乏力减轻，时有咽干咽紧。尿常规：BLD：（3+），PRO：（±），尿相差镜检：RBC：180 000/ml，肾性 RBC：100%。

故减去金银花、连翘、鱼腥草加上桔梗 30g、芦根 30g 以化痰利咽，加上仙鹤草 60g、三七粉 12g 以化瘀止血。水煎服，3 日 1 剂，连服 10 剂。

三诊　2008 年 12 月 23 日。面色好转，无咳嗽，咽痛不明显，偶有腰酸腰痛，尿色较前转清，大便干。尿相差镜检：RBC：52 000/ml，肾性 RBC：100%。

大便仍干，故加上火麻仁、郁李仁、苎麻根以润肠通便。水煎服，3 日 1 剂，连服 7 剂。

四诊　2009 年 4 月 2 日。无明显腰酸乏力之症，大便日 1 行。尿相差镜检：RBC：14 000/ml。服药后，症状、理化指标改善。

故守方治疗。水煎服，3 日 1 剂，7 剂。

按语　本案持续镜下血尿为主症，辨病为尿血之证。尿血之证多因脾肾亏虚，郁热内扰，伤及肾络所致，以补益脾肾、清热凉血、益阴为治法，张大宁老师认为以血尿为主的慢性肾炎，其病机的根本也是以肾虚血瘀为基础，故仍施以补肾活血之法，以肾炎方为主组方，因其以血尿为主，多为郁热内扰、热上血络所致，故又以小蓟、白茅根、仙鹤草、茜草及女贞子、墨旱莲等组成"止血基本方"凉血化瘀止血。本案因伴有风邪侵袭肺卫之象，故加用金银花、连翘等药。二诊时咳嗽减轻，仍有咽干咽紧，尿常规：BLD：（3+），故减去金银花、连翘、鱼腥草加上桔梗、芦根以化痰利咽，加上仙鹤草、三七粉以化瘀止血。三诊时大便仍干，故加上火麻仁、郁李仁，以润肠通便。服药后，症状、理化指标改善故守方治疗。

病案 11

雷某，女，36 岁。

初诊　2008 年 10 月 31 日。

主诉　反复发作泌尿系感染 10 余年，腰腹酸痛。

现病史　患者自 1997 年反复泌尿系感染，尿频、尿痛，间断服用抗生素治疗，1998 年查尿常规示：BLD：（+），1999 年肾穿刺示：系膜增生性 IgA 肾病，未系统治疗。2001 年尿中发现蛋白，开始服用中药汤剂治疗。2006 年出现高血压，服用缬沙坦治疗。现时有腰痛、小腹痛，颜面及双下肢微肿，遂来我院。现症：腰痛，小腹冷痛，颜面及双下肢微肿，尿频无尿痛，大便日 1 行，尿中泡沫多，尿常规示：PRO：（2+），BLD：（-）。舌暗，苔白，脉沉细。

中医诊断　腰痛。

证候诊断　脾肾阳虚，肾虚血瘀。

西医诊断　慢性肾炎。

辨证分析　患者脾肾阳虚，下焦虚寒，膀胱气化不利则尿频、小腹冷痛；肾虚腰府不得温养则见腰酸、乏力；脾肾虚衰，水湿不运，湿浊内停，湿溢肌肤则见颜面及双下肢微肿；阳虚血脉不得温煦，血行不利，日久瘀血阻络，出现面部瘀斑、舌暗脉沉细之症。

治则　补肾健脾，活血利湿。

拟方肾炎方加减。

处方　生黄芪 120g，车前子草各 30g，土茯苓 30g，荠菜花 30g，半枝莲 60g，白花蛇舌草 30g，败酱草 60g，女贞子 30g，墨旱莲 30g，干姜 30g，白术 30g，芡实 30g，青蒿 60g，冬瓜皮 60g，桑白皮 60g，五味子 60g，补骨脂 30g。水煎服，3 日 1 剂，10 剂。

二诊　2008 年 12 月 5 日。仍感腰酸，时有手足麻木，无尿频，大便不爽，小腹隐痛，带下量多，质清稀，尿常规示：PRO：（-），BLD：（±）。

上方加苍术30g，柴胡30g。水煎服，3日1剂，10剂。

三诊　2009年1月3日。仍觉腰酸，无手足麻木，大便溏，带下量减少，尿常规示：PRO：（-），BLD：（±）。

上方加补骨脂15g。水煎服，3日1剂，10剂。

四诊　2009年1月30日。仍感腰酸，带下正常，二便调，无水肿。3日前出现畏寒，鼻塞咽痛，无咳嗽，尿常规未见明显异常。舌淡暗，苔薄黄，脉浮细。

上方加金银花30g，连翘30g，板蓝根30g。水煎服，3日1剂，10剂。

按语　慢性肾炎属于中医“水肿”、“腰痛”、“尿血”、“虚劳”等病范畴，张大宁教授认为“肾虚血瘀湿热”为其主要病机，提出了补肾活血、清热利湿的治法，治疗上以“肾炎1号方”为基础方进行临证加减。本患者脾肾阳虚，机体失于温煦濡养则见腰痛、小腹冷痛，肾失蒸腾气化则见尿频，肾虚失固则见尿中泡沫多，治疗时以温养脾肾为主。二诊时患者出现大便不爽，带下量多、质清稀为寒湿下注所致，故加苍术、柴胡以燥湿止带。三诊时患者出现大便溏，故加补骨脂配合白术、苍术等以温肾止泻。四诊时患者出现畏寒、鼻塞、咽痛、舌淡苔黄脉浮为风热外感所致，故加金银花、连翘、板蓝根以疏风散热、解毒利咽。

病案12

刘某，男，58岁。

初诊　2009年2月23日。

主诉　双下肢肿伴蛋白尿1年，近1个月加重。

现病史　1年前不明原因双下肢肿，于天津中医药大学第二附属医院查尿PRO：（3+），余化验不详，诊为“肾病综合征”，予金水宝胶囊等对症治疗，症状时轻时重，蛋白尿持续存在。1个月前，浮肿加重，于天津市第一中心医院查24h尿蛋白定量：11.63g，TG：5.34mmol/L，CHO：12.51mmol/L，予降压改善微循环、补充氨基酸治疗，浮肿减轻出院。近日周身浮肿加重，伴腰痛，遂来我院。现症：周身高度浮肿，腰痛，右侧肢体活动不利，语言欠流利，尿量少，大便秘结，尿常规示：PRO：（3+），BLD：（3+），GLU：（2+），Cr：123μmol/L，BUN：4.55mmol/L。舌淡暗，苔黄，脉沉。

既往史　高血压、脑梗死、糖尿病病史。

中医诊断　水肿。

证候诊断　脾肾亏虚，血瘀水停。

西医诊断　慢性肾小球肾炎。

辨证分析　患者脾肾亏虚，脾虚不得健运水湿，肾虚不能蒸腾气化，水湿内停，湿溢肌肤则见周身浮肿；腰为肾府，肾虚腰府失养则见腰痛；脾肾不足，固摄封藏失职，精微下泄则见持续蛋白尿；久病入络，血行瘀滞，经脉不利则见肢体活动不利；舌淡暗苔白脉沉为脾肾亏虚、血瘀水停之症。

治则　补肾健脾，活血化瘀，利水消肿。

拟方肾炎方加减。

处方　生黄芪90g，土茯苓30g，荠菜花30g，车前子草各30g，半枝莲60g，大腹皮60g，白术30g，白花蛇舌草60g，丹参30g，川芎60g，桑白皮60g，茯苓60g，猪苓30g，泽泻30g，阿胶30g，赤芍30g，芡实30g，大黄20g。水煎服，2日1剂，连服10剂。

二诊　2009年3月12日。周身高度浮肿消失，右下肢轻度浮肿，仍感腰痛，纳可，尿量可，大便日1次，尿常规示：PRO：（3+），BLD：（1+），GLU：（2+），24h尿蛋白定量：5.97g，血糖：9.4mmol/L。

继服补肾健脾、活血化瘀、利水消肿之剂。

三诊　2009年4月15日。肢体无明显浮肿，自觉乏力、腰酸，纳可，尿量可，大便日1次，尿常规示：PRO：(2+)，BLD：(1+)，GLU（-），24h尿蛋白定量：3.26g，血糖7.4mmol/L。

中药减桑白皮、猪苓、泽泻，加牛膝、杜仲各30g。

按语　慢性肾炎属于中医水肿、腰痛、尿血、虚劳等病范畴，张大宁教授认为“肾虚血瘀湿热”为其主要病机，并提出了补肾活血、清热利湿的治法，治疗上以“肾炎1号方”为基础方进行临证加减。慢性肾炎蛋白尿的形成不仅与脾肾气虚有关，瘀血、湿热同样是其重要成因，故在治疗上主张补肾健脾、活血化瘀、清热利湿与固肾涩精之法并举；水肿的病机为肾虚血瘀、水湿内停，终致水瘀互结，治疗上重用益气、行气之品。本案患者高度浮肿，且有水热互结的症状，故治疗上清热利水兼养阴，二诊时加通络之地龙，滋阴补血之黄精、当归以利水养阴，三诊水肿尽消，故减淡渗利水之品，加牛膝、杜仲以益肝肾壮腰。

病案13

刘某，男，40岁。

初诊　2008年10月29日。

主诉　乏力、腰酸3年，近日加重。

现病史　患者3年前查体时发现尿中PRO：(+) 自觉乏力腰酸，未系统治疗。3年前查体时发现血糖高，未治疗。近日因乏力腰痛加重，于附近卫生院就诊血压：140/110mmHg，血糖：10.12mmol/L，尿常规：PRO：(3+)。于天津医科大学第二医院予降糖降压药物治疗，效果不明显，遂来我院。现症：乏力，腰酸痛，无口干欲饮之症，无多尿，大便日1行，糖化血红蛋白：8.1%，空腹血糖：10.12mmol/L，尿常规：PRO：(3+)。舌淡暗，苔薄黄，脉弦。

中医诊断　腰痛。

证候诊断　脾肾亏虚，肾虚血瘀。

西医诊断　慢性肾炎。

辨证分析　脾主肌肉四肢，腰为肾之府，脾肾亏虚，则乏力，腰酸。久病入络，久病致瘀，则舌暗，瘀而化热则舌苔薄黄。

治则　补肾健脾，活血化瘀。

拟方肾炎方加减。

处方　生黄芪60g，丹参30g，赤芍30g，川芎30g，蒲公英30g，败酱草30g，三棱30g，益智仁30g，芡实30g，补骨脂30g，煅牡蛎30g，苍术30g，白术30g，石斛30g，苦丁茶30g，地骨皮30g。水煎服，3日1剂，连服10剂。

二诊　2008年11月10日。乏力、腰酸较前减轻，空腹血糖6.4mmol/L，餐后血糖8.4mmol/L，尿常规未见明显异常，24h尿蛋白定量：0.58g。

守方治疗。

三诊　2008年12月25日。腰酸不明显、纳可、无多饮多食之证，餐后血糖：8.7mmol/L，尿常规未见明显异常，24h尿蛋白定量：0.38g。

上方去芡实30g，煅牡蛎30g。水煎服，3日1剂，5剂。

按语　糖尿病肾病依其临床特征，应属中医学“消渴”、“水肿”、“虚劳”、“关格”等病症的范畴。消渴病日久，阴损及阳，脾肾虚衰，瘀血浊毒内阻，形成的以乏力、腰酸、尿中泡沫多或尿混浊，或视物模糊，或水肿等为主要表现的严重并发症。本案患者以蛋白尿为主症，故以煅牡蛎、益智仁、芡实以益肾固精，二诊时患者主症及理化指标均有改善，故守方治疗。三诊时患者自诉无明显不适，尿常规示尿蛋白转阴，故去收敛固涩之芡实、煅牡蛎。

病案 14

刘某，男，24 岁。

初诊　2005 年 3 月 7 日。

主诉　反复发作周身浮肿 2 年，近日加重。

现病史　患者于 2003 年 9 月确诊为“慢性肾炎（肾病型）”反复发生周身水肿，曾多次于我院住院治疗，予中药汤剂、激素、免疫抑制剂等治疗，病情时轻时重，肾功能未出现异常。16 日前因面部痤疮感染于外院静脉滴注头孢曲松钠、口服阿奇霉素等治疗，痤疮略好转，自觉尿量减少，渐周身浮肿，伴胸闷憋气，遂来我院。现症：周身浮肿，胸闷，憋气，腹胀，乏力，恶心，纳呆，神疲，尿少，尿浑浊，大便日 3 行，舌嫩淡，苔薄，脉弦滑。

尿常规　PRO：（3+），BLD：（3+），24h 尿蛋白定量：10.2g；血 BUN：7.16mmol/L，Cr：84μmmol/L。

中医诊断　水肿。

证候诊断　脾肾亏虚，水湿内停。

西医诊断　慢性肾炎。

辨证分析　患者久病，脾肾亏虚，复因肌肤疮毒未及时消散，湿毒之邪，乘虚而入，内泛脏腑，致肺不能通调水道，脾不能运化水湿，肾不能蒸腾气化，水湿内停则小便不利，周身浮肿，乏力，腹胀，纳呆。水邪停于胸则胸闷、憋气。肾失封藏则尿混浊，舌淡苔薄脉弦滑为水湿内停，浊邪内泛之征。

治则　补益脾肾，活血利湿。

拟方肾炎方加减。

处方　生黄芪 120g，丹参 30g，川芎 60g，车前子 30g（包煎），车前草 30g，萹蓄 30g，石韦 30g，茯苓带皮各 30g，大腹皮 30g，白术 30g，芡实 30g，桑白皮 30g，补骨脂 30g，赤小豆 30g，连翘 30g，冬瓜皮 30g，仙茅 30g，淫羊藿 30g。水煎服，2 日 1 剂。连服 7 剂。

二诊　2005 年 3 月 21 日。偶乏力，尿量增加，每日尿量 1000ml，无胸闷、憋气，仍有腹胀，纳差，恶心，大便日二三次，舌暗，苔黄微腻。尿常规：PRO：（2+），BLD：（2+）。

二诊时湿瘀日久化热，故减去仙茅、淫羊藿，加上黄连、黄芩、半夏以加强其清热利湿化浊的作用。水煎服，3 日 1 剂，连服 7 剂。

三诊　2005 年 4 月 25 日。仍乏力，纳呆，大便日 1～2 次，尿量每日约 2000ml，尿常规：PRO：（2+），BLD：（-），24h 尿蛋白定量：5.34g。

故二诊方减去桑白皮、石韦、茯苓皮等利湿之品，加上金樱子 30g、覆盆子 30g、五味子 30g、生薏苡仁 30g 以增强益肾固精的作用。水煎服，3 日 1 剂，7 剂。

按语　本案属于中医“水肿”范畴，病机为肾虚血瘀、水湿内停，水瘀互结，治疗以补肾活血、清利湿浊为法。以肾炎方和健脾利湿药物为主。二诊时湿瘀日久化热故减去仙茅、淫羊藿，加上黄连、黄芩、半夏以加强其清热利湿化浊的作用。二次复诊时尿常规：PRO：（2+），故加上金樱子、覆盆子、五味子以增强其益肾固精的作用。

病案 15

赵某，女，73 岁。

初诊　2008 年 12 月 16 日。

主诉　颜面及双下肢肿，尿中泡沫多 4 个月。

现病史　患者2008年8月劳累后出现颜面浮肿及下肢肿，尿中泡沫多，尿混浊。于天津市第一医院查尿常规：PRO：(3+)，2008年9月24h尿蛋白定量：5.32g，遂于天津医科大学总医院治疗。诊为“肾炎、肾病综合征”，予曲安西龙、雷公藤多苷片等要药治疗。病情好转出院。2008年10月27日复查24h尿蛋白定量：0.97g。近日外感下肢肿加重遂来我院就诊。现症：腰酸，乏力，颜面及双下肢肿，尿中泡沫多，尿混浊，夜尿多，大便日2~3行。舌淡暗，苔白，脉沉细。

尿常规　PRO：(2+)，24h尿蛋白定量1.14g。

血BUN：10.46mmol/L，Cr：106μmol/L，UA：326μmol/L。

中医诊断　水肿。

证候诊断　脾肾两虚，水湿内停。

西医诊断　慢性肾炎。

辨证分析　患者脾肾两虚，脾虚不运，肾虚不得气化，水湿内停，湿邪困脾则乏力，水湿泛溢则肢肿。肾虚不固，脾虚不摄，精微下泄则持续蛋白尿、尿中泡沫、尿中混浊。腰府失养则腰酸。肾虚日久瘀血阻络则舌暗苔白脉沉细。

治则　补肾活血，健脾利湿。

拟方肾炎方加减。

处方　生黄芪90g，萹蓄30g，石韦30g，瞿麦30g，萆薢30g，川芎30g，丹参30g，芡实30g，蒲公英30g，茵陈60g，柴胡30g，苍术白术各30g，补骨脂30g，金樱子30g，败酱草30g，车前子30g（包煎），车前草30g，茯苓带皮各30g，大腹皮30g，桂枝30g，山药30g。水煎服，3日1剂，连服5剂。

二诊　2008年12月30日。患者服药后乏力减轻，尿量可，尿中泡沫明显减少，无尿浊，下肢肿不明显。尿常规未见明显异常，BUN：5.04mmol/L，Cr：105μmol/L，UA：351μmol/L。

故初诊方减去萆薢、芡实、桂枝、补骨脂加上大黄炭30g，覆盆子30g以加强泄浊、涩精作用，水煎服，3日1剂，10剂。

三诊　2009年3月4日。患者精神佳，肢体无明显浮肿，纳可，尿量可，大便日1次，尿常规示：PRO：(-)，BLD：(1+)，24h尿蛋白定量：0.36g。BUN：5.65mmol/L，Cr：85μmol/L，UA：371μmol/L。

守方治疗。

按语　慢性肾炎属于中医“水肿”、“腰痛”、“尿血”等病范畴，张大宁教授认为“肾虚血瘀湿热”为其主要病机，提出了补肾活血、清热利湿的治法，治疗上以“肾炎1号方”为基础方进行临证加减。本案偏于脾肾气虚，治疗加入白术、茯苓、山药以健脾利湿。二诊时，仍有尿浑浊，加覆盆子加强涩精作用，加大黄炭以化瘀泄浊。

病案16

邵某，女，28岁。

初诊　2008年10月29日。

主诉　尿中泡沫多伴腰酸痛2年。

现病史　患者于两年前发现尿中泡沫，伴腰痛未引起重视，亦未系统治疗。后因症状加重，于当地医院查尿常规：BLD：(3+)，PRO：(2+)，诊断为“肾小球肾炎”，在天津医科大学第二医院住院治疗，病情好转，尿常规均(-)。后于该院接受扁桃体摘除术，术后病情反复，出现BLD：(3+)，PRO：(1+)，经治疗病情无改善，遂来我院。现症：腰痛，咽痛，咽干，时有干咳，大便干，尿色深。舌红，苔薄黄。

既往史　否认其他病史。

尿常规 RBC：4个/HP，ERT：150/ml，PRO：0.25g/L；

尿相差镜检：RBC：162 000/ml，肾性100%。

中医诊断 尿血。

证候诊断 脾肾亏虚，风热外扰。

西医诊断 慢性肾炎。

辨证分析 患者先天不足，后天失养，脾肾两虚。脾虚不摄，肾虚不固，精微下泄故血尿长期不愈。复因风热之邪犯肺，肺失清肃则见咽痛、咳嗽之症。风热扰及肾络则血尿反复加重。舌红苔薄黄为外感风寒之象。脉沉细为脾肾亏虚之征。

治则 补益脾肾，兼疏风清热，凉血止血。

拟肾炎方、止血方加减。

处方 生黄芪90g，鱼腥草60g，车前草30g，车前子30g（包煎），土茯苓30g，荠菜花30g，白茅根60g，败酱草60g，芡实60g，半枝莲60g，金樱子60g，蒲公英60g，覆盆子60g，杜仲炭30g，女贞子30g，墨旱莲30g，黄芩60g，金银花20g，连翘20g，茯苓20g，猪苓20g，泽泻30g，黄柏20g，滑石20g。水煎服，3日1剂。

二诊 2008年11月6日。咳嗽减轻，腰痛乏力减轻，时有咽干咽紧。尿常规：BLD：(3+)，PRO：(±)，尿相差镜检：RBC：180 000/ml，肾性RBC：100%。

故减去金银花、连翘、鱼腥草加上桔梗30g、芦根30g以化痰利咽，加上仙鹤草60g、三七粉12g以化瘀止血。水煎服，3日1剂，连服10剂。

三诊 2008年12月23日。面色好转，无咳嗽，咽痛不明显，偶有腰酸腰痛，尿色较前转清，大便干。尿相差镜检：RBC：52 000/ml，肾性RBC：100%。

三诊时大便仍干，故加上火麻仁、郁李仁、苎麻根以润肠通便。水煎服，3日1剂，连服7剂。

四诊 2009年4月2日。无明显腰酸乏力之症，大便日1行。尿相差镜检RBC：14 000/ml。服药后，症状、理化指标改善。

故守方治疗。水煎服，3日1剂，7剂。

按语 本案持续镜下血尿为主症，辨病为尿血之证。尿血之证多因脾肾亏虚，郁热内扰，伤及肾络所致，以补益脾肾、清热凉血、益阴为治法，以“止血基本方”为主治疗。因伴有风邪侵袭肺卫之象，故加用金银花、连翘等药。二诊时咳嗽减轻，仍有咽干咽紧，尿常规：BLD：(3+)，故减去金银花、连翘、鱼腥草加上桔梗、芦根以化痰利咽，加上仙鹤草、三七粉以化瘀止血。三诊时大便仍干，故加上火麻仁、郁李仁以润肠通便。服药后，症状、理化指标改善故守方治疗。

病案17

史某，男，41岁。

初诊 2009年3月11日。

主诉 发现蛋白尿9年近日乏力、腰酸加重。

现病史 患者于2000年查体时发现高血压，BP：210/160mmHg，查尿常规：PRO：(2+)，颗粒管型：4～5个/dl，肾功能正常，曾服用雷公藤多苷片、格列喹酮、金水宝胶囊等药物治疗，并于2001年8月在我院肾病科住院治疗，予中西医对症治疗，病情好转，尿常规：(-)，血压平稳出院。后患者一般情况良好，偶感腰乏力，但不影响日常工作，近日患者自觉尿中泡沫多，乏力、腰痛加重，时有头晕、汗出，遂再来我院。现症：腰痛、乏力，时有头晕，动则汗出，夜寐多梦，尿中泡沫多，大便日1行。舌淡暗，苔白，脉沉细。

既往史 高血压病史9年。

尿常规 PRO：(3+)。

血 BUN：6.9mmol/L，Cr：120μmol/L，UA：354 mmol/L，STP：63.2g/L，A：36.7g/L。

中医诊断 腰痛。

证候诊断 脾肾亏虚，瘀血内阻。

西医诊断 慢性肾炎。

辨证分析 患者久病而致脾肾亏虚，脾虚不固，肾虚不摄，精微下泄而见蛋白尿，尿中泡沫多；脾肾两虚，气血生化乏源，机体失养而致头晕、乏力；腰为肾府，肾虚腰府失养而见腰痛；气虚不摄则见动则汗出；久病入络，久病致瘀而见舌暗脉沉细之症。

治则 补肾扶正，活血化瘀。

拟方肾炎方加减。

处方 生黄芪90g，土茯苓30g，荠菜花30g，丹参30g，川芎30g，三棱30g，莪术30g，女贞子30g，墨旱莲30g，萹蓄30g，石韦30g，白术30g，芡实30g，半枝莲60g，补骨脂30g，白花蛇舌草30g，五味子60g，茵陈30g，茯苓30g，山药30g。水煎服，3日1剂，连服5剂。

二诊 2009年3月24日。仍感腰痛，乏力减轻，偶感头晕，夜寐多梦，尿中泡沫多，大便调。尿常规：PRO：(1+)，24h尿蛋白定量：1.11g。

故加生地黄30g、牛膝30g、仙茅30g、淫羊藿30g以益肾固精。水煎服，3日1剂，连服7剂。

三诊 2009年4月15日。腰痛、乏力不明显，无头晕，夜寐安，纳可，尿中泡沫减少，大便调。尿常规未见明显异常，血 BUN：3.81mmol/L，Cr：88μmol/L，UA：403μmol/L。患者服药后，症状及理化指标改善。

故守方治疗。水煎服，3日1剂，连服10剂。

按语 本案慢性肾炎属于中医“腰痛”范畴，肾虚血瘀湿热为其主要病机，补肾活血、清热利湿为其治法，治疗上以“肾炎1号方”为基础方进行临证加减。本案偏于脾肾气虚，治疗重用生黄芪加白术补胃健脾，山药、茯苓健脾化湿。二诊时仍感腰痛，乏力减轻，尿中泡沫多，故加生地黄、牛膝、仙茅、淫羊藿以益肾固精。三诊时患者服药后，症状及理化指标改善，故守方治疗。

病案18

田某，女，57岁。

初诊 2007年11月2日。

主诉 腰酸乏力、面色少华伴肾功能异常14个月。

现病史 患者自1999年因经常心慌、胸闷及头晕耳鸣，间断服用“冠心苏合香丸”和“龙胆泻肝丸”。1999年始发现眼睑及下肢微肿，未予于重视。2005年出现乏力，面色无华。2006年9月查：Cr：216μmol/L，BUN：10.08mmol/L，Hb：107g/L，诊为“慢性肾衰竭”。于2006年12月慕名来我院治疗，给予肾衰系列方治疗疗效较好。2007年10月31日在内蒙古兴安盟人民医院复查 Cr：176.3μmol/L，BUN：8.10mmol/L，为求进一步治疗再来我院。现症：乏力、腰酸、口干、耳鸣、时胃脘部胀满、泛酸，Cr：181μmol/L，BUN：12.11mmol/L。舌淡暗而嫩，苔薄白，脉沉弦。

既往史 神经衰弱病史，曾服劳拉西泮、冠心苏合香丸、龙胆泻肝丸。

中医诊断 关格。

证候诊断 脾肾虚衰，湿浊内蕴，瘀血内阻。

西医诊断　慢性肾炎。

辨证分析　患者因病用药不当损伤肾脏，失于调治，导致肾脏虚衰，真阴亏损，导致肾脏本身功能日益衰退。气血阴阳虚惫，日久邪浊蕴阻，形成本虚标实之证。

治则　补益脾肾，利湿化浊，活血化瘀。

拟肾衰方加减。

处方　生黄芪90g，生黄芪炭30g，丹参30g，川芎30g，柴胡30g，大黄炭30g，大黄20g，玄参30g，生地黄30g，败酱草30g，蒲公英30g，茯苓30g，半枝莲30g，枳壳30g，大腹皮30g，牡丹皮30g。水煎服，3日1剂，连服15剂。

二诊　2007年12月17日。外感发热，咽痛，自觉头晕，纳可，大便日2次，BUN：9.99mmol/L　Cr：231μmol/L　UA：263μmol/L。

予补肾活血，利湿化浊，软坚散结剂。

处方　生黄芪60g，夏枯草30g，山慈菇30g，大黄炭30g，大黄30g，莱菔子30g，丹参30g，当归30g，川芎30g，海藻炭30g，瞿麦30g，生牡蛎50g，茵陈30g，柴胡20g，枳实30g，大腹皮30g，浙贝母30g，五灵脂30g，蒲黄炭30g。水煎服，3日1剂，连服5剂。

三诊　2008年1月3日。无咽部不适，纳可，下肢不肿，BUN：9.74mmol/L，Cr：201μmol/L。

守方治疗。

四诊　2008年3月4日。病情稳定，无浮肿，精神可，BUN：8.89mmol/L，Scr：175μmol/L。予补益脾肾、活血化瘀、利湿化浊剂。

处方　生黄芪90g，黄芪炭30g，丹参30g，川芎30g，蒲黄炭30g，大黄炭30g，大黄30g，柴胡20g，茵陈30g，萹蓄30g，白术30g，茯苓30g，枳壳30g，砂仁30g，生地黄30g，麦冬30g，五味子30g，萆薢30g，白芍30g。水煎服，3日1剂，20剂。

五诊　2008年5月5日。无明显不适，Scr：170～210μmol/L，BUN：8.3mmol/L，Hb：103g/L。

守方治疗。

六诊　2008年7月21日。无明显不适，BUN：7.8mmol/L，Cr：171μmmol/L。

守方治疗。

按语　慢性肾衰竭是多种肾脏疾患的后期表现，属中医学“关格”、“肾劳”、“水肿”等病症的范畴。张大宁教授认为“脾肾衰败、湿毒潴留、瘀血阻络”是该病病机之关键，以“补肾活血、降逆排毒”为基本治疗大法，以“肾衰方”为基本方临症加减，本案患者兼有肝阳上亢的症状，故二诊时加入夏枯草、山慈菇、生牡蛎以清肝、平肝潜阳。患者久病，内蕴湿浊淤血，日久成结，加入软坚散结之品以加强化瘀排毒的功效。三诊时症状及理化指标均有改善，守方治疗。患者久病本虚，故不能久用峻烈攻伐之品，且病情已近稳定，故四诊在肾衰方的基础上加用较温和的行气化湿药，同时加用生地黄、麦冬、五味子、白芍以健脾补肾、滋养阴血，攻补兼施，邪正兼顾。五诊、六诊时患者无明显不适，理化指标较一诊明显改善，故守方治疗。

病案19

顾某，男，28岁。

初诊　2014年12月10日。

主诉　尿中泡沫多5年，加重1周。

现病史　尿中泡沫多5年，未予诊治，去年因肉眼血尿查尿常规：PRO：(4+)，BLD：(1+)，BP：140/90mmHg，在天津医科大学总医院住院治疗，予百令胶囊、黄葵胶囊、肾炎舒片。上周查24h尿蛋白定量：3.3g，B超示：双肾未见异常。2014年11月29日检查：尿常规：PRO：(3+)，BLD：(1+)，WBC：34.2/μl。现症：小便泡沫多，劳累后尤甚，纳可，大便日2～3次，夜尿可，夜寐多梦，舌淡红苔薄白，脉沉细。BP：130/90mmHg。

中医诊断 慢肾风。

证候诊断 脾肾气虚，肾虚血瘀，湿热内蕴。

西医诊断 慢性肾炎。

治则 补肾健脾，益气活血，清热利湿。

处方 生黄芪90g，土茯苓30g，丹参30g，川芎60g，三棱30g，五味子60g，白术30g，覆盆子30g，金樱子60g，败酱草60g，茯苓30g，芡实30g，升麻10g。水煎服，3日1剂。

二诊 2015年1月7日。尿中泡沫减少，大便日1～2次。BP：130/105mmHg。2015.1.4查24h尿蛋白定量：2.5g；BUN：3.7mmol/L，Cr：54.5μmol/L，UA：429mmol/L；STP：58g/L，A：33g/L，γ-GT：80U/L，ALT：36U/L，AST：17U/L。尿常规：PRO：(3+)，BLD：(1+)。

处方 上方生黄芪改为120g，减三棱，加补骨脂30g。

三诊 2015年1月28日。患者病情稳定，无不适，小便泡沫少。BP：120/95mmHg。2015年1月24日，查24h尿蛋白定量：1.2 g，BUN：2.92mmol/L，Cr：62.4μmol/L，STP：59.1g/L，A：35.7g/L，GGT：76U/L，ALT：49U/L。尿常规：PRO：(2+)，BLD：(1+)。血常规WBC：10.5×10^9/L，Hb：163g/L。

处方 上方加沙苑子30g。

按语 张教授认为蛋白尿属人体的精微物质。蛋白尿的产生是脏腑功能失调即肺、脾、肾三脏虚弱的结果，尤其责之于脾肾。肾主藏精，肾气不足，精关不固，封藏失职，致精微下注，随尿排出；脾主升清，使精微上输；若脾虚下陷，亦致精微下注。因此脾肾气虚是蛋白尿形成的重要因素，瘀血与湿热同样是蛋白尿形成的重要原因。蛋白尿的形成就是“肾虚血瘀湿热论”的全部内容体现。所以，临床上治疗蛋白尿不能一味地独用固肾涩精方药，张大宁教授提出治疗蛋白尿应补肾健脾、活血化瘀与清热利湿同用，即所谓“湿、瘀不祛，肾则不能气化生精；反之，邪去则能正安”。故治疗在补肾活血、清热利湿的基础上，加用五味子、覆盆子、金樱子等收敛固涩之品，同时辅以升麻，取其升举之性，临床上取得显著疗效。

病案20

董某，女，22岁。

初诊 2012年4月25日。

主诉 镜下血尿伴蛋白尿1年。

现病史 2011年6月，因急性胃肠炎，就诊于天津医科大学总医院，查尿常规：PRO：(3+)，BLD：(3+)，未系统治疗。2011年7月18日，就诊于附近医院，查尿常规：PRO：(1+)，BLD：(3+)，诊断“慢性肾炎”，予肾炎康复片、维生素C治疗，未见好转。即来我院请张宗礼主任会诊，予中药汤剂、雷公藤多苷片治疗，2个月后，复查尿常规：(-)，即停服雷公藤多苷片，继服汤药至今，期间曾于感冒时查尿常规：PRO：(1+)，BLD：(1+)。尿常规：PRO：(±)，BLD：(1+) ～ (2+)。现症：晨起喷嚏、流涕，咽痒时作，无发热，纳可，尿量可，大便日1行，舌红苔薄黄，脉细数。

既往史 2010年6月～2011年5月反复发作扁桃体肿大伴低热，未重视。

辅助检查 天津医科大学总医院2012年4月14日，尿常规+沉渣：PRO：(±)，BLD：(3+)，RBC：124.5/μl，RBC：(高倍) 22.4个/HP，相差镜检：提示肾性红细胞。

肾功能未见明显异常。

中医诊断　尿血。

证候诊断　脾肾亏虚，肾虚血瘀。

西医诊断　慢性肾炎。

治则　补肾健脾，活血化瘀。

处方　生黄芪 60g，茜草 60g，板蓝根 30g，生甘草 30g，陈皮 30g，苎麻根 60g，败酱草 30g，蒲公英 30g，半枝莲 30g，煅牡蛎 30g，五味子 60g，仙鹤草 60g，升麻 30g。水煎服，3 日 1 剂。

另予　补肾扶正胶囊，3 粒/次，每日 2 次；补肾止血胶囊，3 粒/次，每日 2 次。

二诊　2012 年 5 月 23 日。患者于 2012 年 5 月 15 日行扁桃体摘除手术，现无不适主诉。

2012 年 5 月 10 日，尿常规：未见明显异常，尿相差镜检：RBC：53. 2/μl，RBC：来源：肾性红细胞。

2012 年 5 月 17～22 日，尿常规：PRO：（1+）～（2+），BLD：（4+），KET：（-）～（4+）。

2012 年 5 月 22 日，24h 尿蛋白定量：2. 6g。

处方　上方加三七块 30g、芡实 30g，蒲公英增至 60g，半枝莲增至 60g。

另加雷公藤多苷片，2 粒/次，每日 3 次，其余成药同前。

三诊　2012 年 7 月 10 日。患者经期前 2 日腹泻，服雷公藤多苷片后，月经量减少，无腰痛乏力，口干欲饮，大便日 1 次，夜尿可，舌质偏红苔薄，BP：110/70mmHg。

2012 年 6 月 27 日，尿常规+沉渣：BLD：（2+），SG：1. 025，RBC：349. 6/μl，肾性红细胞。

处方　上方去板蓝根、生甘草、白术、煅牡蛎、三七块，加三七粉 12g（冲服）、金樱子 60g、沙苑子 30g，生黄芪增至 90g。

成药同上。

四诊　2012 年 8 月 22 日。患者晨起眼睑微肿，月经 2 个月未行，纳可，二便调，舌暗红苔薄，脉沉。自行减雷公藤多苷片至 10mg，每日 2 次，已服半月。

2012 年 8 月 16 日，尿常规：BLD：（±）。

2012 年 8 月 20 日，尿相差镜检：RBC：26. 3μl（<17. 6μl），高倍视野 RBC：4. 71 个/HP。

处方　上方加金银花 30g、板蓝根 30g。

另雷公藤多苷片减至 1 粒/次，每日 3 次，其余成药同前。

按语　患者年轻女性，肾病病史 1 年，外感后病情反复加重，故本在肾，其标在肺，本虚标实，治疗上宜标本兼顾。《太平圣惠方·治尿血诸方》：“夫尿血者，是膀胱有客热，血渗于脬故也。血得热而妄行，故因热流散，渗于脬内而尿血也。”故处方中予补肾健脾、活血化瘀之品中加入半枝莲、板蓝根、茜草、败酱草、蒲公英、仙鹤草以清热解毒利湿，及四诊时患者复感表邪，复加金银花、板蓝根调理以为期。

病案 21

徐某，女，25 岁。

初诊　2010 年 9 月 29 日。

主诉　腰痛 9 个月余。

现病史　患者 6 年前体检时查尿常规：PRO：（1+），曾口服肾炎康复片，尿中始终有蛋白，维持在（±）～（1+）。2009 年 12 月因腰痛就诊于本科门诊，要求成药治疗，即开始服补肾扶正胶囊及活血化瘀胶囊，症状改善，尿蛋白时有时无，近日劳累后感腰痛加重，于 9 月 28 日查尿常规 PRO：（1+），为求治疗，再次就诊于本科门诊。现症：腰痛，无浮肿，纳可，寐可，尿中泡沫时有时无，尿量可，大便调。舌质暗淡苔薄白，脉沉细。BP：100/75mmHg。

中医诊断　腰痛。

证候诊断　脾肾亏虚、血瘀。

西医诊断　慢性肾炎。

治则　补肾健脾、活血化瘀。

处方　生黄芪90g，土茯苓30g，荠菜花30g，丹参30g，川芎30g，五味子60g，覆盆子30g，败酱草60g，女贞子30g，墨旱莲30g，蒲公英60g，半枝莲30g，生甘草30g，金樱子30g，沙苑子30g，白术30g。水煎服，每次300ml每日2次，3日1剂。

嘱　饮食清淡，优质低蛋白饮食为宜，禁食海鲜、羊肉、辛辣刺激制品。

二诊　2010年10月13日。腰痛减轻，纳可，寐可，尿量可，大便调。舌质暗淡苔薄白脉沉细。化验：尿常规：未见明显异常。

处方　生黄芪90g，土茯苓30g，荠菜花30g，丹参30g，川芎30g，五味子60g，覆盆子30g，败酱草30g，女贞子30g，墨旱莲30g，蒲公英60g，半枝莲30g，生甘草30g，沙苑子30g，白术30g，板蓝根30g，补骨脂30g。水煎服，3日1剂。

患者多次复诊，尿常规始终阴性。

按语　该病属中医“腰痛”范畴。从其腰痛，尿中泡沫，舌质暗淡苔薄白脉沉细分析该病病机为肾虚血瘀。患者久病不愈，因脾为后天之本，肾为先天之本，日久必然累及脾肾，“腰为肾之府”，“久病致虚”、“久病致瘀”故脾肾亏虚，腰府失养、瘀血内阻而见腰痛。脾主升清，肾主固摄，脾肾亏虚则精微下泄，而见尿中泡沫。该病缠绵，日久难愈，易反复，为本虚标实之证。张大宁教授认为该病病机为脾肾亏虚、血瘀之证，治疗当以补肾健脾、活血化瘀之法。予肾炎1号方加减，方中以生黄芪、白术补肾健脾，丹参、川芎活血化瘀，佐以土茯苓、荠菜花、半枝莲等化湿降浊，加金樱子、沙苑子收敛固摄之品，本方对慢性肾炎疗效肯定，长期应用可延缓慢性肾脏病进程。

病案22

石某，女，20岁。

初诊　2010年3月24日。

主诉　尿色深1周。

现病史　2009年9月不明诱因出现肉眼血尿2次，无发热及尿路刺激征，于西安交通大学医学院第二附属医院，查尿常规：BLD：(3+)，肾功能正常，考虑慢性肾炎，静脉滴注哌拉西林、还原型谷胱甘肽12日，复查尿常规：BLD：(3+)，PRO：(-) ~ (1+)。其后未再系统治疗。近1周感尿色深，3月19日查尿常规：BLD：(3+)，RBC：3303.2个/μl，24h尿蛋白定量：519.84mg，为求治疗，就诊于我科门诊。现症：尿色深，无腰痛及浮肿，无尿频及尿痛，纳可，寐安，大便日1行。舌边尖红苔黄腻，脉沉细。BP：110/60~70mmHg。

中医诊断　尿血。

证候诊断　肾虚血瘀，热伤血络。

西医诊断　慢性肾炎。

治则　补肾活血止血。

处方　生黄芪90g，女贞子30g，墨旱莲30g，土茯苓30g，荠菜花30g，白花蛇舌草60g，仙鹤草60g，茜草60g，小蓟60g，半枝莲30g，五灵脂30g，蒲黄炭30g，黄芩30g，生甘草30g，阿胶珠30g，三七30g，败酱草60g。水煎服，每次300ml每日2次，3日1剂。

嘱　饮食清淡，优质低蛋白饮食为宜，禁食海鲜、羊肉、辛辣刺激制品。

二诊　2010年5月19日。尿色正常，纳可，寐安，大便日1行。舌边尖红苔黄腻，脉沉细。2010年5月6日，尿常规：BLD：(2+)，RBC：254个/μl。

处方　生黄芪90g，女贞子30g，墨旱莲30g，土茯苓30g，荠菜花30g，白花蛇舌草60g，仙鹤草60g，茜草60g，小蓟60g，半枝莲30g，五灵脂30g，蒲黄炭30g，黄芩30g，阿胶珠30g，三七30g，败酱草60g，石韦60g，金银花30g。水煎服，3日1剂。

三诊　2010年11月24日。无明显不适，尿常规：未见明显异常。

处方　生黄芪90g，女贞子30g，墨旱莲30g，土茯苓30g，荠菜花30g，白花蛇舌草60g，仙鹤草60g，茜草60g，小蓟60g，半枝莲30g，五灵脂30g，蒲黄炭30g，黄芩30g，阿胶珠30g，三七30g，败酱草60g，生甘草30g。水煎服，3日1剂。

按语　肾性血尿是指排除尿路感染、结石、结核、肿瘤等肾外出血因素，红细胞经过肾小球而随尿液排出体外的肾脏疾病。中医学将其称为溺血、溲血等，属于"血证"范畴。张教授认为，肾性血尿病位在肾，但与心、脾、肝、肺诸脏皆有相关，其病性可虚可实而多见虚实夹杂。基本病机可以概括为"虚、热、湿、瘀"。本病患者以虚、瘀、热为主，故以补肾活血止血之法，予肾炎1号方加减，方中生黄芪以补肾，三七以化瘀止血，仙鹤草、茜草、黄芩以清热止血，佐以阿胶珠养阴止血。二三诊时患者诸症向愈，效不更方，微调用药巩固疗效。

病案23

刘某，女，38岁。

初诊　2010年10月13日。

主诉　腰酸痛，乏力半年。

现病史　患者2000年初体检查血红蛋白低，在中国医学科学院血液学研究所血液病医院诊为缺铁性贫血，当时尿常规：(-)，服纠正贫血药。2010年2月头晕查BP：160/130mmHg，尿常规：未见明显异常，予降压治疗，1个月后因腰酸痛查尿常规：PRO：(3+)，肾功能正常，诊断：慢性肾炎，予中成药治疗，无明显改善，尿PRO：(2+) ~ (3+)，为求治疗，就诊于我科门诊。现症：腰酸痛，乏力，纳可，大便可，夜尿1次。舌质淡红苔薄黄，脉细。BP：140/90mmHg。

2010年8月12日，尿常规：PRO：(2+)。

中医诊断　腰痛。

证候诊断　肾虚血瘀。

西医诊断　慢性肾炎。

治则　补肾活血。

处方　生黄芪120g，当归30g，土茯苓30g，荠菜花30g，川芎30g，三棱30g，赤芍30g，女贞子30g，墨旱莲30g，青蒿60g，蒲公英60g，杜仲30g，砂仁30g，五味子60g，覆盆子30g，板蓝根30g，金樱子30g，白花蛇舌草30g。水煎服，每次300ml，每日2次，3日1剂。

嘱　饮食清淡，优质低蛋白饮食为宜，禁食海鲜、羊肉、辛辣刺激制品。

二诊　2011年1月12日。近3日感冒，咽痛咽干，无恶寒发热，腰酸乏力减轻，纳可，寐可，尿量可，大便日1行。舌质淡红苔薄黄，脉细。

2011年1月10日，尿常规：PRO：(±)。

处方　生黄芪120g，当归30g，土茯苓30g，荠菜花30g，川芎30g，三棱30g，赤芍30g，女贞子30g，墨旱莲30g，青蒿60g，蒲公英60g，杜仲30g，砂仁30g，五味子60g，覆盆子30g，板蓝根30g，金樱子30g，芡实30g。水煎服，3日1剂。

三诊　2011年3月16日。时有腰酸，余无不适。舌质淡红苔薄黄，脉细。尿常规：未见明显异常。

处方　生黄芪120g，当归30g，土茯苓30g，荠菜花30g，川芎30g，三棱30g，赤芍30g，女贞子30g，墨旱莲30g，青蒿60g，蒲公英60g，杜仲30g，覆盆子30g，沙苑子30g，金银花30g，金樱子30g。水煎服，3日1剂。

四诊　2011年7月13日。无明显不适。舌质淡红苔薄黄，脉细。尿常规：(-)。

停汤药，予补肾扶正胶囊及活血化瘀胶囊维持治疗。

按语　慢性肾炎是由多种原因引起的一组病情迁延，缓慢进展，最终可发展为慢性肾衰竭的疾病，其临床表现为不同程度水肿、高血压、尿异常（血尿、蛋白尿、管型尿）和肾功能损害，该病中医可归属于“腰痛”、“水肿”范畴。因该病起病缓慢，病程较长，虚证居多，治疗原则以补虚为主，张大宁教授认为肾虚血瘀是该病病机，提出补肾活血为该病的治疗大法。以肾炎1号方加减，因该患者化验中以尿蛋白为主，故方中酌加五味子、覆盆子、金樱子等收敛固涩之品，效果显著。二诊时患者虽有外感，但表邪不重，故仍予前法，三诊、四诊时患者症状减轻，尿蛋白转阴，故停汤药予院内制剂维持治疗。

病案24

蔡某，女，41岁。

初诊　2011年8月24日。

主诉　间断浮肿2年。

现病史　患者2009年5月无明显诱因出现双下肢浮肿，于当地医院查尿常规：PRO：(2+)，诊为：慢性肾炎。服中药治疗，消肿后未再继续治疗及化验。2011年7月再次出现眼睑及双下肢浮肿，7月23日查尿常规：PRO：(2+)，BLD：(3+)，肾功能正常。为求治疗，就诊于我科门诊。现症：眼睑及双下肢浮肿，恶心，腹胀，呃逆，腰痛乏力，纳可，寐可，大便日2行，舌红苔白，脉沉细。BP：140/100mmHg。

中医诊断　水肿。

证候诊断　脾肾亏虚，血瘀湿泛。

西医诊断　慢性肾炎。

治则　补肾健脾，化瘀利湿。

处方　生黄芪90g，土茯苓30g，荠菜花30g，丹参30g，川芎30g，三棱30g，五味子60g，半枝莲30g，冬瓜皮60g，陈皮30g，仙鹤草60g，三七30g，砂仁30g，杜仲炭30g，三棱30g，覆盆子60g，枳壳30g，焦三仙30g。水煎服，每次300ml，每日2次，3日1剂。

嘱　饮食清淡，优质低蛋白饮食为宜，禁食海鲜、羊肉、辛辣刺激制品。

另予　补肾扶正胶囊，3粒/次，每日3次；补肾止血胶囊，3粒/次，每日3次；雷公藤多苷片，2粒/次，每日2次；保肝片，3粒/次，每日3次；贝那普利，1粒/次，每日1次。

二诊　2011年10月26日。眼睑肿减轻，双下肢肿，腹胀，恶心呕吐，纳可，寐欠安，大便日1~2行。舌淡红边有齿痕，脉沉细。BP：125/85mmHg。

2011年10月22日，尿常规：PRO：(±)，BLD：(2+)。

血BUN：4.5mmol/L，Cr：40μmol/L，UA：319μmol/L。

处方　生黄芪90g，土茯苓30g，荠菜花30g，丹参30g，川芎30g，三棱30g，五味子60g，半枝莲30g，冬瓜皮60g，青陈皮各30g，仙鹤草60g，三七30g，砂仁30g，杜仲炭30g，三棱30g，覆盆子60g，枳壳30g，延胡索30g，乌药30g。水煎服，3日1剂。

三诊　2011年12月28日。双下肢微肿，无恶心腹胀，纳可，寐可，大便日1~2行。舌淡红边有齿痕，脉沉细。

2011年11月26日，尿常规：BLD：(±)。

血BUN：3.9mmol/L，Cr：37μmol/L，UA：420μmol/L。

处方　生黄芪90g，土茯苓30g，荠菜花30g，丹参30g，川芎30g，五味子60g，半枝莲30g，冬瓜皮60g，仙鹤草60g，三七30g，砂仁30g，杜仲炭30g，覆盆子60g，苎麻根30g，升麻30g，蒲公英60g，金樱子30g，延胡索30g，乌药30g。水煎服，3日1剂。

按语　慢性肾炎是由多种原因引起的一组病情迁延，缓慢进展，最终可发展为慢性肾衰竭的疾病，其临床表现为不同程度水肿、高血压、尿异常（血尿、蛋白尿、管型尿）和肾功能损害，该病中医可归属于"腰痛"、"水肿"范畴。因该病起病缓慢，病程较长，虚证居多，治疗原则以补虚为主，张大宁教授认为肾虚血瘀是该病基该病机，提出补肾活血为该病的治疗大法。以肾炎1号方加减。该方配以雷公藤多苷片，因为它的免疫抑制作用应用于肾病，特别是对降低尿蛋白有较好的治疗效果，因其有升高转氨酶的不良反应，故张大宁教授研制保肝片以保肝护肝，减少其不良反应。另外，处方中的五味子，现代药理已证实其具有较好的保肝作用及减轻纤维化作用。

病案25

刘某，女，26岁。

初诊　2010年3月31日。

主诉　腰痛1个月。

现病史　患者2010年1月体检时查尿常规：PRO：（3+），BLD：（4+），住院治疗，住院期间肾穿：系膜增生性肾小球肾炎（中度）伴节段硬化结合免疫荧光，符合IgA肾病Ⅲ~Ⅳ期，于2月18日开始使用泼尼松45mg、每日1次，氯沙坦50mg、每日1次，近1个月感腰痛，3月18日24h尿蛋白定量：1.92g。为求治疗，就诊于我科门诊。现症：腰痛，咽干，纳可，大便干2日1行。舌红苔薄白脉细。BP：120/90mmHg。

中医诊断　腰痛。

证候诊断　肾虚血瘀。

西医诊断　慢性肾炎。

治则　补肾活血。

处方　生黄芪90g，土茯苓30g，荠菜花30g，丹参30g，川芎60g，半枝莲30g，墨旱莲30g，女贞子30g，败酱草60g，蒲公英60g，三棱30g，覆盆子60g，白术30g，五味子60g，芡实30g，白花蛇舌草60g。水煎服，每次300ml，每日2次，3日1剂。

嘱　饮食清淡，优质低蛋白饮食为宜，禁食海鲜、羊肉、辛辣刺激制品。

另予　补肾扶正胶囊，3粒/次，每日3次；活血化瘀胶囊，3粒/次，每日3次；雷公藤多苷片，20mg/次　每日2次；保肝片，3粒/次，每日3次；泼尼松，45mg/次，每日1次；氯沙坦，1粒/次，每日1次。

二诊　2010年4月28日。腰痛减轻，时心慌，无浮肿，纳可，大便日1行。舌红苔黄，脉细。

2010年4月20日，24h尿蛋白定量：0.48g。

处方　生黄芪90g，土茯苓30g，荠菜花30g，丹参30g，川芎60g，半枝莲30g，墨旱莲30g，女贞子30g，败酱草60g，蒲公英60g，三棱30g，覆盆子60g，白术30g，五味子60g，白花蛇舌草60g，金樱子30g，沙苑子30g。水煎服，3日1剂。

三诊　2010年6月9日。无明显腰痛，纳可，尿量可，大便日1行。舌红苔薄白，脉细。

2012年5月28日，24h尿蛋白定量：0.08g，尿常规：BLD（±）。

处方　生黄芪90g，土茯苓30g，荠菜花30g，墨旱莲30g，女贞子30g，败酱草60g，蒲公英60g，覆盆子60g，白术30g，五味子60g，白花蛇舌草60g，仙鹤草30g，茜草30g，三七30g，杜仲炭30g，苎麻根30g。水煎服，3日1剂。

另予 泼尼松减至35mg/次，每日1次。其余成药同前。

四诊 2010年7月21日。无明显不适，纳可，尿量可，大便日1行。舌红苔薄白脉细。

2012年5月28日，24h尿蛋白定量：0.04g，尿常规：(-)。

处方 生黄芪90g，土茯苓30g，荠菜花30g，墨旱莲30g，女贞子30g，败酱草60g，蒲公英60g，覆盆子60g，白术30g，五味子60g，白花蛇舌草60g 仙鹤草30g，茜草30g，三七30g，杜仲炭30g，苎麻根30g，生甘草30g，芡实30g。水煎服，3日1剂。

另予 泼尼松减至30mg/次，每日1次，其余成药同前。

系统治疗至2012年8月29日无不适，停汤药、激素。

按语 系膜增生性肾小球肾炎是根据光镜所见的一种病理形态学诊断的肾炎，是一组以弥漫性肾小球系膜细胞增生及不同程度系膜基质增多为主要特征的肾小球疾病。根据其免疫病理又将其分为IgA肾病及非IgA肾病。该病激素治疗有效，但往往在激素撤减过程中易复发。张大宁教授治疗该病以肾虚血瘀为理论指导，以补肾活血法为治疗大法，予肾炎1号方加减，不但能收到良好的治疗效果，在预防激素撤减过程中的复发亦有作用。

病案26

张某，女，38岁。

初诊 2011年5月4日。

主诉 腰痛1周。

现病史 患者2年前查体发现高血压，BP：130/90mmHg，时感头痛，未诊治。2011年2月发现尿BLD：(3+)，PRO：(1+)，BP：180/100mmHg，B超未见异常，肾功能正常。服用非洛地平、氯沙坦钾及黄葵胶囊治疗，血压控制尚可，但尿常规无改善，近1周感腰痛，5月2日查尿常规：PRO：(2+)，BLD：(3+)，WBC：120个/HP，RBC：15/μl，为求治疗，就诊于我科门诊。现症：腰痛，无乏力及浮肿，尿色深，无尿频尿急，纳可，尿量可，大便日1行。舌淡苔白脉弦细。

中医诊断 腰痛。

证候诊断 肾虚血瘀。

西医诊断 肾性肾炎。

治则 补肾活血。

处方 生黄芪90g，土茯苓30g，荠菜花30g，丹参30g，川芎30g，三棱30g，五味子60g，墨旱莲30g，女贞子30g，覆盆子60g，煅牡蛎30g，蒲公英60g，半枝莲30g，白术30g，白花蛇舌草30g，生甘草30g，砂仁30g。水煎服，每次300ml，每日2次，3日1剂。

嘱 饮食清淡，优质低蛋白饮食为宜，禁食海鲜、羊肉、辛辣刺激制品。

另予 补肾扶正胶囊，3粒/次，每日3次；补肾止血胶囊，3粒/次，每日3次；雷公藤多苷片，10mg/次，每日3次；黄葵胶囊，5粒/次，每日3次；保肝片，3粒/次，每日3次。

二诊 2011年6月22日。腰酸，自汗多，乏力不明显，尿色略深，大便日1行。舌淡苔白，脉弦细。

2011年6月18日，尿常规：PRO：(±)，BLD：(±)，WBC：20个/HP，BP：120/75mmHg。

处方 生黄芪90g，土茯苓30g，荠菜花30g，丹参30g，川芎30g，三棱30g，五味子60g，墨旱莲30g，女贞子30g，覆盆子60g，蒲公英60g，半枝莲30g，白术30g，生甘草30g，砂仁30g，仙茅30g，淫羊藿30g。水煎服，3日1剂。

三诊 2011年8月24日。无明显腰痛乏力，尿色正常，纳可，尿量可，大便日1行。舌淡苔白，脉弦细。查尿常规：PRO：（1+），BLD：（1+）。

处方　生黄芪90g，土茯苓30g，荠菜花30g，丹参30g，川芎30g，三棱30g，五味子60g，墨旱莲30g，女贞子30g，覆盆子60g，蒲公英60g，半枝莲30g，白术30g，生甘草30g，砂仁30g，仙茅30g，淫羊藿30g。水煎服，3日1剂。

四诊　2011年9月28日。无不适。舌淡苔白脉弦细。查尿常规未见明显异常。

停汤药。

另予　补肾扶正胶囊，3粒/次，每日3次；补肾止血胶囊，3粒/次，每日3次；雷公藤多苷片，10mg/次，每日2次。

按语　该病中医可归属于“腰痛”范畴。腰为肾之府，故腰痛多从肾着手治疗。结合患者症状、体征、舌苔、脉象综合考虑患者为肾虚血瘀之证，故予补肾活血为大法。配合院内制剂，补肾活血、滋阴固肾、利湿降浊调理而愈。

病案27

杨某，女，60岁。

初诊　2010年4月28日。

主诉　浮肿1年。

现病史　患者2009年5月因双下肢肿在天津医科大学第二医院住院，查尿常规：PRO：（3+），BLD：（2+），血压正常，肾功能正常，予甲泼尼龙48mg每日1次等治疗，2009年11月尿常规转阴。于2010年1月停服甲泼尼龙。2010年2月因劳累外感后出现双下肢肿，查PRO：（2+），BLD：（2+），服用私人医院自制药（具体药物不祥），效果欠佳，4月27日查PRO：（2+），BLD：（2+），24h尿蛋白定量：6.72g。为求治疗，就诊于我科门诊。现症：双下肢肿，乏力，腰痛，时恶心，纳少，畏寒，夜尿多，大便可。舌淡红，苔微腻，脉沉细。BP：130/85mmHg。

中医诊断　水肿。

证候诊断　脾肾亏虚，血瘀，水湿泛溢。

西医诊断　慢性肾炎。

治则　补肾活血，健脾利湿。

处方　生黄芪120g，土茯苓30g，荠菜花30g，丹参30g，川芎30g，三棱30g，白花蛇舌草60g，半枝莲30g，沙苑子30g，覆盆子60g，冬瓜皮60g，桑白皮60g，茯苓30g，茯苓皮30g，白术30g，陈皮30g，砂仁30g，补骨脂30，五味子60g。水煎服，每次300ml，每日2次，3日1剂。

嘱　饮食清淡，优质低蛋白饮食为宜，禁食海鲜、羊肉、辛辣刺激制品。

另予　补肾扶正胶囊，3粒/次，每日3次；活血化瘀胶囊，3粒/次，每日3次；甲泼尼龙，24mg/次，每日1次；雷公藤多苷片，20mg/次，每日3次；保肝片，3粒/次，每日3次；钙尔奇D，1粒/次，每日1次。

二诊　2010年5月19日。浮肿减轻，乏力，无呕恶，纳可，尿量可，大便日1行。舌淡红苔微腻，脉沉细。

2010年5月13日，尿常规：PRO：（2+），BLD：（2+），24h尿蛋白定量：4.56g。

处方　生黄芪120g，土茯苓30g，荠菜花30g，丹参30g，川芎30g，三棱30g，白花蛇舌草60g，半枝莲30g，覆盆子60g，冬瓜皮60g，桑白皮60g，茯苓30g，茯苓皮30g，白术30g，陈皮30g，砂仁30g，补骨脂30g，五味子60g，芡实30g，金樱子30g。水煎服，3日1剂。

三诊　2010年6月9日。双下肢微肿，乏力，尿量可。舌暗红苔白，脉沉。

2010年6月7日，24h尿蛋白定量：1.85g。

处方　生黄芪120g，土茯苓30g，荠菜花30g，丹参30g，川芎30g，三棱30g，白花蛇舌草

60g，半枝莲 30g，覆盆子 60g，冬瓜皮 60g，桑白皮 60g，茯苓 30g，茯苓皮 30g，白术 30g，陈皮 30g，砂仁 30g，补骨脂 30g，五味子 60g，生甘草 30g。水煎服，3 日 1 剂。

四诊　2010 年 7 月 7 日。双下肢不肿，乏力减轻，尿量可。舌暗红苔白，脉沉。

2010 年 7 月 7 日，尿常规：(-)，24h 尿蛋白定量：0.58g。

处方　生黄芪 120g，土茯苓 30g，荠菜花 30g，丹参 30g，川芎 30g，三棱 30g，白花蛇舌草 60g，覆盆子 60g，冬瓜皮 60g，桑白皮 60g，茯苓 30g，茯苓皮 30g，白术 30g，陈皮 30g，砂仁 30g，补骨脂 30g，五味子 60g，覆盆子 60g，杜仲 30g，决明子 30g。水煎服，3 日 1 剂。

按语　慢性肾炎是由多种原因引起的一组病情迁延，缓慢进展，最终可发展为慢性肾衰竭的疾病，其临床表现为不同程度水肿、高血压、尿异常（血尿、蛋白尿、管型尿）和肾功能损害，该病中医可归属于“腰痛”、“水肿”范畴。因该病起病缓慢，病程较长，虚证居多，治疗原则以补虚为主，张大宁教授认为肾虚血瘀是该病基本病机，提出补肾活血为该病的治疗大法。以肾炎 1 号方加减。

病案 28

李某，男，38 岁。

初诊　2010 年 4 月 21 日。

主诉　腰痛、头晕 1 周。

现病史　双下肢浮肿时轻时重 3 年余，曾查尿常规未见明显异常，血压最高达 160/120mmHg，未系统治疗。3 个月前查 Rt：BLD：(3+)，BP：160/120mmHg，予控制血压及中成药治疗，效果不佳。2012 年 4 月 15 日腰痛查 Rt：PRO：(1+)，BLD：(2+)。为求治疗，就诊于我科门诊。现症：腰部不适，是头晕，无浮肿，纳可，小便可，大便调。舌质暗红，苔薄黄，脉弦细。BP：130/85mmHg。

中医诊断　腰痛；眩晕。

证候诊断　肾虚血瘀。

西医诊断　慢性肾炎；高血压性肾损害。

治则　补肾活血。

处方　生黄芪 90g，土茯苓 30g，荠菜花 30g，五味子 60g，半枝莲 30g，大蓟 30g，小蓟 30g，三七 30g，茜草 60g，苎麻根 60g，蒲公英 60g，阿胶珠 30g，仙鹤草 60g，芡实 30g，益智仁 30g，女贞子 30g，墨旱莲 30g，覆盆子 60g。水煎服，每次 300ml，每日 2 次，3 日 1 剂。

嘱　饮食清淡，优质低蛋白饮食为宜，禁食海鲜、羊肉、辛辣刺激制品。

二诊　2012 年 6 月 30 日。腰酸，夜间双下肢肿，纳可，小便可，大便调。舌质暗红，苔薄黄，脉弦细。BP：130/80mmHg。

2012 年 6 月 17 日，尿常规：BLD：(2+)。

处方　生黄芪 120g，土茯苓 30g，荠菜花 30g，五味子 60g，半枝莲 30g，大蓟 30g，小蓟 30g，三七 30g，茜草 60g，苎麻根 60g，蒲公英 60g，阿胶珠 30g，仙鹤草 60g，女贞子 30g，墨旱莲 30g，覆盆子 60g，沙苑子 30g，金樱子 30g。水煎服，3 日 1 剂。

三诊　2012 年 9 月 13 日。腰酸，咽干，舌质暗红，苔薄，脉弦细。Rt：(-)，尿相差镜检：(-)。

处方　生黄芪 120g，土茯苓 30g，荠菜花 30g，五味子 60g，大蓟 30g，小蓟 30g，三七 30g，茜草 60g，苎麻根 60g，仙鹤草 60g，女贞子 30g，墨旱莲 30g，覆盆子 60g，沙苑子 30g，金樱子 30g，玄参 30g，麦冬 30g，板蓝根 30g，金银花 30g。水煎服，3 日 1 剂。

按语　患者腰痛、头晕伴尿检异常，辨证为肾虚血瘀之证，该病中医可归属于“腰痛”、“水肿”范畴。因该病起病缓慢，病程较长，虚证居多，治疗原则以补虚为主，张大宁教授认为肾虚血瘀是该病基本病机，提出补肾活血为该病的治疗大法。以肾炎1号方加减。

病案29

孟某，男，21岁。

初诊 2013年12月25日。

主诉 发现蛋白尿3年余。

现病史 2011年9月因汗出洗冷水澡，出现外感，继而双下肢肿，于9月6日在北京大学第一医院住院，行肾穿刺：原发性肾病综合征，予泼尼松口服。2012年3月6日加服他克莫司胶囊，2012年7月21日停泼尼松，予甲泼尼松，两周后尿常规转阴。2013年春节尿中出现蛋白，今年6月他克莫司改用吗替麦考酚醋，近日因胃肠炎，24h尿蛋白定量：1.03g，甲泼尼松1.5片改为4片，并加服来氟米特。现症：双下肢不肿，小便泡沫多，纳可，大便可，无咽痛，无腰酸乏力，每因受寒大便次数增多，舌质暗红苔薄，脉沉细。BP：140/85mmHg。

中医诊断 慢肾风。

证候诊断 脾肾亏虚，肾虚血瘀。

西医诊断 慢性肾炎。

治则 健脾益肾，活血化瘀。

拟肾炎方加减。

处方 生黄芪90g，土茯苓30g，丹参30g，川芎60g，三棱30g，白花蛇舌草30，水蛭10g，覆盆子60g，五味子60g，蒲公英60g，败酱草30g，升麻10g，白术30g，补骨脂30g，陈皮30g，山药30g。水煎服，3日1剂。

另予 肾康宁胶囊，6粒/次，每日3次；甲泼尼松，8mg/次，每日1次。

二诊 2014年3月19日。患者病情稳定，无明显不适，二便调，舌暗淡苔白腻，脉沉。

化验：肾功能：血Cr：85μmol/L，BUN：8.01mmol/L。

ALT：69U/L，STP：73.2g/L，A：44.9g/L。TC：6.75mmol/L，TG：3.02mmol/L。

2013年12月30日。24h尿蛋白定量：0.1g。

2014年2月17日。24h尿蛋白定量：0.28g。

2014年3月2日。24h尿蛋白定量：0.08g。

处方 生黄芪90g，土茯苓30g，丹参30g，川芎60g，三棱30g，水蛭10g，覆盆子60g，五味子60g，蒲公英60g，败酱草30g，升麻10g，白术30g，陈皮30g，荠菜花30g，砂仁30g。水煎服，3日1剂。

三诊 2014年4月30日。患者近期病情稳定，无明显不适，二便调，舌淡苔根部黄腻，脉沉滑。复查24h尿蛋白定量：0.06g，ALT：92U/L，UA：490μmol/L。

处方 生黄芪90g，土茯苓30g，丹参30g，川芎60g，水蛭10g，覆盆子60g，五味子60g，蒲公英60g，败酱草30g，升麻10g，白术30g，荠菜花30g，砂仁30g，莪术30g，女贞子20g，墨旱莲20g。水煎服，3日1剂。

成药加保肝片3粒/次、每日3次，别嘌醇缓释胶囊0.25g、每日1次。

患者服药至2014年7月9日复查24h尿蛋白定量：0.04g，故停服中药汤剂，并开始停服激素，患者多次复诊未出现反复，一直肾康宁胶囊6粒/次，每日3次以巩固治疗。

按语 患者病程较长，迁延日久不愈，大量精微物质流失。柯韵伯曰：“仲景有建中理中二法，风木内干于中气，用建中汤；寒水内凌于中气，用理中汤。至若劳倦形气衰少，阴虚而生内热（阴者，太阴也。）表症颇同外感，惟东垣知其为劳倦伤脾，谷气不盛，阳气下陷于阴而发热，故制补中之剂。得发表之品，而中自安，益气之剂，赖清气之品。而气益倍，此用药相须之妙也是方也。用以补脾，使地道卑而上行，亦可以补心肺，损其肺者益其气，损其心者调其荣卫也，亦可以补肝木，郁则达之也。”故以补中益气汤加减，以健脾益气以助升清，覆盆子、山药、五味子以固摄减少蛋白流失，丹参、川芎、三棱、水蛭以活血通络改善肾循环。二诊、三诊患者尿蛋白减少，加健脾固肾之品调理而愈。

病案30

刘某，男，29岁。

初诊　2012年6月27日。

主诉　发现尿中泡沫2个月余。

现病史　患者2个月前发现尿中有泡沫，未予重视，后因常规体检发现：尿常规：PRO：(3+)，BLD：(1+)，肾功能正常，轻度脂肪肝，心电图示：心肌缺血。今为进一步治疗来我院门诊。现症：偶见头晕，无明显胸闷憋气，时感腹胀，无浮肿，无腰痛，纳寐可，大便日1行，不成形，尿量可，尿中泡沫多，BP：110～140/70～100mmHg，舌暗红苔白脉滑。

2014年6月19日，尿常规：PRO：(3+)，BLD：(2+)；24h尿蛋白定量1.3g。肾功能：血Cr：76.9μmol/L，BUN：4.3mmol/L，UA：505.7μmol/L。

中医诊断　慢肾风。

证候诊断　脾肾亏虚，肾虚血瘀。

西医诊断　慢性肾炎；心肌缺血；高尿酸血症。

治则　健脾益肾，活血化瘀。

处方　生黄芪90g，土茯苓30g，荠菜花30g，丹参30g，川芎30g，半枝莲60g，仙鹤草60g，五味子60g，覆盆子60g，蒲公英60g，芡实30g，女贞子30g，墨旱莲30g。水煎服，3日1剂。

另予　肾康宁胶囊，3粒/次，每日3次；补肾止血胶囊，3粒/次，每日3次；保肝片，6粒/次，每日3次；黄葵胶囊，5粒/次，每日3次；碳酸氢钠，1粒/次，每日3次；别嘌醇，1粒/次，每日1次；氯沙坦，50mg/次，每日1次；比索洛尔，2.5mg/次，每日一次；单硝酸异山梨酯，20mg/次，每日2次。

二诊　2014年8月29日。时有恶心，纳差，大便可，尿量可，夜寐差，舌质暗红苔薄白。BP：100/85mmHg。

化验：尿常规：PRO：(1+)，BLD：(±)，24h尿蛋白定量：0.88g。血UA：474μmol/L。

处方　上方减芡实，加黄连20g、竹茹10g以清热化湿止呕，酸枣仁30g以安眠。

成药同上。

按语　患者无明显不适主诉来诊，尿中泡沫多，舌暗红苔白脉滑。故拟肾炎1号方加减，患者形体偏瘦，喜食肥美，湿浊内生，日久化热，阻碍气机，致脾气亏虚，后天无力则先天乏源，故重用黄芪健脾益肾为君，覆盆子、芡实、女贞子、墨旱莲、五味子滋肾固肾为臣，丹参、川芎、半枝莲、仙鹤草、蒲公英活血祛湿以为佐使。二诊时患者尿蛋白明显减少，唯夜寐欠安，故予黄连、竹茹、酸枣仁清热化湿以安眠，仿温胆汤之意调理以为期。

病案31

韩某，男，59岁。

初诊　2014年2月12日。

主诉　尿中泡沫多3个月余。

现病史　2013年11月30日体检时发现尿常规：PRO：(2+)，BLD：(1+)，血尿酸升高，遂就诊于我科门诊，诊断为“慢性肾炎”，予中药汤剂配合肾康宁胶囊、雷公藤多苷片治疗，现病情较前减轻，尿常规：PRO：（±）~（2+），BLD：（1+），24h 尿蛋白定量：0.276g~0.29g，为求进一步明确治疗，于今日再次就诊于我科门诊。现症：尿中泡沫多，24h 尿量2600ml，大便日1行，舌暗红苔薄，脉沉，BP：130/90mmHg。

既往史　高血压病史30余年，现服用氯沙坦血压维持在140/90mmHg以下，冠心病20余年未用药。

2014年1月4日，尿常规：PRO：（3+），BLD：（1+）；24h 尿蛋白定量：0.29g。

2014年2月6日，尿常规：PRO：（1+）；24h 尿蛋白定量：0.276g。肾功能正常。

中医诊断　慢肾风。

证候诊断　脾肾亏虚，肾虚血瘀。

西医诊断　慢性肾炎；高血压。

治则　健脾益肾，活血化瘀。

处方　生黄芪120g，土茯苓30g，荠菜花30g，丹参30g，川芎60g，水蛭10g，莪术30g，五味子60g，芡实30g，金樱子30g，陈皮30g，甘草30g，升麻10g，败酱草30g，青蒿60g，蒲公英60g。水煎服，3日1剂。

另予　肾康宁胶囊，6粒/次，每日3次；雷公藤多苷片，2粒/次，每日3次；保肝片，6粒/次，每日3次；氯沙坦，50mg/次，每日1次。

二诊　2014年3月19日。尿中泡沫多，夜尿1次，大便日1次，无腰酸乏力，舌红苔黄腻，脉滑。BP：125/95mmHg。

尿常规　PRO：（±）；24h 尿蛋白定量：0.177g。

处方　生黄芪90g，土茯苓30g，荠菜花30g，丹参30g，川芎30g，水蛭10g，莪术30g，五味子60g，芡实30g，蒲公英60g，金樱子30g，陈皮30g，升麻30g，败酱草60g，青蒿60g，黄连30g，栀子30g。水煎服，3日1剂。

三诊　2014年11月5日。尿中泡沫多，夜尿1次，大便日1次，乏力无腰酸痛，舌红苔薄白，脉沉。BP：130/90mmHg（停服中药6个月）。化验：尿常规：PRO：（±），BLD：（±）。

处方　上方减黄连、栀子，加女贞子30g、墨旱莲30g。

按语　患者年近6旬，脾肾亏虚，脾主升清，肾主固摄，二脏虚弱，则蛋白精微不固而外泄。而气虚无力行血则血行瘀滞，而成肾虚血瘀之证。气虚运化无力则水湿内生，内停中焦，使气机不利。故以生黄芪、升麻健脾益气升清，芡实、金樱子、五味子以固肾，丹参、川芎、水蛭、莪术活血通络则瘀去新生，败酱草、青蒿、蒲公英、土茯苓、荠菜花清热利湿。二诊时患者痰热较甚，故加黄连、栀子清热化痰。三诊时患者热势已退，故予女贞子、墨旱莲滋阴固肾，去黄连、栀子，调补以巩固疗效。

病案32

薛某，女，47岁。

初诊　2014年10月29日。

主诉　发现尿蛋白3个月余。

现病史　患者5月份因发热2周就诊于“天津医科大学总医院”，时查尿常规未见明显异常，肾功能：血 Cr：106μmol/L，BUN：5.2mmol/L，UA：147μmol/L。B超示：双肾形态饱满，诊断为“肾周围炎”，予抗炎治疗近1个月，体温有所下降，呈低热，1个月后再次住院，伴尿频、尿痛，考虑“尿路感染”，时查尿常规：PRO：（1+），GLU：（±）~（3+），24h 尿蛋白定量：1.2g，Hb：81g/L，RBC：2.7×10^{12}/L，单核细胞：0.123，继续抗炎治疗45日，热退出院。出院后定期复查尿常规，蛋白尿增加，故来我院就诊。现症：腰痛，下肢凉感、麻木，时灼热汗出，乏力，纳可，尿量可，大便调，舌淡暗苔薄白，脉沉。

化验：尿常规：PRO：(2+)，BLD：(1+)，GLU：(1+)；24h尿蛋白定量：2.065g。

肾功能：血Cr：102μmol/L，BUN：5.9mmol/L，UA：80μmol/L；Hb：115g/L。

中医诊断　慢肾风。

证候诊断　脾肾亏虚，肾虚血瘀。

西医诊断　慢性肾炎。

治则　健脾益肾，活血化瘀。

处方　生黄芪120g，土茯苓30g，荠菜花30g，丹参30g，川芎30g，莪术30g，五味子60g，女贞子30g，墨旱莲30g，芡实20g，金樱子30g，大黄炭60g，蒲黄炭30g，茵陈60g，五灵脂30g，升麻10g，青蒿60g，白术30g。水煎服，3日1剂。

另予　肾康宁胶囊，5粒/次，每日3次；雷公藤多苷片，2粒/次，每日3次；补肾生血胶囊，3粒/次，每日3次；保肝片，3粒/次，每日3次；黄葵胶囊，5粒/次，每日3次。

二诊　2014年11月12日。双下肢冷感，小腿至后腰冷，纳可，大便可，夜尿2次，舌淡红苔薄，脉沉。

2014年11月10日，尿常规：PRO：(1+)，GLU：(1+)，LEU：(1+)，上皮细胞：30/μl；24h尿蛋白定量0.84g。

肾功能：血Cr：65μmol/L，BUN：5.6mmol/L，UA：112.7μmol/L。

Hb：112g/L。

处方　上方减茵陈、五灵脂、蒲黄炭，加蒲公英60g、败酱草60g。

成药同上。

三诊　2014年12月3日。双下肢酸冷，后背发沉，纳可，大便可，夜尿3次，舌淡红苔薄，脉沉，鼻塞流涕，不咳，咽不痛。

2014年12月1日，尿常规：PRO：(±)，GLU：(1+)，LEU：(1+)，上皮细胞：11/μl；24h尿蛋白定量：0.56g。肾功能：正常。

处方　生黄芪120g，土茯苓30g，丹参30g，川芎30g，三棱30g，五味子60g，芡实20g，金樱子30g，大黄炭60g，升麻10g，青蒿60g，白术30g，蒲公英30g，败酱草60g，覆盆子20g，补骨脂30g。水煎服，3日1剂。

四诊　2014年12月24日。双下肢怕冷，纳可，二便可，双目红赤。

化验：尿常规：PRO：(1+)，WBC：11/μl，24h尿蛋白定量：0.44g。

处方　上方黄芪减至90g，覆盆子加至30g、川芎加至60g、芡实加至30g，减补骨脂，加莪术30g。

按语　患者外感后湿热内侵而发为淋证，日久不愈，由腑及脏，腰为肾之府，故见腰痛之症。结合舌脉，可见湿阻脉络，瘀血以生。故予健脾益肾祛湿的同时辅以活血化瘀之品。方中丹参补心、去瘀生新。“气平而降，味苦色赤。入心与包络，破宿血，生新血，(瘀去、然后生新)。一味丹参散、功同四物汤（《本草从新》）”。川芎补血润燥，行气搜风。“气郁邪入血中，为阴滞于阳；血郁邪入气中，为阳滞于阴，致生恶毒，然百病皆由此起也。芎、归能和血行气而通阴阳，男妇一切血证。(《本草备要》)”诸药合用，标本兼顾。

病案33

周某，男，45岁。

初诊　2013年6月5日。

主诉　发现蛋白尿7年余。

现病史　患者7年前发现尿常规：BLD：（1+），今年体检时尿常规：PRO：（±），BLD：（3+），未系统诊治。现症：左腰痛，膝以下酸冷，纳可，大便时溏，舌暗苔薄，BP：120/80mmHg。

化验：尿常规：PRO：（2+），BLD：（1+），GLU：（1+），24h尿蛋白定量：2.065g。肾功能：血Cr：102μmol/L，BUN：5.9mmol/L，UA：80μmol/L。Hb：115g/L。

中医诊断　慢肾风。

证候诊断　脾肾阳虚，瘀血内阻。

西医诊断　慢性肾炎。

治则　温补脾肾，活血化瘀。

处方　生黄芪90g，土茯苓30g，荠菜花30g，丹参30g，川芎60g，白术30g，高良姜30g，五倍子30g，五味子30g，升麻10g，仙鹤草60g，茜草60g，阿胶珠30g，补骨脂30g，吴茱萸15g，肉桂30g，诃子肉60g。水煎服，3日1剂。

另予　肾康宁胶囊，3粒/次，每日3次；补肾止血胶囊，3粒/次，每日3次。

二诊　2013年6月19日。耳鸣，腰痛缓解，双膝关节酸冷，纳可，大便溏，日2次，舌暗红苔薄，脉滑。BP：120/80mmHg。尿常规：正常，镜检：正常。

处方　上方黄芪改为120g，加仙茅30g、淫羊藿30g、肉豆蔻30g以温补脾肾。

三诊　2013年7月17日。偶有腰部酸痛，小腿发凉，胃脘部怕凉，纳可，寐差，大便溏日1～2次，舌红苔薄有齿痕，脉滑。尿常规：BLD：（±），镜检：正常。

处方　生黄芪120g，土茯苓30g，荠菜花30g，丹参30g，川芎60g，白术30g，炮姜30g，五倍子30g，五味子30g，升麻10g，仙鹤草60g，茜草60g，阿胶珠30g，诃子肉60g，仙茅30g，淫羊藿30g，肉桂30g，巴戟天30g，蛇床子30g。水煎服，3日1剂。

四诊　2013年9月4日。劳累后乏力，腰酸，耳鸣，胃脘部畏寒，小腿发凉，纳可，睡眠尚可，大便时溏，日2次。舌暗胖大，脉滑。尿常规：BLD：（±），LEU：（±）。

处方　上方去荠菜花，加白花蛇舌草30g、肉豆蔻30g。

五诊　2013年10月9日。左腰肋生气劳累时胀痛，周身酸软，纳可，大便日2次，便溏，舌红苔薄，脉滑。尿常规：正常。

处方　生黄芪160g，土茯苓30g，丹参30g，川芎60g，白术30g，炮姜30g，五倍子30g，五味子30g，升麻10g，仙鹤草60g，茜草60g，阿胶珠30g，肉桂30g，诃子肉60g，巴戟天30g，蛇床子30g，金樱子30g。水煎服，3日1剂。

六诊　2013年10月30日。左肾区时胀痛，双下肢时感沉重，午后疲倦，纳可，大便溏，舌淡红略胖大苔薄。尿常规：BLD：（±）。

处方　上方丹参，加荠菜花30g、补骨脂30g。

七诊　2014年1月8日。时感左侧腰部疼痛，大便时有不成形，晨起2次，余无不适。尿常规：BLD：（±）。

处方　生黄芪160g，土茯苓30g，川芎60g，白术30g，炮姜30g，五倍子30g，五味子30g，升麻10g，茜草60g，阿胶珠30g，肉桂30g，诃子肉60g，巴戟天30g，蛇床子30g，补骨脂30g，肉豆蔻30g，仙茅30g，淫羊藿30g。水煎服，3日1剂。

八诊　2014年3月19日。患者有断药现象。现症：时有腰痛，腰背部及胃脘部怕凉，大便多不成形，晨起2～3次。尿常规：BLD：（±）～（2+）。

处方　上方诃子肉改为30g。

九诊　2014年11月12日。患者自行停药半年余，自觉乏力，大便成形，晨起2次，舌暗胖大有齿痕苔白腻。尿常规：BLD：(1+)。

处方　上方去巴戟天、仙茅、淫羊藿，加女贞子30g、墨旱莲30g、石菖蒲30g。

按语　患者久病，肾阳不足，机体失于温煦，故见腰痛、膝以下酸冷、大便时溏等症。故治疗以温补脾肾、活血化瘀为法。予四神丸之意，《时方歌括》有云："四神丸治脾肾双虚，子后作泻，不思食，不化食，肾水受时于子。弱土，不能禁制故子后每泻。柯韵伯曰，泻利为腹疾，其由有四：一为脾虚不能制水，一为肾虚不能行水，故二神丸。君补骨脂之辛燥者，入肾以制水，佐肉豆蔻之辛温者，入脾以暖土，丸以枣肉，又辛甘发散为阳也。一为命门火衰不能生土，一为少阳气虚无以发陈。故五味子散，君五味子之酸温，以收坎宫耗散之火，少火生气以培土也。佐吴茱萸之辛温，以顺肝木欲散之势，为水气开滋生之路，以奉春生也。此四者，病因虽异，而见症则同，皆水亢为害，二神丸是承制之剂，五味散是化生之剂也。二方理不同，而用则同，故可互用以助效，亦可合用以建功。"及后患者复诊，尿蛋白减轻，唯肾阳不足之证仍见，故复诊加以淫羊藿、仙茅、巴戟天、蛇床子等补肾助阳之品，调理收功。

病案34

马某，男，20岁。

初诊　2014年6月25日。

主诉　发现蛋白尿5个月余。

现病史　患者5个月前因双下肢肿，查尿常规：PRO：(3+)，诊断为"慢性肾炎"，予中西医结合治疗，予泼尼松10粒/次、每日1次，对激素敏感，尿常规正常，后撤减激素，2个月病情复发，尿常规：PRO：(3+)，后予中药、雷公藤多苷片、泼尼松联合治疗2个月无效，后住院治疗，予甲泼尼龙24mg、每日1次，停雷公藤多苷片，效果明显，尿常规正常，出院后，甲泼尼龙撤减至10粒/次时复发，尿常规：(2+)～(3+)。现症：面部全身痤疮，时有双手抽搐，纳可，睡眠差，二便可，舌质暗红苔白腻，脉弦。BP：100/70mmHg。

化验：尿常规：PRO：(2+)，24h尿蛋白定量：0.44g。肾功能：正常。

中医诊断　慢肾风。

证候诊断　脾肾亏虚，瘀血内阻。

西医诊断　慢性肾炎。

治则　补肾健脾，活血化瘀。

处方　生黄芪120g，土茯苓30g，丹参30g，川芎60g，莪术30g，茯苓30g，茯苓皮30g，芡实10g，升麻10g，五味子60g，金樱子30g，覆盆子30g，败酱草30g，白术30g，党参30g。水煎服，3日1剂。

另予　肾康宁胶囊，6粒/次，每日3次；甲泼尼松，40mg/次，每日1次；保肝片，6粒/次，每日3次；雷公藤多苷片，2粒/次，每日2次。

二诊　2014年7月16日。症状大致同前，尿常规正常。

处方　上方去茯苓、茯苓皮、白术、党参，加女贞子30g、墨旱莲30g。

三诊　2014年9月10日。双下肢不肿，尿量可，大便可，舌淡苔白，脉沉。尿常规：正常。

处方　上方黄芪改为90g、覆盆子60g，加白术30g、山药30g。

四诊　2014年10月15日。双下肢不肿，纳可，大便可，尿量可，舌淡红苔白。尿常规：正常；24h尿蛋白定量：0.09g。肾功能正常，血常规正常。

处方　生黄芪120g，土茯苓30g，丹参30g，川芎60g，莪术30g，芡实10g，升麻10g，五味子60g，金樱子30g，覆盆子30g，女贞子30g，墨旱莲30g，败酱草60g，白花蛇舌草60g，蒲公英60g。水煎服，3日1剂。

五诊　2014年11月12日。症状大致同前，无明显特殊不适。尿常规：正常。

处方　上方去芡实、蒲公英、败酱草，加沙苑子30g、补骨脂30g、生牡蛎30g。

按语　患者慢性病程，虽应用激素及免疫抑制剂仍有蛋白尿，考虑患者久病，脾肾亏虚，脾主升清，肾主固摄，二脏虚弱，则蛋白精微不固而外泄。故治疗以补中益气汤加减以健脾益肾、升清，佐以金樱子、芡实、五味子、覆盆子以固肾摄精，丹参、川芎、莪术活血通络，祛络脉之症瘕。脉络既通，则缺血之组织得以濡养，瘀去新生。二诊、三诊时考虑患者仍本虚明显故加女贞子、墨旱莲、白术、山药之品，健脾益气，滋阴固肾。四诊、五诊时患者尿蛋白转阴，故随症加减以巩固疗效。

病案35

谢某，女，55岁。

初诊　2013年1月23日。

主诉　发现蛋白尿4个月余。

现病史　患者4个月前因双下肢肿就诊于当地医院，查尿常规：PRO：(2+)，诊为肾病综合征，予肾康注射液静脉滴注后转入北京大学第一医院，诊为肾炎、高血压肾损害，予降压治疗，建议肾穿，因双肾皮质薄，暂不予肾穿，多次查尿常规：PRO：(2+) ~ (3+)，为进一步治疗今来我院门诊。现症：双下肢肿，小便泡沫多，纳可，寐安，小便量偏少，大便干，舌暗红苔薄黄，脉沉滑。BP：110/70mmHg。

中医诊断　慢肾风；水肿。

证候诊断　脾肾亏虚，瘀血内阻。

西医诊断　慢性肾炎。

治则　补肾健脾，活血化瘀。

处方　生黄芪90g，土茯苓30g，荠菜花30g，丹参30g，川芎60g，半枝莲60g，白术30g，金樱子60g，茯苓30g，茯苓皮30g，芡实30g，补骨脂30g，女贞子30g，墨旱莲30g，蒲公英60g，五味子60g，冬瓜皮60g，猪苓30g。水煎服，3日1剂。

另予　补肾活血胶囊，3粒/次，每日3次；肾衰排毒胶囊，3粒/次，每日3次；氨氯地平，1粒/次，每日1次；保肝片，6粒/次，每日3次；氯沙坦钾氢氯噻嗪片，1粒/次，每日1次；雷公藤多苷片，2粒/次，每日2次；美托洛尔，1粒/次，每日1次；黄葵胶囊，5粒/次，每日3次。

二诊　2013年4月3日。乏力肢肿，尿中泡沫多，大便日1次。

化验：尿常规：PRO：(2+)，24h尿蛋白定量：4.09g。STP：58.5g/L，A：30.6g/L；肾功能：血Cr：86μmol/L，UA：499μmol/L。

处方　上方减芡实、补骨脂、猪苓，加败酱草60g。

另予　成药加别嘌醇1粒/次，每日2次；碳酸氢钠1粒/次，每日3次。

三诊　2013年5月22日。双下肢微肿，尿中泡沫多，时手足麻木，下肢抽搐，尿量可，大便3~4次，舌红绛苔少，脉弦。

化验：24h尿蛋白定量：1.64g；尿常规：PRO：(2+)。肾功能：血Cr：85μmol/L，BUN：6.59mmol/L，UA：437μmol/L。

处方　上方黄芪加至120g，减女贞子、墨旱莲、败酱草，加莪术30g、升麻10g、补骨脂30g、山药30g、覆盆子30g。

四诊　2013年7月31日。乏力，大便日3次，夜尿1次。尿常规：PRO：(3+)，24h尿蛋白定量：1.2g。肾功能：血Cr：76μmol/L，BUN：10.14mmol/L，UA：344μmol/L。

处方 上方升麻改为20g，减半枝莲、茯苓、茯苓皮、补骨脂、莪术，加败酱草60g、水蛭15g、砂仁30g、杜仲30g。

雷公藤多苷片改为1粒/次，每日3次。

五诊 2013年10月3日。双下肢肿，纳可，大便日2次，夜尿1次。尿常规：PRO：(2+)；24h尿蛋白定量：1.3g。STP：58g/L，A：35g/L；肾功能：血Cr：52μmol/L，BUN：7.23mmol/L，UA：378μmol/L。

处方 生黄芪120g，土茯苓30g，荠菜花30g，丹参30g，川芎60g，水蛭10g，白术30g，金樱子60g，蒲公英60g，冬瓜皮60g，五味子60g，升麻15g，覆盆子30g，败酱草60g，砂仁30g，杜仲30g，草决明60g。水煎服，3日1剂。

六诊 2013年12月25日。无明显不适症状。24h尿蛋白定量：0.23g。患者病情明显好转，停服汤药，继续服成药治疗。

按语 患者主因水肿来诊，故属中医学水肿范畴。《医门法律·水肿》有云："经谓二阳结谓之消，三阴结谓之水。……三阴者，手足太阴脾肺二脏也。胃为水谷之海，水病莫不本之于胃，经乃以之属脾肺者，何耶？使足太阴脾，足以转输水精于上，手太阴肺足以通调水道于下，海不扬波矣。惟脾肺二脏之气，结而不行，后乃胃中之水日蓄，浸灌表里，无所不到也；是则脾肺之权，可不伸耶。然其权尤重于肾。肾者，胃之关也。肾司开阖，肾气从阳则开，阳太盛则关门大开，水直下而为消；肾气从阴则阖，阴太盛则关门常阖，水不通而为肿。经又以肾本肺标，相输俱受为言，然则水病，以脾肺肾为三纲矣。"故中医以补肾健脾，活血化瘀。予肾炎1号方加减调摄而愈。

病案36

田某，女，41岁。

初诊 2011年6月29日。

主诉 双下肢浮肿1年余。

现病史 患者2002年常规体检时查尿常规：BLD：(2+)，PRO：(2+)，就诊于天津医科大学总医院，诊为：慢性肾炎，予肾炎康复片治疗，效果一般。2004年于中国人民解放军总医院行肾穿刺：IgA肾病。口服环磷酰胺治疗3个月，无效。2005年于秦皇岛市北戴河医院服用中草药及院内制剂，尿常规曾转阴。2010年劳累后出现双下肢浮肿，查尿常规：BLD：(2+)～(3+)，PRO：(1+)～(2+)，再次就诊于秦皇岛市北戴河医院，治疗效果欠佳，为求治疗，就诊于我院门诊。现症：乏力双下肢肿，时轻时重，畏寒，纳可，寐可，尿量可，大便日1行。舌红苔白，脉沉细。BP：130/85mmHg。

中医诊断 水肿。

证候诊断 脾肾亏虚、血瘀湿泛。

西医诊断 慢性肾炎。

治则 补肾健脾，化瘀利湿。

处方 生黄芪90g，土茯苓30g，荠菜花30g，丹参30g，川芎30g，白术30g，半枝莲30g，白花蛇舌草30g，仙鹤草60g，三七30g，覆盆子30g，金樱子30g，蒲公英60g，五味子60g，女贞子30g，墨旱莲30g，三棱30g。水煎服，每次300ml，每日2次，3日1剂。

嘱 饮食清淡，优质低蛋白饮食为宜，禁食海鲜、羊肉、辛辣刺激制品。

另予 补肾扶正胶囊，3粒/次，每日3次；补肾止血胶囊，3粒/次，每日3次；雷公藤多苷片，2粒/次，每日2次；保肝片，3粒/次，每日3次。

二诊 2011年9月7日。四肢乏力，双下肢微肿，夜寐欠安，纳可，大便日1行。舌淡红苔白，脉沉细。尿常规：PRO：(2+)，镜检：正常。

处方 生黄芪90g，土茯苓30g，荠菜花30g，川芎30g，白术30g，半枝莲30g，白花蛇舌草30g，仙鹤草60g，三七30g，覆盆子30g，金樱子30g，蒲公英60g，五味子60g，女贞子30g，墨旱莲30g，三棱30g，阿胶珠30g，败酱草30g。水煎服，3日1剂。

按语 慢性肾炎是由多种原因引起的一组病情迁延，缓慢进展，最终可发展为慢性肾衰竭的疾病，该病中医可归属于“腰痛”、“水肿”范畴。因该病起病缓慢，病程较长，虚证居多，治疗原则以补虚为主，张大宁教授认为肾虚血瘀是该病基本病机，提出补肾活血为该病的治则。以肾炎1号方加减。此患者病程已10年，反复发作，缠绵难愈，该病患者在应用肾炎1号方同时口服本院自制中成药补肾扶正胶囊及补肾止血胶囊，同时应用雷公藤多苷片，此药不良反应较多，其中以转氨酶升高多见，故张大宁教授研制的保肝片以大剂量的五味子来降低这一不良反应的出现，为慢性肾炎患者应用雷公藤多苷片保驾护航。二诊时，患者四肢乏力，双下肢微肿，夜寐欠安，舌淡红苔白，脉沉细。考虑患者湿瘀互结，脉络瘀阻，络脉失养，故见上述诸症，故加阿胶珠、败酱草祛邪扶正而安。

病案37

高某，男，48岁。

初诊 2014年12月3日。

主诉 尿常规异常7个月。

现病史 患者2014年5月常规体检时发现尿常规中PRO、BLD（1+），具体不详。2014年9月中旬复查尿常规PRO、BLD（1+），具体不详。予抗炎治则，疗效不显著。2014年10月就诊于中国医科大学附属医院，尿常规PRO：（±），BLD：（3+），血Cr：90μmol/L（59～104μmol/L），尿相差镜检：肾性RBC：80%，予羟苯磺酸钙、厄贝沙坦片、硝苯地平控释片治疗。

2014年11月18日血STP：70.5 g/L，A：44.1 g/L，G：26.4g/L，BUN：6.9mmol/L，Cr：114.8μmol/L，UA：433mmol/L（210～430mmol/L），TG：4.14mmol/L，GLu：5.71mmol/L，尿常规：BLD：（1+），PRO：（1+）。血流变：高黏血症。

2014年11月26日，肝炎标志物：(-)，肝功能正常，肾脏B超：正常。

现症：腰酸，易疲劳，气短，纳可寐安，大便每日1行，舌质紫暗，苔黄腻，脉弦细。

既往史 高血压病史4年。

过敏史 紫外线、粉尘。

中医诊断 腰痛。

证候诊断 肾虚血瘀。

西医诊断 慢性肾炎；高尿酸血症。

治则 补肾活血。

处方 生黄芪90g，土茯苓30g，荠菜花30g，茵陈60g，仙鹤草60g，茜草60g，丹参30g，川芎30g，芡实30g，升麻10g，五灵脂30g，蒲黄炭30g，五味子60g，砂仁30g，决明子30g，大黄炭60g。水煎服，3日1剂。

另予 肾康宁胶囊，3粒/次，每日3次；补肾止血胶囊，3粒/次，每日3次；肾衰排毒胶囊，3粒/次，每日3次；黄葵胶囊，5粒/次，每日3次；别嘌醇，0.25g/次，每日1次；碳酸氢钠，1粒/次，每日3次。

二诊 2015年1月28日。患者仍感乏力，腰酸，易疲劳，视物模糊，眼底检查未见异常，血压维持在120～130/90mmHg。舌暗苔黄微腻。复查尿常规：PRO：（1+），BLD：（2+），RBC：8.12个/HP，小圆细胞：3.7/μl，病理管型：1.02/μl，余阴性。生化检查：BUN：6.5mmol/L，

Cr：98μmol/L（62～106μmol/L），UA：419μmol/L，肝功能正常。

处方 上方基础上生黄芪改为120g，加青蒿60g。

另予 肾康宁胶囊，3粒/次，每日3次；补肾止血胶囊，3粒/次，每日3次；肾衰排毒胶囊，3粒/次，每日3次；黄葵胶囊，5粒/次，每日3次；别嘌醇，0.25g/次，每日1次；碳酸氢钠，1粒/次，每日3次。

按语 《素问·六节脏象论》说："肾者主蛰，封藏之本，精之处也。"肾气充足，精气内守；肾气亏虚，失于封藏，精微下泄；脾为气血生化之源，主运化水液及水谷精微，统摄气血津液于一身，脾气亏虚，清阳不升，谷气下流，脾失固涩，精微下注。慢性肾炎尿中的蛋白与肾精的封藏和脾气的健运及肾络痹阻有密切关系，因此滋补肝肾，固摄肾精，健脾助运，摄纳水谷精微，活血化瘀是治疗蛋白尿的关键。慢性肾炎尿中的潜血多为肾阴亏损，相火妄动，损伤脉络，血溢脉外，因此滋补肾阴、清泻相火、凉血止血是治疗尿中潜血的关键。患者尿中蛋白和潜血的减少，印证了上述辨证思路的正确。

病案38

李某、男、49岁。

初诊 2014年12月31日。

主诉 尿常规异常1年余。

现病史 2014年10月，体检发现尿常规：PRO：(2+)，BLD：(2+)，余化验阴性，就诊于天津医科大学总医院，予黄葵胶囊、肾炎康复片治疗，尿常规：PRO：(1+)～(2+)，BLD：(2+)～(3+)。为进一步诊治，就诊于我院。现症：偶腰酸，纳可，二便可，舌质暗淡苔薄黄，脉弦。BP：100/85mmHg。

既往史 高血压病史10年，最高150/125mmHg，中西药对症治疗，血压控制在150/100mmHg。

辅助检查 2014.10.21尿常规：BLD：(2+)，PRO：(1+)；肝肾功能、血脂、血常规、免疫全项：正常；尿相差镜检：RBC：93.2/μl（<12.6/μl），肾性红细胞；24h尿蛋白定量：483mg。

2014年11月4日，24h尿蛋白定量：627mg；尿常规：PRO（±），BLD：(3+)。

2014年12月11日，尿常规：PRO：(1+)，BLD：(3+)；24h尿蛋白定量：774mg。

2014年12月22日，24h尿蛋白定量：618mg。

中医诊断 腰痛。

证候诊断 脾肾亏虚，肾虚血瘀。

西医诊断 慢性肾炎；高血压3级。

治则 补肾健脾，活血化瘀。

处方 生黄芪60g，土茯苓30g，丹参30g，川芎30g，墨旱莲30g，女贞子30g，青蒿60g，五味子60g，煅牡蛎60g，金樱子60g，砂仁30g，升麻10g。用法、及煎服方法：水煎服，3日1剂。

另予 肾康宁胶囊，6粒/次，每日3次；补肾止血胶囊，3粒/次，每日3次；黄葵胶囊，5粒/次，每日3次；雷公藤多苷片，2粒/次，每日2次；保肝片，5片/次，每日3次；氯沙坦，50g/次，每日1次。

二诊 2015年1月28日。患者无不适主诉。查尿常规：PRO：(－)，BLD：(3+)，RBC：10～15个/HP；24h尿蛋白定量：0.15g。

处方 上方去墨旱莲、女贞子，加白术30g、山药30g、茯苓30g，生黄芪增至90g。

成药同上。

三诊 2015年3月4日。患者无不适主诉，纳可，大便日1行，舌淡红胖大苔白腻，脉濡。

BP：120/85mmHg。查尿常规：BLD：（2+），SG：1.010，pH：7.5，RBC：2～4个/HP；相差镜检：RBC：14 000/ml（0～8000/ml）；24h尿蛋白定量：0.15g。

处方　上方去山药，加蒲公英60g、女贞子30g、墨旱莲30g。

成药同上。

按语　患者脾肾俱虚，瘀血内蕴，证属本虚标实，属祖国医学“腰痛”范畴。本治法温肾化气，活血利水。《本草逢原》：“黄芪同人参则益气，同当归则补血，同白术、防风运脾湿，同防己、防风则祛风湿，同桂枝、附子，则治卫虚亡阳汗不止，为腠理开合之总司。”现代研究证明：黄芪所具有的降低尿蛋白、提高血浆白蛋白、保护肾功能、增强机体免疫力等作用，与其益气升阳、行气利水、活血固表等传统功效密切相关。方中使用大剂量生黄芪不仅降低尿蛋白，更重要的是降低全血黏度及纤维蛋白原，从而起到降脂降压、减低肾小球硬化程度、保护肾功能的作用。

病案39

李某，女，40岁。

初诊　2011年11月9日。

主诉　尿血反复发作9年，且逐渐加重。

现病史　9年前发现镜下血尿，后反复发作，未予重视，近日因腰痛、尿血就诊于我院。现症：尿血，腰酸，乏力，体酸，不肿，面色黄（胃息肉病2年），畏寒，纳可寐差，大便调，舌暗红苔薄黄。查尿常规：BLD：(3+)，尿相差镜检：RBC：461.1/μl，肾小球性红细胞占100%。

中医诊断　腰痛。

证候诊断　脾肾亏虚。

西医诊断　慢性肾炎。

治疗　健脾补中，滋肾降火，调理中焦。

处方　生黄芪60g，升麻30g，山茱萸肉30g，桑寄生30g，茯苓30g，女贞子30g，墨旱莲30g，金樱子30g，仙鹤草30g，茜草30g，杜仲炭30g，陈皮30g，山药30g，苎麻根30g。水煎服，3日1剂。

另予　补肾扶正胶囊，3粒/次，每日2次；补肾止血胶囊，3粒/次，每日2次。

按语　该患者镜下血尿反复发作，平素腰酸、乏力、不肿、体酸、面色黄、苔薄黄。久病体弱，精微不固，肾阴亏耗，相火妄动，血不循经而外溢。故治疗以健脾、滋肾、养血、敛阴为法。血为阴精，养血必养阴；血为精微，得脾肾之气循于脉道，以养周身。经血不循经而外溢，为脾肾亏虚不固，治以生黄芪、升麻、山茱萸肉、桑寄生、茯苓补肾健脾，升提中气，使脾健清升；用女贞子、墨旱莲、金樱子益精滋阴；仙鹤草、茜草、杜仲炭补肾止血；陈皮、山药理气和胃；苎麻根凉血止血。方中金樱子涩精血针对肾阴亏虚、阴虚内热精血不固而设，多次使用有效。升麻意在配伍黄芪补气升阳敛精血，使精微物质复其本位。

病案40

瞿某，女，62岁。

初诊　2010年11月3日。

主诉　腰痛，蛋白尿1年，近日加重。

现病史　2007年发现自身免疫性肝硬化，并发现右肾占位，并行摘除术。1年前发现蛋白尿，尿微量白蛋白：559.20μg/mL，24h尿蛋白定量：0.57g。曾服黄葵胶囊无效停用。2008年8月查抗核抗体：1∶1000，dsDNA：(－)，抗线粒/每次体抗体：（－）。2010年8月6日IgG：2820mg/dl，IgM：346mg/dl，循环复合物：39，dsDNA：（－），抗核抗体：1∶800，类风湿因子：24.10，

ASO：(−)。9月17日狼疮抗凝因子：48.5，考虑“系统性红斑狼疮”。现症：周身乏力，消瘦，腰酸痛，不能站立，易外感，低热37.3～37.6℃，面暗，皮肤散在疱疹，疼痛，夜尿频，便溏，纳少。舌红苔白腻，脉细数。尿常规：PRO：（1+），BLD：（±），血常规：PLT：91 $\times 10^9$/L：ALT：64U/L，AST：66U/L，STP：95g/L，G：51g/L，FBIL：7.2g/L。

中医诊断　腰痛。

证候诊断　脾肾亏虚，肝气不舒。

西医诊断　自身免疫性肝硬化；慢性肾炎；右肾占位性病变。

治疗　益气健脾，养血活血柔肝，清湿热解毒。

处方　生黄芪90g，白芍30g，五味子30g，白术30g，丹参30g，川芎30g，三棱30g，白花蛇舌草30g，蒲公英30g，半枝莲60g，金樱子30g，覆盆子30g，青蒿30g，栀子30g，黄连15g。水煎服，3日1剂。

按语　患者临床诊断为自身免疫性肝硬化。目前便溏、乏力，腰酸痛，不能站立，夜尿多，消瘦，面色晦暗，舌淡苔白腻脉细数。尿微量白蛋白：559.20μg/ml，24h尿蛋白定量：0.57g，蛋白尿史1年。考虑肾炎。纵观诸症，其病机与肝脾密切相关。肝主疏泄，脾主运化，病久肝气不疏，横逆乘脾，脾气不健，致乏力、便溏等。脾不升清，精微下泄，致蛋白尿，治疗以疏肝健脾为要。脾虚湿热内蕴，治疗尚注重清热利湿解毒之品的应用。以生黄芪配五味子、白芍健脾益气、养血柔肝软坚，加丹参、川芎、三棱活血通利血脉，用白花蛇舌草、蒲公英清热解毒护肝利胆。由于初病肝脾，肝失条达，肝旺脾虚，易致湿热内蕴，外邪化热，故治以益气健脾、清热解毒合用，配合软坚散结的白芍、五味子酸甘养血敛阴柔肝。使诸症好转。

病案41

季某，女，40岁。

初诊　2012年1月4日。

主诉　腰痛伴镜下血尿2年，近日加重。

现病史　2011年11月30日体检发现尿常规：BLD：(3+)，血黏度升高，未予重视。2011年12月17日复查尿常规：BLD：（3+)，尿相差镜检：RBC：49 200mL，肾小球性红细胞：100%。为明确诊断遂来就诊。现症：镜下血尿，腰酸痛，乏力，畏寒，月经减少夜尿频多。舌暗边有齿痕，苔薄脉沉细。BP：120/70mmHg，尿常规：BLD：(2+)。Cr：49 μmol/L，BUN：2.7 mmol/L，UA：232μmol/L，尿相差镜检：RBC：49200/μL，WBC：3000/ μL，肾小球性红细胞：100%。

中医诊断　腰痛。

证候诊断　脾肾两虚，气滞血瘀。

西医诊断　慢性肾炎。

治疗　滋补脾肾，行气化瘀止血。

处方　生黄芪90g，土茯苓30g，荠菜花30g，川芎60g，丹参30g，三棱30g，升麻30g，白术30g，杜仲30g，乌药30g，仙鹤草60g，阿胶珠30g，三七块30g，茜草60g，青蒿60g，半枝莲60g，蒲公英60g。

另予　补肾止血胶囊，3粒/次，每日3次。

按语　该患者体检发现BLD：(3+)，肾功能正常。平素乏力，腰痛，畏寒，舌暗边有齿痕，苔薄脉沉细，月经不调，夜尿频多。从舌脉分析，本证为脾肾两虚，肾虚血瘀，兼有气滞。尿血的转归，在于虚实之间的相互转化。尿血初期当属热证、实证，若尿血日久则可转为虚证，更有甚者，出现气血两虚，气随血脱。体虚者易感外邪侵袭，又可致虚实夹杂。该患者自觉乏力、腰痛、畏寒当属虚证。治以滋补脾肾、化瘀养血止血，兼行气滞。方中用生黄芪、杜仲补肾气固本；

乌药滋肾散寒兼解肝郁，为肾虚膀胱气化失司而设；患者血瘀与气滞有关，故重用川芎 60g 通经活血解肝郁；用仙鹤草、阿胶珠、三七块、茜草化瘀止血。此例患者辨证重点为肾虚血瘀，治以补脾肾，恢复正气，行气化瘀止血，使症状明显减轻。

病案 42

王某，男，54 岁。

初诊　2012 年 8 月 1 日。

主诉　水肿反复 10 年，近日加重。

现病史　患者 10 年前因眼睑浮肿，就诊于我院门诊，查尿常规：PRO：(2+)，诊为肾炎，服中药治疗 3 个月，尿常规：PRO：(-)，浮肿消退，自行停药，未系统检查。2011 年 10 月因劳累出现眼及双下肢肿，就诊于天津中医药大学第一附属医院，尿常规：PRO：(3+)，24h 尿蛋白定量：5.9g，BP：180/100mmHg，予中药汤剂、雷公藤多苷片 20mg 每日 3 次、降压降脂等药。2012.3.31 查 ALT：24.9U/L，AST：30.1U/L，STP：49.8g/L，A：23.3 g/L，Cr：78.9μmol/L，BUN：5.2mmol/L，UA：327μmol/L，CK-MB：25.2U/L，24h 尿蛋白定量：3.26g。2012.6.9 查 STP：41.7g/L，A：23g/L，24h 尿蛋白定量：2.58g。2012.6.14 查血常规：WBC：7.07×10^9/L，Hb：141g/L，免疫球蛋白：IgG：362mg/dl（751 ~ 1560mg/dl），IgM：45.6mg/dl（46 ~ 304mg/dl），IgA：171mg/dl（82 ~ 453mg/dl），补体 C3：104mg/dl（79 ~ 152mg/dl），C4：42.1mg/dl（16 ~ 38mg/dl），乙肝表面抗体：(+)。2012.6.25 查：STP：38g/L，A：18g/L。2012.6.25 肾穿：不典型膜性肾病伴缺血性肾损伤。现症：眼睑及双下肢肿，劳累加重，咽部不适，畏寒肢冷，目干涩，双下肢肌肉抽搐，腹胀，便稀，舌紫暗苔白脉沉细。BP：150/100mmHg。

中医诊断　水肿。

证候诊断　脾肾两虚，血瘀水停。

西医诊断　慢性肾炎；不典型膜性肾病伴缺血性肾损伤。

治疗　补肾健脾，活血利水。

处方　生黄芪 90g，白术 30g，补骨脂 30g，芡实 30g，桑白皮 60g，冬瓜皮 60g，茯苓带皮各 60g，山药 30g，五味子 30g，女贞子 30g，墨旱莲 30g，丹参 30g，川芎 60g，蒲公英 30g，覆盆子 30g，土茯苓 30g，荠菜花 30g。

另予　补肾止血胶囊，3 粒/次，每日 3 次；雷公藤多苷片，2 粒/次，每日 3 次；非洛地平，1 粒/次，每日 1 次；保肝片，6 粒/次，每日 3 次。

按语　患者水肿反复发作 10 年伴大量蛋白尿，兼腹胀，便溏，畏寒肢冷，双目干涩。综合脉症，患者久病不愈，脾肾虚损，精微不固，兼瘀血阻滞。张教授指出，该病病机为肾虚血瘀，瘀阻水停，最终转为“水瘀互结”。结合舌紫暗苔白脉沉细，辨为脾肾阳虚夹瘀证。脾肾阳虚，水湿泛溢发为水肿；阳虚失于温煦，故见畏寒肢冷。选用大剂量补肾活血之黄芪、白术、补骨脂、川芎等培补脾肾，固护精微，同时辅以利湿化浊之土茯苓、荠菜花、蒲公英等标本兼顾。加五皮饮以健脾利水消肿；二至丸，补益肝肾，以养精血。方中生黄芪善补元气，充旺气血，增加体力，以改善全身症状。临床中黄芪重用为宜，剂量一般在 60mg 以上，方可奏效。

病案 43

张某，男，10 岁。

初诊　2003 年 3 月 12 日家长代述。

现病史　患者于 2002 年 10 月外感后咳嗽、浮肿、血尿、血压升高（140/90mmHg），ESR：48mm/L，C3：181mg/L，双肾 B 超提示：双肾实质弥漫性病变，他院诊为“急性肾炎”，予抗炎、降压、利尿等治疗 13 日，肉眼血尿消失，血压稳定，尿常规：PRO：(-)，BLD：(3+)，RBC：1 个/HP，Vic：1 个/HP，继服中药治疗 1 个月余，复查尿常规：PRO：(1+)，偶见管型及红白细胞，24h 尿蛋白定量 0.27g，遂来我院就诊。现症：眼睑微肿，尿混浊，尿量可，大便干，舌尖红苔白，脉细数。

中医诊断　慢肾风。

证候诊断　下焦热盛、心经郁热。

西医诊断　慢性肾炎。

治则　清热泻火、凉血止血、兼散瘀止血。

处方　野菊花 15g，鱼腥草 15g，车前草 15g，车前子 15g，白花蛇舌草 15g，蒲公英 15g，石韦 15g，白茅根 15g，生地炭 15g，蒲黄炭各 10g，紫花地丁 10g，三七粉 1.5g（冲），大蓟 10g，小蓟 10g。用法、煎服方法：水煎服、日 1 剂。

二诊　2003 年 4 月 1 日。其母口述患儿服药后眼睑浮肿消失，时有低热，尿色仍较深，大便较干，舌红苔薄黄，脉细数，3 月 8 日化验：尿常规：BLD：(3+)，RBC：8～10 个/HP。3 月 15 日化验：尿常规：BLD：(2+)，RBC：1～2 个/HP，Vitc：1 个/HP。

处方　前方加入黄芩 10g、柴胡 10g，解表泻热。

三诊　2003 年 4 月 22 日。患儿尿色逐渐转清，大便通畅，稍感乏力，纳食不香，舌红苔白，脉细，尿常规：BLD：(±) ～ (1+)。

处方　前方去紫花地丁、车前草、生地炭，加入女贞子、墨旱莲各 10g，黄芪 30g，益气补肾。

四诊　2003 年 6 月 14 日。病情稳定，无明显不适主诉，舌红苔薄，脉细。尿常规：BLD：(-) ～ (±)，继服前方。

后坚持服药 2 个月余，尿转阴，无明显不适，前方倍量炼蜜为丸，每丸 9g，每次 1 丸，每日 2 次，巩固疗效，随访 1 年，未再复发。

按语　该病属于祖国医学“血尿”范畴。中医认为尿血证是由感受外邪，饮食不节，劳倦过度为病因。下焦热盛或脾不统血，血不循经或肾虚日久，久病耗气，久病入络，血脉瘀阻所致。血尿证情复杂，有寒热虚实之不同，病位有表里、气血、脏腑之区别，病情又有轻重缓急之差异。故在临床上先应辨明外感还是内伤，实证还是虚证，虚证还有肾气不固、肾阴亏虚、脾不统血之不同，故在治疗时，要详辨其临床之症状，病程之长短，不能一味只求固涩止血，造成邪气留恋、瘀血留滞之症。初期多属热证、实证，反复发作，日久不愈，将成虚实夹杂之证。

张教授在长期肾病研究中总结经验，认为该病病因不论外感还是内伤，正气亏虚为内在因素，复感外邪，劳倦内伤而发病，故治疗时，既要祛邪，还应固护正气。病位虽在肾（膀胱），但与心、脾、肝关系密切。本案患者尿血已 1 年半余，邪热久恋，心火亢盛，下移小肠，血络受伤，血不循经，溢于脉外为尿血之证，故在治疗时既要清心泻火、凉血止血，又应少佐散瘀止血之品。方用野菊花，、鱼腥草、白花蛇舌草、蒲公英、紫花地丁清热泻火，二蓟、车前子、车前草、石韦利尿通淋、凉血止血，生地、蒲黄炒炭用，加强止血之用，三七粉具有散瘀止血功效，“止血不留瘀”。当临床症状有所缓解之后，不能忘记其本质有正虚之内因，且发病日久，邪恋而正气更虚。加入益肾扶正之品，如黄芪、女贞子、墨旱莲之品，方能收到良效。

病案 44

吴某，男，40 岁。

初诊　2003 年 4 月 20 日。

主诉　发现肾功能异常 5 年。

现病史　2002年12月底因腰痛于当地医院查尿常规示BLD：(3+)，未见肉眼血尿。血压正常110/80mmHg，诊为“慢性肾炎”，予“肾炎康复片”治疗，未见明显好转。右肾囊肿史7年。现症：腰酸、纳可、寐安、二便调、舌质红、苔黄腻、脉弦细。实验室化验：4月30日尿常规：BLD：(3+)，LEU：(±)，RBC：1～2个/HP。尿相差镜检：RBC：75 200/ml（均为肾小球性），WBC：20 400/ml。双肾B超：①右肾单纯性浮肿；②前列腺左右叶增大。血常规、肾功能：均正常。

中医诊断　腰痛。

证候诊断　肾虚血瘀。

西医诊断　慢性肾小球肾炎。

治则　补肾滋阴，清热止血。

处方　生黄芪90g，车前子30 g，车前草30g，土茯苓30g，荠菜花30g，半枝莲60g，女贞子30g，墨旱莲30g，生地炭30g，杜仲炭30g，金樱子30g，败酱草60g，苎麻根60g，蒲公英60g，黄芩60g，生甘草30g，仙鹤草60g，仙茅3g，淫羊藿30g。

用法、煎服方法：中药汤剂，每剂分两次煎后，浓缩至1800ml，每次300ml，每日2次，3日1剂。

另予　补肾扶正胶囊，2粒/次，每日3次。

二诊　2003年6月25日。仍腰酸，无肉眼血尿，大便日1次，舌淡暗苔白，脉沉细。化验：尿常规：BLD：(3+)，RBC：3～4个/HP。尿相差镜检：RBC：52 000/ml，均为肾小球性，WBC：7400/ml。

处方　生黄芪90g，车前子30g，车前草30g，土茯苓30g，荠菜花30g，半枝莲60g，女贞子30g，墨旱莲30g，生地炭30g，杜仲炭30g，金樱子30g，败酱草60g，苎麻根60g，蒲公英60g，黄芩60g，生甘草30g，仙鹤草60g，白茅根30g，桑寄生30g，川续断30g，煅牡蛎30g。

用法、煎服方法：汤剂，3日1剂，煎服法同前。

另予　补肾扶正胶囊，2粒/次，每日3次。

三诊　2003年9月10日。腰酸有所好转，余无不适，舌质红苔白，脉细沉。化验：尿常规：BLD：(2+)，RBC：1～3个/HP。尿相差镜检：RBC：32 000/ml，均为肾小球性，WBC：2000/ml。治疗：从三诊的化验来看，尿相差镜检红细胞数目逐步减少，症状要有所减轻，病情向愈。仍宗前法治疗。

处方　生黄芪90g，车前子30g，车前草30g，土茯苓30g，荠菜花30g，半枝莲60g，女贞子30g，墨旱莲30g，生地炭30g，杜仲炭30g，金樱子30g，败酱草60g，苎麻根60g，蒲公英60g，黄芩60g，生甘草30g，仙鹤草60g，桑寄生30g，芡实60g，陈皮30g。

用法、煎服方法：3日1剂，煎服法同前。

另予　肾扶正胶囊，2粒/次，每日3次。

四诊　2003年11月5日。右侧腰部仍有酸胀感，余无不适，大便1次/日，舌质红苔白，脉细沉。化验：尿常规：BLD：(1+)，RBC：0～1个/HP。尿相差镜检：RBC：12 000/ml，均为肾小球性，WBC：2000/ml。

处方　生黄芪90g，车前子30g，车前草30g，土茯苓30g，荠菜花30g，半枝莲60g，女贞子30g，墨旱莲30g，生地炭30g，杜仲炭30g，金樱子30g，败酱草60g，苎麻根60g，蒲公英60g，黄芩60g，生甘草30g，仙鹤草90g，桑寄生30g，芡实30g，淫羊藿30g。

用法、煎服方法：3日1剂，煎服法同前。

另予　肾扶正胶囊，2粒/次，每日3次。

五诊　2003年12月3日。时有腰酸，但不明显，舌质红苔薄白，脉沉细。化验：尿常规：

BLD：(±)，RBC：(-)。尿相差镜检：RBC：6900/ml，均为肾小球性，WBC：1200/ml。

通过五诊的系统治疗，患者临床化验基本正常，临床治疗痊愈。患者表示可否更换剂型不服汤剂。张大宁教授认为该患者已经临床治愈，可以把汤剂变换为中药丸剂口服，并加大中药胶囊的用量，以巩固疗效。

处方　生黄芪120g，车前子30g，车前草30g，土茯苓30g，荠菜花30g，半枝莲60g，女贞子60g，墨旱莲60g，生地炭60g，杜仲炭60g，败酱草90g，蒲公英90g，黄芩60g，苎麻根60g，生甘草30g，仙鹤草90g，仙茅30g，桑寄生30g，淫羊藿30g，茜草60g，覆盆子90g，白花蛇舌草30g。

用法、煎服方法：中药炼为丸，9g/丸，每次2丸，每日3次。

另予　补肾扶正胶囊，3粒/次，每日3次。

按语　单纯性血尿为表现的原发性隐匿性肾炎，中医属"血证"范畴，多见于儿童和青壮年。其特点是病情缠绵、反复发作。现代医学对于该病仅仅能够预防和治疗感染及避免使用损害肾脏药物，而没有有效治疗的药物或手段。中医药对于该病的治疗效果明显，充分体现了自身的优势。张大宁教授通过多年对血尿的临床研究，认为单纯性血尿的中医病机是肾虚血热妄行，其中肾虚以肝肾阴虚为主。治疗法则采用补肾滋阴，清热止血。方中生黄芪、仙茅、淫羊藿补脾肾之阳，女贞子、墨旱莲、覆盆子滋肝肾之阴，肾阴阳双调扶正为本，有助于调节机体的免疫力，提高抗病力。蒲公英、黄芩、败酱草、半枝莲清热凉血，土茯苓、荠菜花、苎麻根、生甘草清热止血，生地炭、杜仲炭属于炭类止血并且有滋阴清热之效，诸药祛邪为标，共奏清热止血之功。

病案45

雷某，女，36岁。

初诊　2008年10月31日。

主诉　反复发作泌尿系感染10年，腰腹酸痛。

现病史　患者自1997年反复泌尿系感染，尿频、尿痛，间断服用抗生素治疗，1998年查尿常规示：BLD：(+)，1999年肾穿刺示：系膜增生性IgA肾病，未系统治疗。2001年尿中发现蛋白，开始服用中药汤剂治疗。因时有腰痛、小腹痛，颜面及双下肢微肿，遂来我院。现症：腰痛，小腹冷痛，颜面及双下肢微肿，尿频无尿痛，大便日1行，尿中泡沫多。舌暗，苔白，脉沉细。实验室报告：尿常规示：PRO：(2+)，BLD：(-)。

既往史及其他情况　高血压病史2年，最高血压150/95mmHg，目前服用缬沙坦胶囊80mg，每日1次，降压。

中医诊断　腰痛。

证候诊断　脾肾阳虚，肾虚血瘀。

西医诊断　慢性肾炎；高血压1级。

治则　补肾健脾，活血利湿。

方药　拟肾炎方加减。

处方　生黄芪120g，土茯苓30g，荠菜花30g，车前子30g，半枝莲60g，败酱草60g，女贞子30g，白花蛇舌草30g，墨旱莲30g，干姜30g，白术30g，芡实30g，青蒿60g，冬瓜皮60g，桑白皮60g，五味子60g，补骨脂30g，车前草30g。

用法、煎服方法：10剂，水煎服，每次服300ml，每日2次，3日1剂。

另予　缬沙坦胶囊，80mg/次，每日1次。

嘱　饮食清淡为宜，禁食海鲜、羊肉、辛辣刺激制品。

二诊　2008年12月5日。仍感腰酸，时有手足麻木，无尿频，大便不爽，小腹隐痛，带下量多，质清稀，舌暗脉沉细。尿常规示：PRO：（-），BLD：（±）。

处方 上方加苍术30g。10剂。

服法禁忌同前。

三诊 2009年1月3日。仍觉腰酸，无手足麻木，大便溏，带下量减少，尿常规示：PRO：（-），BLD：（±）。

处方 上方加补骨脂15g，10剂。

服法禁忌同前。

四诊 2009年1月30日。仍感腰酸，带下正常，二便调，无水肿。3日前出现畏寒，鼻塞咽痛，无咳嗽，尿常规示：（-）。舌淡暗，苔薄黄，脉浮细。

处方 上方加金银花30g、连翘30g、板蓝根30g。10剂。

服法禁忌同前。

按语 从患者腰痛、小腹冷痛，颜面及双下肢微肿，面部瘀斑，尿频无尿痛，以及舌暗，苔白，脉沉细分析可知其为脾肾阳虚，肾虚血瘀之证。患者脾肾阳虚，下焦虚寒，膀胱气化不利则尿频、小腹冷痛；肾虚腰府不得温养则见腰酸、乏力；脾肾虚衰，水湿不运，湿浊内停，泛溢肌肤则见颜面及双下肢微肿；阳虚血脉不得温煦，血行不利日久瘀血阻络出现面部瘀斑、舌暗脉沉细之症。张大宁教授认为治疗当在补肾活血、清热利湿的基础上配合温养脾肾。二诊时患者出现大便不爽，带下、质清稀为寒湿下注所致，故加苍术以燥湿止带。三诊时患者出现大便溏，故加补骨脂配合白术、苍术等以温肾止泻。四诊时患者出现畏寒、鼻塞、咽痛、舌淡苔黄脉浮为风热外感所致，故加金银花、连翘、板蓝根以疏风散热、解毒利咽。

病案46

冉某，男，64岁。

初诊 2007年1月16日。

主诉 尿中泡沫多1年余。

现病史 患者尿中泡沫多1年余，未重视，2006年12月外感后出现双下肢肿甚，于天津市第四中心医院查尿：PRO：（3+），Scr：163μmol/L，BUN：7.8mmol/L，STP：50.1g/L，A：26.5g/L，BP：230/100mmHg，诊为"慢性肾衰竭"，"肾性高血压"。予保肾、利尿、降压治疗，水肿减轻，但复查尿常规PRO：（3+），BLD：（3+）。为进一步治疗慕名来我院。现症：下肢肿甚，尿中泡沫多，乏力，腰酸，口淡乏味，大便溏，日4～5次，舌淡暗，苔白，脉沉弦。实验室报告：2006年12月尿常规：PRO：（3+），24h尿蛋白定量：7.66g，BUN：7.2mmol/L，Cr：163μmol/L，STP：50.18g/L，A：26.5g/L。

既往史及其他情况 曾患结肠癌，1990年施"结肠癌"切除术，后恢复良好。

中医诊断 水肿。

证候诊断 脾肾两虚，水湿内停，肾虚血瘀。

西医诊断 慢性肾炎；慢性肾功能不全。

治则 补肾活血，利湿消肿。

方药 拟肾炎方、肾衰方加减。

处方 生黄芪120g，白术30g，川芎60g，土茯苓30g，荠菜花30g，三棱30g，莪术30g，大黄炭30g，茵陈60g，蒲公英60g，败酱草60g，半枝莲60g，黄芪炭30g，海藻炭30g，砂仁20g，丹参30g，猪苓30g，车前子30g（包煎），车前草30g，山药30g，茯苓30g。

用法、煎服方法：5剂。水煎服，每次服300ml，每日2次，3日1剂。

嘱 饮食清淡，优质低蛋白饮食为宜，禁食海鲜、羊肉、辛辣刺激制品。

二诊　2007年2月23日。患者服药后，乏力减轻，尿中泡沫多，尿常规：PRO：（3+），BLD：（1+），BUN：6.51mmol/L，Cr：131μmol/L，24h尿蛋白定量：4.32g。

处方　故减去车前子、车前草、猪苓，加上芡实30g、金樱子30g以益肾涩精。

用法、煎服方法：水煎服，3日1剂，连服15剂。

三诊　2007年3月10日。患者精神佳，病情稳定，尿肿泡沫减少，尿常规：PRO：（1+），患者服药后症状减轻，理化指标改善，故守方治疗。水煎服，3日1剂，连服10剂。

按语　本案从患者下肢肿甚，尿中泡沫多，乏力，腰酸，口淡乏味，大便溏，舌淡暗，苔白，脉沉弦分析，其为脾肾两虚、水湿内停、肾虚血瘀之证。患者久病及肾，肾脏虚损，由肾及脾，脾肾俱虚，水湿不运，水湿内停泛溢肌肤则肢肿；肾虚不得封藏，脾虚不能固摄，精微下泄则尿中泡沫多，尿沉浊；水湿困脾则乏力，肾虚腰脊失养则腰酸；久病致虚久病入络，肾虚血瘀，故舌暗，苔白，脉沉弦。本案符合“虚、瘀、湿、浊”病机，故以补肾活血，利湿化浊为法。患者偏于脾肾气虚故重用生黄芪、白术补胃健脾，山药、茯苓健脾化湿。二诊症状减轻，尿中仍有泡沫故减去猪苓、车前子、车前草加上芡实、金樱子以益肾涩精。三诊时患者服药后症状减轻，理化指标改善，故守方治疗。

病案47

邵某，女，28岁。

初诊　2008年10月29日。

主诉　尿中泡沫多伴腰酸痛2年。

现病史　患者于两年前发现尿中泡沫，伴腰痛未引起重视，亦未系统治疗。后因症状加重，于当地医院查尿常规：BLD：（3+），PRO：（2+），诊断为“肾小球肾炎”，在天津医科大学第二医院住院治疗，病情好转，尿常规正常。后于该院接受扁桃体摘除术，术后病情反复，出现BLD：（3+），PRO：（1+），经治疗病情无改善，遂来我院。现症：腰痛，咽痛，咽干，时有干咳，大便干，尿色深。舌红，苔薄黄。实验室检查：尿常规：RBC：4个/HP，PRO：0.25g/L，尿相差镜检：RBC：162 000/ml，肾性RBC：100%。

既往史及其他情况：否认其他病史。

中医诊断　尿血。

证候诊断　脾肾亏虚，风热上扰。

西医诊断　慢性肾炎。

治则　补益脾肾，疏风清热，凉血止血。

方药　拟肾炎方、止血方加减。

处方　生黄芪90g，鱼腥草60g，土茯苓30g，荠菜花30g，白茅根60g，小蓟30g，败酱草60g，芡实60g，半枝莲60g，金樱子60g，蒲公英60g，覆盆子60g，杜仲炭30g，女贞子30g，墨旱莲30g，黄芩60g，金银花20g，连翘20g。

用法、煎服方法：3剂，水煎服，每次服300ml，每日2次，3日1剂。

饮食禁忌　嘱饮食清淡为宜，禁食海鲜、羊肉、辛辣刺激制品。

二诊　2008年11月6日。咳嗽减轻，腰痛乏力减轻，时有咽干咽紧。尿常规：BLD：（3+），PRO：（±），尿相差镜检：RBC：180 000/ml，肾性RBC：100%。

处方　故减去金银花、连翘、鱼腥草，加上桔梗30g、芦根30g以化痰利咽，加上仙鹤草60g、三七粉12g以化瘀止血。

用法、煎服方法：水煎服，3日1剂，连服10剂。

三诊　2008年12月23日。第二次复诊面色好转，无咳嗽，咽痛不明显，偶有腰酸腰痛，尿色较前转清，大便干。尿相差镜检：RBC：52 000/ml，肾性 RBC：100%。第二次复诊时大便仍干。

处方　故加上火麻仁、郁李仁、苎麻根以润肠通便。

用法、煎服方法：水煎服，3 日 1 剂，连服 7 剂。

四诊　2009 年 4 月 2 日。第三次复诊，无明显腰酸乏力之症，大便日 1 行。尿相差镜检：RBC：14 000/ml。服药后，症状、理化指标改善。故守方治疗。水煎服，3 日 1 剂，7 剂。

按语　本案以持续镜下血尿为主症，辨病为尿血之证。尿血之证多因脾肾亏虚，郁热内扰，伤及肾络所致，以补益脾肾、清热凉血、益阴为治法，张大宁老师认为以血尿为主的慢性肾炎，其病机的根本也是以肾虚血瘀为基础，故仍施以补肾活血之法，以肾炎方为主组方，因其以血尿为主，多为郁热内扰、热上血络所致，故又以小蓟、白茅根、仙鹤草、茜草及女贞子、墨旱莲等组成"止血基本方"凉血化瘀止血。本案因伴有风邪侵袭肺卫之象，故加用金银花、连翘等药。二诊时咳嗽减轻，仍有咽干咽紧，尿常规：BLD：(3+)，故减去金银花、连翘、鱼腥草，加上桔梗、芦根以化痰利咽，加上仙鹤草、三七粉以化瘀止血。第二次复诊时大便仍干，故加上火麻仁、郁李仁、苎麻根以润肠通便。服药后，症状、理化指标改善，故守方治疗。

病案 48

史某，男，41 岁。

初诊　2009 年 3 月 11 日。

主诉　发现蛋白尿 9 年近日乏力、腰酸加重。

现病史　患者于2000 年查体时发现高血压，BP：210/160mmHg，查尿常规：PRO：(2+)，颗粒管型：4～5 个/dl，肾功能正常，曾服用雷公藤多苷片、格列喹酮、金水宝胶囊等药物治疗，并于2001 年 8 月在我院肾病科住院治疗，予中西医对症治疗，病情好转，尿常规：正常，血压平稳出院。后患者一般情况良好，偶感腰酸乏力，但不影响日常工作，近日患者自觉尿中泡沫多，乏力、腰痛加重，时有头晕、汗出，遂再来我院。现症：腰痛、乏力，时有头晕，动则汗出，夜寐多梦，尿中泡沫多，大便日 1 行。舌淡暗，苔白，脉沉细。实验室报告：尿常规：PRO：(3+)，BUN：6.9mmol/L，Cr：120μmol/L，UA：354 μmol/L，STP：63.2g/L，A：36.7g/L。

既往史及其他情况：高血压病史 9 年。

中医诊断　腰痛。

证候诊断　脾肾亏虚，瘀血内阻。

西医诊断　慢性肾炎；肾功能不全。

治法：补肾扶正，活血化瘀。

方药　拟肾炎方加减。

处方　生黄芪 90g，土茯苓 30g，荠菜花 30g，丹参 30g，川芎 30g，三棱 30g，莪术 30g，女贞子 30g，墨旱莲 30g，萹蓄 30g，石韦 30g，白术 30g，芡实 30g，半枝莲 60g，补骨脂 30g，白花蛇舌草 30g，五味子 60g，茵陈 30g，茯苓 30g，山药 30g。

用法、煎服方法：5 剂。水煎服，每次服 300ml，每日 2 次，3 日 1 剂。

饮食禁忌　嘱饮食清淡，优质低蛋白饮食为宜，禁食海鲜、羊肉、辛辣刺激制品。

二诊　2009 年 3 月 24 日。仍感腰痛，乏力减轻，偶感头晕，夜寐多梦，尿中泡沫多，大便调。尿常规：PRO：(1+)，24h 尿蛋白定量：1.11g。

处方　故加生地 30g、牛膝 30g、补骨脂 30g、以益肾固精。

用法、煎服方法：水煎服，3 日 1 剂，连服 7 剂。

三诊　2009 年 4 月 15 日。腰痛、乏力不明显，无头晕，夜寐安，纳可，尿中泡沫减少，大便调。尿常规：正常，血 BUN：3.81mmol/L，Cr：88μmol/L，UA：403μmol/L，患者服药后，症状及理化指标改善。

处方　守方治疗。

用法、煎服方法：水煎服，3 日 1 剂，连服 10 剂。

按语　从患者其乏力、腰酸、尿中泡沫多及舌脉分析其为脾肾亏虚，瘀血内阻之证。患者久病而致脾肾亏虚，脾虚不固，肾虚不摄，精微下泄而见蛋白尿，尿中泡沫多；脾肾两虚，气血生化乏源，机体失养而致头晕、乏力，腰为肾府，肾虚腰府失养而见腰痛；气虚不摄则见动则汗出；久病入络，久病致瘀而见舌暗脉沉细之症，肾虚血瘀湿热仍为其主要病机，故治疗仍以补肾活血、清热利湿为其治法，治疗上以“肾炎 1 号方”为基础方进行临证加减。本案偏于脾肾气虚，治疗重用生黄芪加白术补胃健脾，山药、茯苓健脾化湿。二诊时仍感腰痛，乏力减轻，尿中泡沫多，故加生地、牛膝、补骨脂以益肾固精。三诊时患者服药后，症状及理化指标改善，故守方治疗。

病案 49

闫某，男，65 岁。

初诊　2008 年 10 月 28 日。

主诉　发现肾功能异常 10 年，近日乏力腰酸明显。

现病史　患者于 1998 年 7 月无明显诱因出现腹胀，颜面浮肿，伴恶心、呕吐。于当地阜新矿物局总医院查尿常规 PRO：（2+），BLD：（4+），Scr：300μmol/L，诊为“肾衰竭”，予以药用炭片、雷公藤多苷片等治疗。于 2000 年初慕名来我院治疗，8 年中坚持服用我院院内制剂及中药治疗，肾功能恢复正常（自 2003 年），至今肾功能指数正常，为巩固疗效于今日再来我院。现症：乏力，腰酸，纳可，偶有恶心，舌淡暗，苔白，脉沉细。实验室报告：血 BUN：7.61mmol/L，Cr：118μmol/L，UA：377μmol/L。既往史及其他情况：慢性肾炎病史。

中医诊断　关格。

证候诊断　肾虚血瘀，湿浊内蕴。

西医诊断　慢性肾衰竭。

治则　补益脾肾，活血化瘀，利湿化浊。

方药　拟肾衰方加减。

处方　生黄芪 120g，土茯苓 30g，荠菜花 30g，丹参 30g，川芎 60g，三棱 30g，莪术 30g，黄芪炭 30g，车前子 30g，车前草 30g，大黄 30g，大黄炭 60g，五灵脂 30g，蒲黄炭 30g，海藻炭 30g，茵陈 60g，半枝莲 60g，白术 30g，补骨脂 30g，大腹皮 30g，覆盆子 60g，仙茅 30g，淫羊藿 30g。

用法、煎服方法：10 剂。水煎服，每次服 300ml，每日 2 次，3 日 1 剂。

饮食禁忌　嘱饮食清淡，优质低蛋白饮食为宜，禁食海鲜、羊肉、辛辣刺激制品。

二诊　2008 年 11 月 25 日。服药后患者于 2008 年 11 月 25 日复诊，乏力、腰酸缓减，偶有恶心，血 BUN：6.95mmol/L，Cr：112μmol/L，症状及理化指标均有改善。

处方　守方治疗。

三诊　2009 年 5 月 16 日。患者守方治疗半年再来我院，精神佳，乏力、腰酸不明显，但睡眠欠佳，时有心慌，舌暗苔白，脉细弦。复查血 Cr：96μmol/L，BUN：6.25mmol/L。

处方　以原方加远志、生龙骨、生牡蛎各 30g 以养心安神、重镇潜阳。

按语　从患者乏力腰酸、时恶心及舌脉分析，本案为肾虚血瘀、湿浊内蕴之证。患者慢性肾脏病史多年，久病必虚，久病入络，因虚致瘀，而为肾虚血瘀之证。肾虚气化不利，脾虚运化无权，水湿不运，湿浊内蕴，终为肾虚血瘀、浊邪内阻之症候。舌暗淡脉沉细之象为肾虚血瘀之证。张大宁教授认为“脾肾衰败、湿毒潴留、瘀血阻络”是该病病机之关键，以“补肾活血、降逆排毒”为基本治疗大法，张大宁教授集数十年的临床经验，以大剂量生黄芪及丹参、川芎、三棱、五灵脂、蒲黄炭、黄芪炭、茵陈、半枝莲等为主药组成“肾衰方”。并以其为基本方临症加减，临床取得很好临床疗效。本案患者曾于2000年查Scr：300μmol/L，来我院就诊，与张大宁老师肾衰系列方药治疗，肾功能指标恢复正常，多年来，患者守方加减，坚持用药至今，肾功能指标基本正常，印证了肾衰系列方治疗肾衰竭的疗效。

病案50

张某，男性，10岁。

初诊　2003年3月12日，家长代述。

现病史　患者于2002年10月外感后咳嗽、浮肿、血尿、血压升高（140/90mmHg），ESR：48mm/L，C3：181mg/L，双肾B超提示：双肾实质弥漫性病变，他院诊为“急性肾炎”予抗炎、降压、利尿等治疗13日，肉眼血尿消失，血压稳定，尿常规：PRO：(-)，BLD：(3+)，RBC：1个/HP，Vic：1个/HP，继服中药治疗1个月余，复查尿常规：PRO：（1+），偶见管型及红白细胞，24h尿蛋白定量：0.27g，遂来我院就诊。现症：眼睑微肿，尿混浊，尿量可、大便干、舌尖红苔白，脉细数。

中医诊断　血尿。

证候诊断　下焦热盛、心经郁热。

西医诊断　慢性肾炎。

方药　五味消毒饮加减。

处方　野菊花15g，鱼腥草15g，车前草15g，车前子15g，白花蛇舌草15g，蒲公英15g，石韦15g，白茅根15g，生地炭10g，蒲黄炭各10g，紫花地丁10g，三七粉1.5g（冲），大蓟10g，小蓟10g。

用法、煎服方法：21剂，水煎服，每次服300ml，每日2次，日1剂。

饮食禁忌　嘱饮食清淡，优质低蛋白饮食为宜，禁食海鲜、羊肉、辛辣刺激制品。

二诊　2003年4月1日。其母口述患儿服药后眼睑浮肿消失，时有低热，尿色仍较深，大便较干，舌红苔薄黄，脉细数，3月8日化验：尿常规：BLD：(3+)，RBC：8～10个/HP。3月15日化验：尿常规：BLD：(2+)、RBC：1～2个/HP、Vitc：1个/HP。

处方　前方加入黄芩10g，柴胡10g解表泻热。

三诊　2003年4月22日。患儿尿色逐渐转清，大便通畅，稍感乏力，纳食不香、舌红苔白、脉细，尿常规：BLD：(±)～(1+)。

处方　前方去紫花地丁、车前草、生地炭，加入女贞子、墨旱莲各10g，黄芪30g，益气补肾。

四诊　2003年6月14日。病情稳定，无明显不适主诉，舌红苔薄，脉细。尿常规：BLD：(-)～(±)，继服前方。

后坚持服药2个月余，尿转阴，无明显不适，前方倍量炼蜜为丸，每丸9g，每次1丸，每日2次，巩固疗效，随访1年，未再复发。

按语　该病属于祖国医学“血尿”范畴。中医认为尿血证是由感受外邪，饮食不节，劳倦过度为病因。下焦热盛或脾不统血，血不循经或肾虚日久，久病耗气，久病入络，血脉瘀阻所致。血尿证情复杂，有寒热虚实之不同，病位有表里、气血、脏腑之区别，病情又有轻重缓急之差异。故在临床上先应辨明外感还是内伤，实证还是虚证，虚证还有肾气不固、肾阴亏虚、脾不统血之不同，故在治疗时，要详辨其临床之症状，病程之长短，不能一味只求固涩止血，造成邪气留恋、瘀血留滞之症。初期多属热证、实证，反复发作，日久不愈，将成虚实夹杂之证。

治则　清热泻火，凉血止血，散瘀止血。张教授在长期肾病研究中总结经验，认为该病病因不论外感还是内伤，正气亏虚为内在因素，复感外邪，劳倦内伤而发病，故治疗时，既要祛邪，还应固护正气。病位虽在肾（膀胱），但与心、脾、肝关系密切。

本案患者尿血已一年半余，邪热久恋，心火亢盛，下移小肠，血络受伤，血不循经，溢于脉外为尿血之症，故在治疗时既要清心泻火、凉血止血，又应少佐散瘀止血之品。方用野菊花、鱼腥草、白花蛇舌草、蒲公英、紫花地丁清热泻火，二蓟、车前子、车前草、石韦利尿通淋、凉血止血，生地、蒲黄炒炭用加强止血之用，三七粉具有散瘀止血功效，"止血不留瘀"。当临床症状有所缓解之后，不能忘记其本质有正虚之内因，且发病日久，邪恋而正气更虚。加入益肾扶正之品，如黄芪、女贞子，墨旱莲之品，方能收到良效。

病案 51

刘某，男性，38 岁。

初诊　2004 年 2 月 5 日。

主诉　发现肾功能异常 5 年。

现病史　1999 年 10 月因周身浮肿在当地医院查尿常规：PRO：(3+)、BLD：(3+)，24h 尿蛋白定量：4.12g，肝功能：STP：48g/L，A：22g/L，G：26g/L，诊为"肾病综合征"。经服中药及利尿药，疗效不显，且体力日减，浮肿更甚，故来我科诊治。现症：周身浮肿，头晕，腹胀，两胁胀痛，恶心欲吐，食后反酸，纳呆，尿量约 600ml/24h，大便溏薄，兼见两手肿胀，麻木。舌暗淡，边有齿痕，苔白腻，脉沉细弦。查体：腹水征（+），双下肢凹陷性水肿（3+）。尿 PRO：(3+)、BLD：(3+)，颗粒管型：2～3 个/HP，24h 尿蛋白定量：5.71g，BUN：8.39mmol/L，Cr：96μmol/L。

中医诊断　水肿。

证候诊断　脾肾阳虚，水湿内蕴。

西医诊断　慢性肾小球肾炎（肾病型）。

治则　补肾健脾，疏肝活血，疏风利水。

方药　二仙汤加减。

处方　生黄芪 60g，白术 15g，三棱 15g，莪术 15g，吴茱萸 6g，柴胡 15g，丹参 30g，车前子 30g（包），薏苡仁 30g，防风 15g，茯苓 60g，仙茅 15g，淫羊藿 15g，三七粉 3g（分两次冲）。

用法、煎服方法：水煎服，每日 1 剂，每次 200ml，每日 2 次。

饮食禁忌　嘱饮食清淡，优质低蛋白饮食为宜，禁食海鲜、羊肉、辛辣刺激制品。

二诊　2004 年 3 月 6 日。服药 30 剂，浮肿消退，仍感腹胀，纳食尚可，大便软、已成形。无恶呕，无头晕，双手已无麻木感。舌暗淡，苔白腻，脉沉细。尿常规：PRO：(2+)、BLD：(1+)。

处方　上方减三棱、莪术，加陈皮 15g、厚朴 15g 以理气和胃。

三诊　2004 年 4 月 7 日。临床无明显不适，尿常规：PRO：(-)～(±)，以前方加减配成丸药继服半年，尿常规正常，患者痊愈。

按语　患者脾肾阳虚，不能温化水湿，湿邪停聚，泛溢肌肤，故见周身浮肿。湿浊中阻，清阳不升，浊阴不降，故见头晕，恶心欲吐。肝气郁滞，血瘀不络脉，故见两胁胀痛，食后反酸，两手麻木，舌暗等症。方中以大剂量生黄芪为君药补气推血，气行则血行。以吴茱萸、仙茅、淫羊藿、白术温补脾肾以求其根本。更以三棱、莪术、柴胡、丹参、三七粉疏肝活血，以求肝健瘀去，水道畅达。参以车前子、薏苡仁、茯苓、防风疏风利水，以治其标。水肿病固然多与肺、脾、肾三脏功能失调有关，依宣肺、健脾、益肾参以利水、攻遂等法多可见效。然此患者辗转就医 4 个月，治之乏效，甚则越治越烈，何也？盖水肿之病，除与肺脾肾关系密切外，与肝脏功能失调

也有重要关系。水不行，乃气不动所致，肝气失和，疏散不利，气机紊乱，不循常道，纵然温补脾肾，亦不能收功。更况肝主藏血，气失条达，致气滞血瘀。晚清唐容川氏深有体会，其曰“瘀血化水，亦发水肿”。此患者两胁胀痛，食后反酸，脉见弦象。故综观症、舌、脉而析，此患者在治疗水肿常法基础上加用三棱、莪术、柴胡以疏肝理气，加丹参、三七粉以活血祛瘀故可收效。全方标本兼顾，实乃长治久安之举也。

病案 52

赵某，女，73 岁。

初诊 2008 年 12 月 16 日。

主诉 颜面及下肢肿，伴尿中泡沫多，尿混浊 4 个月。

现病史 患者 4 个月前劳累后出现颜面浮肿及下肢肿，尿中泡沫多，尿混浊。于天津市第一中心医院查尿常规：PRO：(3+)，2008 年 9 月查 24h 尿蛋白定量：5.32g，遂于天津医科大学总医院治疗。诊为“肾炎、肾病综合征”予曲安西龙、雷公藤多苷片等药物治疗，病情好转。2008 年 10 月 27 日复查 24h 尿蛋白定量：0.97g。近日外感后颜面及下肢肿加重，遂来我院就诊。现症：腰酸，乏力，颜面及双下肢肿，尿中泡沫多，尿混浊，夜尿多，大便日 2～3 行。舌淡暗，苔白，脉沉细。实验室报告：尿常规：PRO：(2+)、24h 尿蛋白定量：1.14g、BUN：10.46mmol/L、Cr：106μmol/L 、UA：326μmol/L。否认其他病史。

中医诊断 水肿。

证候诊断 脾肾两虚，水湿内停，肾虚血瘀。

西医诊断 慢性肾炎。

治则 补肾活血，健脾利湿。

方药 拟肾炎方加减。

处方 生黄芪 90g，萹蓄 30g，石韦 30g，瞿麦 30g，萆薢 30g，川芎 30g，丹参 30g，芡实 30g，蒲公英 30g，茵陈 60g，柴胡 30g，苍术 30g，补骨脂 30g，金樱子 30，败酱草 30g，车前子 30g（包煎），车前草 30g，大腹皮 30g，桂枝 30g，茯苓 30g，山药 30g，茯苓 30g，茯苓皮 30g，白术 30g。

用法、煎服方法：5 剂，水煎服，每次服 300ml，每日 2 次，3 日 1 剂。

饮食禁忌 嘱饮食清淡，优质蛋白质饮食为宜。

二诊 2008 年 12 月 30 日。患者服药后乏力减轻，尿量可，尿中泡沫明显减少，无尿浊，下肢肿不明显。尿常规：正常，BUN：5.04mmol/L，Cr：105μmol/L，UA：351μmol/L。

处方 初诊方减去萆薢、芡实、桂枝、补骨脂加上大黄炭 30g、覆盆子 30g，以加强泄浊、涩精作用。

用法、煎服方法：水煎服，3 日 1 剂，10 剂。

三诊 2009 年 3 月 4 日。患者精神佳，肢体无明显浮肿，纳可，尿量可，大便日 1 次，尿常规示；PRO：(－)，BLD：(1+)，24h 尿蛋白定量：0.36g。BUN：5.65mmol/L，Cr：85μmol/L，UA：371μmol/L，守方治疗。

按语 从患者腰酸、乏力、颜面及双下肢肿、尿中泡沫多、尿混浊等症状，以及舌淡暗，苔白，脉沉细分析可知，本案中医辨病为“水肿”，辨证为脾肾两虚，脾虚不运，肾虚不得气化，水湿内停，湿邪困脾则乏力，水湿泛溢则肢肿。肾虚不固，脾虚不摄，精微下泄则持续蛋白尿、尿中泡沫、尿中混浊。腰府失养则腰酸；肾虚日久瘀血阻络则见舌暗苔白脉沉细之象。《景岳全书》云：“凡水肿等证，乃肺脾肾三脏相干之病。盖水为至阴，故其本在肾，水化于气，故其标在肺，水惟畏土，故其治在脾。……虽分而言之，而三脏各有所主，然而合言之则总由阴盛之害，而病本皆归于肾。”水肿之病机或由肺失通调之职，或由脾失转输之能，或由肾失气化之权。而慢性肾脏疾病所致水肿，则与脾肾两脏关系最为密切。张大宁老师认为肾性水肿虽起因多端，但治疗过程中抓住“脾肾亏虚，肾虚血瘀”这一病机关键，施以补肾活血健脾祛湿之法，紧扣病机，必当奏效。临证之时常以生黄芪、白术、丹参、川芎、蒲公英、败酱草等组成基本方，用黄芪补元气、益肾气并促进活血，白术健脾气以化湿，丹参、川芎活血化瘀以通肾络，并通过活血改善肾循环，以增强补肾之力，因慢性肾脏疾病，病情缠绵，每多伴有湿热，故与蒲公英、败酱草青化湿浊。

本案患者属脾肾两虚，水湿内蕴，肾虚血瘀之证，故以肾炎方为基本方加减治疗，因本案患者偏于脾肾气虚，故处方加以茯苓、山药等健脾益气之品，假如萹蓄、石韦、瞿麦、苍术、车前子等加强利水化湿作用，并佐以大腹皮行气以行水，桂枝化气行水。

总之，治疗肾脏疾病应抓住病机，紧扣病机确立治法，而获良效。

病案 53

王某，男性，19 岁。

初诊　2009 年 7 月 19 日。

主诉　腰酸乏力 1 个月。

现病史　4 个月前因腰痛查尿常规：PRO：（1+）～（2+），BLD：（±）～（1+），但未系统治疗，平素经常感冒，咽痛，近 1 个月来，腰痛明显，神疲乏力，夜寐多梦，心烦、遗精、1～2 次/周，故请张院长诊治，现症：神情倦怠，腰酸乏力，口干咽燥、手足心热，心烦、夜寐多梦，梦遗，舌暗红少苔，脉细数。实验室报告：尿常规：PRO：（2+），BLD：（1+），双肾 B 超提示：“双肾实质损害”。

中医诊断　腰痛。

证候诊断　肝肾不足，封藏失职，精微不固。

西医诊断　慢性肾炎。

治法：滋养肝肾，清泻相火。

方药　肾炎方合知柏地黄丸加减。

处方　生地 15g，山茱萸肉 10g，丹皮 10g，茯苓 10g，泽泻 10g，女贞子 12g，墨旱莲 12g，知母 10g，黄柏 10g，菊花 10g，五味子 10g，龟板 10g，煅牡蛎 30g。

用法、煎服方法：水煎服，300ml/次，每日 2 次，每日 1 剂。

另予　补肾扶正胶囊，2 粒/次，每日 3 次；活血化瘀胶囊，2 粒/次，每日 3 次。

二诊　服药 1 个月，体力增加，夜寐转安，未出现梦遗之证，仍觉腰痛，腰部冷感、纳差、舌暗红苔白，脉沉细。复查尿常规：PRO：（±）、BLD：（-）。

处方　原方去知母 10g、黄柏 10g、菊花 10g，加狗脊 15 g、杜仲 15g 以强肾壮腰。继服两种胶囊。

三诊　患者共用药 5 个月，至 2005 年 2 月，多次尿常规化验“阴性”临床告愈，为巩固疗效将上方配成丸药服用，半年后随访，尿常规仍（-），精神佳、体力充沛。

按语　蛋白尿为慢性肾炎主要症状之一，脾肾不足是形成蛋白尿的关键，脾主运化水谷精微，脾虚则运化水谷精微无力，更不能上输于肺而布运全身，故水谷精微与秽浊之物从小便排出，肾主藏精，肾气不固，精微外泄而为蛋白尿，故在临床上治疗慢性肾炎蛋白尿多以补益脾肾为主，在辨证基础上配合专药治疗。慢性肾炎早期，多为脾虚湿困，应以益气健脾、利水消肿为主，药用：生黄芪、白术、山药、茯苓带皮、车前子；慢性肾炎中后期，脾虚日久损及于肾，表现为脾肾阳虚者，应以健脾补肾、祛湿活血为主，药用：生黄芪、附子、茯苓皮、土茯苓、丹参、川芎；慢性肾炎日久，阳损及阴或因用湿热药及利尿剂，使燥热伤阴，利水耗阴，逐渐致肾阴虚损，肾

病及肝，导致肝肾阴虚，出现阴虚火旺之征象，应以滋补肝肾活血为主。药用：女贞子，墨旱莲等。

病案 54

王某，男，54 岁。

初诊　2013 年 11 月 13 日。

主诉　发现蛋白尿 1 年余。

现病史　患者 2012 年 3 月发现下肢肿，未重视，12 月因眼病查尿常规：PRO：（1+），2013 年 4 月查尿常规：PRO：（2+）～（3+），反复下肢肿，伴乏力，予中成药治疗，效果不佳。现症：腰酸腰痛，乏力，双下肢微肿，纳可，大便日 3 次，尿少，舌质暗红苔薄黄，脉细。BP：110/90mmHg。

中医诊断　慢肾风。

证候诊断　脾肾亏虚，瘀血内阻。

西医诊断　慢性肾炎。

辨证分析　患者发病以来以水肿为主要症状，属于中医学“水肿”范畴，依据国家中医药管理局重点专科协助组专家意见，中医病名为“慢肾风”。张大宁教授提出肾虚、血瘀、水湿/湿热是该病发病的主要病因病机。即肾虚为本，血瘀、水湿/湿热为标。患者先天禀赋不足，加之久病失治，致脾肾亏虚，脾虚不能运化水湿，肾虚不能气化行水，水湿内停，泛溢肌肤而发为水肿，脾虚生化不足，肾气不足精微不固，精微下泄。机体失于濡养故见倦怠乏力，久病血瘀脉络，肾虚血瘀；脾肾两虚，脾失健运，腰府失于濡养，故腰痛。纵观舌脉症，病在肾，涉及于脾，证属肾虚血瘀。本虚标实，虚实夹杂，预后欠佳。

治则　补肾健脾，活血化瘀

处方　生黄芪 120g，土茯苓 30g，荠菜花 30g，丹参 30g，川芎 60g，白术 30g，金樱子 60g，茯苓 30g，茯苓皮 30g，蒲公英 60g，五味子 60g，砂仁 30g，升麻 15g，水蛭 10g，覆盆子 30g。

用法、煎服方法：水煎服，3 日 1 剂。

另予　肾康宁胶囊，6 粒/次，每日 3 次；保肝片，8 粒/次，每日 3 次；雷公藤多苷片，20mg/次，每日 2 次；黄葵胶囊，5 粒/次，每日 3 次；碳酸氢钠，0.5g/次，每日 3 次；别嘌醇，0.1g/次，每日 1 次；多烯磷脂酰胆碱胶囊，456mg/次，每日 3 次；醋酸泼尼松片，15mg/次，每日 1 次。

二诊　2014 年 1 月 22 日。腰酸腰痛减轻，乏力，双下肢微肿，纳可，大便日 3 次，尿少，舌质暗红，苔薄黄，脉细。24h 尿蛋白定量：4.6g，UA：519μmol/L。

处方　上方升麻加至 20g，减蒲公英，加芡实 30g、枳壳 30g、冬瓜皮 60g。

三诊　2014 年 3 月 19 日。乏力，双下肢酸软，纳可，大便可，舌质暗红苔薄黄。24h 尿蛋白定量：3.56g，肾功能：正常。

处方　上方减枳壳，加山药 30g、牛膝 30g、党参 30g。

四诊　2014 年 4 月 23 日。症状大致同前。UA：367.8μmol/L，24h 尿蛋白定量：1.02g。

处方　上方升麻减至 10g，减茯苓、茯苓皮、山药、牛膝、党参，加莪术 30g、杜仲 30g、太子参 30g。

五诊　2014 年 7 月 2 日。右侧胁肋部麻木，乏力，双下肢酸软，纳可，大便可，尿浊，舌质暗红苔黄腻。UA：420.8μmol/L，24h 尿蛋白定量：0.47g。

处方　上方减杜仲、太子参，加补骨脂 30g。

六诊　2014 年 9 月 10 日。乏力，腿酸，周身乏力，右胁部麻木，上身出汗，下身发凉，下肢微肿，偶恶心，纳可，大便日2次，不成形，（有肠息肉）排尿可，舌红苔黄腻脉濡，近期血糖稍高，未服用降糖药，血压正常。24h尿蛋白定量：118mg，肾功能：正常。

处方　生黄芪90g，土茯苓30g，荠菜花30g，丹参30g，川芎60g，白术30g，金樱子60g，五味子90g，砂仁30g，升麻10g，水蛭10g，覆盆子60g，莪术30g，芡实30g，陈皮30g，黄连10g。

用法、煎服方法：水煎服，3日1剂。

七诊　2014年11月12日。右胁肋部痛满，站立时明显，喜按压，体乏，下肢沉重感，下肢肿下午明显，纳可，小便量可，大便日2~3次。24h尿蛋白定量：0.29g，肾功能：正常。

张院长嘱患者可停服汤药，予成药治疗，嘱饮食清淡，防止感冒。

按语　该病患者病情平稳，无新发急性病症，属于治病求本，这个本就是正虚。中药治疗当在补肾活血、健脾利水的基础上加入补肾固涩之药，如覆盆子、芡实、牛膝、杜仲、山药、党参等，健脾补肾，固本培元方得良效。

病案55

李某，男，50岁。

初诊　2013年2月6日。

主诉　发现尿常规异常3个月余。

现病史　患者3个月前因双下肢肿，查尿常规：PRO：（3+），BLD：（2+），BP：138/90mmHg，诊断为慢性肾炎，予中成药治疗，效果一般。现症：周身乏力，水肿，时恶心，时有耳鸣，纳差，大便日1次，尿少，舌质暗红苔薄黄，脉细，BP：120/90mmHg。

中医诊断　慢肾风。

证候诊断　脾肾亏虚，瘀血内阻。

西医诊断　慢性肾炎。

治则　补肾健脾，活血化瘀。

处方　生黄芪90g，土茯苓30g，荠菜花30g，丹参30g，川芎60g，冬瓜皮30g，金樱子60g，茯苓30g，茯苓皮30g，陈皮30g，五味子60g，砂仁30g，败酱草30g，山药30g，覆盆子30g，补骨脂30g。

用法、煎服方法：水煎服，3日1剂。

另予　肾康宁胶囊，3粒/次，每日3次；补肾止血胶囊，3粒/次，每日3次；保肝片，8粒/次，每日3次；雷公藤多苷片，20mg/次，每日2次；醋酸泼尼松片，30mg/次，每日1次。

二诊　2013年3月27日。无浮肿，无明显特殊不适，纳可，二便调，舌质暗红苔黄腻，脉沉细。尿常规：正常，24h尿蛋白定量：0.3g。

处方　上方去山药、补骨脂，覆盆子加至60g。

三诊　2013年5月29日。多汗，夜寐欠安，纳可，大便溏，日1次，夜尿可，无腰酸乏力，舌暗红苔白腻，BP：100/60mmHg。尿常规：PRO：（1+）；24h尿蛋白定量0.9g。肾功能：血Cr：57μmol/L，BUN：5.19mmol/L，UA：440μmol/L。

处方　生黄芪120g，土茯苓30g，荠菜花30g，丹参30g，川芎60g，冬瓜皮30g，金樱子60g，茯苓30g，茯苓皮30g，五味子60g，砂仁30g，覆盆子60g，白术30g，女贞子30g，墨旱莲30g。

用法、煎服方法：水煎服，3日1剂。

四诊　2013年7月17日。患者无明显不适主诉。尿常规：正常；24h尿蛋白定量：0.2g。予患者停服汤药，激素逐渐减量，至2014年11月12日，患者多次复查尿常规均阴性，24h尿蛋白定量也在正常范围内，现予患者肾康宁胶囊8粒、每日3次，醋酸泼尼松片7.5mg、每日1次，雷公藤多苷片10mg、每日2次，保肝片8粒、每日3次。

按语 患者发病以来以水肿为主要症状，属于中医学“水肿”范畴，张大宁教授提出肾虚、血瘀、水湿/湿热是该病发病的主要病因病机。即肾虚为本，血瘀、水湿/湿热为标。患者先天禀赋不足，加之久病失治，致脾肾亏虚，脾虚不能运化水湿，肾虚不能气化行水，水湿内停，泛溢肌肤而发为水肿；脾虚生化不足，肾气不足精微不固，精微下泄；机体失于濡养故见倦怠乏力；久病血瘀脉络，肾虚血瘀；脾肾两虚，脾失健运，故纳差、恶心；肾开窍于耳，耳失于濡养，故耳鸣。纵观舌脉症，病在肾，涉及于脾，证属肾虚血瘀。本虚标实，虚实夹杂，预后欠佳。

治疗汤药中不可一味地使用利水消肿药，而是配合补肾固涩药，一方面固肾培元，以化气利水，另一方面防止单用利水药渗泄太过损伤肾阴。故在补肾活血的基础上，利水药与固肾药联合使用，标本兼顾。

病案56

白某，男，48岁。

初诊 2014年10月22日。

主诉 发现尿潜血18个月。

现病史 患者2013年因腰痛、发热38℃就诊于当地医院，查尿常规：BLD：(3+)，RBC：42.5/μl (0~25μl)，肾及膀胱B超未见明显异常，前列腺B超示：前列腺肥大，具体不详。口服肾炎药腰痛及发热缓解，口服前列康1个月停药，未系统检查。2013年10月，患者因脐周不适就诊于天津市肿瘤医院，经B超、磁共振诊断为：前列腺肥大。现症：腰痛，乏力，偶有脐周围不适，会阴部不适，纳可，寐差，大便日1行，尿分叉，舌暗红苔黄腻，脉细。

既往史 皮肤荨麻疹病史。

近期化验：尿常规：BLD：(1+)；肾功能：正常。

中医诊断 慢肾风。

证候诊断 脾肾亏虚，瘀血内阻。

西医诊断 慢性肾炎。

辨证分析 患者发病以来以腰痛为主要症状，属于中医学“腰痛”范畴，依据国家中医药管理局重点专科协助组专家意见，中医病名为“慢肾风”。张大宁教授提出肾虚、血瘀、水湿/湿热是该病发病的主要病因病机。即肾虚为本，血瘀、水湿/湿热为标。患者先天禀赋不足，加之久病失治，致脾肾亏虚，脾虚不能运化水湿，湿浊内蕴，腰府失于濡养，故腰痛；脾虚生化不足，肾气不足精微不固，精微下泄；机体失于濡养故见倦怠乏力；久病血瘀脉络，肾虚血瘀。纵观舌脉症，病在肾，涉及于脾，证属肾虚血瘀。本虚标实，虚实夹杂，预后欠佳。

治则 中医以补肾健脾，活血化瘀为主。

处方 生黄芪90g，土茯苓30g，荠菜花30g，苎麻根60g，败酱草30g，枳壳30g，仙鹤草60g，小蓟30g，升麻10g，酸枣仁30g，远志30g，蒲公英30g，女贞子30g，墨旱莲30g，三七粉12g。

用法、煎服方法：水煎服，3日1剂。

另予 补肾止血胶囊，3粒/次，每日3次；前列通利胶囊，3粒/次，每日3次；非那雄胺片，5mg/次，每日1次。

二诊 2014年12月3日。乏力减轻，偶有小腹部不适，纳可，寐安，大便日1行，尿量可，舌质紫暗，苔薄黄腻，脉沉，时有耳鸣。

近期化验：尿常规：BLD：(1+)，肾功能：正常。前列腺B超示：前列腺增大。

处方 上方减败酱草、小蓟，加白芍30g、延胡索30g、甘草30g以柔肝止痛。

按语 本病患者以脐周围不适、会阴部不适、尿分叉为特异性症状，考虑为邪克肝脉，肝经疏泄不利，故见诸症，治疗当以滋肝阴、理肝气为主，方中用女贞子、墨旱莲滋肾阴，酸枣仁补肝血，枳壳、延胡索理肝气，白芍、甘草柔肝止痛。

病案 57

李某，女，37岁。

初诊 2013年2月6日。

主诉 尿中蛋白间断出现6年余。

现病史 患者2007年体检时发现尿常规：PRO：(1+)，24h尿蛋白定量：0.3g，曾使用激素治疗出现过敏反应，故停用激素，开始服用中药治疗，时查BP：160/120mmHg，经治疗未见好转。2008年来我院治疗，治疗3年尿常规转阴，血压降至正常，停药1年，2012年2月发现24h尿蛋白定量0.55g，尿蛋白逐渐增多。现症：头晕乏力，夜寐差，BP：120/90mmHg，舌尖红少苔，脉细。

2013年1月29日，24h尿蛋白定量：0.9g。

中医诊断 慢肾风。

证候诊断 脾肾亏虚，瘀血内阻。

西医诊断 慢性肾炎。

辨证分析 患者发病以来以头晕为主要症状，属于中医学“头晕”范畴，依据国家中医药管理局重点专科协助组专家意见，中医病名为“慢肾风”。张大宁教授提出肾虚、血瘀、水湿/湿热是该病发病的主要病因病机。即肾虚为本，血瘀、水湿/湿热为标。患者先天禀赋不足，加之久病失治，致脾肾亏虚，脾虚不能运化水湿，脾虚生化不足，肾气不足精微不固，精微下泄；清窍失于濡养故见头晕、夜寐差；机体失于濡养故见倦怠乏力；久病血瘀脉络，肾虚血瘀。纵观舌脉症，病在肾，涉及于脾，证属肾虚血瘀，阴血不足。本虚标实，虚实夹杂，预后欠佳。

治则 补肾健脾，活血化瘀，滋阴清热。

处方 生黄芪90g，土茯苓30g，荠菜花30g，丹参30g，川芎30g，五味子60g，莪术30g，芡实30g，女贞子30g，墨旱莲30g，青蒿30g，半枝莲60g，杜仲30g，砂仁30g，蒲公英60g。

用法、煎服方法：水煎服，3日1剂。

另予 补肾活血胶囊，3粒/次，每日2次；黄葵胶囊，5粒/次，每日3次。

二诊 2013年4月17日。乏力劳累感，小腿发凉，无头晕，纳可，大便日1次，夜尿1次，夜寐差，舌红苔黄脉数，BP：125/80mmHg。

2013年3月17日，24h尿蛋白定量：0.31g。

处方 上方减芡实、莪术、蒲公英，加桑寄生30g、肉桂30g、牛膝10g、金银花30g。

三诊 2013年8月13日。易咽痛，牙痛，余无明显不适。24h尿蛋白定量：0.342g。

处方 上方半枝莲减至30g，去桑寄生、肉桂、牛膝、金银花，加陈皮30g、煅牡蛎30g、山药30g。

四诊 2013年12月11日。患外感2次，现自觉痰黏不易咯，大便日1次，BP：120/100mmHg。

2013年12月1日，24h尿蛋白定量：0.61g。

处方 生黄芪90g，土茯苓30g，荠菜花30g，丹参30g，川芎60g，五味子60g，青蒿30g，陈皮30g，杜仲30g，砂仁30g，水蛭10g，桑枝30g，秦艽30g，羌活30g。

用法、煎服方法：水煎服，3日1剂。

另予 肾康宁胶囊，5粒/次，每日3次；黄葵胶囊，5粒/次，每日3次；保肝片，4粒/次，每日3次；雷公藤多苷片，2粒/次，每日2次。

五诊　2014 年 1 月 22 日。无明显不适主诉。24h 尿蛋白定量：0.64g。

处方　上方减桑枝、秦艽、羌活，加女贞子 30g、墨旱莲 30g、补骨脂 30g、肉豆蔻 30g。

六诊　2014 年 5 月 21 日。腰酸乏力，胃反酸，怕冷，纳可，大便可。24h 尿蛋白定量 0.64g。

处方　上方减水蛭、补骨脂，加莪术 30g、茯苓 30g。

七诊　2014 年 9 月 17 日。双下肢发凉，咽痛，纳可，大便可，夜尿 1 次，舌质红苔薄，BP：120/80mmHg（因血压达 100/70mmHg，停服替米沙坦）。

2014 年 9 月 14 日，24h 尿蛋白定量：0.27g。

处方　上方黄芪加至 120g，女贞子、墨旱莲减至 15g，去陈皮、杜仲、肉豆蔻、茯苓，加升麻 10g、白术 30g、芡实 10g。

用法、煎服方法：水煎服，3 日 1 剂。

另予　雷公藤多苷片 10mg，每日 1 次。

八诊　2014 年 12 月 3 日。双下肢沉冷，四肢关节酸痛，纳可，二便可，BP：120/80mmHg。24h 尿蛋白定量转阴。

处方　上方减白术、芡实，加蒲公英 60g、败酱草 60g。

按语　本病患者中年女性，身体瘦弱，其头晕属肝肾不足、清窍失养所致，故治疗只需予活血药与滋补肾阴之品合用即可，不必见头晕即予天麻、钩藤等平抑肝阳之药。

病案 58

郑某，男，49 岁。

初诊　2011 年 9 月 14 日。

主诉　发现尿常规异常 1 个月余。

现病史　患者 1 个月前查体发现尿常规：PRO：(3+)，BLD：(2+)，未重视，今慕名来我院就诊。现症：双下肢和外阴肿，尿量可，尿中泡沫多，多汗，后背发热，胃脘不适，舌淡苔黄厚，脉沉。血压正常。化验：尿常规：PRO：(3+)，BLD：(2+)，24h 尿蛋白定量：2.49g。血 CHO：14.5mmol/L，TG：17.02mmol/L，ALP：56U/L，GLU：5.2mmol/L，肾功能：血 Cr：83.3μmol/L（<106μmol/L），BUN：3.15mmol/L，UA：292.7μmol/L；STP：65.5g/L，A：27.1g/L。双肾 B 超示：双肾大小形态正常。

中医诊断　慢肾风。

证候诊断　脾肾亏虚，瘀血内阻。

西医诊断　慢性肾炎。

辨证分析　患者发病以来以水肿为主要症状，属于中医学“水肿”范畴，依据国家中医药管理局重点专科协助组专家意见，中医病名为“慢肾风”。张大宁教授提出肾虚、血瘀、水湿/湿热是该病发病的主要病因病机。即肾虚为本，血瘀、水湿/湿热为标。患者先天禀赋不足，致脾肾亏虚，脾虚不能运化水湿，肾虚不能气化行水，水湿内停，泛溢肌肤而发为双下肢及阴部水肿；脾虚生化不足，故胃脘不适；肾气不足精微不固，精微下泄。久病血瘀脉络，肾虚血瘀。纵观舌脉症，病在肾，涉及于脾，证属肾虚血瘀。本虚标实，虚实夹杂，预后欠佳。

治则　补肾健脾，活血化瘀。

处方　生黄芪 120g，土茯苓 30g，荠菜花 30g，丹参 30g，川芎 30g，五味子 30g，赤芍 30g，白术 30g，半枝莲 30g，茯苓 30g，茯苓皮 30g，桑白皮 30g，败酱草 30g。

用法、煎服方法：水煎服，3 日 1 剂。

另予　补肾活血胶囊，3 粒/次，每日 3 次；补肾扶正胶囊，3 粒/次，每日 3 次；醋酸泼尼松片，30mg/次，每日 1 次；雷公藤多苷片，20mg/次，每日 3 次；保肝片，9 粒/次，每日 3 次。

二诊　2011年9月28日。患者服药后水肿减轻，头部汗出，怕冷，下肢尤甚，纳可，大便可，夜尿1次，舌质暗红苔白腻，脉弦细。尿常规：PRO：(3+)，BLD：(2+)，24h尿蛋白定量：4.1g。血CHO：16.04mmol/L，TG：17.02mmol/L，STP：50.2g/L，A：19.9g/L。ALT：72U/L，AST：106U/L；血流变：全血黏度增高。双肾B超示：双肾实质回声增强。

处方　生黄芪90g，土茯苓30g，荠菜花30g，丹参30g，川芎60g，五味子60g，赤芍30g，白术30g，半枝莲30g，茯苓30g，茯苓皮30g，桑白皮30g，败酱草60g，三棱30g，冬瓜皮60g，覆盆子60g，补骨脂30g，金樱子30g，苎麻根60g。

用法、煎服方法：水煎服，3日1剂。

另予　黄葵胶囊5粒，每日3次。

三诊　2011年12月7日。患者盗汗，足跟酸痛怕凉，乏力纳可寐安，大便日1~2行，近2日尿中泡沫较前增多，舌红苔薄黄脉弦数，BP：110/70mmHg。

化验：24h尿蛋白定量：0.11g，尿常规：阴性。STP：72.3g/L，A：48.2g/L；TC：5.09mmol/L，TG：2.72mmol/L；ALT：53.1U/L，AST：28.6U/L；血Cr：91.7μmol/L，BUN：5.34mmol/L。

处方　生黄芪120g，土茯苓30g，荠菜花30g，丹参30g，川芎60g，五味子60g，赤芍30g，白术30g，半枝莲30g，茯苓30g，茯苓皮30g，桑白皮30g，三棱30g，砂仁30g，覆盆子60g，蒲公英60g，金樱子30g，青蒿60g，女贞子30g，墨旱莲30g。

用法、煎服方法：水煎服，3日1剂。

四诊　2012年3月21日。患者述双下肢无力，足跟痛，余无不适。现服醋酸泼尼松片15mg每日1次，已用5日。尿常规：阴性，24h尿蛋白定量：0.07g；肾功能：血Cr：93.5μmol/L，BUN：5.25mmol/L，UA：293μmol/L；STP：80.7g/L，A：52.6g/L；TC：7.6mmol/L，TG：8.39mmol/L。

处方　上方去茯苓、茯苓皮，加知母30g、黄柏30g。

五诊　2012年10月24日。患者述双下肢无力，足跟痛，余无不适。纳可，寐安，大便每日2~3行，夜尿1次，舌红苔微黄脉弦细，BP：110/70mmHg。尿常规：PRO：(±)，24h尿蛋白定量：0.5g。肾功能：血Cr：93.5μmol/L，BUN、UA正常。

处方　上方黄芪减至90g，去桑白皮、女贞子、墨旱莲、知母、黄柏，加补骨脂30g、杜仲30g、茯苓30g。

六诊　2013年11月6日。患者易感冒，足跟痛，两胁胀痛，舌淡红有齿痕，苔白，脉濡。现服醋酸泼尼松片2.5mg，每日1次，雷公藤多苷片已停服。24h尿蛋白定量：0.1g，尿常规：阴性。肾功能：血Cr：91.2μmol/L，BUN：5.2mmol/L，UA：292.2μmol/L；TC：5.71mmol/L，TG：3.57mmol/L；ALT：21.1U/L，AST：25.1U/L，STP：76g/L，A：48.5g/L。

处方　生黄芪120g，土茯苓30g，荠菜花30g，丹参30g，川芎60g，五味子60g，白术30g，冬瓜皮60g，砂仁30g，覆盆子30g，蒲公英60g，金樱子30g，青蒿60g，杜仲30g，水蛭10g，茯苓30g，升麻20g，芡实30g。

用法、煎服方法：水煎服，3日1剂。

七诊　2014年12月3日。时头晕，近日上火感冒，口苦，咽痛，右胁时有疼痛，无腰酸腿软，无浮肿，纳可，大便日1~2次，排尿正常，舌暗体大苔白腻，脉弱，醋酸泼尼松片已停服半年，中药汤剂停服5个月。BP：105/60mmHg，24h尿蛋白定量：0.05g。嘱停服汤药，肾康宁胶囊6粒，每日3次；黄葵胶囊5粒，每日3次。

按语　患者首诊时水肿严重，故治疗在补肾活血基础上单纯加上利尿消肿药，经半个月治疗症状减轻，二诊时出现阴虚症状，故一方面继续巩固治疗，另一方面加入补肾固涩药，防止利水药伤正气，经治疗症状及化验指标均好转。

病案 59

董某，女，15 岁。

初诊 2004 年 12 月 29 日。

主诉 间断镜下血尿 4 个月。

现病史 2004 年 8 月，因尿急，就诊于附近医院，查尿常规：BLD：(2+)，为系统检查及诊治。今慕名就诊于我院。现症：尿急，无尿频、尿痛，无其余不适主诉，大便日 1 行，尿量可，舌尖红，苔薄黄，脉细数。

辅助检查 2004 年 12 月 29 日尿常规：BLD：(2+)，余正常。

中医诊断 血尿。

证候诊断 脾肾亏虚，湿浊内蕴。

西医诊断 慢性肾炎。

辨证分析 患者以尿急，镜下血尿为主症，属中医学“血尿”范畴。患者先天禀赋不足，脾肾亏虚，脾虚则无力摄血；肾虚失于固涩，偶感湿热之邪，蕴结下焦，发为血尿，结合舌脉，辨为脾肾亏虚，湿浊内蕴。

治则 中医以补肾健脾，化瘀止血为主。

方药 肾炎 1 号方合二至丸加减。

处方 生黄芪 60g，土茯苓 30g，荠菜花 90g，半枝莲 60g，白花蛇舌草 60g，茜草 60g，仙鹤草 60g，白茅根 60g，苎麻根 60g，败酱草 30g，女贞子 30g，墨旱莲 30g，三七 6g。

用法、煎服方法：水煎服，3 日 1 剂。

另予 补肾扶正胶囊，2 粒/次，每日 1 次；阿莫西林胶囊，3 粒/次，每日 1 次。

二诊 2005 年 2 月 20 日。患者无不适主诉，查尿常规未见明显异常。

停服中药及成药。

按语 本例患者属脾肾亏虚，湿浊内蕴，方中重用生黄芪健脾，女贞子、墨旱莲滋肾阴，土茯苓、荠菜花、半枝莲清热利湿，茜草、三七化瘀止血，白茅根、苎麻根清热止血，败酱草、白花蛇舌草清热解毒。患者患病日浅，病情较轻，经 1 个疗程治疗后，症状消失，大功告成，故停药。

病案 60

由某，女，38 岁。

初诊 2014 年 10 月 15 日。

主诉 持续镜下血尿伴蛋白尿 3 个月。

现病史 2014 年 7 月 3 日，无明显诱因，出现肢体肿胀，就诊于当地医院，查尿相差镜检：RBC：11500/ml，肾性红细胞 80%，尿常规：PRO：(1+)，BLD：(±)，尿微量白蛋白 669.9mg/L，诊断为“慢性肾炎”，予黄葵胶囊治疗。为进一步诊治，就诊于我院。现症：下肢肿，午后尤甚，活动后可缓解，纳可，小便量可，大便日 1 次，BP：100/70mmHg。

辅助检查 2014 年 7 月 3 日，泌尿系 B 超：膀胱、双肾未见明显异常。

2014 年 8 月 11 日，尿常规：PRO：(2+)。

2014 年 8 月 29 日，尿常规：PRO：(1+)，BLD：(1+)。

2014 年 9 月 6 日，生化全项：STP：79g/L，A：47g/L，G：32g/L，ALT：12U/L，BUN：3.6mmol/L，Cr：64μmol/L，UA：265μmol/L，GLU：5.0mmol/L，免疫全项：(-)。

中医诊断　尿血。

证候诊断　脾肾亏虚，肾虚血瘀。

西医诊断　慢性肾炎。

治则　补肾健脾，活血化瘀。

处方　生黄芪90g，土茯苓30g，荠菜花30g，川芎30g，丹参30g，女贞子30g，墨旱莲30g，金樱子60g，芡实30g，三七粉12g（分6次冲服），阿胶珠30g，苎麻根30g，升麻15g，仙鹤草60g，茜草60g。

用法、煎服方法：水煎服，3日1剂。

另予　肾康宁胶囊，3粒/次，每日3次；补肾止血胶囊，3粒/次，每日3次；黄葵胶囊，5粒/次，每日3次。

二诊　2014年11月15日。患者下肢冷，晨起手肿胀，腰酸，纳可，大便黏，日1次，夜尿1次。查尿常规：（-）；尿相差镜检：RBC：7000个/ml，90%肾性红细胞；尿功四项：U-MAUB：148.8mg/L，LMPT：0.19g/L，GAL：1U/L。

处方　上方去丹参，加杜仲炭30g。

成药同上。

三诊　2014年12月3日。患者无不适主诉，查尿微量白蛋白0.5g/L（<0.12g/L）。

处方　上方去芡实、阿胶珠，加茯苓30g、冬瓜皮60g，生黄芪增至120g，川芎增至60g，金樱子减至30g。

成药同上。

四诊　2014年12月24日。患者晨起手肿胀，大便溏，时有腰痛，畏寒。

2014年12月3日，尿常规：PRO：（2+），BLD：（1+），LEU：（±），RBC：8～15个/HP，WBC：1～3个/HP。

处方　上方去荠菜花、茯苓，加茯苓皮30g、五味子60g，生黄芪减至90g，苎麻根增至60g。

成药同上。

五诊　2015年1月14日。患者双手肿胀，腰痛，下肢冷，动则喘促，纳可，大便溏，夜寐差，舌质暗红苔薄白。查24h尿蛋白定量：724.8mg。

处方　上方去茯苓皮，加杜仲30g，升麻减至10g。

成药同上。

六诊　2015年1月28日。患者无不适主诉。

处方　上方去冬瓜皮、杜仲，加芡实30g、沙苑子30g，升麻增至15g。

成药同上。

按语　患者以持续镜下血尿为主要症状，张大宁教授认为，该病属"尿血"等范畴，病机以血热、血瘀为主，治以补肾化瘀、清热解毒、养阴凉血为宜。方中重用生黄芪、女贞子、墨旱莲滋阴补肾，茜草、仙鹤草、三七为化瘀止血之品，其特点能清、能化、能止，止血而无留瘀之弊，为治血尿之要药。

病案61

刘某，男，29岁。

初诊　2012年6月27日。

主诉　发现尿中泡沫伴尿常规异常2个月余。

现病史　患者2个月前发现尿中有泡沫，未予重视，后因常规体检发现：尿常规：PRO：（3+），BLD：（1+），肾功能正常，轻度脂肪肝。今为进一步治疗来我院门诊。现症：偶见头晕，无明显胸闷憋气，时感腹胀，无浮肿，无腰痛，纳寐可，大便日1行，不成形，尿量可，尿中泡沫多，BP：110～140/70～100mmHg，舌暗红，苔白脉滑。

辅助检查　2014年6月19日，查尿常规：PRO：(3+)，BLD：(2+)；24h尿蛋白定量：1.3g。

肾功能：血Cr：76.9μmol/L，BUN：4.3mmol/L，UA：505.7μmol/L。

中医诊断　慢肾风。

证候诊断　脾肾亏虚，肾虚血瘀。

西医诊断　慢性肾炎；高尿酸血症。

治则　健脾益肾，活血化瘀。

处方　生黄芪90g，土茯苓30g，荠菜花30g，丹参30g，川芎30g，半枝莲60g，仙鹤草60g，五味子60g，覆盆子60g，蒲公英60g，芡实30g，女贞子30g，墨旱莲30g。

用法、煎服方法：水煎服，3日1剂。

另予　肾康宁胶囊，3粒/次，每日3次；补肾止血胶囊，3粒/次，每日3次；保肝片，6粒/次，每日3次；黄葵胶囊，2.5g/次，每日3次；碳酸氢钠，0.5g/次，每日3次；别嘌醇，0.1g/次，每日1次；氯沙坦钾片，50mg/次，每日1次；富马酸比索洛尔片，2.5mg/次，每日1次。

二诊　2014年8月29日。时有恶心，纳差，大便可，尿量可，夜寐差，舌质暗红苔薄白。BP：100/85mmHg。

化验：尿常规：PRO：(1+)，BLD：(±)；24h尿蛋白定量：0.88g；UA：474μmol/L。

处方　上方减芡实，加黄连20g、竹茹10g以清热化湿止呕，酸枣仁30g以安眠。

成药同上。

三诊　2014年9月10日。患者无不适主诉。

2014年8月25日，24h尿蛋白定量：0.14g。

2014年8月26日，血常规：WBC：8.8×10^9/L，RBC：5.9×10^{12}/L，Hb：177g/L。生化全项：STP：69.8g/L，A：45.3g/L，γ-GT：63U/L，BUN：4.12mmol/L，Cr：68μmol/L（<97μmol/L），UA：445μmol/L。尿常规：正常。

处方　生黄芪120g，土茯苓30g，荠菜花30g，丹参30g，川芎60g，莪术30g，女贞子30g，墨旱莲30g，仙鹤草60g，五味子90g，金樱子60g，覆盆子30g，芡实30g，砂仁30g，陈皮30g，升麻10g，青蒿60g，蒲公英30g。

用法、煎服方法：水煎服，3日1剂。

另予　肾康宁胶囊，3粒/次，每日3次；补肾止血胶囊，3粒/次，每日3次；黄葵胶囊，5粒/次，每日3次；保肝片，6片/次，每日3次；硫普罗宁片，2片/次，每日3次；别嘌醇，0.1g/次，每日1次；碳酸氢钠，0.5g/次，每日1次。

四诊　2014年11月5日。患者无不适主诉，BP：120/85mmHg。

2014年10月26日，生化全项：STP：67.7g/L，A：45.5g/L，ALT：49U/L，γ-GT：58U/L；24h尿蛋白定量：0.14g；尿常规：正常。

处方　上方去莪术、覆盆子、蒲公英，加煅牡蛎30g，生黄芪减至90g。

成药同上。

五诊　2014年12月17日。患者无不适主诉。

处方　停服中药。

另予　肾康宁增至4粒/次，每日3次；保肝片减至5粒/次，每日3次；其余成药同前。

六诊　2015年2月11日。患者近日外感、发热，未服药，现无发热，咳嗽，痰少色白，余无不适。查24h尿蛋白定量0.28g；尿常规：PRO：(±)；血常规：WBC：9.27×10^9/L，RBC：5.75×10^{12}/L，Hb：171g/L，PLT：323×10^9/L；生化全项：A：43g/L，G：21.6g/L，γ-GT：52U/L，

UA：138μmol/L。

处方　金银花10g，麦冬10g，青果10g。

用法、煎服方法：代茶饮。

成药同上。

按语　患者以尿中泡沫多为主症，依据中医院国家管理局重点专病专科协作组专家组意见，中医病名为“慢肾风”。张大宁教授提出了肾虚、血瘀、水湿是该病发病的主要病因和病机。即肾虚为本，血瘀、水湿为标。患者平素脾肾亏虚，脾失运化，故见腹胀；脾虚化源不足，且不能升清，故见头晕，结合脉象舌暗红苔白脉滑，当属脾肾亏虚，肾虚血瘀。处方以肾炎1号方合二至丸加减。二诊恶心明显，为湿热阻于中焦，胃气上逆，故予黄连、竹茹清胃中湿热，终获良效。

病案62

李某，女，23岁。

初诊　2013年1月16日。

主诉　镜下及肉眼血尿3个月。

现病史　2012年10月，因受凉，出现肉眼血尿，就诊于附近医院，查尿常规：PRO：(2+)，BLD：(3+)，诊断为“慢性肾炎”，予肾炎康复片、百令胶囊等治疗，病情稳定。之后，尿常规：BLD：(3+)，PRO：(1+) ~ (3+)。2012年12月，就诊于中国人民解放军第二五四医院，予雷公藤多苷片。3日后，就诊于天津市第一中心医院，停服雷公藤多苷片。为进一步诊治，就诊于我院。现症：腰酸，下肢沉，纳可，乏力，夜寐可，舌质暗红苔薄白，脉细。BP：90/70mmHg。

辅助检查　2012年11月8日，尿常规：PRO：(2+)，BLD：(3+)，酮体：(±)。

2012年11月16日，生化全项：ALT：50U/L，CO_2CP：33.8mmol/L；血常规：(-)；尿常规：PRO：(3+),BLD：(3+)。

2012年11月21日，血常规：WBC：3.6×10^9/L；尿常规：PRO：(2+)，BLD：(4+)，LEU：(1+)，酮体：(1+)，RBC：256.8/ml；24h尿蛋白定量：0.36g。

2012年11月28日，尿常规：LEU：(3+)，PRO：(2+)，BLD：(4+)，RBC：1383.1/ml。

2012年12月12日，尿常规：LEU：(2+)，PRO：(2+)，BLD：(4+)，RBC：3220/ml。24h尿蛋白定量：0.58g。

2012年12月26日，24h尿蛋白定量：0.29g；尿常规：LEU：(1+)，PRO：(1+)，BLD：(4+)，RBC：180/ml。

2013年1月9日，尿常规：LEU：(2+)，PRO：(2+)，BLD：(4+)，RBC：1743/ml。

中医诊断　尿血。

证候诊断　脾肾亏虚，肾虚血瘀。

西医诊断　慢性肾炎；泌尿系感染?

治则　中医以补肾健脾，活血化瘀为主。

处方　生黄芪90g，土茯苓30g，川芎30g，仙鹤草60g，茜草60g，三七片30g，阿胶珠30g，墨旱莲30g，女贞子30g，半枝莲60g，败酱草60g，蒲公英60g，青蒿60g，五味子60g，升麻10g，砂仁30g，杜仲炭30g。

用法、煎服方法：水煎服，3日1剂。

另予　补肾扶正胶囊，3粒/次，每日3次；补肾止血胶囊，3粒/次，每日3次；黄葵胶囊，5粒/次，每日3次。

二诊　2013年3月13日。患者鼻衄4次，纳可，大便可，夜尿1次，2003年、2009年曾出现咯血，收入院未确诊“支气管扩张”，后未再复发，舌淡红胖大苔腻。

处方　上方去杜仲炭，加苎麻根60g、茅根60g、陈皮30g，半枝莲减至30g，青蒿减至30g。

成药同上。

三诊　2013年8月7日。患者无不适主诉。查尿常规：BLD：(2+)，PRO：(±)，RBC：15～20个/HP。

处方　上方去茅根，加金樱子30g，生黄芪增至120g，升麻增至15g。

成药同上。

四诊　2013年12月11日。患者偶腰酸，劳累后加重，尿量较前减少，无浮肿，纳可，夜寐可，大便日1行，舌质红苔黄腻，脉沉细。查尿常规：LEU：(2+)，BLD：(3+)。

处方　上方去半枝莲，加太子参15g，生黄芪减至90g，青蒿增至60g。

另予　停补肾扶正，予肾康宁5粒，每日3次，其余成药同前。

五诊　2014年4月16日。患者无不适主诉，舌红边有齿痕，苔白，染苔，脉细数。BP：120/70mmHg，双下肢不肿，大便日1～2次，质稀。

2014年2月22日，尿常规：PRO：(-)，LEU：(1+)，BLD：(2+)。

2014年3月29日，尿常规：BLD：(2+)，RBC：2～5个/HP。

处方　上方去仙鹤草、茜草、三七片、砂仁、苎麻根、太子参，加川芎30g、沙苑子30g。

成药同上。

六诊　2014年10月15日。患者时感腰痛，夜间尤甚，双下肢酸软无力，纳可，寐安，大便每日1～2次，尿量可，夜尿1次，舌暗红边尖有齿痕，苔白，脉沉细。尿常规：BLD：(1+)，PRO：(±)，RBC：(5～10)个/HP。

处方　上方去陈皮，加砂仁30g、丹参30g。

成药同上。

按语　患者青年女性，平素饮食不节，伤及脾胃，易招外邪入侵，气血相搏，引动伏热，热伤血络，肾阴不足，精微外泄。病位在脾肾，证属本虚标实。证属脾肾亏虚，肾虚血瘀。脾虚与血热错杂是患者出血的关键，同时不忘化瘀止血，才能奏效。

病案63

王某，女，49岁。

初诊　2014年4月30日。

主诉　间断双下肢肿10个月余。

现病史　2013年7月，因双下肢浮肿，就诊于当地医院，查尿常规：PRO：(2+)，BLD：(2+)，肾功能：正常，住院治疗，查尿常规：PRO：(1+)，RBC：25～30个/HP，血沉：40mm/h，予黄芪注射液、金水宝胶囊、百令胶囊、卡托普利等药物治疗，24h尿蛋白定量波动在0.7～1.3g。今慕名来我院门诊就诊。现症：腰酸、腰痛明显，乏力，劳累后双下肢微肿，晨起双手肿胀，大便日1行，尿频，无尿急尿痛，尿量不多，夜尿1次，舌淡尖红苔黄腻，脉沉弱。

辅助检查　2013年10月15日，尿常规：PRO：(1+)，RBC：8～10个/HP；24h尿蛋白定量：0.7g；相差镜检：肾性红细胞。

2013年12月17日，尿常规：PRO：(2+)，RBC：满视野；24h尿蛋白定量：1.3g；相差镜检：肾性红细胞；Ccr：130ml/min。

2014年1月17日，24h尿蛋白定量：0.7g；尿常规：RBC：0～3个/HP。

2014年2月21日，24h尿蛋白定量：1g；尿常规：RBC：10～15个/HP；相差镜检：肾性红细胞。

2014年4月29日，尿常规：RBC：10～15个/HP，BLD：(3+)，PRO：(2+)；肾功能：正

常；Ccr：18ml/min；24h 尿蛋白定量：0.68g；双肾 B 超：左肾重复肾盂。

中医诊断　腰痛；水肿。

证候诊断　肾虚血瘀。

西医诊断　慢性肾炎。

治则　补肾活血。

处方　生黄芪 90g，土茯苓 30g，荠菜花 30g，仙鹤草 60g，茜草 60g，川芎 30g，五味子 60g，败酱草 60g，蒲公英 60g，升麻 10g，女贞子 30g，墨旱莲 30g，生甘草 30g，三七粉 12g（6 次冲），覆盆子 30g，金樱子 30g。

用法、煎服方法：水煎服，3 日 1 剂。

另予　肾康宁胶囊，3 粒/次，每日 3 次；补肾止血胶囊，3 粒/次，每日 3 次；黄葵胶囊，5 粒/次，每日 3 次；保肝片，6 粒/次，每日 3 次；雷公藤多苷片，2 粒/次，每日 2 次。

二诊　2014 年 10 月 22 日。患者腰痛，晨起双手胀感，反复咽喉干痛，干咳，劳累后水肿，纳可，寐差，二便调，晨起早饭后易腹泻。查尿常规：PRO：（2+），BLD：（2+）；双肾彩超：左肾重复肾盂；24h 尿蛋白定量：0.18g；肝功能+肾功能+电解质：均正常。

处方　生黄芪 90g，土茯苓 30g，荠菜花 30g，丹参 30g，川芎 60g，桑白皮 30g，茯苓皮 30g，远志 30g，酸枣仁 30g，三棱 30g，升麻 10g，杜仲炭 30g，合欢皮 30g。

用法、煎服方法：水煎服，3 日 1 剂。

成药同上。

按语　患者脾肾俱虚，瘀血内蕴，证属本虚标实，属祖国医学“腰痛”范畴。该病治法温肾化气，活血利水。《本草逢源》：“黄芪同人参则益气，同当归则补血，同白术、防风运脾湿，同防己、防风则祛风湿，同桂枝、附子，则治卫虚亡阳汗不止，为腠理开合之总司。”现代研究证明：黄芪所具有的降低尿蛋白、提高血浆白蛋白、保护肾功能、增强机体免疫力等作用，与其益气升阳、行气利水、活血固表等传统功效密切相关。方中使用大剂量生黄芪不仅降低尿蛋白，更重要的是降低全血黏度及纤维蛋白原，减低肾小球硬化程度，保护肾功能的作用。

病案 64

刘某，男，33 岁。

初诊　2014 年 4 月 30 日。

主诉　尿常规反复异常 9 年。

现病史　2005 年，因双下肢肿，就诊于附近医院，查尿常规：PRO：（3+）；24h 尿蛋白定量：大量（具体不详），诊断为“肾病综合征”，予醋酸泼尼松片 12 粒、每日 1 次治疗。治疗 1 个月后，复查尿常规：（-），后逐渐撤减激素至停用。2011 年，因病情反复，就诊于附近医院，查尿常规：PRO：（3+），予激素治疗。治疗 7～8 个月后，复查尿常规正常。昨日因腰痛，就诊于附近医院，查尿常规：PRO：（3+）。为进一步诊治，就诊于我院。现症：腰酸，腰痛，乏力，纳可，大便可，尿可，舌质暗红苔薄黄，脉弦细，BP：100/80mmHg。

辅助检查　2014 年 4 月 30 日，尿常规：PRO：（3+），BLD：（1+）；肝功能+肾功能正常。

中医诊断　腰痛。

证候诊断　肾虚血瘀，瘀而化热。

西医诊断　慢性肾炎。

治则　补肾活血，清热化瘀。

处方　生黄芪 120g，土茯苓 30g，荠菜花 30g，丹参 30g，川芎 60g，莪术 30g，五味子 60g，金樱子 30g，覆盆子 30g，青蒿 60g，蒲公英 60g，白术 30g，苦丁茶 30g，冬瓜皮 60g，砂仁 30g，升麻10g。

用法、煎服方法：水煎服，3日1剂。

另予　肾康宁胶囊，6粒/次，每日3次；醋酸泼尼松片，40mg/次，每日1次；钙尔奇D，0.6g/次，每日1次。

二诊　2014年7月2日。患者无不适主诉。查尿常规正常；生化全项：ALT：69.3U/L，UA：410.4μmol/L，BUN：10.06mmol/L；24h尿蛋白定量正常。

处方　上方去莪术、苦丁茶、冬瓜皮，加女贞子30g、墨旱莲30g。

另予　醋酸泼尼松片减至35mg，每日1次。

其余成药同前。

三诊　2014年10月29日。患者无腰酸乏力，纳可，大便可，舌淡嫩苔薄。

2014年10月27日，生化全项：ALT：58.8U/L，AST：27.3U/L，BUN：4.72mmol/L，Cr：39.2μmol/L，UA：327.9μmol/L，GLU：5.36mmol/L，TC：4.16mmol/L，TG：0.76mmol/L；尿常规正常。24h尿蛋白定量：0.027g。

处方　停服中药。

另醋酸泼尼松片减至25mg，每日1次，其余成药同前。

四诊　2015年1月7日。患者腰酸较前明显缓解，天气变化影响明显，纳可，二便调。

2014年12月29日，生化全项：ALT：31U/L，AST：24.7U/L，GGT：27.8U/L，BUN：4.92mmol/L，Cr：54.2μmol/L，UA：329.2μmol/L，TC：4.06mmol/L，TG：0.64mmol/L，LDL：2.49mmol/L；尿常规正常；24h尿蛋白定量：0.063g。

处方　停用中药。

成药同上。

按语　患者对激素敏感，服用激素后尿蛋白很快正常，但是在撤减激素过程中多次反复，辨证论治使用中药可以在减少复发这个环节上有良好的效果。患者脾肾俱虚，瘀血内蕴，证属本虚标实，属祖国医学“腰痛”范畴。本治法温肾化气，活血利水。现代研究证明：黄芪所具有的降低尿蛋白、提高血浆白蛋白、保护肾功能、增强机体免疫力等作用，与其益气升阳、行气利水、活血固表等传统功效密切相关。方中使用大剂量生黄芪不仅降低尿蛋白，更重要的是降低全血黏度及纤维蛋白原，从而起到降脂降压，减低肾小球硬化程度，保护肾功能的作用。

病案65

李某，男，50岁。

初诊　2014年9月10日。

主诉　尿常规异常1年余。

现病史　2013年7月，因钓鱼归来夜晚发现小便泡沫多，就诊于当地医院，查尿常规：BLD：(2+)，PRO：(1+)；24h尿蛋白定量：0.2g，予自制中成药治疗。2014年5月，因外感，就诊于当地医院，查尿常规：PRO：(2+)，BLD：(3+)，继予自制中成药、丹参片、羟苯磺酸钙、金水宝胶囊等治疗。2014年8月10日，就诊于当地医院，查尿常规：BLD：(3+)，PRO：(2+)。为进一步诊治，就诊于我院。现症：左肾区不适，纳可，大便溏，夜尿1～2次，口苦口黏，舌淡红苔黄腻。BP：130/85mmHg。

辅助检查　2014年9月10日尿常规：PRO：(1+)。

中医诊断　腰痛。

证候诊断　脾肾亏虚，肾虚血瘀。

西医诊断　慢性肾炎。

治则　补肾健脾，活血化瘀。

处方　生黄芪90g，土茯苓30g，荠菜花30g，川芎30g，白术30g，青蒿60g，砂仁30g，三七粉12g（6次冲），蒲公英60g，败酱草60g，五味子60g，仙鹤草60g，茜草60g。

用法、煎服方法：水煎服，3日1剂。

另予　肾康宁胶囊，5粒/次，每日3次；补肾止血胶囊，3粒/次，每日3次；黄葵胶囊，5粒/次，每日3次；氯沙坦钾片，25mg/次，每日1次。

二诊　2014年10月8日。患者腰部不适，双下肢冷感，无浮肿，纳可，寐安，大便日1行，舌苔黄腻。查尿常规：PRO：(1+)，LEU：(±)。

处方　上方加女贞子30g、墨旱莲30g，生黄芪增至120g。

成药同上。

三诊　2014年11月5日。患者左侧腰痛，纳可，二便可，舌质边尖红苔薄黄，BP：120/90mmHg。查尿常规：PRO：(±)；24h尿蛋白定量：0.21g。

处方　上方去女贞子、墨旱莲，加升麻10g、金樱子30g、莪术30g，生黄芪减至90g，川芎增至60g。

另停氯沙坦钾片，其余成药同前。

四诊　2015年1月7日。患者自服他汀类降脂药胸痛缓解，近日外感后自觉小便泡沫多，纳可，下肢畏寒，大便色暗，夜尿多，舌淡红苔薄微黄。BP：140/90mmHg。

2014年12月27日尿常规：RBC：35个/HP其余正常。

处方　上方去荠菜花、升麻、金樱子、莪术，加益智仁30g、煅牡蛎60g，川芎减至30g。

成药同上。

按语　患者平素脾肾俱虚，感寒后发病，以腰痛为主症，证属本虚标实，属祖国医学“腰痛”范畴。《诸病源候论》认为“肾经虚损，风冷乘之”；“劳损于肾，动伤经络，又为风冷所侵，血气击搏，故腰痛也”。本方重用生黄芪补肾健脾；同时活血之丹参、川芎，佐以轻清利湿及补肾固涩之品覆盆子、芡实、女贞子，获效颇佳。

病案66

李某，男，62岁，门诊号136

初诊　2004年11月9日。

主诉　发现肾功能异常伴乏力8个月，加重1周。

现病史　8个月前，无明显诱因出现乏力，前往天津市第一中心医院检查，发现BUN、Cr升高，诊断为慢性肾衰竭，遂来我院就诊，现症：乏力、腰酸、面色无华、两目干涩，胸闷、纳差、时恶心、低热，察其舌暗苔黄腻，诊其脉沉细。BP：140/80mmHg，查BUN：15.27mmol/L、Cr：270.3μmol/L。

既往史及其他情况：患高血压、冠心病2年，长期服冠心苏和丸治疗。

中医诊断　虚劳。

证候诊断　肝肾两虚，湿浊内蕴，肾虚血瘀。

西医诊断　慢性肾衰竭；高血压病1级；冠心病。

辨证分析　肝肾亏损，湿浊内蕴。

治则　补益肝肾、活血化瘀，排毒降浊之法。

方药　肾炎1号方加味。

处方　生黄芪90g，土茯苓30g，荠菜花30g，三棱30g，莪术30g，女贞子30g，墨旱莲30g，车前子30g，车前草30g，生黄芪炭30g，大黄30g，大黄炭60g，五灵脂30g，蒲黄炭30g，海藻炭30g，当归60g，茵陈60g，青蒿60g，白花蛇舌草60g，半枝莲60，地骨皮30g。

用法、煎服方法：水煎服，3日1剂。

另予　肾衰灌肠液200ml，清洁灌肠，每日1次。

二诊　2005年1月25日。服药后，乏力较前减轻，胃纳较前佳，低热退，夜寐可，大便每日1～2次，舌红少苔，脉细弱。复查BUN：8.15mmol/L、Cr：254.1μmol/L。处方上方去白花蛇舌草、地骨皮，加蒲公英、败酱草各60g以增泄浊之力。

三诊　2005年3月15日。稍觉乏力，无腰酸肢肿，纳可，寐安，舌红苔薄黄，脉沉细。复查BUN：10.5mmol/L、Cr：255μmol/L。即以上方加减。

按语　本案属肝肾不足，湿浊内蕴之证。肾主藏精，肝主藏血，精血互生，肝和肾同出下源，均为相火，相火源于命门，正所谓肝肾同源-乙癸同源。精血不足，必导致肝肾亏虚的病理改变；血虚又将导致血瘀。肝肾阴虚及血瘀虽为病理产物，但同时又成为一种致病因素，影响机体的正常代谢，导致浊毒内蕴，使气机升降失常，而表现出一系列临床症状。如肝肾不足，精血乏源，不能充养肢体百骸，腰脊失养，则见乏力腰酸、血不荣面，则面色无华、阴虚生内热，见低热、湿浊内蕴，浊邪犯胃，则见纳差恶心之症。其辨证要点在于肝肾亏虚为本，浊毒内蕴为标，血瘀贯穿疾病的全过程。治疗当以滋肾养肝、活血化瘀、降浊排毒为法。方中所选黄芪、当归、女贞子、墨旱莲补益肝肾、滋养精血；三棱、莪术、五灵脂、蒲黄炭等活血逐瘀；大黄、大黄炭、蒲黄炭、海藻炭、生黄芪炭吸附肠道毒素，促进毒素排出；车前子、车前草、茵陈、白花蛇舌草、半枝莲、蒲公英、败酱草则清化湿浊。另与肾衰灌肠液清洁灌肠，多种方法相结合，共奏良效。

第三章 IgA肾病

慢性肾炎是由多种原因引起的一组病情迁移，缓慢进展，最终可发展为慢性肾衰竭的疾病，其临床表现为不同程度水肿、高血压、尿异常（血尿、蛋白尿、管型尿）和肾功能损害，该病中医可归属于“腰痛”、“水肿”等范畴。张教授认为蛋白尿、血尿可见于各种原发性和继发性肾小球疾病，血尿可导致肾脏纤维化并使肾功能进行性减退，蛋白尿可促进肾小球硬化和肾小管萎缩及间质纤维化，因此应积极治疗减少蛋白尿和血尿，延缓病情的进展。因该病起病缓慢，病程较长，虚证居多，治疗原则以补虚为主，张大宁教授认为肾虚血瘀是该病基本病机，提出补肾活血为该病的治疗大法。

（一）针对蛋白尿

蛋白尿在中医学中被列为“肾精流失”，为医学界所公认，“肾藏精”，肾虚则“精关不固”、“肾精外泄”，故“补肾固涩”治法成为中医临床常用的治法。

中医学认为蛋白尿属人体的精微物质。蛋白尿的产生是脏腑功能失调即肺、脾、肾三脏虚弱的结果，尤其责之于脾肾。肾主藏精，肾气不足，精关不固，封藏失职，至精微下注，随尿排出；脾主升清，使精微上输；若脾虚下陷，亦致精微下注。因此脾肾气虚是蛋白尿形成的重要因素，瘀血与湿热同样是蛋白尿形成的重要原因。蛋白尿的形成就是“肾虚血瘀湿热论”的全部内容体现。所以，临床上治疗蛋白尿不能一味地独用固肾涩精方药，张大宁教授提出治疗蛋白尿应补肾健脾、活血化瘀与清热利湿同用，即所谓“湿、瘀不祛，肾则不能气化生精；反之，邪去则能正安”。以尿蛋白为主，治疗在补肾活血的基础上，加用五味子、覆盆子、金樱子等收敛固涩之品，同时辅以升麻，取其升举之性，临床上取得显著疗效。

（二）针对水肿

张教授认为肾虚血瘀、水瘀互结是肾病水肿的病机，故治疗上采用补肾活血、祛湿利水大法。临床实践中，张教授用药量大，药势勇猛，直至病穴。水肿与肺脾肾三脏有关，肾虚是根本，肾中阳气不足，气化失权为主要原因。张教授多用补骨脂、仙茅、淫羊藿等温补肾阳之品，取其助阳化气的功效。血瘀是肾病水肿的重要致病因素，张教授在选用活血药中善用三棱、莪术、丹参、川芎等。三棱、莪术，既能破血逐瘀，又能行气活血。但是三棱“能泻真气，真气虚者勿用”，而莪术“虽为泄剂，亦能益气”，所以两者合用可使脏腑经络的瘀滞荡涤而不伤正气。丹参活血化瘀，养血补血，有“一味丹参功用四物”之称；川芎活血行气，通达气血，更是“血中气药”。诸药并用，补血、行气、活血、破血，活血作用强又不伤正气。

张教授还重视益气和行气在治疗肾性水肿的作用，气为血之帅，气行则血行，气滞则血瘀，气虚亦致血瘀。益气重用黄芪，行气多用柴胡。

张教授治疗水肿多利水而不逐水。肾病水肿发病为本虚标实，所以用药不可攻伐太过，不用甘遂、芫花、大戟等峻下逐水之品，多选用白术、陈皮健脾燥湿，茯苓健脾渗湿，茯苓皮、桑白皮、大腹皮等行气、利水、消肿之品。

（三）针对血尿

肾性血尿如果治疗不彻底，反复发作或失治误治，病情不能得到切实有效的控制，最终导致尿毒症。张教授认为该病病因不外内伤与外感两端。正气亏虚为内在因素，复感外邪或情郁不达、起居不慎等外界干扰均可发病，其中尤以脾肾亏虚是尿血的根本原因。治疗上强调局部与整体相结合，所谓局部主要指尿的色、质，尿道的症状。所谓整体指全身症状。张教授认为中医学对疾病的认识着眼于整体，重视机体整体调节。辨证论治的目的主要在于纠正整个机体的失调，并通过整体治疗，促使局部病灶的改变和痊愈。同时张教授强调，在注重整体治疗的同时，不排除对局部病灶或某一特异性症状的治疗。基于上述观点，创立了治疗血尿的“止血基本方”，以止血为主导原则，止血活血同用，将其与整体辨证相结合，取得了满意的疗效。诊病重视舌脉，张教授强调脏腑、气血、津液的虚实，疾病变化的发展变化均能客观地反映在舌脉上，通过仔细观察为临床提供直观可靠的诊断依据。如舌质红者为热邪内盛，舌质越红表示热象越重；舌质转淡为热象减轻，淡舌亦见气血亏虚；久病血瘀或有外伤者，气血壅塞不通，舌质紫暗或有瘀斑，特别是舌下系带可见瘀象；舌淡边有齿痕为气虚湿阻；舌苔黄厚为内蕴湿热等，诊脉时强带轻重取脉，重视结合四季主脉的不同，分清虚实，结合病症，全面分析，收到很好的疗效。张教授在辨证论治的基础上，将该病分为五型。强调整体与局部相结合，研制“止血基本方”，临床应用多年，治疗众多尿血患者，取得满意疗效。以“止血基本方”为基础方剂，止血兼有活血，注重“止血必当考虑活血”。根据尿中血色、出血量结合全身整体辨证：①尿血血热型：重用清热凉血止血，以釜底抽薪，绝不姑息。药用“止血基本方”配合野菊花、蒲公英、黄芩、大小蓟、丹皮、玄参等。②尿血虚弱型：治以补气血、助脾肾，止血兼补虚，虚回而血止。药用“止血基本方”配合山茱萸肉、阿胶、当归、党参、补骨脂等。③尿血瘀血型：治以活血化瘀为主，药用“止血基本方”加旱莲草、丹参、当归、柴胡、川楝子、桃仁等。④血淋型：治以清热导淋止血，药用“止血基本方”加大小蓟、车前子、野菊花、蒲公英、萹蓄等。⑤石淋型：治以清热排石止血，药用“止血基本方”，配合金钱草、海金沙、天葵子、车前子、连翘、川楝子、穿山甲等。

病案1

东方某，男，27岁。

初诊 2014年11月5日。

主诉 发现尿常规异常1年半。

现病史 患者去年5月查体时发现尿检异常，尿常规：PRO：（1+），BLD：（3+），时不伴有发热，无颜面及双下肢水肿，无肉眼血尿，未正规治疗。今年8月因发热就诊，查尿常规：PRO：（3+），BLD：（4+），于天津市第一中心医院住院，行肾穿示：IgA肾病（肾小球系膜增生性肾炎）。双肾彩超未见明显异常，肾功能正常，考虑“IgA肾病”，予肾炎康复片、金水宝胶囊等对症治疗，出院时未查尿常规。2014年9月开始就诊于我院，服中药汤剂治疗，期间多次查尿常规，PRO波动于（1+）~（2+），BLD波动于（2+）~（3+），无颜面及双下肢浮肿，为中西医结合系统治疗，于2014年10月28日收入院。现症：腰胯酸痉，无明显不适，纳可，大便可，夜尿可，舌边尖略红，苔薄微黄，脉沉。BP：130/90mmHg。

2014年10月29日尿常规：PRO：（±），BLD：（3+），尿相差镜检：RBC：14 000/ml，WBC：1000/ml。24h尿蛋白定量：0.62g。

血Cr：75μmol/L，BUN：4.55mmol/L，UA：324μmol/L，GLU：4.57mmol/L。ALT：69U/L，AST：25U/L，STP：65.4g/L。

血常规：正常。

B 超示：脂肪肝，双肾皮质略增厚，回声增强，前列腺未见明显异常。

中医诊断 慢肾风。

证候诊断 脾肾亏虚，瘀血内阻。

西医诊断 慢性肾炎；IgA 肾病（肾小球系膜增生性肾炎）。

治则 补肾健脾，活血化瘀。

处方 生黄芪 120g，土茯苓 30g，荠菜花 30g，丹参 30g，川芎 30g，莪术 30g，败酱草 60g，青蒿 60g，仙鹤草 60g，生甘草 30g，三七粉 12g（6 次冲），茜草 60g，五味子 60g。

水煎服，3 日 1 剂

另予 肾康宁胶囊，3 粒/次，每日 3 次；补肾止血胶囊，3 粒/次，每日 3 次；雷公藤多苷片，20mg/次，每日 3 次；缬沙坦，80mg/次，每日 1 次。

二诊 2014 年 11 月 26 日。患者腰胯酸痉好转，纳可，无恶心，大便日 1 ~ 2 次，舌暗红苔薄，脉弱，BP：115/75mmHg。患者曾因肝功能异常，雷公藤多苷片 20mg/次、每日 3 次改为 10mg/次、每日 3 次，加黄葵胶囊 5 粒/次、每日 3 次，多烯磷脂酰胆碱胶囊 2 粒/次、每日 3 次，保肝片 4 粒/次、每日 3 次治疗。现谷草转氨酶及 γ-GT 明显下降，ALT 增高。

2014 年 11 月 25 日尿常规：PRO：(1+)，BLD：(3+)，SG>1.03，pH：5.5，镜下：7 ~ 8 个/HP。ALT：160U/L，AST：58U/L，γ-GT：40U/L，STP：72g/L，A：47.1g/L。

处方 上方川芎加至 60g、五味子加至 90g，减荠菜花，加蒲公英 60g。

另予 肾康宁胶囊，6 粒/次，每日 3 次；补肾止血胶囊，3 粒/次，每日 3 次；保肝片，8 粒/次，每日 3 次；雷公藤多苷片，10mg/次，每日 2 次；黄葵胶囊，5 粒/次，每日 3 次；多烯磷脂酰胆碱胶囊，2 粒/次，每日 3 次；缬沙坦，80mg/次，每日 1 次。

三诊 2014 年 12 月 24 日。腰酸，乏力，无肉眼血尿，无颜面及双下肢水肿。纳寐可，二便调。24h 尿量约 2800ml。舌暗淡苔薄白，脉沉。BP：120/80mmHg。

2014 年 12 月 17 日血 ALT：48.8U/L，GGT：27.7U/L，Cr：72μmol/L，BUN：4.14mmol/L，UA：356.9μmol/L。

尿常规：PRO：(-)，BLD：(3+)，RBC：2 ~ 3 个/HP。

处方 上方蒲公英减至 30g，减莪术，加女贞子 30g、墨旱莲 30g。

按语 患者青年男性，体型偏瘦，腰酸痛，舌边尖略红苔薄微黄，考虑脾肾亏虚。方中重用黄芪 120g，《本经疏证》云“黄芪直入中土而行三焦，故能内补中气，中行营气，下行卫气，故凡营卫间阻滞，无不尽通，所谓源清流自洁也”，立意补气固精，提高组织的抗缺氧能力，提高机体免疫能力，减轻机体免疫损失。土茯苓性甘淡平和，入肝胃经。李时珍言：“土茯苓能健脾胃，祛风湿，脾胃健则营卫从，风湿去则筋骨利。”临床用于多种肾病、肾衰竭的治疗。二诊时考虑热象加重，加用蒲公英清热解毒、五味子保肝，并加强活血力量，重用川芎温性活血药。三诊时诸症缓解，舌苔脉象可，且肝功能恢复正常。疾病后期多耗液伤阴，予女贞子、旱莲草育阴生津、平补肝肾。临证上需辨虚实之轻重，标本之缓急，不可固守成方成。

病案 2

刘某，男，57 岁。

初诊 2014 年 10 月 29 日。

主诉 发现尿常规异常 10 个月余。

现病史 患者 1 个月体检时发现尿常规：PRO：(2+)，BLD：(2+)，时不伴有发热，无腰痛，无颜面及双下肢浮肿，无感染病史，当地医院考虑“肾炎”，予金水宝胶囊、黄葵胶囊治疗，未见好转。7 月份就诊于中国医科大学附属第一医院肾内科，做肾穿示：系膜增生性肾小球肾炎，予雷公藤多苷片20mg/次、每日3次，替米沙坦1粒/次、每日1次，硝苯地平30mg/次、每日1次治疗约3个月，效果不明显，尿蛋白无明显减少，且逐渐出现腰酸乏力，尿中泡沫增多等症状。为求进一步中西医结合治疗，就诊于我院。现症：腰酸痛，乏力，尿中泡沫多，大便日1行，夜尿2～3次，纳寐可。舌暗红，苔薄黄，脉弦。BP：130/80mmHg。

2014年10月15日尿常规：PRO：(2+)，BLD：(3+)。

肾功能正常。

2014年10月24日24h尿蛋白定量：1.58g。

中医诊断　慢肾风。

证候诊断　脾肾亏虚，瘀血内阻。

西医诊断　慢性肾炎；IgA肾病（肾小球系膜增生性肾炎）。

治则　补肾健脾，活血化瘀。

处方　生黄芪90g，土茯苓30g，荠菜花30g，丹参30g，川芎60g，莪术30g，芡实30g，白术30g，覆盆子30g，青蒿60g，升麻10g，五味子60g，蒲公英60g，三七粉12g（6次冲）。水煎服，3日1剂。

另予　肾康宁胶囊，6粒/次，每日3次；补肾止血胶囊，3粒/次，每日3次；雷公藤多苷片，2粒/次，每日3次；黄葵胶囊，5粒/次，每日3次；硝苯地平，30mg/次，每日1次；替米沙坦，1粒/次，每日1次。

二诊　2014年12月24日。腰酸痛及乏力明显改善，泡沫尿症状减轻，无颜面及双下肢水肿，无发热，无恶心呕吐。纳寐可，二便调。舌暗红，苔薄黄，脉细。BP：130/80mmHg。

化验：24h尿蛋白定量：0.48g。

尿常规：PRO：(±)，BLD：(1+)，RBC：70.8/μl。

血 STP：64.3g/L，A：39.1g/L，TBIL：21.1mmol/L；ALT：56U/L，GGT：63U/L；TC：6.5mmol/L，Cr：88μmol/L，BUN：6.52mmol/L，UA：453μmol/L。

处方　生黄芪120g，土茯苓30g，丹参30g，川芎60g，沙苑子30g，莪术30g，芡实30g，覆盆子60g，青蒿60g，升麻10g，五味子60g，蒲公英60g，败酱草60g，三七粉12g（6次冲）。水煎服，3日1剂。

另予　加保肝片，4粒/次，每日3次。

其余成药同前。

按语　张教授指出，慢性肾炎蛋白尿以“肾虚”为基本病理变化，因其病程长，病变繁杂，兼症不一，故临床辨证尤显重要，但补肾涩精降蛋白当贯彻辨治的始终；该病患者病程较长，久病多瘀、多虚，故理虚扶正当与逐瘀驱邪相结合。黄芪性甘温，归肺脾经，补元阳，充腠理，治劳伤，实卫固表通痹，补气升提，固腠理补卫气故能固摄精微防止其外泄，重用黄芪可防止精微外泄，减少蛋白尿的产生，结合现代药理研究已证明了黄芪可明显减少肾病蛋白尿的排泄。该患者两方用土茯苓、蒲公英、败酱草、青蒿等，意在湿热之邪易侵袭慢性肾炎患者，湿热与本虚交织在一起，虚实夹杂，长期蕴结于体内，则使慢性肾小球肾炎迁延难愈，治以清热利湿解毒。在生活调养上，注意：①控制饮食；②防止感染；③避免药毒，谨慎选择用药，中病即止，所谓“留得一分正气，即有一分生机”。

病案3

潘某，男，41岁。

初诊　2015年1月21日。

主诉　蛋白尿1年。

现病史 患者2011年单位体检时发现血压偏高，未予重视。2013年11月单位体检时发现尿PRO：(3+)，RBC：1～2个/HP，未予重视。2014年11月初体检时BP：150/110mmHg，伴头晕乏力，24h尿蛋白定量：1.5g。2014年12月在中国人民解放军海军总医院住院，查24h尿蛋白定量：2.768g，住院期间肾穿示：轻-中度系膜增生性IgA肾病，Lee氏分级Ⅱ～Ⅲ级。现症：腰酸乏力，纳可，大便可，夜尿2次，舌淡红苔薄，脉沉细。BP：120/90mmHg

2014年12月15日血STP：70.7g/L，A/G：42.5/28.2，Cr：78μmol/L，BUN：6.5mmol/L，UA：377μmol/L，GLU：4.09mmol/L，ALT：59U/L，TC：6.1mmol/L，TG：1.8mmol/L。

2014年12月10日血Cr：90.1μmol/L。

2014年12月12日24h尿蛋白定量：1.9g。

2014年12月15日24h尿蛋白定量：1.0g。

2014年12月15日ANA：1∶100。

2014年12月26日24h尿蛋白定量：0.71g。

中医诊断 慢肾风（肾虚血瘀）。

西医诊断 系膜增生性IgA肾病。

治则 补肾活血、降浊排毒。

处方 生黄芪90g，土茯苓30g，丹参30g，莪术30g，川芎60g，白花蛇舌草30g，杜仲30g，桑寄生60g，砂仁30g，蒲公英60g，五味子60g，女贞子30g，墨旱莲30g，升麻10g，覆盆子30g，金樱子30g。水煎服，3日1剂。

二诊 2015年3月11日。患者腰酸乏力缓，双手麻木感，纳可，大便可，夜尿1次，舌淡红苔薄，脉沉细。BP：120/90mmHg。

2015年3月6日24h尿蛋白定量：0.06g。

血ALT：51.6U/L，AST：96.9U/L，β_2-MG：2.27mg/L。

尿常规：RBC：65.9/μl，RBC：11.86个/HP。

血K：4.1mmol/L，Na：138.8mmol/L，Cl：103.3mmol/L，Cr：83.7μmol/L，BUN：5.9mmol/L，UA：360μmol/L，STP：70.9g/L，A：39.6g/L。

处方 上方减桑寄生、女贞子、墨旱莲，加青蒿60g、煅牡蛎30g。

按语 张教授认为蛋白尿病机多为脾肾亏虚、精微下泄、瘀血阻络所致，故治疗以补肾活血、固涩升提为基本大法，重用黄芪，佐以川芎、覆盆子、五味子等，并将升麻作为特异性治疗药物共同组方。升麻可行瘀血，升阳于至阴之下，下陷可举，内伏可托，从而减少精气下泄。加用升阳举陷之升麻，疗效较好。

病案4

谭某，男，37岁。

初诊 2014年4月30日。

主诉 发现蛋白尿、潜血2个月。

现病史 患者2014年2月体检时发现尿PRO：(2+)，BLD：(2+)，遂于中国医科大学附属第一医院住院治疗。肾穿示："系膜增生性肾小球肾炎"，考虑泼尼松治疗，患者拒绝治疗，为进一步治疗，遂就诊。现症：腰酸痛，乏力，尿中泡沫多，大便日1次，舌暗苔薄白，脉沉细，BP：120/95mmHg。

既往史 患者慢性咽炎病史。

2014年2月26日血BUN：4.64mmol/L，Cr：98.4μmol/L，尿PRO：(2+)，BLD：(2+)。

2014年3月3日血BUN：4.44mmol/L，Cr：91.7μmol/L（<106μmol/L）；尿PRO：（2+），

BLD：(2+)。

2014年3月25日肾穿示：系膜增生性肾小球肾炎；IgA肾病Lee分级Ⅲ级。

2014年3月24h尿蛋白定量：1.3g。

2014年4月28日血BUN：5.63mmol/L，Cr：105.5μmol/L，尿PRO：(2+)，BLD：(2+)。

中医诊断 腰痛。

证候诊断 脾肾两虚兼血瘀。

西医诊断 IgA肾病；慢性肾功能不全。

辨证分析 张大宁教授认为该病病机为脾肾两虚兼血瘀。

治则 健脾益肾，活血化瘀。

处方 生黄芪90g，土茯苓30g，荠菜花30g，丹参30g，川芎30g，莪术30g，大黄30g，大黄炭60g，茵陈60g，五灵脂30g，蒲黄炭30g，海藻炭30g，芡实10g，蒲公英60g，败酱草30g，五味子60g，决明子30g，升麻10g。水煎服，3日1剂。

二诊 2014年7月9日。患者仍觉腰酸痛，乏力，尿中泡沫多减少，大便日1次，舌暗苔薄白，脉沉细，BP：120/85mmHg。

2014年7月9日Cr：85μmol/L，UA：477μmol/L，24h尿蛋白定量：0.52g。

处方 上方生黄芪改为120g，减莪术，加女贞子30g、墨旱莲30g。

三诊 2014年9月10日。患者腰酸痛减轻，乏力好转，尿中泡沫多减少，大便日1次，舌暗苔薄白，脉沉细，BP：120/85mmHg。

2014年9月10日尿常规PRO：(1+)，BLD：(2+)，24h尿蛋白定量：0.28g。

血BUN：6.48mmol/L，Cr：73μmol/L，UA：357μmol/L。

后复查尿常规：PRO (±)，BLD：(1+)。

处方 上方生黄芪改为90g，减女贞子、墨旱莲，加白术30g、陈皮30g。

按语 慢性肾炎是由多种原因引起的一组病情迁移，缓慢进展，最终可发展为慢性肾衰竭的疾病，其临床表现为不同程度水肿、高血压、尿异常（血尿、蛋白尿、管型尿）和肾功能损害，该病中医可归属于“腰痛”、“水肿”范畴。因该病起病缓慢，病程较长，虚证居多，治疗原则以补虚为主，张大宁教授认为肾虚血瘀是该病基本病机，提出补肾活血为该病的治疗大法。以肾炎1号方加减，因该患者以尿蛋白为主，故方中在用五味子、覆盆子、金樱子等收敛固涩之品基础上，加用升麻。张教授认为蛋白尿可见于各种原发性和继发性肾小球疾病，蛋白尿可促进肾小球硬化和肾小管萎缩及间质纤维化，因此应积极治疗减少蛋白尿。

病案5

田某，女，41岁。

初诊 2011年6月29日。

主诉 尿常规异常9年。

现病史 2002年，因体检时发现尿常规：PRO：(2+)，BLD：(2+)，就诊于天津医科大学总医院，诊为“慢性肾炎”，予肾炎康复片治疗，效果不明显。2003年，自服偏方治疗，效果亦不佳。2004年，就诊于中国人民解放军总医院，行肾穿示IgA肾病（自述未见报告），予院内制剂治疗（具体不详）3个月，无效。2005年，就诊于中国人民解放军北京军区北戴河疗养院，与中草药、院内制剂及保肾康等治疗，后复查尿常规未见明显异常，于2009年停药。2010年，因劳累后复查尿常规：PRO：(1+) ~ (2+)，BLD：(2+) ~ (3+)，就诊于中国人民解放军北京军区北戴河疗养院，疗效不佳。为进一步诊治，就诊于我院。现症：乏力，双下肢肿时轻时重，纳可，寐可，大便每日1行，尿量可，畏寒，舌红苔白，脉沉。BP：130/85mmHg。

辅助检查 2011 年 6 月 28 日尿常规：BLD：(1+)，PRO：(3+)。肾功能正常（自述未见报告）。双肾 B 超：未见明显异常（自述未见报告）。

中医诊断 尿血。

证候诊断 脾肾亏虚，肾虚血瘀。

西医诊断 慢性肾炎；IgA 肾病。

治则 补肾健脾，活血化瘀。

处方 生黄芪 90g，荠菜花 30g，土茯苓 30g，丹参 30g，川芎 30g，白术 30g，半枝莲 30g，白花蛇舌草 30g，仙鹤草 60g，三七块 30g，覆盆子 30g，金樱子 30g，蒲公英 60g，五味子 60g，女贞子 30g，墨旱莲 30g，三棱 30g。水煎服，3 日 1 剂。

另予 补肾止血胶囊，2 粒/次，每日 3 次；雷公藤多苷片，2 粒/次，每日 3 次；保肝片，4 粒/次，每日 3 次。

二诊 2011 年 9 月 7 日。患者四肢乏力，夜寐欠安，纳可，大便日 1 次，便溏，舌淡红苔白。查尿常规：PRO：(2+)，镜检结果正常。

处方 上方去丹参、三棱，加阿胶珠 30g、败酱草 60g。

成药同上。

三诊 2011 年 12 月 14 日。患者头晕，乏力，无明显不适，纳可，大便溏薄，舌淡苔白，脉沉。

2011 年 11 月 18 日妇科 B 超：未见明显异常。

2011 年 11 月 22 日生化全项未见异常。

2011 年 12 月 10 日 B 超：盆腔未见异常。

2011 年 12 月 14 日尿常规：PRO：(1+)，BLD：(±)。

处方 上方生黄芪增至 120g，覆盆子增至 60g。

成药同上。

按语 患者久病，失于调养，迁延不愈，脾肾亏虚，脾气虚运化无力，气不摄血，血行脉外；加之肾阴亏耗，失于固摄，故见尿血之症。故治疗上予生黄芪、白术健脾益气，覆盆子、金樱子、五味子、女贞子、墨旱莲滋阴固肾以摄血，荠菜花、土茯苓、丹参、川芎、半枝莲、三棱、蒲公英、三七块祛湿通络、化瘀止血、推陈出新。方中二至丸滋补肾元，《医方集解》有云："补腰膝，壮筋骨，强阴肾，乌髭发。价廉而功大。冬青子即女贞实，冬至日采。不拘多少，阴干，蜜酒拌蒸，过一夜，粗袋擦去皮，晒干为末，瓦瓶收贮，或先熬干，旱莲膏旋配用。墨旱莲，夏至日采，不拘多少，捣汁熬膏，和前药为此足少阴药也。女贞甘平，少阴之精，隆冬不凋，其色青黑，益肝补肾。旱莲甘寒，汁黑。"诸药合用，补肾健脾，活血化瘀已收功。

病案 6

汪某，男，26 岁。

初诊 2012 年 8 月 8 日。

主诉 腰痛 1 年。

现病史 患者 1 年前外感后感腰痛、乏力、纳差，未重视。8 个月前因尿浊，于当地医院查血肌酐：150umol/l，尿常规：PRO：(3+)，BP：140/100mmHg，24h 尿蛋白定量：4.52g，诊断不详。予泼尼松 50mg 每日 1 次、福辛普利钠 10mg 每日 1 次，效果不佳。2012 年 2 月于北京某医院住院行肾穿刺：弥漫增生型 IgA 肾病，诊断：IgA 肾病、CKD3 期、肾性高血压，予泼尼松 35mg 每日 1 次、环磷酰胺每月 0.4g，效果一般。8 月 4 日查：尿常规：PRO：(3+)，血 Cr：158umol/l，遂于今日慕名来我科门诊，现症：腰酸痛，无浮肿，纳可，尿量可，大便日 1 行。舌质暗红，苔薄黄，脉弦细。

中医诊断　腰痛。

证候诊断　肾虚血瘀。

西医诊断　弥漫增生型 IgA 肾病；CKD3 期；肾性高血压。

治则　补肾活血。

处方　生黄芪 90g，土茯苓 30g，荠菜花 30g，丹参 30g，川芎 60g，五灵脂 30g，蒲黄炭 30g，大黄 30g，大黄炭 60g，茵陈 60g，决明子 60g，墨旱莲 30g，女贞子 30g，五味子 60g，败酱草 60g，蒲公英 60g，半枝莲 30g。水煎服，每次 300ml，每日 2 次，3 日 1 剂。

嘱　饮食清淡，优质低蛋白饮食为宜，禁食海鲜、羊肉、辛辣刺激制品。

二诊　2012 年 10 月 10 日。腰痛减轻，较前有力，双足部疼痛，伴瘙痒无皮疹，纳可，寐安，尿量可，大便每日 2 行。舌质淡紫，苔白腻略黄，脉沉细数。BP：130/80 ~ 90mmHg。

2012 年 10 月 7 日血 Cr：145μmol/L，BUN：9.2mmol/L。

处方　生黄芪 90g，土茯苓 30g，荠菜花 30g，丹参 30g，川芎 60g，五灵脂 30g，蒲黄炭 30g，大黄 30g，大黄炭 60g，茵陈 60g，决明子 60g，墨旱莲 30g，女贞子 30g，五味子 60g，败酱草 60g，蒲公英 60g，半枝莲 30g，海藻炭 30g，陈皮 30g。水煎服，3 日 1 剂。

按语　患者主因腰酸痛来诊，属中医学“腰痛”范畴，结合舌脉症辨证为肾虚血瘀。处方以补肾活血为大法，生黄芪、丹参、川芎、五灵脂、蒲黄炭补肾活血，佐以土茯苓、荠菜花、大黄、大黄炭、茵陈、决明子、墨旱莲、女贞子、五味子、败酱草、蒲公英、半枝莲清热利湿、滋阴固肾之品以标本兼顾。

病案 7

向某，男，20 岁。

初诊　2012 年 7 月 11 日。

主诉　尿中泡沫多 2 年。

现病史　患者 2010 年体检时查尿常规：PRO：（3+）、BLD：（3+），尿中有泡沫，余无不适。2010 年 5 月 18 日行肾穿：IgA 肾病（局灶节段硬化型）。2010 年 6 月查 24h 尿蛋白定量：1.318g，曾服中药汤剂治疗，效果不明显。2010 年 10 月开始使用泼尼松 60mg、每日 1 次，缬沙坦 80mg/次、每日 1 次，2 个月后查尿常规：BLD（-）、PRO：（1+）～（2+），2011 年 3 月开始撤减激素并于 7 月撤减完毕，尿常规：PRO：（±）～（1+），2011 年 7 月服中药偏方 3 个月，尿常规转阴，2012 年重感冒后查尿常规：PRO：（2+），肾功能正常，口服黄葵胶囊、冬虫夏草、六味地黄丸等治疗，复查尿常规：PRO：（1+），为求治疗，今日就诊于我科门诊，现症：尿中泡沫多，劳累后尤甚，纳可，寐安，尿量可，大便日 1 行。舌暗红苔白，脉沉细数。

中医诊断　尿浊。

证候诊断　肾虚血瘀。

西医诊断　IgA 肾病。

治则　补肾活血。

处方　生黄芪 90g，土茯苓 30g，荠菜花 30g，丹参 30g，川芎 60g，半枝莲 30g，芡实 30g，五味子 60g，补骨脂 30g，蒲公英 60g，茯苓 30g，山药 30g，三棱 30g，覆盆子 30g，金樱子 30g，沙苑子 30g。水煎服，每次 300ml，每日 2 次，3 日 1 剂。

嘱　饮食清淡，优质低蛋白饮食为宜，禁食海鲜、羊肉、辛辣刺激制品。

二诊　2012 年 8 月 22 日。尿中泡沫减少，纳可，寐可，尿量可，大便日 1 行。舌暗红苔白，脉沉细数。

2012 年 8 月 20 日尿常规：正常。

血 Cr：78μmol/L，BUN：4.96mmol/L。

24h 尿蛋白定量：77.92mg。

处方 生黄芪 90g，土茯苓 30g，荠菜花 30g，丹参 30g，川芎 60g，半枝莲 60g，芡实 30g，五味子 60g，补骨脂 30g，蒲公英 60g，茯苓 30g，山药 30g，覆盆子 30g，金樱子 30g，沙苑子 30g，金银花 30g，板蓝根 30g。水煎服，3 日 1 剂。

三诊 2012 年 10 月 10 日。无明显不适，舌暗红苔白，脉沉细数。

2012 年 10 月 8 日尿常规：正常。

血 Cr：60.8μmol/L，BUN：4.8mmol/L。

24h 尿蛋白定量：50.32mg。

处方 生黄芪 90g，土茯苓 30g，荠菜花 30g，丹参 30g，川芎 60g，半枝莲 60g，芡实 30g，五味子 60g，补骨脂 30g，蒲公英 60g，茯苓 30g，山药 30g，覆盆子 30g，金樱子 30g，沙苑子 30g，金银花 30g，板蓝根 30g。水煎服，3 日 1 剂。

按语 尿浊是以小便混浊，白如泔浆，排尿时尿道无疼痛感为主证的疾患。古称“溺白”、“便浊”、“溺浊”等。尿浊一病，或因湿热内蕴，或因脾虚气陷，或因肾气亏虚，但与脾肾关系密切。“肾者主蛰，封藏之本，精之处也”。五脏六腑之精均藏于肾，肾气充足则精气内守，肾气虚弱则精关不固，收摄无权而精气外泄，形成蛋白尿，由此可见，蛋白尿外泄，其本在于肾。王清任云“元气即虚，必不能达于血管，血管无气，必停留而瘀”且有“久病入络、久病必瘀”的理论。张大宁教授认为，肾虚血瘀为该病的病机，治疗当以补肾活血为大法。予肾炎 1 号方加减，方中以生黄芪、茯苓、山药、丹参、川芎、三棱为主药以补肾活血，此外还重用覆盆子、金樱子、沙苑子、五味子、芡实、补骨脂等收敛固涩之药，对于慢性肾炎的尿蛋白患者效果显著。二诊时考虑患者多次反复均与外感有关，故加金银花、板蓝根清宣肺气，以助御邪。三诊时化验指标亦有改善，故继予前法治疗。

病案 8

郑某，女，31 岁。

初诊 2012 年 7 月 25 日。

主诉 间断尿常规异常 2 年余。

现病史 2010 年，无明显诱因，突发肉眼血尿，就诊于附近医院，查尿常规：BLD：(3+)，PRO：(3+)，予对症治疗，病情缓解。2011 年 11 月，就诊于天津市第一中心医院，行肾穿刺：IgA 肾病（WHOⅢ级）、轻度肾小管间质损伤（轻度纤维化），予泼尼松 60mg 每日 1 次治疗。之后，复查尿常规正常，后激素逐渐撤减。为进一步诊治，就诊于我院。现症：腰痛，无浮肿，尿中有泡沫，无肉眼血尿，24h 尿量 2500ml，大便日 1 行，纳可，舌暗红苔白腻，脉沉细。BP：110/80mmHg。

辅助检查 2011 年 11 月 7 日尿常规：PRO：(3+)，BLD：(3+)，24h 尿蛋白定量：1.662g。

肾功能正常。

肝功能：ALB：37.3g/L。

血脂四项：TG：1.9mmol/L，CHO：6.56mmol/L。

2012 年 7 月 24 日尿常规：PRO：(2+)，BLD：(2+)，RBC：121/μl，24h 尿蛋白定量：1.122g。

生化全项：BUN：5.53mmol/L，Cr：83μmol/L，UA：327.7μmol/L，STP：78g/L，A：46.5g/L，G：32.1g/L，TG：2.61mmol/L（<1.7mmol/L），CHO：5.95mmol/L（<5.7mmol/L）。

中医诊断　腰痛。

证候诊断　脾肾亏虚，肾虚血瘀。

西医诊断　IgA 肾病。

治则　中医以补肾健脾，活血化瘀为主。

处方　生黄芪 90g，土茯苓 30g，荠菜花 30g，丹参 30g，川芎 60g，莪术 30g，三棱 30g，五味子 60g，覆盆子 30g，金樱子 30g，升麻 30g，白术 30g，半枝莲 60g，蒲公英 60g，败酱草 60g，青蒿 60g，仙鹤草 60g，苎麻根 60g，女贞子 30g，墨旱莲 30g，芡实 30g。煎服方法：水煎服，3 日 1 剂。

另予　泼尼松，12.5mg/次，每日 1 次；钙片，1 粒/次，每日 3 次；补肾扶正胶囊，3 粒/次，每日 3 次；活血化瘀胶囊，3 粒/次，每日 3 次；黄葵胶囊，5 粒/次，每日 3 次。

二诊　2012 年 8 月 22 日。患者腰痛，纳可，大便日 1 次，夜尿可，舌暗红苔薄，BP：110/70mmHg。

2012 年 8 月 21 日尿常规：PRO：(2+)，BLD：(4+)，RBC：29.1/μl，RBC：5.29 个/HP，24h 尿蛋白定量：1.22g。

处方　上方去莪术、五味子、金樱子、仙鹤草、苎麻根，生黄芪增至 120g、升麻减至 15g、半枝莲减至 30g。

另予　雷公藤多苷片，1 粒/次，每日 3 次；保肝片，4 粒/次，每日 3 次。

其余成药同前。

三诊　2012 年 10 月 10 日。患者腰痛减轻，右下肢带状疱疹 2 日，纳可，寐安，大便日 3 行，尿量可，BP：110/80mmHg，舌质紫暗苔白，脉细数。

2012 年 9 月 25 日尿常规：PRO：(1+)，BLD：(2+)，RBC：51/μl，24h 尿蛋白定量：0.63g。

处方　上方去三棱、女贞子、墨旱莲，加白花蛇舌草 60g、白鲜皮 30g、丹皮 30g、地肤子 30g。

成药同上。

四诊　2012 年 11 月 7 日。患者无明显不适主诉。查尿常规：PRO：(1+)，LEU：(2+)，24h 尿蛋白定量：0.79g。

处方　上方去白花蛇舌草、白鲜皮、丹皮、地肤子，加三棱 30g、补骨脂 30g、仙茅 30g、淫羊藿 30g，覆盆子增至 60g、升麻增至 30g、半枝莲减至 30g。

成药同上。

按语　《素问·脉要精微论》云："腰者肾之府，转摇不能，肾将惫矣。"故肾虚腰脊失养可见腰部隐痛；舌质淡紫或有瘀斑，脉细涩或结代为血瘀之象。实验研究提示，IgA 肾病属温热病理，清热利湿法尤受学者所关注；IgA 肾病的本证以气阴两虚为主，而湿热又是其病理机制中的一个重要环节；IgA 肾病瘀血的表现为腰痛和尿血，这是肾络痹阻和离经之血随尿而泄所致，对于肾络痹阻的治疗，一般在辨证基础上加用调畅血行、通和脉络的中药。祛邪方可安正，故把本证和标证有机地结合起来，在治疗过程中随着病情变化，分清主次，灵活辨证。

病案 9

杨某，女，40 岁。

初诊　2013 年 12 月 18 日。

主诉　发现蛋白尿、血尿 9 个月。

现病史　两年前发现血压升高，BP：130/96mmHg，未重视，今年 4 月份因高血压，在当地查尿常规：PRO：(3+)，BLD：(3+)，就诊于日照市中医院，住院时肾功能正常，诊断"慢性肾炎，肾性高血压"予黄葵胶囊、百令胶囊、贝那普利等中西治疗 41 日，未见好转，遂就诊于北京协和医院。2013 年 7 月 29 日肾穿示：光镜诊断：系膜增生性肾小球（中度）伴节段硬化，结合免疫荧光，符合 IgA 肾病Ⅳ级（Lee 分级）。β_1 球蛋白：7.8%，β_2 球蛋白 7.3%，24h 尿蛋白定量：0.84g，予雷公藤多苷片 10mg、每日两次，贝那普利 1 片、每日两次。因月经不调，服用雷公藤多苷片 3 个月即停服（服用期间 24h 尿蛋白：0.12g）。现症：腰背酸痛，无浮肿，无头晕及胸闷，尿量可，大便调，舌淡暗苔白，脉细。BP：150/105mmHg。

2013 年 12 月 15 日于日照市中医院化验：尿常规：PRO：(3+)，BLD：(3+)，RBC：375/μl，管型：3.67/μl；尿微量白蛋白：388.5mg/L；肾功能、肝功能正常，三酰甘油 3.25mmol/L，胆固醇 5.66mmol/L。

中医诊断　腰痛。

辨证分型　肾虚血瘀。

西医诊断　慢性肾炎；IgA 肾病Ⅲ级。

治则　补肾活血法。

处方　肾炎 1 号方加减。

生黄芪 90g，土茯苓 30g，荠菜花 30g，丹参 30g，川芎 30g，水蛭 10g，芡实 30g，仙鹤草 60g，茜草 60g，升麻 10g，三七片 30g，白术 30g，白蔻仁 30g，五味子 60g，五倍子 30g，茯苓 30g。

另予　肾康宁胶囊，6 粒/次，每日 3 次；补肾止血胶囊，3 粒/次，每日 3 次；雷公藤多苷片，2 粒/次，每日 2 次；保肝片，6 片/次，每日 3 次；贝那普利，1 粒/次，每日 2 次

二诊　2014 年 2 月 12 日。腰背酸痛，腹痛，连及胸肋，咳嗽，近日外感，纳可，大便可，尿可。BP：140/80mmHg。24h 尿蛋白定量：1548mg。尿常规：PRO：(3+)，BLD：(3+)，生化检查：CHO：6.27mmol/L，TG：3.84mmol/L，LDL-C：3.81mmol/L。

处方　上方生黄芪改为 120g，减茯苓，加莪术 30g、杜仲 30g、大黄 60g。

另予　肾康宁胶囊，6 粒/次，每日 3 次；补肾止血胶囊，3 粒/次，每日 3 次；雷公藤多苷片，2 粒/次，每日 3 次；保肝片，6 片/次，每日 3 次；贝那普利，1 粒/次，每日 2 次；阿昔莫司，1 粒/次，每日 2 次。

三诊　2014 年 4 月 16 日。腰脊酸胀，纳可，大便干，大便不畅，舌淡红苔薄。

空腹血 GLu：5.6～5.8mmol/L（近正常高限附近），食用玉米、米粥后餐后血 GLu 高达 10mmol/L。

2014 年 4 月 13 日尿微量白蛋白：64.8mg/h，24h 尿微量白蛋白：155.52mg。

尿常规 PRO：(1+)，BLD：(-)，BIL：(1+)，NIT：(1+)，上皮细胞 81.9/μl。

血常规 WBC：5.31×10^9/L，Hb：133g/L，PLT：260×10^9/L。

ALT：48U/L，AST：27U/L，STP：70.7g/L，A/G：42/28.7。

血 BUN：5.2mmol/L，Cr：40μmol/L，UA：178μmol/L。GHb：5.2mmol/L，GLU：5.5mmol/L，TC：5.75mmol/L，TG：2.31mmol/L。

处方　上方生黄芪改为 90g 加蒲公英 60g、苦丁茶 30g、青蒿 60g，减白术、杜仲、大黄。

四诊　2014 年 6 月 18 日。患者未诉明显不适。舌淡暗苔薄，脉沉。

2014 年 6 月 15 日尿常规 BIL：(1+)；KET：(±)，BLD：(2+)，PRO：(1+)，LEU：(1+)，WBC：66.2/μl，RBC：84.6/μl，上皮细胞：90.2/μl。

血常规 WBC：7.63×10^9/L，Hb：133g/L，PLT：277×10^9/L。

血 BUN：4.8mmol/L，Cr：44μmol/L，UA：179μmol/L，GHb：5.1mmol/L，GLU：4.9mmol/L，TC：5.51mmol/L，TG：2.05mmol/L。

尿微量白蛋白：226.8mg/d，微量白蛋白：113.4mg/L。

处方　上方减苦丁茶、仙鹤草、茜草，加白术 30g、女贞子 30g、墨旱莲 30g。

另予　肾康宁胶囊，6粒/次，每日3次；补肾止血胶囊，3粒/次，每日3次；雷公藤多苷片，2粒/次，每日3次；保肝片，6片/次，每日3次；苏打片，1粒/次，每日3次。

按语　慢性肾小球肾炎病因病机以正气亏虚为主，兼有湿邪和瘀血。其病变过程与肺、脾、肾三脏关系最为密切。临床以本虚标实、虚实夹杂为特点，尤其病久多虚多瘀。IgA肾病属肾虚血瘀病理，而其瘀血是正虚肾络痹阻所致。本方特点是重用大剂量补肾活血药配合利湿化浊药物，主次分明，从而缓解了临床症状，减少了尿蛋白。张教授治疗慢性肾炎喜用大剂量生黄芪，《珍珠囊》："黄芪甘温纯阳，其用有五：补诸虚不足，一也；益元气，二也；壮脾胃，三也；祛肌热，四也；排脓止痛，活血生血，内托阴疽，为疮家圣药，五也。"现代药理研究黄芪有消除蛋白尿，利水，提高组织的抗缺氧能力。对机体免疫功能起双向调节性效应，可提高机体免疫力，减轻机体免疫损失，促进疾病修复，减少呼吸道感染发病。张教授结合多年临床经验认为在慢性肾炎发病中脾肾气虚为主，生黄芪是补气的要药，能充养元气，调整肺、脾、肾三脏的功能，同时兼有利水的作用，他认为使用生黄芪补脾胃中焦之气以固其本，补肌腠卫表之气以治其标，益气利水以除其湿。

病案10

宋某，男，37岁。

初诊　2010年7月14日初诊。

主诉　尿蛋白阳性11年余。

现病史　1999年，查体发现尿常规：PRO：(1+)，未重视。2000年5月，就诊于附近医院，查尿常规：PRO：(1+)，予对症治疗，患者间断服药。2010年6月，因乏力、尿浊，就诊于中国人民解放军总医院，查尿常规：PRO：(3+)，BLD：(1+)，BP：150/100mmHg，行肾穿刺示IgA肾病（Lee分级 Ⅲ～Ⅳ级），肾内动脉硬化，予厄贝沙坦15mg每日1次、匹多莫德40mg每日1次等对症治疗。为进一步诊治，就诊于我院。现症：乏力，纳可，大便多，小便浊，舌质暗红苔黄腻，脉弦细。BP：120/80mmHg，扁桃体Ⅲ度肿大。

既往史　高血压病史1年，血压最高150/100mmHg，口服降压药（具体不详），血药控制在140/90mmHg左右。

辅助检查　2010年7月6日肾穿刺：IgA肾病（Lee分级 Ⅲ～Ⅳ级）；肾内动脉硬化。

生化全项：BUN：6.36mmol/L，A：38.1g/L，STP：67.4g/L。

尿常规：RBC：10～15个/HP。

24h尿蛋白定量：75mg。

2010年7月12日尿常规：PRO：(1+)，BLD：(3+)，24h尿蛋白定量：73mg。

肝肾功能正常。

中医诊断　尿浊（肾虚血瘀，湿热内蕴）。

西医诊断　慢性肾炎；IgA肾病；高血压Ⅲ级；扁桃体肿大。

治则　补肾活血，清热利湿。

处方　生黄芪90g，土茯苓30g，荠菜花30g，青蒿60g，丹参30g，川芎60g，三棱30g，白花蛇舌草60g，半枝莲30g，墨旱莲30g，女贞子30g，蒲公英60g，五味子60g，败酱草60g。

用法、煎服方法：水煎服，3日1剂。

另予　补肾扶正胶囊，3粒/次，每日3次；活血化瘀胶囊，3粒/次，每日3次；黄葵胶囊，5粒/次，每日3次；雷公藤多苷片，1粒/次，每日3次；保肝片，6粒/次，每日3次。

二诊　2011年9月28日。患者无不适主诉，查肝功能：ALT：44U/L；肾功能正常；尿常规：BLD：(1+)。

处方 上方去三棱、白花蛇舌草、败酱菜，加覆盆子30g、金樱子30g、石斛30g、黄芩30g、白术30g、补骨脂30g，生黄芪增至120g。

成药同上。

三诊 2012年3月21日。患者无不适主诉。查尿常规正常；生化全项：ALT：42.1U/L，AST：24.3U/L，STP：71.1g/L，A：42.8g/L，BUN：5.78mmol/L，Cr：64.9μmol/L，UA：293μmol/L，$β_2$-MG：2.8mg/L。

处方 上方去黄芩、白术、补骨脂，加黄连30g、沙苑子30g，五味子增至90g

成药同上。

四诊 2013年4月24日。患者无不适主诉，舌暗苔薄。查尿常规：BLD：（1+）。肝肾功能正常。

处方 停用中药。

另予 补肾止血胶囊，5粒/次，每日3次；黄葵胶囊，5粒/次，每日3次。

按语 该病在中医学属"尿浊"范畴，属脾肾阳虚水停，瘀血内结，水湿泛溢而发病，证属本虚标实。《丹溪心法》中说："浊主湿热，有痰有虚。……人之五脏六腑，俱各有精，然肾为藏精之府，而听命于心，贵乎水火升降，精气内持。若调摄失宜，思虑不节，嗜欲过度，水火不交，精元失守，精元失守，由是而为赤白浊之患，赤浊是心虚有热，因思虑得之。白浊肾虚有寒，过于淫欲而得之。"IgA肾病以系膜增生及系膜区显著弥漫的IgA沉积为特征的一组肾小球疾病。感染是导致其反复发作的病因之一。水肿、蛋白尿均为由水精输布失调所致，而肺、脾、肾是水精输布过程中的主要器官，其标在肺，其制在脾，其本在肾。该方温肾健脾，化瘀利水，切中病机，效果明显，其治则特色在于大剂量补肾活血药物的使用。

病案11

高某，男，27岁。

初诊 2013年9月4日。

主诉 间断镜下血尿1年余。

现病史 2012年5月，体检发现尿常规异常，未系统治则。2012年6月，自觉尿中泡沫增加，未系统治则。2012年12月，就诊于当地医院，查24h尿蛋白定量1.06g，未系统治则。2013年1月，就诊于沈阳军区总医院，予住院治则，肾活检检查示IgA肾病Ⅲ级，"20个肾小球，1个小球见细胞纤维性新月体，4个小球见小的细胞性及细胞纤维性新月体"，予甲泼尼龙24mg每日1次，查尿常规：尿蛋白异常（具体数值不详），病情缓解，予以出院。之后BLD波动于（-）~（1+），3个月后激素撤减完毕。近日因劳累后腰痛，就诊于当地医院，查24h尿蛋白定量：0.15g，血UA：481umol/L。为进一步诊治，前来我院门诊就诊。现症：腰痛，劳累后加重，尿色稍深，大便日1行。

辅助检查 2013年9月2日24h尿蛋白定量：0.15g；肾功能+电解质：K：4.38mmol/L，Ca：2.43mmol/L，UA：481μmol/L，BUN：16.21mmol/L，Cr：89μmol/L；尿沉渣：RBC计数210万/ml。

中医诊断 尿血；腰痛。

证候诊断 脾肾亏虚，肾虚血瘀。

西医诊断 慢性肾炎；IgA肾病Ⅲ级；高尿酸血症？

治则 温补脾肾，活血化瘀。

处方 生黄芪120g，土茯苓30g，荠菜花30g，芡实30g，蒲公英60g，砂仁30g，三七块30g，仙鹤草60g，茜草60g，五味子60g，升麻15g。

用法、煎服方法：水煎服，3日1剂。

另予 肾康宁胶囊，3粒/次，每日3次；补肾止血胶囊，3粒/次，每日3次；别嘌醇，1粒/次，每日1次；碳酸氢钠，1粒/次，每日3次。

二诊 2013年10月23日。患者畏寒肢冷，余无明显不适。

2013年10月21日24h尿蛋白定量：0.137g。生化全项：TG：3.26mmol/L，CHO：3.81mmol/L，STP：74.8g/L，A：46.7g/L，AST：41U/L，ALT：25U/L，γ-GT：24U/L，ALP：69U/L，BUN：4.6mmol/L，Cr：53.7μmol/L，UA：321μmol/L。

2013年10月23日尿常规：PRO：(1+)，BLD：(3+)，镜检：RBC：2～4个/HP。

处方 上方加金樱子60g、女贞子30g、墨旱莲30g，改芡实为60g、升麻为30g。

另停用别嘌醇、碳酸氢钠，其余成药同上。

三诊 2013年12月11日。患者无明显不适。

2013年12月6日尿常规：BLD：(2+)；血脂四项：TG：2.48mmol/L；尿微量白蛋白：50mg/L。

2013年12月11日24h尿蛋白定量：0.103g。

处方 上方加青蒿60g、白术30g，生黄芪减为90g、芡实减为30g、蒲公英减为30g、升麻减为10g。

另予 肾康宁胶囊，增至5粒/次，每日3次。其余成药同上。

四诊 2014年4月7日。患者无明显不适，查24h尿蛋白定量：70.2mg，尿微量白蛋白：85mg/L。

处方 上方去芡实、白术，加败酱草30g、覆盆子30g，改蒲公英为60g、升麻为10g、金樱子为30g。

另予 肾康宁胶囊，减至3粒/次，每日3次；替米沙坦，1粒/次，每日1次。

其余成药同上。

按语 《三因极一病证方论》所云："病者小便出血，多因心肾气结所致，或因忧劳房事过度，忧思气结，心肾不交。"因热、因虚皆可致瘀，邪热煎熬血液成瘀，或情志不遂、气血郁滞，或劳倦过度、气虚血滞，或久病入络、瘀血内停，均可使瘀血阻于络脉，血不循经，下溢而致尿血。患者久病肾虚血瘀，精微不固而发病，病位在肾，证属本虚标实，属祖国医学"尿血"范畴。本方以补肾活血为法，重用生黄芪健脾补肾扶正固本，辅以益气升提药，并使用大剂量活血化瘀药逐瘀通络，佐以固涩敛精及轻清利湿之品。另外，前贤云"下血必升举"，故配伍升麻补气升阳以止血。

病案12

刘某，男，30岁。

初诊 2014年8月20日。

主诉 发现肾功能异常3年余。

现病史 患者3年前因外感后出现浮肿，于"天津市第一中心医院"行肾穿刺示：IgA肾病Ⅱ期，血Cr：160umol/L，24h尿蛋白定量：5g，BP：170/100mmHg，诊断为"IgA肾病"，予糖皮质激素治疗，半年后PRO：(1+)，血Cr：100μmol/L，逐渐减糖皮质激素2年停服。2013年初至今肾功能仍偏高，尿常规：PRO：(1+) ～ (2+)，BLD：(1+) ～ (2+)，为进一步治疗，于8月20日请张大宁教授会诊，予中药汤剂、肾康宁胶囊、肾衰排毒胶囊、雷公藤多苷片、黄葵胶囊、保肝片、别嘌醇片、碳酸氢钠片口服至今。现症：腰酸，晨起四肢酸懒无力，无浮肿，尿量可，大便日1行，舌红苔薄黄，脉沉。

肾功能：血Cr：112μmol/L，BUN：7.6mmol/L，UA：346μmol/L；电解质K：4.0mmol/L，Na：142mmol/L，Cl：100mmol/L，三酰甘油：2.1mmol/L。尿常规：PRO：(1+)，BLD：(±)。

中医诊断 腰痛。

证候诊断 脾肾亏虚，肾虚血瘀。

西医诊断 IgA 肾病Ⅱ期。

治则 补肾活血，利湿降浊。

处方 生黄芪 120g，土茯苓 30g，荠菜花 30g，丹参 30g，川芎 30g，大黄炭 60g，茵陈 60g，五灵脂 30g，蒲黄炭 30g，五味子 60g，女贞子 30g，墨旱莲 30g，青蒿 60g，山药 30g，陈皮 30g。

用法、煎服方法：水煎服，3 日 1 剂。

另予 肾康宁胶囊，6 粒/次，每日 3 次；肾衰排毒胶囊，3 粒/次，每日 3 次；雷公藤多苷片，20mg/次，每日 3 次；黄葵胶囊，5 粒/次，每日 3 次；保肝片，5 片/次，每日 3 次。

二诊 2014 年 11 月 12 日。无明显不适主诉。尿常规：PRO：（1+），BLD：（±）；肝肾功能：正常，血肌酐：65μmol/L。

处方 上方减山药、陈皮，加蒲公英 60g、败酱草 60g。

按语 张大宁教授认为患者先天禀赋不足，脾肾气虚，故周身乏力，腰为肾之府，肾虚失养，故腰酸痛。辨证为脾肾亏虚、肾虚血瘀，病位在脾肾，证属本虚标实。故治疗在肾衰方补肾活血的基础上加山药、陈皮平补脾胃，以后天补先天；加女贞子、墨旱莲（二至丸）滋补肾元，《医方集解》有云："补腰膝，壮筋骨，强阴肾，乌髭发。价廉而功大。冬青子即女贞实，冬至日采。不拘多少，阴干，蜜酒拌蒸，过一夜，粗袋擦去皮，晒干为末，瓦瓶收贮，或先熬干，旱莲膏旋配用。墨旱莲，夏至日采，不拘多少，捣汁熬膏，和前药为此足少阴药也。女贞甘平，少阴之精，隆冬不凋，其色青黑，益肝补肾。旱莲甘寒，汁黑。"经治疗患者肾功能完全恢复。

病案 13

吴某，女，64 岁，病案号：2969

初诊 2013 年 9 月 11 日。

主诉 间断浮肿 3 个月。

现病史 2013 年 6 月 20 日，因双下肢微肿，就诊于附近医院，住院，行肾穿刺活检：局灶增生性 IgA 肾病，电镜排除糖尿病肾病。予醋酸泼尼松 50mg/次，每日 1 次。为进一步诊治，就诊于我院。现症：乏力、腰痛，双下肢肿，视物模糊，无明显下肢压痛，尿急，尿量可，大便日 1～2 次，纳可，寐差，舌体麻木，舌暗红苔薄，脉弦细数。BP：110/80mmHg。

既往史 甲状腺功能亢进症病史 30 年。糖尿病病史 2 年，未规律用药。40 年前曾患泌尿系感染，现已愈。

辅助检查

2013 年 6 月 20 日肾穿刺活检：局灶增生性 IgA 肾病，电镜排除糖尿病肾病。

2013 年 7 月 24 日双肾 B 超：右肾 120mm×51mm，左肾 118mm×57mm，肾实质回声增强，左肾下极囊性包块考虑被膜下血肿。

2013 年 7 月 31 日尿常规：PRO：（3+），BLD：（2+）。

2013 年 8 月 14 日 24h 尿蛋白定量：4.26g，尿常规：BLD：（3+），PRO：（2+），LEU：（1+）。

2013 年 8 月 28 日 24h 尿蛋白定量：3.39g，尿常规：BLD：（3+），PRO：（3+），LEU：（1+）。

生化全项：AST：30U/L，ALT：62U/L，STP：61.2g/L，A：38.1g/L，BUN：9mmol/L，Cr：62μmol/L。

2013 年 9 月 9 日尿常规：BLD：（3+），PRO：（2+），LEU：（1+），GLU：（4+）。

中医诊断 水肿。

证候诊断 肾虚血瘀，水湿内停。

西医诊断　慢性肾炎；IgA 肾病。

治则　补肾活血，利水消肿。

处方　生黄芪 120g，土茯苓 30g，荠菜花 30g，丹参 30g，川芎 60g，茯苓带皮各 60g，桑白皮 60g，冬瓜皮 60g，蒲公英 60g，败酱草 60g，苦丁茶 30g，草决明 30g，五味子 60g，升麻 10g。

用法、煎服方法：水煎服，3 日 1 剂。

另予　肾康宁胶囊，3 粒/次，每日 3 次；补肾止血胶囊，3 粒/次，每日 3 次；黄葵胶囊，5 粒/次，每日 3 次。

二诊　2013 年 10 月 30 日。患者乏力，腰痛，尿浊，大便可，纳差，舌质暗红苔黄腻，BP：130/80mmHg。查尿常规：PRO：(3+)，BLD：(3+)；24h 尿蛋白定量：3.18g；血糖+血脂：GLU：7.35mmol/L，TG：4.37mmol/L，TC：5.96mmol/L；GHb：9.2%。

处方　上方去败酱草、草决明，加水蛭 10g、芡实 60g、白术 30g，茯苓带皮各减至 30g。

另予　糖肾康胶囊，3 粒/次，每日 3 次；阿昔莫司胶囊 1 粒/次，每日 2 次。

其余成药同前。

三诊　2013 年 12 月 25 日。患者偶有心悸，咳嗽、痰多，双下肢微肿，纳可，大便少，尿浊。

2013 年 10 月 29 日尿常规：PRO：(3+)，BLD：(3+)，24h 尿蛋白定量：3.189g。

空腹血糖：6.32mmol/L，24h 尿糖定量：0.86g/L。

2013 年 12 月 24 日尿常规：PRO：(3+)，BLD：(3+)，尿微量蛋白：323.2mg/L，24h 尿蛋白定量：0.89g。

处方　上方加山药 30g、补骨脂 30g。

成药同上。

四诊　2014 年 3 月 19 日。患者乏力，腰痛，双下肢肿，口中黏腻，夜尿 3～4 次。查尿常规：PRO：(3+)，BLD：(3+)；24h 尿蛋白定量：1.51g；GHb：7.5%。

处方　上方去山药、补骨脂，加女贞子 30g、莪术 30g、墨旱莲 30g，桑白皮减至 30g。

另停阿昔莫司胶囊，加醋酸泼尼松片 10mg/次，每日 1 次。其余成药同前。

五诊　2014 年 5 月 21 日。患者腰痛，双下肢肿，右侧手麻木，纳可，大便可，尿浊。

2014 年 3 月 6 日空腹血糖：6.17mmol/L，血脂四项：TG：3.32mmol/L，GHb：7.5%，24h 尿糖定量：20.59g，24h 尿蛋白定量：1.51g。

尿常规：PRO：(3+)，BLD：(3+)。

2014 年 5 月 19 日 24h 尿糖定量：(-)，尿微量蛋白：260.1mg/L，空腹血糖：7.03mmol/L；血脂四项：LDL1.86mmol/L；24h 尿蛋白定量：1.15g，尿常规：PRO：(3+)，BLD：(3+)，LEU：(1+)。

处方　上方去女贞子、墨旱莲，加黄连 10g、焦三仙各 30g，生黄芪减至 90g，芡实减至 30g。

另停醋酸泼尼松片，其余成药同前。

六诊　2014 年 8 月 20 日。患者周身乏力，双下肢肿，腰部沉重，右手臂麻木，纳可，寐安，二便调。

2014 年 8 月 4 日生化全项：ALT：42.1U/L，AST：160.1U/L，STP：64.5g/L，A：10.3g/L，BUN：7.32mmol/L，Cr：49μmol/L，TC：4.31mmol/L，TG：2.16mmol/L，GLU：5.98mmol/L。

尿常规：BLD：(2+)，PRO：(3+)，24h 尿蛋白定量：0.69g（尿量 1.8～2L）。

GHb：6.3%，尿微量白蛋白：282.5mg/L。

处方　上方去水蛭、黄连、焦三仙，加女贞子 30g、墨旱莲 30g

另加多烯磷脂酰胆碱胶囊，456mg/次，每日 3 次。其余成药同前。

七诊　2014 年 10 月 22 日。患者乏力，双下肢肿，纳可，时有反胃，寐安，腰酸痛，舌暗红略胖大。

2014 年 10 月 20 日 GHb：6.8%。

生化全项：ALT：32.2U/L，GGT：133.3U/L，STP：64.7g/L，A/G：40/24.7，AST：30.1U/L，BUN：8.04mmol/L，Cr：55.9μmol/L，GLU：7.63mmol/L。

24h 尿蛋白定量：0.51g，尿微量蛋白：297.8mg/L。

尿常规：BLD：（1+），PRO：（2+），LEU：（2+），SG：1.025，脓细胞 2～4 个/HP，RBC：0～1个/HP。

处方　上方去女贞子、墨旱莲，加山药 30g、补骨脂 30g、薏苡仁 30g，生黄芪增至 120g，升麻增至 30g。

成药同上。

八诊　2014 年 12 月 17 日。患者乏力，双下肢肿，左背部疼痛，上肢皮肤瘀斑，纳可，无呕恶，尿量可，未诉其他不适，夜尿 2 次，大便可，舌暗苔薄脉弦。BP：140/100mmHg。

处方　上方去荠菜花、茯苓皮、桑白皮、冬瓜皮、苦丁茶、白术、山药、补骨脂、薏苡仁，加金樱子 30g、青蒿 60g、茜草 60g、二蓟各 30g、杜仲 30g、桑寄生 30g。

成药同上。

按语　患者中年女性，行肾穿刺活检：IgA 肾病。发病以来以水肿为主要症状，属于中医学“水肿”范畴，张大宁教授提出肾虚、血瘀、水湿/湿热是该病发病的主要病因病机。即肾虚为本，血瘀、水湿/湿热为标。患者先天禀赋不足，加之久病失治，致脾肾亏虚，脾虚不能运化水湿，肾虚不能气化行水，水湿内停，泛溢肌肤而发为水肿，脾虚生化不足，肾气不足精微不固，精微下泄。机体失于濡养故见倦怠乏力，久病血瘀脉络，肾虚血瘀；脾肾两虚，脾失健运，腰府失于濡养，故腰痛。纵观舌脉症，病在肾，涉及于脾，证属肾虚血瘀。《素问·脉要精微论》云：“腰者肾之府，转摇不能，肾将惫矣。”故肾虚腰脊失养可见腰部隐痛；舌质淡紫或有瘀斑，脉细涩或结代为血瘀之象。实验研究提示，IgA 肾病属温热病理，清热利湿法尤受学者所关注；IgA 肾病的本证以气阴两虚为主，而湿热又是其病理机制中的一个重要环节；IgA 肾病瘀血的表现为腰痛和尿血，这是肾络痹阻和离经之血随尿而泄所致，对于肾络痹阻的治疗，一般在辨证基础上加用调畅血行、通和脉络的中药。祛邪方可安正，故把本证和标证有机地结合起来，在治疗过程中随着病情变化，分清主次，灵活辨证。

第四章　隐匿性肾小球肾炎

隐匿性肾小球肾炎属于原发性肾小球疾病中的一种，表现为单纯性的蛋白尿或单纯性镜下血尿，同时需排除急慢性肾炎或其他肾脏病史，无任何临床症状，肾病理改变轻微，预后相对良好的一组肾小球疾病。单纯性的血尿表现为持续或间断镜下血尿，镜检红细胞为多型性。

张大宁教授认为：血尿的形成多由湿热为患，内扰血分，伤及脉络病初多属热证、实证若迁延日久，则多夹虚、夹瘀，即正虚邪实。虚证，如肾虚火旺，肾气不固，脾不统血；瘀证，如瘀血阻滞脉络等。实邪中有热毒、湿热、瘀血、浊邪等，但又以湿热为最重要的病理因素。中医湿热理论在现代医学肾病学的治疗上有重要的指导意义。湿热伤肾是肾病的特点，且往往贯穿病程的始终。湿热既是脏腑功能失调的病理产物，又可成为新的致病因素。

因此，在血尿的治疗过程中，阻断湿热这一环节，对祛邪扶正和病情改善都是极有裨益的。血尿在临床中表现出来的中医证型也较复杂，特别是久病之湿、热、虚、瘀交错者，应灵活运用，辨证与辨病相结合，脉证与现代检查数据相互参照，明确诊断，为中医辨证用药提供参考，以提高疗效。张大宁教授在临床中喜欢使用大蓟、小蓟、白茅根、苎麻根、车前草、通草、生甘草、茜草、仙鹤草等止血药。车前草、大蓟、小蓟、白茅根、苎麻根、生甘草清热利湿，通利小便；茜草、仙鹤草为化瘀止血之品，其特点能清、能化、能止，止血而无留瘀之弊，为治血尿之要药。湿热证中，上呼吸道反复感染者，在选择清热解毒方药时宜用金银花、连翘、板蓝根、黄芩等对病毒、某些球菌如溶血性链球菌等有较强抗菌作用的中药。而清下焦湿热则多选用对大肠杆菌有效的如黄柏、蒲公英等清热之品。正虚中，既要用芡实、金樱子、黄芪、白术、山药益肾健脾固涩之品，也要考虑旱莲草、生地、牡丹皮等清补兼顾之品。瘀血证中，结合其免疫病理基础与中医瘀血证具有的共同点而采用软坚化瘀，可加生龙骨、生牡蛎、海藻、昆布，通络化瘀加三七、水蛭，凉血化瘀加牡丹皮、紫草；养血化瘀加丹参、当归等。

病案

杨某，女，51岁。

初诊　2012年7月11日。

主诉　发现镜下血尿1年。

现病史　2011年12月，因劳累后腰沉，就诊于附近医院，查尿常规：BLD：(2+)，肾功能正常，血脂：TC：6.63mmol/L，血常规正常，诊断为“慢性肾炎”，予黄葵胶囊及中药汤剂治疗。之后，就诊于我院门诊，查尿常规：BLD：(2+)，予中药治疗。后就诊于天津医科大学总医院，查ALT：54U/L，TC：7.94mmol/L，尿常规：RBC：247/μl，RBC：44.6/ml肾性红细胞。为进一步诊治，就诊于我院。现症：畏风，腰沉，左侧腰冷，全身乏力，腰骶骨痛，纳少，大便日2～3次，便溏，小便少，舌质淡红苔白，脉细。BP：100/80mmHg。

辅助检查　2012年7月11日尿常规：BLD：(2+)，相差镜检：RBC：6000/ml，WBC：1000/ml。

血脂四项：HDL-C：1.73mmol/L，ApoA1：1.95mmol/L。

甲状腺功能检查（-）。

甲状腺B超：甲状腺右叶小结节。

CT：胸骨柄上端异常密度，结合临床。

中医诊断　尿血。

证候诊断　脾肾亏虚，肾虚血瘀。

西医诊断　隐匿性肾小球肾炎。

治则　补肾健脾，活血化瘀。

处方　生黄芪90g，土茯苓30g，荠菜花30g，三七粉12g（冲服），杜仲炭30g，阿胶珠30g，墨旱莲30g，女贞子30g，苎麻根60g，青蒿60g，金樱子30g，覆盆子30g，半枝莲30g，仙鹤草60g，茜草60g，五味子60g，芡实30g，沙苑子30g。水煎服，3日1剂。

另予　补肾扶正胶囊，3粒/次，每日3次；补肾止血胶囊，3粒/次，每日3次。

二诊　2012年7月25日。患者左侧腰痛，畏风，畏寒，周身关节痛，纳少，大便可，尿不畅，BP：110/75mmHg。查尿常规：BLD（±）。

处方　上方去青蒿、芡实、沙苑子，加升麻30g、砂仁30g，生黄芪增至120g、覆盆子增至60g。

成药同上。

三诊　2012年8月8日。患者小便浑浊，尿色如深茶色，双下肢乏力，腰痛，畏寒，纳可，夜寐欠安，无尿频、尿急、尿痛等，大便每日2～3次，舌暗红苔薄白。

2012年8月6日尿相差镜检：RBC：8000/ml，WBC：1000/ml，肾小球性红细胞占100%。

2012年8月8日尿常规、镜检未见明显异常。

处方　上方加杜仲30g、酸枣仁30g。

成药同上。

按语　患者隐匿性肾小球肾炎来诊，依据症状、体征、舌脉，考虑患者脾肾亏虚，肾虚血瘀，故治疗上拟补肾健脾、活血化瘀，方中生黄芪、墨旱莲、女贞子、金樱子、覆盆子、芡实、沙苑子、五味子补肾健脾，三七粉、杜仲炭、阿胶珠、苎麻根、仙鹤草、茜草活血化瘀。二诊时患者左侧腰痛，畏风，畏寒，周身关节痛，故加黄芪、覆盆子增补肾健脾之力。及三诊时患者仍腰痛乏力、夜寐欠安，尿常规、镜检未见明显异常，故加杜仲、酸枣仁调补已收功。

第五章　肾病综合征

病案1

丁某，男，17岁。

初诊　2014年12月24日。

主诉　发现尿蛋白15年。

现病史　2岁时患肾病，激素有效，经常复发，始终服本院中药汤剂及胶囊，6日前患急性胃肠炎。现症：全身水肿，腹痛，时腹泻，无发热，无食欲，尿少，舌质暗红，苔白腻，脉沉细。

2014年12月22日当地检查：尿常规：BLD：(1+)，PRO：(3+)，LEU：(±)。

血常规：WBC：12.1×10^9/L，Hb：193g/L，PLT：318×10^9/L。

生化检查：STP：39.6g/L，A：5g/L，BUN：4.9mmol/L，Cr：89μmol/L。

彩超示：双侧胸腔积液（少量），心包积液（中量），腹腔积液（大量），盆腔积液（大量）。

中医诊断　水肿。

证候诊断　肾虚血瘀，湿热内蕴。

西医诊断　肾病综合征。

治则　补肾活血、解毒利水。

处方　生黄芪90g，丹参10g，川芎20g，土茯苓30g，蒲公英30g，五味子60g，白术30g，菊花30g，覆盆子60g，半枝莲30g，芡实30g，升麻10g，金樱子30g，紫花地丁30g，冬瓜皮60g，补骨脂30g。水煎服，3日1剂。

二诊　2014年12月31日。全身水肿减轻，无腹痛及腹泻，无发热，食欲，尿量增加，舌质暗红，苔白腻，脉沉细。24h尿蛋白定量：5.99g。尿常规：BLD：(2+)，PRO：(3+)。

处方　上方减菊花、蒲公英、紫花地丁。

三诊　2015年1月14日。患者水肿消退，24h尿量约2100ml，大便日2～3次，泼尼松30mg已服2周，雷公藤多苷片20mg，每日3次，舌暗苔薄，脉沉。

2014年12月31日血STP：60.5g/L，A/G：15/17.5，AST：25U/L，ALT：58U/L，γ-GT：92U/L，ALP：171U/L，K：4.3mmol/L，BUN：4.66mmol/L，Cr：70μmol/L，UA：232μmol/L，TC：5.98mmol/L，TG：1.1mmol/L，HDL-C：2.27mmol/L，LDL-C：4.32mmol/L。

2015年1月6日尿常规：PRO：(1+)，镜检未见明显异常。

2015年1月6日血常规：WBC：8.38×10^9/L，PLT：391×10^9/L，Hb：176g/L，Hct：0.505。

处方　继服上方。

四诊　2015年1月21日。患者病情稳定，无不适主诉，纳可，寐安，尿量可，大便调。化验：尿常规未见明显异常；24h尿蛋白定量：0.17g。彩超示：双侧胸腔、腹腔、盆腔均无积液。

处方　同上。

按语　本患者为肾病综合征，以大量蛋白尿、高脂血症、低蛋白血症及全身水肿为主要表现。肾病综合征可发生于任何年龄，但在儿童中多见。该病中医属于“水肿”范畴，张教授认为肾虚血瘀、水湿泛溢是该病病机，治疗以补肾活血、利水消肿为治疗大法。各种感染往往成为该病复

发的重要因素。患者因肠道感染引起复发，故在补肾活血、利水消肿基础上加入菊花、半枝莲、白花蛇舌草、蒲公英、紫花地丁等清热解毒之品。随感染的控制，浮肿消退，尿蛋白下降，疾病渐趋缓解。后期重视以补肾为主，重用黄芪，随患者免疫力的提高，可减低此类患者复发的概率。

病案2

柴某，男，68岁，病案号：3958

初诊 2015年2月11日。

主诉 双下肢肿2个月。

现病史 2个月前，因外感，出现双下肢浮肿，未重视。2015年1月21日，因病情逐渐加重，就诊于天津医科大学总医院，住院治疗，查24h尿蛋白定量：5.9g，STP：42g/L，A：22g/L，诊断为“肾病综合征”，行肾穿刺示不典型膜性肾病（请除外继发性肾炎），肝肾功能正常，予利尿、抗凝、降压、保肾等治则，并于1月20日予来氟米特20mg每日1次服用至今，黄葵胶囊2.5mg每日3次，托拉塞米20mg每日1次。为进一步，就诊于我院。现症：双下肢肿，时胸闷头晕，纳可，寐尚可，尿中泡沫多，24h尿量1600ml，大便调，舌暗苔厚腻，脉细数。BP：160/105mmHg。

既往史 高血压病史1年，未系统治则。

辅助检查 2015年1月21日肾穿刺：不典型膜性肾病（请除外继发性肾炎）。

2015年2月4日生化全项：STP：54g/L，A：28g/L，CHO：6.2mmol/L，TG：2.44mmol/L，Cr：106μmol/L，BUN：5.4mmol/L，UA：310μmol/L，GLU：6.0mmol/L。

尿常规：PRO：（3+），BLD：（1+），RBC：10.1/μl，上皮细胞：15.5/μl，24h尿蛋白定量：4.7g。

中医诊断 水肿。

证候诊断 肾虚血瘀，水湿泛溢。

西医诊断 肾病综合征；膜性肾病；高血压3级（高危）。

治则 补肾活血，利水消肿。

处方 生黄芪90g，土茯苓30g，桑白皮60g，冬瓜皮60g，丹参30g，川芎60g，白术30g，五味子60g，茵陈60g，败酱草60g，芡实30g，莪术30g，五灵脂30g，蒲黄炭30g，蒲公英60g，青蒿60g，煅牡蛎60g，决明子60g

用法、及煎服法：水煎服，3日1剂。

另予 肾康宁胶囊，6粒/次，每日3次；雷公藤多苷片，1粒/次，每日2次；保肝片，5片/次，每日3次

二诊 2015年3月4日。患者双下肢肿，纳可，胃胀，近两天感冒，咽干咽痛，咯黄黏痰。T：37～37.5℃。查尿常规：BLD：（±），PRO：（1+），LEU：9.5/μl，RBC：45.5/μl；24h尿蛋白定量：2975.4mg，BP：140/90mmHg。

处方 上方去煅牡蛎、决明子，加女贞子30g、墨旱莲30g。

另予 保肝片增至6粒/次，每日3次。其余成药同前。

按语 该病在中医学属“水肿”范畴，患者久病肾虚血瘀，精微不固而发病，病位在肾，证属本虚标实，水肿蛋白尿均为由水精输布失调所致，而肺、脾、肾是水精输布过程中的主要器官，其标在肺，其制在脾，其本在肾。《景岳全书·肿胀》对水肿病病机的阐发指出：“凡水肿等证，乃肺、脾、肾三脏相干之病。盖水为至阴，故其本在肾；水化于气，故其标在肺；水惟畏土，故其治在脾。今肺虚则气不化精而化水，脾虚则土不制水而反克，肾虚则水无所主而妄行，水不归经而逆而上泛。”强调治肿者必先治水，治水者必先治气，若气不能化则水必不利，“惟下焦之真

气得行始能传化，惟下焦之真水得位始能分清”。本法重用生黄芪补肾健脾扶正固本，并使用大剂量活血化瘀药逐瘀通络，佐以轻清利湿之品。同时配合降脂降压治则，从而减少了尿蛋白，减轻了临床症状。临床见大量蛋白尿患者，应重用大剂量补肾活血药。

病案3

刘某，男性，38岁。

初诊　2004年2月5日。

现病史　1999年10月因周身浮肿在当地医院查尿常规：PRO：(3+)、BLD：(3+)、24h尿蛋白定量：4.12g，肝功能：STP：48g/L，A：22g/L、G：26g/L，诊为“肾病综合征”。经服中药及利尿药，疗效不显，且体力日减，浮肿更甚，故来我科诊治。现症：周身浮肿、头晕、腹胀、两胁胀痛、恶心欲吐，食后反酸、纳呆，24h尿量约600ml，大便溏薄，兼见两手肿胀，麻木。舌暗淡，边有齿痕，苔白腻，脉沉细弦。查体：腹水征（+），双下肢凹陷性水肿（3+）。尿PRO：(3+)、BLD：(3+)、颗粒管型2～3个/HP，24h尿蛋白定量：5.71g，BUN：8.39mmol/L，Cr：96μmol/L。

中医诊断　慢肾风。

证候诊断　脾肾阳虚，湿浊中阻，气滞血瘀。

西医诊断　慢性肾小球肾炎。

治则　补肾健脾，疏肝活血之法，参以疏风利水。

处方　生黄芪60g，白术15g，三棱15g，莪术15g，吴茱萸6g，柴胡15g，丹参30g，车前子30g（包），薏苡仁30g，防风15g，茯苓60g，仙茅15g，淫羊藿15g，三七粉3g（分两次冲）。

用法、煎服方法：水煎服，每日1剂，200ml/次，每日2次。

二诊　服药30剂，浮肿消退，仍感腹胀，纳食尚可，大便软、已成形。无恶呕，无头晕，双手已无麻木感。舌暗淡，苔白腻，脉沉细。尿常规：PRO：(2+)、BLD：(1+)，上方减三棱、莪术，加陈皮15g、厚朴15g以理气和胃。

三诊　临床无明显不适，尿常规：PRO：(-)～(±)、以前方加减配成丸药继服半年，尿常规无明显异常，患者痊愈。

按语　水肿病固然多与肺、脾、肾三脏功能失调有关，依宣肺、健脾、益肾参以利水、攻逐等法多可见效。然此患者辗转就医4个月，治之乏效，甚则越治越烈，何也？盖水肿之病，除与肺脾肾关系密切外，与肝脏功能失调也有重要关系。水不行乃气不动所致，肝气失和，疏池不利，气机紊乱，不循常道，纵然温补脾肾，亦不能收功。更况肝主藏血，气失条达，致气滞血瘀。晚清唐容川深有体会，其曰“瘀血化水，亦发水肿”。此患者两肋胀痛，食后反酸，脉见弦象。故综观症、舌、脉而析，此患者在治疗水肿常法基础上加用三棱、莪术、柴胡以疏肝理气，加丹参、三七粉以活血祛瘀故可收效。方中以大剂生黄芪为君药补气推血，气行则血行。以吴茱萸、仙茅、淫羊藿、白术温补脾肾以求其根本。更以三棱、莪术、柴胡、丹参、三七粉疏肝活血，以求肝健瘀去，水道畅达。参以车前子、薏苡仁、茯苓、防风疏风利水，以治其标。全方标本兼顾，实乃长治久安之举也。

病案4

王某，男，16岁。

初诊　2003年7月21日。

主诉　间断浮肿6个月

现病史　患者6个月前突然周身浮肿、少尿、查尿常规：PRO：(3+)～(4+)、偶见颗粒管型，24h尿蛋白定量：4.2g，经外院诊为“肾病综合征”。予泼尼松每日45mg及利尿剂治疗，尿量增多，浮肿减轻，尿常规：PRO：(1+)。2个月前，泼尼松减量至每日15mg，浮肿又发，后泼尼松再次增量至每日45mg，效不显，遂来我科诊治。现症：周身浮肿，乏力甚，动则易汗，口干、咽干、小便短涩。舌暗红、苔白，脉沉细略数。查体：双下肢凹陷性水肿（3+）。尿常规：PRO：(3+)，24h尿蛋白定量：5.6g，STP：46g/L，A：21g/L，G：25g/L。

中医诊断 慢肾风。

证候诊断 肝肾阴虚，脾失健运，气虚血瘀。

西医诊断 慢性肾小球肾炎。

治则 滋阴益气之法，参以利水通络。

处方 生地45g，山茱萸肉15g，山药30g，女贞子15g，墨旱莲15g，龟板30 g（先煎），生黄芪30g，焦白术15g，白茅根30g，丹参30g，赤芍15g，茯苓30g，猪苓30g，阿胶15 g（烊化）。

用法、煎服方法：水煎服，每日1剂，每次200ml，每日2次。

另予 泼尼松，每日30mg。

嘱 每日浓煎鲫鱼汤，不加盐。

二诊 服药15剂后，浮肿渐消，双下肢肿（+）体力渐增，仍易汗，无口干、咽干，24h尿量约为1200ml，舌暗红苔白、脉沉细。

处方 上方减龟板，猪苓减至15g，加煅牡蛎30 g、焦三仙各10 g以固表止汗，健运脾胃。激素逐渐减量。

三诊 上方加减服药3个月，浮肿消，尿常规未见明显异常，停用激素。又守方增减间断服药3个月，病本康复，实验室检查均正常，患者痊愈。

按语 对恒用激素类药物和利尿剂治疗，久而不愈的慢性肾炎（肾病型）患者，往往出现肝肾阴虚，脾失健运，阴损及阳，正气亏乏。对此证，应重用滋阴之品，使元阴得充，元阳亦旺，此即“阴生阳长”、“无阴则阳无以生”之谓。此类患者在治疗上，应以治本为主，缓缓收功，不可求一时之功，选用大剂攻逐之品，更伤真阴，使病势缠绵难愈，甚至越治越烈。在治本的基础上，重视因虚致瘀之病机，视瘀象轻重，加用活血通络之品，尤其对于病程较长的患者，更不能忽视，甚可“未雨绸缪”未病先防。在肾功能无明显异常情况下，针对低蛋白血症，可视患者脾胃受纳、运化之情况，选用瘦肉、蛋清、淡水鱼类、豆类等滋养之品食疗。临床用药证实大剂生地有类似激素样免疫抑制作用，对停用激素有一定效验，在辨证论治基础上，可以选用。

病案5

尚某，女，38岁。

初诊 2004年4月21日。

主诉 反复水肿1年。

现病史 1年前发现浮肿，尿少。查尿常规：PRO：(3+)、24h尿蛋白定量>3.5g，诊为“肾病综合征”。经服中西药治疗，浮肿消，尿量增多，尿常规：PRO：(1+) ~ (2+)。1周前因外感浮肿再起，遂来我科治疗。既往易感冒、咽痛。现症：颜面及双下肢肿，腰酸乏力，面色少华，口苦、咽痛、畏风、尿短而涩、24h尿量约800ml，纳差，舌暗苔白腻，脉滑数。查体：双下肢凹陷性水肿（3+），咽部红肿。尿常规：PRO：(3+)、BLD：(2+)、RBC：2～3个/HP，WBC：3～5个/HP。

中医诊断 慢肾风。

证候诊断 脾肾不足，湿热内蕴。

西医诊断 慢性肾小球肾炎（肾病型）。

治则　补肾健脾，清热利湿。

处方　土茯苓30g，玄参15g，白花蛇舌草30g，半枝莲30g，荠菜花30g，白茅根30g，生黄芪15g，金樱子15g，覆盆子15g，蝉衣15g，益母草15g，萹蓄15g，翟麦15g，茯苓30g。

用法、煎服方法：水煎服，每日一剂，200ml/次，每日2次。

二诊　服药30剂后，浮肿消退，无口苦，无咽痛，24h尿量增至1500ml，仍感腰痛乏力，纳食尚可。舌暗苔白，脉沉。查尿常规：PRO：(1+)、BLD：(-)、WBC 1～2个/HP，

处方　上方减蝉衣、玄参、瞿麦 、萹蓄，加白术15g、芡实15 g，黄芪增至30 g以加强益气健脾补肾之功。

三诊　服药30剂后，除稍感腰痛乏力外，无其他不适，尿常规未见明显异常，以上方加减守方治疗半年，病情未见反复，且很少感冒。

按语　慢性肾炎（肾病型）不是一个单纯正虚为主的疾病，其邪实一面不可忽视。在对这类患者的治疗中，各种感染往往成为一最严重的干扰因素。故对慢性肾炎不能因“久病必虚”之论，而片面偏重补益，不敢放手加用清利之品。对于因反复感染，造成病势缠绵难愈之患者，可以清利，补益各半，甚或以清利为主，兼顾补肾健脾。常用清利药物有：土茯苓，荠菜花，野菊花、半枝莲、白花蛇舌草、蒲公英、紫花地丁、鱼腥草、金钱草、萹蓄、瞿麦等。此治法对慢性肾炎因外感而病情加剧且兼有肺经症状者，常有良效。多数患者随感染的控制，浮肿消退，尿蛋白下降，疾病渐趋缓解。如能兼顾脾肾，随患者免疫力的提高，可减低此类患者复发的概率。

病案6

刘某，男，58岁。

初诊　2009年2月23日初诊。

主诉　双下肢肿伴蛋白尿1年，近1个月加重。

现病史　1年前不明原因出现双下肢肿，于天津中医药大学第二附属医院查尿常规：PRO：(3+)，余化验不详，诊为“肾病综合征”，予金水宝胶囊等对症治疗，症状时轻时重，蛋白尿持续存在。1个月前，浮肿加重，于天津市第一中心医院查：24h尿蛋白定量：11.63g、TG：5.34mmol/L 、CHO：12.51mmol/L，予降压、改善微循环、补充氨基酸治疗，浮肿减轻出院。近日周身浮肿加重，伴腰痛，遂来我院，现症：周身高度浮肿，腰痛，右侧肢体活动不利，语言欠流利，尿量少，大便秘结，舌淡暗，苔黄，脉沉。实验室报告：尿常规示：PRO：(3+)，BLD：(3+)，GLU：(2+)；肾功能：Cr：123umol/L，BUN：4.55mmol/L。既往史及其他情况：高血压、脑梗死、糖尿病病史。

中医诊断　水肿。

证候诊断　脾肾亏虚，血瘀水停。

西医诊断　慢性肾炎-肾病综合征；高血压3级；脑梗死后遗症期；糖尿病。

治则　补肾健脾，活血化瘀，利水消肿。

方药　拟肾炎方加减。

处方　生黄芪90g，土茯苓30g，荠菜花30g，车前子草各30g，半枝莲60g，大腹皮60g，白术30g，白花蛇舌草60g，丹参30g，川芎60g，桑白皮60g，茯苓60g，猪苓30g，泽泻30g，阿胶30g，赤芍30g，芡实30g，大黄20g。

用法、煎服方法：10剂，每次服300ml，每日2次，3日1剂。

饮食禁忌：嘱饮食清淡，优质蛋白质饮食为宜。

二诊　2009年3月12日。周身高度浮肿消失，右下肢轻度浮肿，仍感腰痛，纳可，尿量可，大便日1次，尿RT示：PRO：(3+)，BLD：(1+)，GLU：(2+)，24h尿蛋白定量：5.97g，GLU：

9.4mmol/L。

处方 原方加地龙以通络；黄精、当归以育阴。

三诊 2009年4月15日。肢体无明显浮肿，自觉乏力、腰酸，纳可，尿量可，大便日1次，尿RT示：PRO：(2+)，BLD (1+)，GLU (-)，24h尿蛋白定量：3.26g，GLU：7.4mmol/L。

处方 中药减桑白皮、猪苓、泽泻，加牛膝、杜仲各30g。

按语 患者发病以来以水肿为主要症状，属于中医学“水肿”范畴，依据国家中医药管理局重点专科协助组专家意见，中医病名为“慢肾风”。张大宁教授提出肾虚、血瘀、水湿/湿热是该病发病的主要病因病机。即肾虚为本，血瘀、水湿/湿热为标。患者先天禀赋不足，加之久病失治，致脾肾亏虚，脾虚不能运化水湿，肾虚不能气化行水，水湿内停，泛溢肌肤而发为水肿，脾虚生化不足，肾气不足精微不固，精微下泄；机体失于濡养故见倦怠乏力，久病血瘀脉络，肾虚血瘀。纵观舌脉症，病在肾，涉及于脾，证属肾虚血瘀。本虚标实，虚实夹杂，预后欠佳。张大宁老师认为肾性水肿虽起因多端，但治疗过程中抓住“脾肾亏虚，肾虚血瘀”这一病机关键，临证之时常以生黄芪、白术、丹参、川芎、蒲公英、败酱草等组成基本方，补肾活血、利湿化浊，方中黄芪补元气、益肾气并促进活血，白术健脾气以化湿，丹参、川芎活血化瘀以通肾络，并通过活血改善肾循环，以增强补肾之力，因慢性肾脏疾病，病情缠绵，每多伴有湿热，故与蒲公英、败酱草清化湿浊。本案患者临床大量蛋白尿，造成患者高度浮肿。慢性肾炎蛋白尿的形成不仅与脾肾气虚有关，瘀血、湿热同样是其重要成因，故在治疗上主张补肾健脾、活血化瘀、清热利湿与固肾涩精之法并举；水肿的病机为肾虚血瘀、水湿内停，终至水瘀互结，治疗上中用益气、行气之品。本案患者高度浮肿，且有水热互结的症状，故治疗上清热利水兼养阴，二诊时加通络之地龙，滋阴补血之黄精、当归以利水养阴，三诊水肿尽消，故减淡渗利水之品，加牛膝、杜仲以益肝肾壮腰。

病案7

刘某，男，24岁。

初诊 2005年3月7日。

主诉 反复发作周身浮肿2年，近日加重。

现病史 患者于2003年9月确诊为“慢性肾炎（肾病型）”反复发生周身水肿，曾多次于我院住院治疗，予中药汤剂、激素、免疫抑制剂等治疗，病情时轻时重，肾功能未出现异常。16日前因面部痤疮感染于外院静脉滴注头孢曲松钠、口服阿奇霉素等治疗，痤疮略好转，但自觉尿量减少，渐周身浮肿，伴胸闷憋气，遂来我院。现症：周身浮肿，胸闷，憋气，腹胀，乏力，恶心，纳呆，神疲，尿少，尿浑浊，大便日3行，舌嫩淡，苔薄，脉弦滑。实验室报告：尿常规：PRO：(3+)、BLD：(3+)、24h尿蛋白定量：10.2g 、BUN：7.16mmol/L 、Cr：84μmol/L。

中医诊断 水肿。

证候诊断 脾肾亏虚，水湿内停。

西医诊断 慢性肾炎；肾病综合征。

治则 补益脾肾，活血利湿。

方药 肾炎方加减。

处方 生黄芪120g，丹参30g，川芎60g，车前子30g（包煎），车前草30g，萹蓄30g，石韦30g，茯苓带皮各30g，大腹皮30g，白术30g，芡实30g，桑白皮30g，补骨脂30g，赤小豆30g，连翘30g，冬瓜皮30g，仙茅30g，淫羊藿30g。

用法、煎服方法：7剂，水煎服，每次服300ml，每日2次，3日1剂。

饮食禁忌：嘱饮食清淡，优质蛋白饮食为宜，禁食海鲜、羊肉、辛辣刺激制品。

二诊　2005年3月21日。偶乏力，尿量增加，每日尿量1000ml，无胸闷、憋气，仍有腹胀，纳差，恶心，大便日二三次，舌暗，苔黄微腻。尿常规：PRO：(2+)、BLD：(2+)。

处方　恐湿瘀日久化热故减去仙茅、淫羊藿，加上黄连、黄芩、半夏以加强其清热利湿化浊的作用。

用法、煎服方法：水煎服，3日1剂，连服7剂。

三诊　2005年4月25日。仍乏力，纳呆，大便日1～2次，尿量每日约2000ml，尿常规：PRO：(2+)、BLD：(-)、24h尿蛋白定量：5.34g。

处方　故二诊方减去桑白皮、石韦、茯苓皮等利湿之品，加上金樱子30g、覆盆子30g、五味子30g、生薏米30g以增强益肾固精的作用。

用法、煎服方法：水煎服，3日1剂，7剂。

按语　从其周身浮肿、少尿、乏力、纳差、神疲及舌脉分析，本案为脾肾亏虚水湿内停之证。患者久病，脾肾亏虚，复因肌肤疮毒未及时消散，湿毒之邪，乘虚而入，内泛脏腑，致肺不能通调水道，脾不能运化水湿，肾不能蒸腾气化，水湿内停则小便不利，周身浮肿，乏力，腹胀，纳呆。水邪停于胸则胸闷、憋气。肾失封固则尿混浊，舌淡苔薄脉弦滑为水湿内停、浊邪内泛之征。本案属于中医水肿范畴，病机为肾虚血瘀、水湿内停，水瘀互结，治疗以补肾活血、清利湿浊为法。以肾炎方和健脾利湿药物为主。二诊时湿瘀日久化热故减去仙茅、淫羊藿，加上黄连、黄芩、半夏以加强其清热利湿化浊的作用。三诊时尿常规：PRO：(2+)，故加上金樱子、覆盆子、五味子以增强其益肾固精的作用。

病案8

杨某，男，11岁。

初诊　2013年8月14日。

主诉　间断尿蛋白阳性3年。

现病史　2010年，因感冒后眼睑浮肿，就诊于当地县医院，查尿常规：PRO：(3+)，诊断为“肾病综合征”，予住院治疗，住院期间，予醋酸泼尼松片60mg，每日1次，后逐渐减量，出院时查尿常规：PRO：(-)。之后，一直坚持门诊服药治疗。当激素减至每日15mg时，发现尿中蛋白再次阳性，遂就诊于当地医院住院治疗，予抗感染治疗，出院时，尿常规：PRO：(-)。后激素撤减激素，当激素减至2粒时，就诊于河北医科大学第二医院，复查24h尿蛋白定量：1.12g，予醋酸泼尼松片60mg，每日1次。为进一步诊治，就诊于我院。现患者醋酸泼尼松片55mg，每日2次。现症：患者无不适主诉，纳寐可，小便调，大便干，日1～2次，扁桃体Ⅱ度肿大，舌淡红苔薄白，脉数。BP：110/70mmHg。

辅助检查　2013年7月29日生化全项：STP：63.6g/L，A：40.9g/L，ALT：79U/L，AST：31U/L，TC：3.69mmol/L，TG：1.5mmol/L。

2013年8月11日尿常规：PRO：(-)，BLD：(1+)。

中医诊断　慢肾风。

证候诊断　脾肾亏虚，肾虚血瘀。

西医诊断　肾病综合征。

治则　补肾健脾，活血化瘀。

处方　生黄芪30g，土茯苓10g，荠菜花10g，丹参10g，川芎60g，茜草20g，大黄炭30g，蒲公英20g，火麻仁30g，五味子60g。

用法、煎服方法：水煎服，3日1剂。

另予　醋酸泼尼松片，50mg/次，隔日1次；肾康宁胶囊，2粒/次，每日3次。

二诊 2013年10月9日。患者无不适主诉，查肝功能：ALT：64U/L。

处方 上方去丹参，加仙鹤草30g、砂仁10g，蒲公英增至30g、火麻仁增至60g。

成药同上。

三诊 2013年12月11日。患者无不适主诉，查24h尿蛋白定量：0.14g，尿常规未见明显异常。

处方 上方去川芎，加青蒿30g。

成药同上。

四诊 2014年2月12日。患者无明显不适。

2014年1月21日尿常规未见明显异常。

2014年2月9日24h尿蛋白定量：(-)

电解质：Ca 2.66mmol/L。

处方 上方去茜草、蒲公英，加升麻10g、芡实10g。

另予 加钙尔奇D 0.3g、每日2次，醋酸泼尼松片减至17.5mg、每日2次，其余成药同前。

五诊 2014年4月16日。患者无不适主诉，查24h尿蛋白定量<0.014g。

处方 上方去芡实，加金樱子10g，五味子减至30g、仙鹤草减至20g。

另醋酸泼尼松片减至15mg、每日2次，维D钙咀嚼片增至1粒、每日1次，其余成药同前。

六诊 2014年6月18日。患者无明显不适，纳可，大便日1次，舌尖红苔白，脉濡。

2014年6月15日24h尿蛋白定量：0.09g。

生化全项：Cr：32μmol/L，BUN：3.67mmol/L，UA：510μmol/L，Ca：2.69mmol/L，K：4.03mmol/L，γ-GT：31U/L，ALT：53U/L，AST：25U/L。

处方 上方去升麻、金樱子，加焦三仙各30g。

另加别嘌醇片0.1g，每日1次；碳酸氢钠片0.5g，每日3次，其余成药同前。

七诊 2014年9月3日。患者无不适主诉。查生化全项：ALT：98U/L，AST：52U/L，BUN：4.69mmol/L，Cr：31.5μmol/L，UA：215μmol/L；24h尿蛋白定量：0.07g。

处方 上方去荠菜花，加女贞子10g、墨旱莲10g。

另醋酸泼尼松片减至7.5mg，每日2次，其余成药同前。

八诊 2014年10月29日。患者无不适主诉，纳可，大便可，夜尿1次，无咽痛，舌边尖红苔薄。

2014年10月12日肾功能+电解质：BUN：3.2mmol/L，Cr：39μmol/L，UA：398μmol/L，K：4.5mmol/L，Na：140mmol/L，Cl：103mmol/L，Ca：2.51mmol/L。

尿常规未见明显异常。

2014年10月26日24h尿蛋白定量：0.12g。

电解质：K：4.7mmol/L，Na：141mmol/L，Cl：102mmol/L，Ca：2.68mmol/L。

处方 上方去焦三仙，加升麻10g、金樱子10g。

另醋酸泼尼松片减至5mg、每日2次，别嘌醇片减至100mg、每日2次，碳酸氢钠片减至0.5g，每日2次，其余成药同前。

九诊 2015年1月7日。患者无不适主诉。

2015年1月4日24h尿蛋白定量：0.15g。

肾功能+电解质：K：4.2mmol/L，Ca：2.63mmol/L，BUN：3.13mmol/L，Cr：32.4μmol/L，UA：535μmol/L。

处方 上方去女贞子、墨旱莲，加茯苓10g。

另醋酸泼尼松片减至5mg、每日2次，其余成药同前。

按语 此案患者为儿童，患肾病综合征，未做肾脏活检检查，经足量激素治疗后，对激素敏感，蛋白尿基本控制，在减激素过程中肾病复发。治疗重点在于减轻激素的不良反应，提高患者免疫力，减少感染及复发风险。使用激素的早中期，患者出现阴虚阳亢的表现，故中药处方应在补肾活血基础方之上加入滋阴清热之品。具体再因人、因时、因地制宜，才能取得良效。经治疗醋酸泼尼松片减至5mg，每日2次，仍未复发。

病案9

曹某，男，53岁。

初诊 2014年9月3日。

主诉 双下肢水肿20日。

现病史 20日前，无明显诱因发现双下肢肿、泡沫尿、少尿，就诊于天津市西青医院，查生化全项：STP：51.8g/L，A：20.1g/L，G：31.7g/L，TC：10.96mmol/L，TG：5.47mmol/L，LDL-C：7.85mmol/L，GLU：7.91mmol/L，转诊于天津医科大学总医院，诊为“肾病综合征”，建议肾穿刺，患者拒绝，遂就诊于我院。现症：乏力，双下肢肿甚，无头晕，腰痛，夜尿无，尿中有泡沫，少尿，大便日1行，纳可，寐安，舌暗红苔白，脉沉滑。BP：160/110mmHg。

既往史 高血压病史4年，最高180/120mmHg。血糖升高4年，未用药。否认其他慢性病史。

辅助检查 2014年9月3日尿常规：PRO：(3+)，BLD：(2+)，RBC：2～4个/HP。

尿功四项：U-MAUB：5155.9mg/L，U-TRF：532.7mg/L，U-A1MG：176.39mg/L，U-β_2-MG：1.86mg/L。

甲状腺功能检查：TSH：9.52uIU/ml，余均正常。

纤维蛋白原：5.5g/L。

GHb：6.5%。

生化全项（标本乳糜血）：STP：53.4g/L，A：22.4g/L，A/G：1.72，ALP：153U/L，Cr：112umol/L，BUN：5.34mmol/L，GLU：6.64mmol/L，CHO：10mmol/L，TG：10.04mmol/L，LDL-C：4.67mmol/L。

中医诊断 水肿。

证候诊断 肾虚血瘀，水湿泛溢。

西医诊断 肾病综合征；高脂血症。

治则 补肾活血，利水渗湿。

处方 生黄芪120g，土茯苓30g，荠菜花30g，丹参30g，川芎60g，莪术30g，蒲公英30g，白术30g，五味子60g，大黄炭60g，芡实30g，茯苓皮30g，冬瓜皮60g，青蒿60g，升麻30g，砂仁30g。

用法、煎服方法：水煎服，3日1剂。

二诊 2014年9月17日。患者双下肢肿较前缓解，后背酸，纳可，24h尿量约1500ml，大便日1行，BP：140/90mmHg。

2014年9月13日24h尿蛋白定量：9.48g。

处方 上方加水蛭10g、补骨脂30g、覆盆子30g，生黄芪增至160g。

三诊 2014年10月15日。患者双下肢肿，纳可，大便可，夜尿可，舌淡红苔薄，BP：120/80mmHg。

2014年10月10日尿常规：PRO：(2+)。

处方 上方去补骨脂、覆盆子，加女贞子30g、墨旱莲30g。

按语 患者发病以来以水肿为主要症状，属于中医学“水肿”范畴，张大宁教授提出肾虚、血瘀、水湿/湿热是该病发病的主要病因病机。即肾虚为本，血瘀、水湿/湿热为标。患者先天禀赋不足，加之久病失治，致脾肾亏虚，脾虚不能运化水湿，肾虚不能气化行水，水湿内停，泛溢肌肤而发为水肿，脾虚生化不足，肾气不足精微不固，精微下泄。机体失于濡养故见倦怠乏力，久病血瘀脉络，肾虚血瘀；脾肾两虚，脾失健运，腰府失于濡养，故腰痛。纵观舌脉症，病在肾，涉及于脾，证属肾虚血瘀。中药治疗当在补肾活血、健脾利水的基础上加入补肾固涩之药，如覆盆子、芡实、牛膝、杜仲、山药、党参等，健脾补肾，固本培元方得良效。

病案 10

徐某，男，8 岁。

初诊 2012 年 10 月 24 日。

主诉 间断浮肿 1 年半余

现病史 2010 年 1 月，因“肺炎”、眼睑肿，就诊于当地医院，查尿常规：PRO：(4+)，诊断为“肾病综合征，肺炎”，住院治疗，予克林霉素抗感染治疗 10 日，甲强龙 30mg/24h 、静脉滴注、冲击治疗，1 个月后改为醋酸泼尼松片 40mg 静脉滴注，浮肿消退，查尿常规：PRO：(3+)，病情稳定，出院。2010 年 2 月 24 日，就诊于当地医院，予环磷酰胺 0.2g 每日 1 次，2 周一次，共 3 次，甲泼尼龙 30mg 每日 1 次，静脉滴注。2010 年 3 月 10 日，查尿常规未见明显异常。2010 年 3 月 14 日，当地医院，停甲泼尼龙，予醋酸泼尼松片 40mg 每日 1 次口服。2010 年 3 月 15 日，因扁桃体感染复发，查尿常规：PRO：(3+)，予抗炎治疗，扁桃体炎好转，复查尿常规：PRO：(3+)。2010 年 4 月 16 日，就诊于北京某医院，住院治疗，行肾穿刺活检：微小病变性肾小球肾炎，继予甲泼尼龙、环磷酰胺冲击治疗，后加用环孢素 A 治疗，症状好转，出院。2010 年 12 月，就诊于当地医院，查尿常规未见明显异常，逐渐撤减激素、环孢素 A。之后，因感染复发，就诊于当地医院，予抗炎、甲强龙冲击治疗。2012 年 9 月，就诊于当地医院，查尿常规、肝功能、肾功能未见明显异常。为进一步诊治，就诊于我院。现症：无浮肿，纳可，尿量可，大便日 4～5 次，便稀软，舌尖红苔白，脉细数。BP：100/70mmHg。

辅助检查 2012 年 10 月 24 日尿常规：BLD：(±)，PRO：(-)，RBC 偶见/HP。

血常规未见明显异常。

中医诊断 水肿。

证候诊断 肾虚血瘀，水湿内停。

西医诊断 慢性肾炎。

治则 补肾活血，利水消肿。

处方 生黄芪 15g，土茯苓 6g，荠菜花 6g，白花蛇舌草 6g，丹参 6g，白术 6g，板蓝根 30g，黄芩 10g，仙鹤草 15g，生甘草 6g，五味子 6g，女贞子 6g，墨旱莲 6g。

用法、煎服方法：水煎服，3 日 1 剂。

另予 甲泼尼龙片，4mg/次，每日 1 次；钙尔奇 D，0.6g/次，每日 1 次；补肾止血胶囊，3 粒/次，每日 2 次。

二诊 2012 年 12 月 26 日。患者无浮肿，无呕恶，尿中有泡沫（晨尿明显）。

2012 年 12 月 24 日尿常规：PRO：(-)，BLD：(2+)，pH：6，SG：1.025。

生化全项：STP：68.3g/L，A：46.6g/L，G：21.7g/L，BUN：4.5mmol/L，Cr：40μmol/L，UA：260μmol/L。

处方 上方去白花蛇舌草、丹参、白术、五味子，加茜草 10g、白茅根 30g，生黄芪减至 10g、仙鹤草增至 30g。

另甲泼尼龙片 4mg/次，每日 1 次，其余成药同前。

三诊　2013年2月27日。患者无明显不适主诉，尿量可，大便日2~3次，舌边尖红苔白腻。查尿常规、血常规均未见明显异常。

处方　上方去黄芩、茅根，加砂仁6g、鸡内金6g。

成药同上。

四诊　2013年5月8日。患者无明显不适主诉。查尿常规：PRO：(-)，BLD：(±)。

处方　守方。

另甲泼尼龙片4mg/次，每日1次，其余成药同前。

五诊　2013年7月17日。患者5月10日外感后出现尿PRO：(3+)，予青霉素静脉滴注9日后尿常规：PRO：(-)。晚上睡前尿频，夜寐欠安，纳可，大便日1~2次，夜尿无，舌淡红苔微腻。

处方　上方去板蓝根、鸡内金，加陈皮6g、金银花10g，生黄芪增至15g、仙鹤草减至10g。

另予　肾康宁胶囊，1粒/次，每日2次；补肾止血胶囊，1粒/次，每日2次；甲泼尼龙片，4mg/次，每日1次。

六诊　2013年8月28日。患者无不适主诉。查尿常规：PRO：(3+)。

处方　上方去金银花，加五味子6g、白术30g、芡实6g，生黄芪增至20g。

成药同上。

七诊　2013年10月16日。患者无明显不适主诉，纳可，寐安，大便日2~3次，尿量可，舌红苔白，脉细数。查尿常规：BLD：(2+)，PRO：(-)；血常规：WBC：6.6×10^9/L，Hb：141g/L，PLT：323×10^9/L，L：0.45，N：0.44。

处方　上方去荠菜花、生甘草、白术、芡实，加板蓝根10g、升麻3g、沙苑子3g，生黄芪减至10g、茜草增至15g。

另甲泼尼龙片4mg/次，每日1次，其余成药同前

八诊　2013年12月25日。患者无明显不适主诉，舌尖红，苔白。查尿常规：BLD：(2+)，PRO：(-)，RBC：2~4个/HP；血常规：WBC：6.7×10^9/L，L：0.42，GR：0.45。

处方　上方去土茯苓、陈皮、五味子、板蓝根、沙苑子，加金银花15g、大青叶6g、芡实6g、覆盆子6g。

成药同上。

九诊　2014年3月26日。患者无不适主诉，纳可，下肢痛。查血常规：LYM：0.47，NEUT：0.42，PLT：322×10^9/L，MPV：9.3；尿常规：BLD：(1+)。

处方　上方去金银花，加板蓝根10g、鸡内金10g。

另甲泼尼龙片4mg/次，每日1次，其余成药同前。

十诊　2014年6月18日。患者尿频，无尿急，纳可，大便日2次，舌尖红苔薄。

2014年6月18日尿常规：BLD：(±)，SG：1.015。

血常规：WBC：7.8×10^9/L，Hb：140g/L，PLT：277×10^9/L。

处方　上方去五味子、大青叶、芡实、板蓝根、鸡内金，加焦三仙各12g，生黄芪增至15g。

另甲泼尼龙片4mg/次，每日1次，其余成药同前。

十一诊　2014年10月29日。患者头部皮肤疱疹，有黄色分泌物，就诊于当地医院，予青霉素抗炎治疗数日，现患者纳可，舌质淡红苔薄白。查尿常规未见明显异常，血常规未见明显异常。

处方　上方去焦三仙，加太子参10g，生黄芪增至30g。

成药同上。

十二诊　2015年1月14日。患者数日前外感发热，予抗生素治疗8日，现热退。

2015年1月10日尿常规未见明显异常。

血常规未见明显异常。

处方 上方去升麻、覆盆子，加煅牡蛎15g、生甘草3g，茜草减至10g，砂仁增至10g。

成药同上。

按语 患者8岁男童，行肾穿刺活检：微小病变性肾小球肾炎，继予甲强龙、环磷酰胺冲击治疗，后加用环孢素A治疗，在减激素过程中多次因感染反复。发病以来以水肿为主要症状，属于中医学“水肿”范畴，张大宁教授提出肾虚、血瘀、水湿/湿热是该病发病的主要病因病机。即肾虚为本，血瘀、水湿/湿热为标。患者先天禀赋不足，加之久病失治，致脾肾亏虚，脾虚不能运化水湿，肾虚不能气化行水，水湿内停，泛溢肌肤而发为水肿，脾虚生化不足，肾气不足精微不固，精微下泄。机体失于濡养故见倦怠乏力，久病血瘀脉络，肾虚血瘀；脾肾两虚，脾失健运，腰府失于濡养，故腰痛。纵观舌脉症，病在肾，涉及于脾，证属肾虚血瘀。治疗重点在于减轻激素的不良反应，提高患者免疫力，减少感染及复发风险。使用激素的早中期，患者出现阴虚阳亢的表现，故中药处方应在补肾活血基础方之上加入滋阴清热之品。具体再因人、因时、因地制宜，才能取得良效。经治疗甲泼尼龙片4mg，每日1次仍未复发。

病案11

王某，女，17岁。

初诊 2014年7月23日。

主诉 间断浮肿4年。

现病史 4年前，因感冒后发现眼睑及双足踝肿，就诊于当地医院，查尿常规：PRO：(3+)，BLD：(3+)，诊断为“肾炎”，未治疗。之后，一直就诊于我院门诊服中药、雷公藤多苷片、马替麦考酚脂胶囊治疗。为进一步诊治，遂前来就诊。现症：晨起眼睑浮肿，尿中泡沫多，偶足踝水肿，纳可，寐安，二便调，舌红苔薄白，脉弱。

辅助检查 2014年7月23日尿常规：PRO：(3+)。

生化全项：STP：47.6g/L，A：23.9g/L，ALT：14U/L，AST：17U/L，BUN：1.55mmol/L，Cr：38.6umol/L。

24h尿蛋白定量：4.32g。

尿液四项：β_2-MG：0.4mg/L，α_1-MG：5.3mg/L，尿转铁蛋白：67.5mg/L，尿微量白蛋白：518.9mg/L。

中医诊断 水肿。

证候诊断 肾虚血瘀，水湿内停。

西医诊断 肾病综合征。

治则 补肾活血，利水消肿。

处方 生黄芪90g，土茯苓30g，荠菜花30g，丹参30g，川芎60g，茯苓皮30g，金樱子30g，水蛭10g，白术30g，青蒿60g，五味子60g，冬瓜皮60g，蒲公英60g，生甘草30g，升麻10g，败酱草60g。

用法、煎服方法：水煎服，3日1剂。

成药：肾康宁胶囊，6粒/次，每日3次；马替麦考酚脂胶囊，500mg/次，每日2次；雷公藤多苷片，20mg/次，每日2次。

二诊 2014年10月15日。患者双足踝肿，纳可，大便可，夜尿可，舌淡红苔薄腻。

2014年9月15日24h尿蛋白定量：1.54g。

2014年9月24日肝功能：STP：38.7g/L，A/G：24.3/14.4，ALT：17U/L，AST：17U/L。

2014年10月13日肝功能：STP：43.6g/L，A/G：26.2/17.4，ALT：12U/L，AST：15U/L。

处方 上方去败酱草，加女贞子30g、墨旱莲30g，生黄芪增至120g。

另加保肝片6粒，每日3次，其余成药同前。

三诊 2015年1月14日。患者因雷公藤多苷片无效，曾自行停服雷公藤多苷片1个月。现患者双下肢微肿，纳可，大便可，夜尿可，舌暗红苔薄微黄。

2015年1月11日肝功能：STP：43.2g/L，A/G：25.8/17.4，ALT：12U/L，AST：15U/L，GGT：9U/L，ALP：55U/L，间接胆红素：5.3mmol/L，PA：191.6mg/L。

24h尿蛋白定量：3.84g。

2015年1月12日尿常规：PRO：(3+)，细菌：55.26/μl。

处方 上方去荠菜花、水蛭、女贞子、墨旱莲，加覆盆子60g、补骨脂30g、焦三仙各30g，生黄芪减至90g。

成药同上。

按语 该病在中医学属“水肿”范畴，患者久病肾虚血瘀，精微不固而发病，病位在肾，证属本虚标实，水肿蛋白尿均为由水精输布失调所致，而肺、脾、肾是水精输布过程中的主要器官，其标在肺，其制在脾，其本在肾。《景岳全书·肿胀》对水肿病病机的阐发指出：“凡水肿等证，乃肺、脾、肾三脏相干之病。盖水为至阴，故其本在肾；水化于气，故其标在肺；水惟畏土，故其治在脾。今肺虚则气不化精而化水，脾虚则土不制水而反克，肾虚则水无所主而妄行，水不归经而逆而上泛。”强调治肿者必先治水，治水者必先治气，若气不能化则水必不利，“惟下焦之真气得行始能传化，惟下焦之真水得位始能分清”。本法重用生黄芪补肾健脾扶正固本，并使用大剂量活血化瘀药逐瘀通络，佐以轻清利湿之品。同时配合免疫抑制剂治疗，从而减少了尿蛋白，减轻了临床症状。临床见大量蛋白尿患者，应重用大剂量补肾活血药。

第六章　糖尿病肾病

糖尿病肾病（DN）可归属于中医学“消渴病”、“虚劳病”及“关格病”的范畴。古代文献记载，《外台秘要》述：“消渴……其久病变或发痈疽或为水病。”《圣济总录》曰：“消渴病久，肾气受伤，肾主水，肾气虚衰，开阖不利，能为水肿。”《儒门事亲》中如是说：消渴……或不数溲变为水肿。

张大宁教授认为，DN是由糖尿病发展而来，其病因病机主要是长期过食肥甘厚腻，损伤脾胃，脾失健运，胃失和降，中焦积热，消谷耗津而为消渴。脾胃受损，积热伤津，津液不足，脏腑经络失于濡养，肾脏受累，发为脾肾亏虚，脾气亏虚则精微物质不能升华滞留血中则血糖升高，肾气亏虚，肾之开阖失司固摄失权，则水谷精微直趋而下则从小便排出体外，故尿多味甜，或出现蛋白尿，肾气虚而见腰膝酸软乏力，肾气虚衰，不能蒸化水液，水液储留，而成浮肿。虚、瘀、湿、浊是DN肾小球硬化之基本病机，四者中虚是导致DN的始动因素，瘀是构成DN的病理基础，其中血瘀贯穿于糖尿病肾病的发生、发展的全过程，而湿、浊是加重DN不可忽视的方面。现代医学认为其发病机理与长期的血糖控制不佳关系密切，遗传因素为易感因素。

治疗上，张教授指出早期DN患者以蛋白尿为主，水肿不明显，肾功能正常，因此治疗以减少尿蛋白为主，兼顾利水消肿；中期患者蛋白尿与水肿并见，但水肿表现较为明显，因此治疗时以利水消肿为主，兼顾减少尿蛋白；晚期患者出现肾衰竭，进展至关格期以恶心呕吐为主要症状，治疗则主要调理脾胃以止其呕恶，兼顾利尿消肿。重视辨证与辨病相结合，活血化瘀法贯穿治疗全过程，注重益气养阴，早期治疗，截断病势，治病求本，温肾健脾，活血化瘀，同时配合降糖、调脂、降压等综合治疗，可明显缓解糖尿病肾病病情。

病案1

刘某，女，51岁。

初诊　2014年3月19日。

主诉　发现蛋白尿1年。

现病史　2013年2月因体检，就诊于当地医院，查尿常规：PRO：(3+)，予中药汤剂及肾炎舒胶囊、黄葵胶囊等药物治则，尿常规：PRO：(1+)～(3+)。为进一步诊治，就诊于我院。现症：双下肢不肿，双足麻木，腰痛，眼睑肿，纳可，大便可，夜尿0～1次，舌淡红苔薄微黄。BP：140/80mmHg。

既往史　糖尿病病史二十年余，现注射胰岛素，血糖控制不佳。高血压十年余，口服降压药（具体药物不详），血压控制在130～140/80mmHg。

辅助检查　2013年11月23日尿微量白蛋白：317.1mg/L；GHb：9.9%；双肾B超：双肾实质回声增强，左肾囊肿（0.9cm×0.7cm）。

2014年3月19日尿常规：PRO：(1+)，镜检未见明显异常。

中医诊断　消渴肾病。

证候诊断　肾虚血瘀。

西医诊断　糖尿病肾病Ⅳ期。

治则　补益脾肾，活血化瘀。

处方　生黄芪 90g，土冬虫夏草 30g，荠菜花 30g，丹参 30g，莪术 30g，川芎 60g，蒲公英 60g，青蒿 60g，白术 30g，杜仲 30g，桑寄生 60g，冬瓜皮 60g，五味子 60g，山药 30g，升麻 20g

用法、煎服方法：水煎服，3 日 1 剂。

另予　糖肾康胶囊，5 粒/次，每日 3 次；雷公藤多苷片，2 粒/次，每日 3 次；保肝片，5 粒/次，每日 3 次。

二诊　2014 年 4 月 23 日。患者四肢麻胀，眼睑微肿，腰痛，乏力，胃脘胀，纳可，大便可，尿浊，舌质暗淡苔黄腻。查血常规未见明显异常；血脂+血糖：GLU：13.5mmol/L，CHO：6.8mmol/L；肾功能未见明显异常；尿常规：PRO：(1+)，GLU：(2+)；尿微量白蛋白：263.6mg/L。

处方　上方去桑寄生、山药，加女贞子 30g、墨旱莲 30g。

成药同上。

三诊　2014 年 5 月 28 日。患者乏力，手足麻木，双下肢微肿，夜尿 1 次，BP：120/70mmHg。

2014 年 5 月 11 日血常规：Hb：111g/L。

2014 年 5 月 16 日 GHb：9.6%；尿常规：PRO：(1+)；尿微量白蛋白：168.8mg/L；空腹血糖：7.8mmol/L。

处方　上方去杜仲、砂仁，加桑寄生 30g、冬虫夏草 30g，黄芪增至 120g。

另予　糖肾康胶囊，5 粒/次，每日 3 次；雷公藤多苷片，2 粒/次，每日 3 次；保肝片，5 粒/次，每日 3 次；阿托代地汀，20mg/次，每日 1 次。

四诊　2014 年 8 月 20 日。患者偶有心慌，乏力，活动后双下肢水肿，腰酸痛，眼睑浮肿，双足麻木，双手小关节肿痛，1 日前查眼底：右眼底出血、糖尿病视网膜病变、右眼几乎无视力。舌淡苔白，脉沉细。

2014 年 7 月 29 日餐后 2h 血糖：7.74mmol/L，尿微量白蛋白：44.1mg/L。

生化全项：GLU：8.6mmol/L，TC：7.7mmol/L，TG：1.1mmol/L，BUN：6.37mmol/L，Cr：70.4μmol/L。

处方　上方去丹参、莪术、蒲公英、桑寄生、白术、冬虫夏草，加仙鹤草 60g、苦丁茶 30g、天冬 30g、冬虫夏草皮 30g、桂枝 30g。

停阿托代地汀，其余成药同上。

按语　患者久病肾虚血瘀、瘀血水湿内蕴，水湿泛溢肌肤，精微下泻而发病。证属本虚标实，属祖国医学“水肿”范畴。“肾消病”，首见于唐代王焘《外台秘要》所引隋代甄立言《古今录验方》，指出“消渴，病有三：……渴而饮水不能多，小便数，阴痿弱，但腿肿，脚先瘦小，此肾消病也”。“肾消”实际上是包括糖尿病肾病在内的多种并发症并存的情况。本法补肾活血、利水化浊，重用大剂量补肾活血药物，配以清热解毒、轻清利湿及固涩诸药，标本兼治，切中病机，获效明显。治则糖尿病肾病水肿，其关键在于补肾活血药物的使用。

病案 2

张某，男，62 岁。

初诊　2003 年 9 月 28 日。

主诉　浮肿反复发作 9 个月，近 1 周加重伴纳差、头晕。

现病史　既往 2 型糖尿病史 9 年，未系统治疗，下肢浮肿反复发作 9 个月，近 1 周因外感浮肿加重，伴纳差、头晕。化验：24h 尿蛋白定量：5.45g，尿常规：PRO：(2+)、BLD：(3+)，空腹血糖：10.2mmol/L，血 STP：56.7g/L，A：25.4g/L，血脂 T－CHO：7.20mmol/L，TG：2.6mmol/L，血常规未见明显异常，肾功能正常。就诊时症见：颜面及下肢浮肿，腰脊可凹性水肿，乏力、头晕、视物模糊，恶心、纳差、食后胃脘疼痛，无明显胸闷憋气，畏寒，尿量尚可，大便稀软，日三四行，舌淡暗，苔少，脉沉细少力。

中医诊断　水肿。

证候诊断　肾虚血瘀，水湿内停。

西医诊断　糖尿病肾病Ⅳ期；肾病综合征。

治则　补肾活血，利水祛湿。

方药　肾炎1号方加减。

车前子30g，车前草30g，赤芍30g，冬虫夏草30g，冬虫夏草皮30g，白术30g，桑白皮30g，大腹皮30g，冬虫夏草3g，仙茅30g，淫羊藿30g，芡实30g，乌药30g，焦三仙30g，半枝莲30g，枳壳30g。

用法：共10剂，3日1剂。

二诊　2003年10月28日。颜面浮肿消失，腹胀好转，恶心好转，偶有胃脘不适，下肢仍浮肿，按语之凹陷不起，乏力，腰酸，畏寒，头晕减轻，视物模糊，纳食增加，尿可，大便日1次，舌淡暗苔薄，脉沉细。上方有效，原方继服，再予10剂，3日1剂。

三诊　2003年12月1日。浮肿消失，无恶心及腹胀，偶有胃脘不适，乏力、腰酸减轻，畏寒好转，仍视物模糊，纳食可，二便调，舌淡暗，苔白，脉沉。24h尿蛋白定量2.6g，STP：60.5g/L，A：29.2g/L，空腹血糖5.4mmol/L。仍以前方治疗，再予5剂，3日1剂。

按语　张教授认为，糖尿病肾病水肿的病机为肾虚血瘀、水湿内停，最后水瘀互结。治疗时应补肾、活血、利尿三者并重才能使水肿消除。该案患者糖尿病病史9年，病程长，必有肾虚血瘀存在。肾虚气化失司，水液代谢失调则水湿内停；血瘀日久亦可致水湿内停。水湿上犯头面则颜面浮肿，下注肢体则下肢浮肿，阻于中焦，则清阳不升；浊阴不降，可见头晕、恶心、纳差、胃脘不适、大便稀软。肾虚则乏力、腰酸，肾阳虚失于温煦则畏寒。舌脉均为肾虚血瘀之象。治疗方中肾炎1号方补肾活血，加冬虫夏草、白术补肾健脾，用仙茅、淫羊藿温阳化气，芡实补肾固摄精微，桑白皮、冬虫夏草带皮、大腹皮、车前子草利水消肿，枳壳、乌药行气活血，行气利水。诸药合用，使肾气旺，血液行，水肿消。张教授治疗糖尿病肾病水肿时，温阳化气善用仙茅、淫羊藿、肉桂、补骨脂，避用附子，因附子太过辛燥，恐助湿生热，湿热互结，邪更难祛，而且附子有毒，恐其对肾脏不利。补肾善用冬虫夏草，冬虫夏草甘平性温，补精益髓，可“保肺气，实腠理”，既可使肾气足，又可使肺气旺，水道通调，气化有权，药性温和。活血化瘀时最擅用三棱、莪术、丹参、川芎，因瘀血是肾病水肿的重要致病因素。“三棱、莪术治积块疮硬……”，再顽固的瘀血也能消除，两者合用，尽可荡涤脏腑经络之瘀滞。丹参有“一味丹参，功同四物”之称，既可以活血化瘀，又可以养血补血；川芎乃血中之气药，活血行气，通达气血。故四味活血之品同用，补血、行气、活血、破血俱备，使瘀血得化，又不伤正气。方中还用了大量的行气药，张教授在治疗水肿时重视行气药的使用。气为血之帅，气行则血行，加用行气药可加强活血化瘀的作用。

病案3

王某，女，59岁。

初诊　2002年12月2日。

主诉　间断浮肿半年，近日加重。

现病史　患者有糖尿病史16年，血糖最高值19mmol/L，口服降糖药后血糖控制不理想。2000年11月改用诺和灵控制血糖，血糖维持在4～7mmol/L。3年前验尿时发现尿中有蛋白（1+），未予重视。近半年，颜面及下肢时有轻度浮肿，就诊于天津医科大学代谢病医院，查尿PRO：（3+），肾功能正常，近日因劳累浮肿加重，渐至周身浮肿，化验：血 Hb：128g/L，尿常规：PRO：（3+）、BLD：（3+），24h 尿蛋白量：3.46g，血浆 STP：50.3g/L，A：23.0g/L，血 T-CHO：8.38mmol/L，TG：2.78/mmol/L，HDL-C：0.7mmol/L，LDL-C：6.1mmol/L，VLDL-C：1.58mmol/L，GLU：5.03mmol/L，遂来就诊。现症：周身高度浮肿，按之凹指，皮色发亮，腹胀，时恶心，纳少，乏力，腰痛，畏寒，大便 2 日 1 行，24 h 尿量 1000ml，舌淡暗苔白，脉沉细无力。

中医诊断　水肿。

证候诊断　肾虚血瘀、水湿泛溢。

西医诊断　糖尿病肾病Ⅳ期；肾病综合征。

治则　补肾血瘀、利水祛湿。

处方　肾炎 1 号方加减。

车前子 30g，车前草 30g，赤芍 30g，白术 30g，冬虫夏草皮 30g，冬虫夏草 30g，桑白皮 30g，大腹皮 30g，葶苈子 30g，大黄 20g，冬虫夏草 3g，仙茅 30g，淫羊藿 30g，芡实 60g，枳壳 30g，乌药 3g，莱菔子 30g，焦三仙 30g，半枝莲 60g。

用法、煎服方法：共 10 剂，3 日 1 剂。

二诊　2003 年 1 月 6 日。服药后颜面浮肿较前减轻，仍感腹胀，时恶心，下肢浮肿按之没指，乏力，腰痛好转，畏寒减轻，纳食略增，24h 尿量稍增至 1500ml，大便日 1 行，舌淡暗苔白，脉细沉无力。

处方　上方继服，加当归 30g、阿胶 20g。

用法、煎服方法：予 10 剂，3 日 1 剂。

三诊　2003 年 2 月 1 日。浮肿明显减轻，仅余膝以下浮肿，偶有腹胀，乏力、腰酸好转，畏寒减轻，纳可，大便日 1 行，24h 尿量 1500ml，舌淡暗，苔白，脉沉，24h 尿蛋白定量：1.26g。治疗：中药继服。

处方　上方去葶苈子，大腹皮。

用法、煎服方法：予 5 剂，3 日 1 剂。

按语　张教授认为肾虚血瘀是一切慢性疾病之共同证候特点，肾病水肿的病机为肾虚、血瘀、水湿内停，最后导致水瘀互结，在整个发病过程中，肾虚血瘀，水湿往往互相作用，糖尿病肾病水肿尤其如此，所以水肿顽固难消。本案患者糖尿病史 16 年，病程漫长，且血糖控制不理想，依据张教授“肾虚血瘀论”学说，本患者必然存在肾虚血瘀，两者均可发为水肿。肾虚和水肿多为因果关系，肾虚是因，水肿是果，肾虚是本，水肿是标；反过来水肿又妨碍了肾脏的气化功能，加重了水肿。“血水同源”、“血不利则为水”体现了瘀血致水的观点。所以患者高度浮肿难消，按之凹指，且有腹水，伴乏力、腰痛、舌淡暗苔白，脉沉细无力。本患者肾虚以肾阳虚为主，肾阳主温煦，主一身之气化，肾阳不足则不能温煦周身，出现畏寒；肾阳不足，则蒸腾气化失司，膀胱不能化气利水则少尿；水湿内停，泛溢肌肤则高度浮肿；水湿停聚于中焦则出现腹水，阻碍脾胃，胃失和降则恶心时作。正是因为肾虚、血瘀、水湿内停同时存在，才导致糖尿病肾病水肿的顽固难消，只有补肾温阳、活血化瘀、利水消肿并用，才能使坚冰逐渐融化，水肿逐渐消退，单纯使用利水之品不能起到消肿的目的，而且用药不能前功尽弃，对顽固性水肿一定要重用、久用才能见效。

病案 4

刘某，男，40 岁。

初诊　2008 年 10 月 29 日。

主诉　乏力、腰酸 3 年，近日加重。

现病史　患者3年前查体时发现尿中有蛋白，自觉乏力腰酸，未系统治疗。近日因乏力腰痛加重，于附近卫生院就诊，查BP：140/110mmHg，血糖10.12mmol/L，尿常规：PRO：(3+)。于天津医科大学第二医院治疗，予降糖、降压等对症治疗，效果不明显，遂来我院。现症：乏力，腰酸痛，无口干欲饮之证，无多尿，大便日1行。舌淡暗，苔薄黄，脉弦。实验室报告：GHb：8.1%，空腹血糖10.12mmol/L，尿常规：PRO：(3+)。

既往史及其他情况：3年前查体时发现血糖高，未治疗。

中医诊断　腰痛。

证候诊断　脾肾亏虚，肾虚血瘀。

西医诊断　糖尿病肾病。

治则　补肾健脾活血化瘀为主。

处方　拟肾炎方加减。

生黄芪60g，丹参30g，赤芍30g，川芎30g，蒲公英30g，败酱草30g，三棱30g，益智仁30g，芡实30g，补骨脂30g，煅牡蛎30g，苍术30g，白术30g，石斛30g，苦丁茶30g，地骨皮30g。

用法、煎服方法：10剂，每次服300ml，每日2次，3日1剂。

饮食禁忌：嘱饮食清淡，糖尿病优质蛋白质饮食为宜。

二诊　2008年11月10日。乏力、腰酸较前减轻，空腹血糖6.4mmol/L，餐后血糖8.4mmol/L尿常规：24h尿蛋白定量：0.58g，守方治疗。

三诊　2008年12月25日。腰酸不明显、纳可、无多饮多食之证，餐后血糖8.7mmo/L，尿常规：24h尿蛋白定量：0.38g。上方去芡实30g，煅牡蛎30g。水煎服，3日1剂，5剂。

按语　糖尿病肾病依其临床特征，应属中医学“消渴”、“水肿”、“虚劳”、“关格”等病症的范畴。消渴病日久，阴损及阳，脾肾虚衰，瘀血浊毒内阻，形成的以乏力、腰酸、尿中泡沫多或尿混浊，或视物模糊，或水肿等为主要表现的严重并发症。从患者乏力、腰酸痛及舌脉分析，其为脾肾亏虚、肾虚血瘀所致腰痛之证。脾主肌肉四肢，腰为肾之府，脾肾亏虚，则乏力，腰酸。久病入络，久病致瘀，则舌暗；瘀而化热则舌苔薄黄。张大宁老师认为糖尿病肾病发生发展过程中，肾虚血瘀湿浊仍是贯穿始终的根本病机所在，故仍以肾炎方为基本方组方加减。因糖尿病肾病患者多以蛋白尿为主症，故常加以煅牡蛎、益智仁、芡实等固涩之品以益肾固精，本案患者正是基于这种观点组方。二诊时患者主症及理化指标均有改善，故守方治疗。三诊时患者自诉无明显不适，尿常规示尿蛋白转阴，故去收敛固涩之芡实、煅牡蛎。

病案5

张某，男性，62岁。

初诊　2003年9月28日。

主诉　浮肿反复发作9个月，近1周加重伴纳差、头晕。

现病史　下肢浮肿反复发作9个月，近1周因外感浮肿加重，伴纳差、头晕。遂来我院就诊，现症：颜面及下肢浮肿，腰脊可凹性水肿，乏力、头晕、视物模糊，恶心、纳差、食后胃脘疼痛，无明显胸闷憋气，畏寒，尿量尚可，大便稀软，日三四行，舌淡暗，苔少，脉沉细少力。实验室检查：24h尿蛋白定量：5.45g，尿常规：PRO：(2+)、BLD：(3+)，空腹血糖：10.2mmol/L，血STP：56.7g/L，A：25.4g/L，血脂T-CHO：7.20mmol/L，TG：2.6mmol/L，血常规未见明显异常，肾功能正常。

既往史及其他情况：2型糖尿病史9年，未系统治疗。

中医诊断　水肿。

证候诊断　肾虚血瘀，水湿内停。

西医诊断　糖尿病肾病Ⅳ期，肾病综合征。

辨证分析　糖尿病肾病水肿的病机为肾虚血瘀、水湿内停，最后水瘀互结。治疗时应补肾、活血、利尿三者并重才能使水肿消除。该案患者糖尿病病史9年，病程长，必有肾虚血瘀存在。肾虚气化失司，水液代谢失调则水湿内停；血瘀日久亦可致水湿内停。水湿上犯头面则颜面浮肿，下注肢体则下肢浮肿，阻于中焦，则清阳不升，浊阴不降，可见头晕、恶心、纳差、胃脘不适、大便稀软。肾虚则乏力、腰酸，肾阳虚失于温煦则畏寒。舌脉均为肾虚血瘀之象。

治则　补肾活血，利水祛湿。

方药　肾炎1号方加减。

处方　生黄芪120g，冬虫夏草30g，荠菜花30g，丹参30g，川芎30g，茵陈30g，蒲公英30g，车前子草各30g，赤芍30g，茯苓带皮各30g，白术30g，桑白皮30g，大腹皮30g，冬虫夏草3g，仙茅30g，淫羊藿30g，芡实30g，乌药30g，焦三仙30g，半枝莲30g，枳壳30g。

用法、煎服方法：共10剂。水煎服，每次服300ml，每日2次，3日1剂。

饮食禁忌：嘱饮食清淡，优质低蛋白饮食为宜，禁食海鲜、羊肉、辛辣刺激制品。

二诊　2003年10月28日。颜面浮肿消失，腹胀好转，恶心好转，偶有胃脘不适，下肢仍浮肿，按之凹陷不起，乏力，腰酸，畏寒，头晕减轻，视物模糊，纳食增加，尿可，大便日1次，舌淡暗苔薄，脉沉细。上方有效，原方继服，再予10剂，3日1剂。

三诊　2003年12月1日。浮肿消失，无恶心及腹胀，偶有胃脘不适，乏力、腰酸减轻，畏寒好转，仍视物模糊，纳食可，二便调，舌淡暗，苔白，脉沉。24h尿蛋白定量2.6g，STP：60.5g/L，A：29.2g/L，空腹血糖：5.4mmol/L。仍以前方治疗，再予5剂，3日1剂。

按语　方中肾炎1号方补肾活血，加冬虫夏草、白术补肾健脾，用仙茅、淫羊藿温阳化气，芡实补肾固摄精微，桑白皮、茯苓带皮、大腹皮、车前子草利水消肿，枳壳、乌芍行气活血，行气利水。诸药合用，使肾气旺，血液行，水肿消。

张教授治疗糖尿病肾病水肿时，温阳化气善用仙茅、淫羊藿、肉桂、补骨脂，避用附子，因附子太过辛燥，恐助湿生热，湿热互结，邪更难祛，而且附子有毒，恐其对肾脏不利。补肾善用冬虫夏草，冬虫夏草甘平性温，补精益髓，可“保肺气，实腠理”，既可使肾气足，又可使肺气旺，水道通调，气化有权，药性温和。活血化瘀时最擅用三棱、莪术、丹参、川芎，因瘀血是肾病水肿的重要致病因素。“三棱、莪术治积块疮硬……”，再顽固的瘀血也能消除，两者合用，尽可荡涤脏腑经络之瘀滞。丹参有“一味丹参，功同四物”之称，既可以活血化瘀，又可以养血补血；川芎乃血中之气药，活血行气，通达气血。故四味活血之品同用，补血、行气、活血、破血俱备，使瘀血得化，又不伤正气。方中还用了大量的行气药，张教授在治疗水肿时重视行气药的使用。气为血之帅，气行则血行，加用行气药可加强活血化瘀的作用。

病案6

曾某，女，62岁。

初诊　2014年9月10日。

主诉　发现尿潜血18个月。

现病史　患者18个月前查体发现尿检异常，尿常规：BLD：(3+)，PRO：(1+)，伴有轻度双下肢浮肿，无明显泡沫尿及肉眼血尿，无发热，查双肾彩超及肾功能均正常，当地医院考虑“肾炎”，予中药汤剂治疗，效果不明显，且双下肢浮肿逐渐加重，出现心慌、多汗等。今为求中西医结合系统治疗，慕名来我院就诊。现症：心慌，多汗，时腹泻，腰腿痠，双下肢浮肿，纳可，大便日2～3次，舌淡红苔黄脉细滑。BP：105/75mmHg。

既往史　甲状腺功能亢进病史4年，现服甲巯咪唑片10mg，每日3次。

2014年9月5日化验：尿常规：BLD：（3+），镜下RBC：2.57个/HP，GLU：8.84mmol/L，肾功能、肝功能均正常，甲状腺功能检查：T_3：5.08nmol/L，T_4：175nmol/L，FT_3：12.31pmol/L，FT_4：26.22pmol/L，TSH：3IU/ml，aTPO>1300IU/ml，TRAB：26.59IU/L。

中医诊断　慢肾风。

证候诊断　脾肾亏虚，瘀血内阻。

西医诊断　慢性肾炎；甲状腺功能亢进。

治则　补肾健脾，活血化瘀。

处方　生黄芪90g，仙鹤草60g，茜草30g，杜仲30g，女贞子30g，墨旱莲30g，阿胶珠30g，白术30g，冬瓜皮60g，金樱子30g，覆盆子30g，五味子60g，青蒿60g。水煎服，3日1剂。

另予　肾康宁胶囊，3粒/次，每日3次；补肾止血胶囊，3粒/次，每日3次。

二诊　2014年9月17日。患者仍腰酸乏力，尿中泡沫减少，双下肢浮肿明显缓解，夜尿4～5次，大便日1～2行，咽干咽痛，舌暗苔白脉沉细。BP：120/80mmHg。

化验：GHb：6.9%，空腹血糖：7.91mmol/L，早餐后2h血糖：11.79mmol/L，尿微量白蛋白：228.73mg/L。

补充诊断：糖尿病肾病。

处方　上方减阿胶珠，加升麻10g，砂仁30g。

另予　加糖肾康胶囊，3粒/次，每日3次；黄葵胶囊，5粒/次，每日3次。

其余成药同前。

三诊　2014年10月29日。现头晕，纳可，大便可，咽喉部堵胀感，心慌多汗改善，双下肢浮肿明显减轻，活动后脚踝处略肿。夜尿3次，舌暗红苔薄，脉细。BP：120/90mmHg。

化验：GHb：7.2%，空腹血糖：7.25mmol/L，早餐后2h血糖：11.87mmol/L，尿常规：未见明显异常。

处方　上方升麻加至15g，加丹参30g、川芎30g。

另予　加硝苯地平，1粒/次，每日2次；氯沙坦，1粒/次，每日1次；氨氯地平，1粒/次，每日1次；雷公藤多苷片，2粒/次，每日2次；保肝片，4粒/次，每日3次。

其余成药同前。

四诊　2014年12月17日。头晕好转，胃胀，纳可，视物模糊，大便日2次，口干，鼻燥，小便量可，24h尿量约2100ml。无颜面及双下肢浮肿。舌暗红苔薄，脉弦，BP：130/90mmHg。

化验：GHb：6.9%，空腹血糖：8.34mmol/L，24h尿蛋白定量：0.18g/L。甲状腺功能：FT_3：3.33pmol/L，FT_4：8.7pmol/L，TSH：25.07uIU/mL。B超示：脂肪肝、肠胀气、慢性胃炎。

处方　生黄芪90g，土茯苓30g，荠菜花30g，丹参30g，川芎60g，仙鹤草60g，茜草30g，砂仁30g，甘草20g，白术30g，陈皮30g，枳壳30g，焦三仙30g，莱菔子30g，覆盆子30g，五味子60g。水煎服，3日1剂。

另予　肾康宁胶囊、补肾止血胶囊、糖肾康胶囊改为各2粒/次，每日3次。

按语　据辨病辨证，首选肾炎1号方加减。方中黄芪性甘温，归肺脾经，补元阳，充腠理，治劳伤，实卫固表通痹，补气升提，固腠理补卫气故能固摄精微防止其外泄，补中气升大气故能升提下陷之精气。土茯苓其性甘淡平和，入肝胃经，系清热毒、除湿浊、疗疮肿、利关节之要药，现代临床应用广泛，用于多种炎症、自体免疫性疾病。仙鹤草、茜草凉血止血；女贞子、旱莲草育阴生津；丹参苦，微寒，专调经脉，生新血，去恶血，破积聚瘕坚；五味子滋阴补肾，固精止溢。前贤云“下血必升举”，故配伍逐渐加大升麻用量，意在补气升阳以止血。全方平补优于峻补，缓泻优于峻泻，活血化瘀贯穿治疗始终，重用活血不忘健脾。自初诊顾护胃气，四诊用砂仁、白术、陈皮、焦三仙等。饮食治疗和口服药物才有正常执行的前提，才有康复的希望。

第七章　过敏性紫癜性肾炎

病案 1

赵某，女性，19 岁。

初诊　2005 年 7 月 12 日。

主诉　镜下血尿 3 年。

现病史　3 年前曾患紫癜性肾炎，经治明显好转，尿常规持续 BLD：(1+)。就诊前 1 个月余，出现血尿时查尿常规：PRO：(2+)、BLD：(1+)、RBC：10～20 个/HP，在他院治疗，服用肾炎康复片，病情略有改善，为进一步治疗，来我院就医，时见腰酸乏力，头晕、纳少、经期腹痛，尿色深，尿量可，无浮肿，舌红苔白，脉沉细。

化验：尿常规：BLD：(1+)、PRO：(1+)。

尿相差镜检 RBC：55 万/ml，WBC：6100/ml，均为肾性红细胞。

中医诊断　尿血。

证候诊断　肾虚血瘀，热伤血络。

西医诊断　过敏性紫癜性肾炎。

治则　补肾扶正，清热凉血，活血止血。

处方　生黄芪 20g，当归 15g，酒萸肉 20g，黄柏 15g，半枝莲 15g，白茅根 15g，益母草 15g，蒲黄炭 15g，丹参 15g，川芎 15g，大黄 6g，三七粉 1.5g（冲）。水煎服，3 日 1 剂。

二诊　2005 年 8 月 1 日。服药后患者头晕减轻，余证同前，尿常规：BLD：(1+)、镜下红细胞 2～4 个/HP，尿相差镜检 RBC：26 200/ml，WBC：2400/ml，均为肾小球性红细胞，前方加血余炭 10g，消瘀止血，补阴利尿。

三诊　2006 年 1 月 10 日。调整用药 5 个月余，患者诸症基本消失，尿常规：BLD：(1+)、尿相差镜检正常范围。

处方　生黄芪 20g，当归 15g，酒萸肉 20g，女贞子 10g，墨旱莲 10g，半枝莲 15g，白茅根 15g，益母草 15g，丹参 15g，川芎 15g，黄柏 10g，蒲黄炭 10g，生甘草 6g。水煎服，3 日 1 剂。

共奏补肾扶正、活血止血、清热活血之功。

按语　紫癜性肾炎是过敏性紫癜的严重并发症，其常发病于 10 岁以下儿童，成人少见。临床表现除皮肤紫癜、关节肿痛、腹痛以外，主要表现为血尿和蛋白尿，约 1/3 患者有细菌、病毒等先驱感染史，约 1/4 患者与鱼、虾类过敏或预防接种、服用药物有关，多数预后良好，但亦有患者呈反复发作，迁延数月，甚至数年，更严重者可导致肾功能的损害。

该病属祖国医学“尿血、斑疹、水肿虚劳”等范畴，中医认为儿童正气薄弱，易被外邪侵袭，而入里化热，“客热”动血伤络，致行血不循常道，外溢肌肤，内伤脏腑，儿童肾气不充，伤及肾络，而导致该病的发生。若其反复发作或日久不愈，溢于脉外之“离经之血”不能复循常道，进而发生血瘀气滞的病理变化，使病情加重，现代医学对免疫复合物进行分析，发现患病时患者清除循环免疫复合物等大分子免疫蛋白的能力下降，光镜检查最常见为局灶节段性或弥漫性系膜增生，局灶性节段性肾小球坏死，毛细血管径内小血栓形成伴纤维素沉着。并常进展至肾小球硬化。

张教授认为该病日久不愈的病理机制是肾虚血瘀。而“客热”久伏血分不能外透，且易被外邪所引动，血溢脉外，久治难愈，本例患者既往紫癜性肾炎史，久治未愈，今再急性发作，故在祛除邪热同时，补肾活血，这遵循了“正气存内、邪不可干”。“瘀血不去，血不循经”之古训，用药上生黄芪益气，调节免疫，吴茱萸、黄柏滋阴清热，半枝莲、白茅根、益母草清热凉血止血，丹参，川芎、当归、三七粉活血止血不留瘀。取得良好疗效。

病案2

袁某，女，7岁。

初诊　2012年1月11日。

主诉　尿色深、皮肤紫癜2个月。

现病史　患者2011年11月3日膝盖痛，双下肢肿，皮肤紫癜，随后三四日出现腹痛，11月20日左右出现小便色深，未做检查。于2011年11月26日在淄博市中心医院住院治疗，查尿常规：PRO：(2+)、BLD：(3+)，诊为肾炎，予泼尼松15mg/次，每日2次；雷公藤多苷片10mg/次，每日3次及中药汤剂治疗。2012年1月8日复查尿常规：PRO：(1+)，BLD：(3+)，LEU：(1+)，RBC：3118/μl，WBC：84/μl，为求治疗，今日就诊于我科门诊，现症：小便色深，无紫癜，纳可，大便可，夜尿1次。舌淡红苔白，脉沉细。

中医诊断　肌衄。

证候诊断　肾虚血瘀。

西医诊断　紫癜性肾炎。

治则　补肾活血。

处方　仙鹤草30g，茜草15g，生黄芪20g，半枝莲10g，二蓟各10g，白茅根30g，覆盆子10g，青蒿30g，黄芩10g，蒲公英10g，板蓝根30g，砂仁15g，败酱草20g，升麻10g，五味子10g。水煎服，每次300ml，每日2次，3日1剂。

嘱　饮食清淡，优质低蛋白饮食为宜，禁食海鲜、羊肉、辛辣刺激制品。

另予　补肾扶正胶囊，1粒/次，每日3次；补肾止血胶囊，1粒/次，每日3次。

二诊　2012年3月21日。尿色深，放置后有沉淀，无紫癜，纳可，大便日1~2次。舌淡红苔白，脉沉细。BP：90/60mmHg，舌淡红苔白，脉沉细。

2012年3月17日尿常规：BLD：(3+)、LEU：(1+)、RBC：193/μl。

处方　仙鹤草30g，茜草15g，生黄芪20g，半枝莲10g，二蓟各10g，覆盆子10g，青蒿30g，蒲公英10g，板蓝根30g，砂仁10g，败酱草20g，升麻10g，五味子10g，芡实5g，金银花30g。水煎服，3日1剂。

三诊　2012年5月23日。无明显不适，尿色正常，纳可，大便日1~2次。舌淡红苔白，脉沉细。BP：90/60mmHg。舌淡红苔白，脉沉细。

2012年5月21日尿常规：BLD：(3+)、LEU：(1+)、RBC：0/μl。

处方　仙鹤草30g，茜草15g，生黄芪20g，半枝莲10g，二蓟各10g，覆盆子10g，蒲公英10g，板蓝根30g，砂仁10g，败酱草20g，升麻10g，五味子10g，芡实5g，金银花30g，金樱子10g。水煎服，3日1剂。

四诊　2012年9月19日。无明显不适，尿色正常，纳可，大便日1~2次。舌淡红苔白，脉沉细。BP：90/60mmHg。舌淡红苔白，脉沉细。

2012年9月16日尿常规：BLD：(±)、RBC：26/μl。

处方　仙鹤草30g，茜草15g，生黄芪15g，半枝莲10g，二蓟各10g，覆盆子5g，蒲公英15g，

板蓝根30g，砂仁15g，败酱草20g，升麻6g，五味子6g，芡实6g，金银花30g，金樱子10g，沙苑子6g。水煎服，3日1剂。

按语　紫癜性肾炎是继发于过敏性紫癜的肾脏损害，病理改变以全身小血管损害及肾小球系膜病变为主，临床上以血尿、蛋白尿为主要表现。患者先天禀赋不足，肾气亏虚，肾虚封藏失职，精微物质随小便而出，病情反复。舌淡红苔白，脉沉细为肾虚血瘀之证。张教授认为该病治以补肾止血之法，每收到良好的效果。以肾炎1号方加减，方中重用止血药，如仙鹤草、茜草、二蓟、白茅根、黄芩大量凉血止血药，达到止血作用。二诊时患者患者症状无明显改善，但化验镜下红细胞明显减少，故继予上述治则治疗，三诊、四诊时症状及化验均明显改善，故对于紫癜性肾炎该法有效。

病案3

李某，男，19岁。

初诊　2012年8月8日。

主诉　发现血尿3个月。

现病史　患者3个月前因上腹部痛就诊于天水市第二人民医院，查胃镜示：慢性浅表性胃炎，诊为“慢性胃炎”。予果胶铋胶囊、多潘立酮、奥美拉唑等治疗，上腹部痛无明显好转。4日后双脚踝处发现散在绿豆大小紫癜，压之不褪色，且逐渐增多。再次就诊于当地医院，查尿常规：BLD：（2+），考虑过敏性紫癜收入院治疗，住院期间予对症（具体用药不详）治疗，上腹痛明显缓解，双下肢紫癜消失，遂出院。出院后紫癜反复发作，且尿中潜血阳性，于当地自服中药汤剂，紫癜逐渐消失，但尿中潜血波动于（1+）～（3+），为进一步治疗就诊于我院。现症：尿血，下肢紫癜，腰酸，手足心热、口干、夜间汗出明显、纳少、食欲差、寐差，二便调。舌红苔白脉沉细。近期理化检查：血常规：WBC：127×10^9/L，Hct：0.385，PLT：164×10^9/L。生化全项：ALT：13U/L，AST：20U/L，STP：69.7g/L，A：42.6g/L，K：4.3mmol/L，Ca：2.41 mmol/L，Cr：74μmol/L，BUN：5.49mmol/L，UA：374μmol/L，G：5.11g/L，CHO：3.04mmol/L，TG：1.22mmol/L。尿常规：BLD：（3+），镜检RBC：10～15个/HP，尿微量白蛋白：64.56mg/L。血凝试验：纤维蛋白原：4.39g/L。

中医诊断　血尿。

证候诊断　脾肾亏虚、瘀血阻络、精血不藏。

西医诊断　过敏性紫癜性肾炎。

治则　滋肾健脾、化瘀止血。

处方　生黄芪60g，升麻30g，甘草30g，金樱子30g，芡实30g，沙苑子30g，生地30g，阿胶珠30g，三七30g，茜草60g，仙鹤草60g，二蓟各30g，蒲公英30g，败酱草60g，半枝莲30g。水煎服，3日1剂。

按语　过敏性紫癜性肾炎（尿血）是好发于儿童及青少年的一种肾小球疾病。现代医学认为是毛细血管变态反应性疾病，其病因病机尚不明确。该病中医属“尿血”范围。张教授讲尿血一症有虚实之别。长期反复发作当属虚证、或虚实夹杂。该患者主要表现为：尿血、双下肢反复出现紫癜，伴腰酸，口干，手足心热，易汗出，寐差，舌红苔白脉沉细。证属脾肾两虚、精血不藏、瘀血阻络。中医学认为“肾藏精”、“精血同源”。尿血为肾不藏精使然。患者素体脾胃亏虚，后天之本虚弱，清阳不升反下陷，加之肾不藏精形成尿血不止。故用生黄芪、升麻、金樱子、沙苑子、生地等药健脾升清、益肾藏精。另与该病以气血不足，脾肾亏虚为发病基础，体虚易感外邪，郁热伤及血络，循经下侵于肾，损伤肾络，故可见紫癜、尿血，反复发作，故加用蒲公英、败酱草、半枝莲，活血解毒祛邪。血不循经外溢，瘀血阻络故宜选活血止血法治之，药用三七、茜草、二蓟、仙鹤草止血不留瘀，用阿胶养血和络，甘草调和诸药。服药后患者症状明显减轻。

病案 4

赵某，女，19 岁。

初诊　2005 年 7 月 12 日。

主诉　反复腰酸乏力 3 年。

现病史　患者自诉 3 年前曾患紫癜性肾炎，经治明显好转，尿常规持续 BLD：(1+)。就诊前 1 个月余，出现血尿时查尿常规：PRO：(2+)、BLD：(1+)、RBC：10～20 个/HP，在他院治疗，服用肾炎康复片，病情略有改善，为进一步治疗，来我院就医，时见腰酸乏力，头晕、纳少、经期腹痛，尿色深，尿量可，无浮肿，舌红苔白，脉沉细。化验：尿常规：BLD：(1+)、PRO：(1+)、尿相差镜检 RBC：55 万/ml、WBC：6100/ml 均为肾性。

中医诊断　腰痛。

证候诊断　肾虚血瘀，热伤血络。

西医诊断　紫癜性肾炎。

治则　补肾扶正，清热凉血，活血止血。

处方　生黄芪 20g，当归 15g，山萸肉 20g，黄柏 15g，半枝莲 15g，白茅根 15g，益母草 15g，蒲黄炭 15g，丹参 15g，川芎 15g，大黄 6g，三七粉 1.5g（冲）。水煎服，3 日 1 剂。

二诊　2005 年 8 月 1 日。服药后患者头晕减轻，余症同前，尿常规：BLD：(1+)、镜下 RBC：2～4 个/HP，尿相差镜检 RBC：26 200/ml，WBC 2400/ml，均为肾小球性 RBC。

处方　前方加血余炭 10g，消瘀止血，补阴利尿。

三诊　2006 年 3 月 1 日。调整用药 5 个月余，患者诸症基本消失，尿常规：BLD：(1+)、尿相差镜检正常范围。

处方　黄芪 20g，当归 15g，山萸肉 20g，女贞子 10g，墨旱莲 10g，半枝莲 15g，白茅根 15g，益母草 15g，丹参 15g，川芎 15g，黄柏 10g，蒲黄炭 10g，生甘草 6g。水煎服，3 日 1 剂。

按语　紫癜性肾炎是过敏性紫癜的严重并发症，其常发病于 10 岁以下儿童，成人少见。临床表现除皮肤紫癜、关节肿痛、腹痛以外，主要表现为血尿和蛋白尿，约 1/3 患者有细菌、病毒等先驱感染史，约 1/4 患者与鱼、虾类过敏或预防接种、服用药物有关，多数预后良好，但亦有患者呈反复发作，迁延数月，甚至数年，更严重者可导致肾功能的损害。该病属祖国医学“尿血、斑疹、水肿虚劳”等范畴，中医认为儿童正气薄弱，易被外邪侵袭，而入里化热，“客热”动血伤络，致行血不循常道，外溢肌肤，内伤脏腑，儿童肾气不充，伤及肾络，而导致该病的发生。若其反复发作或日久不愈，溢于脉外之“离经之血”不能复循常道，进而发生血瘀气滞的病理变化，使病情加重，现代医学对免疫复合物进行分析，发现患病时患者清除循环免疫复合物等大分子免疫蛋白的能力下降，光镜检查最常见为局灶节段性或弥漫性系膜增生，局灶性节段性肾小球坏死，毛细血管径内小血栓形成伴纤维素沉着。并常进展至肾小球硬化。张教授认为该病日久不愈的病理机制是肾虚血瘀。而“客热”久伏血分不能外透，且易被外邪所引动，血溢脉外，久治难愈，本例患者既往紫癜性肾炎史，久治未愈，今再急性发作，故在祛除邪热同时，补肾活血，这遵循了“正气存内、邪不可干”、“瘀血不去，血不循经”之古训。用药上黄芪益气，调节免疫；山茱萸、黄柏滋阴清热；半枝莲、白茅根、益母草清热凉血止血，丹参，川芎、当归、三七粉活血止血不留瘀。取得良好疗效。

病案 5

孙某，女，35 岁。

初诊 2011年10月19日。

主诉 双下肢紫癜8个月，加重伴镜下血尿7个月。

现病史 2011年2月，因云南旅游期间食海鲜，致双下肢紫癜，未重视。2011年3月，因咳嗽、咽干、咽痛，自行服用阿奇霉素分散片后紫癜加重。之后，就诊于北京协和医院住院治疗，诊断为“过敏性紫癜”，查尿常规：PRO：(2+)，BLD：(3+)，予醋酸泼尼松片30mg每日1次、维生素C及中成药治疗，出院时下肢紫癜明显减轻，复查尿常规：PRO：(±)，BLD：(3+)，自行停用醋酸泼尼松片，只服用中成药。后复查尿常规：PRO：(±)，BLD：(3+)。2011年9月，就诊于附近医院，查尿常规：PRO：(-)，BLD：(3+)，RBC：112.9/ml，24h尿蛋白定量：1834.4mg，血常规：PLT：$3.19\times10^9/L$，诊断为“紫癜性肾炎”。为进一步诊治，就诊于我院。现症：腰酸乏力，纳可，大便干，2~3日1行，尿可，舌质暗红苔薄白，脉细。

辅助检查 2011年9月29日生化全项，血常规均未见明显异常。

24h尿蛋白定量：0.34g。

尿常规：PRO：(±)，BLD：(3+)。

B超未见明显异常。

过敏原(-)。

中医诊断 尿血。

证候诊断 脾肾亏虚，肾虚血瘀。

西医诊断 紫癜性肾炎。

治则 补肾健脾，化瘀止血。

处方 生黄芪120g，土茯苓30g，荠菜花30g，女贞子30g，墨旱莲30g，二蓟各60g，白茅根60g，三七块30g，茵陈60g，蒲公英60g，茜草60g，砂仁30g，青蒿60g，苎麻根60g，阿胶珠30g，半枝莲30g。用法、煎服方法：水煎服，3日1剂。

二诊 2011年11月2日。患者下肢乏力，大便每日1次，时有头晕，纳可，便可，舌质暗红苔薄黄，脉细。

2011年10月24日风湿二项：RF：79.2Iu/ml，ASO：40.6Iu/L。

肝功能未见明显异常。

2011年11月1日尿常规：BLD：(2+)。

处方 上方去茵陈，加金樱子60g、败酱草60g。

按语 患者青年女性，平素饮食不节，伤及脾胃，易招外邪入侵，气血相搏，引动伏热，热伤血络，肾阴不足，精微外泄。病位在脾肾，证属本虚标实。张大宁教授认为，该病属“尿血、肌衄”等范畴，病机以血热、血瘀为主，治以清热解毒、养阴凉血散瘀为宜。方中重用生黄芪、砂仁补肾健脾，土茯苓、荠菜花、半枝莲、茵陈、青蒿、蒲公英清热解毒，女贞子、墨旱莲、阿胶珠养阴清热，二蓟、白茅根、苎麻根凉血止血，三七块、茜草化瘀止血，全方共奏补肾健脾、化瘀止血。

病案6

马某，男，24岁。

初诊 2012年11月14日。

主诉 尿常规异常4年。

现病史 2008年，无明显诱因，出现下肢皮肤紫癜，就诊于我院门诊，查尿常规：PRO、BLD阳性（具体数值不详）。之后，复查尿常规未见明显异常，未系统治疗。为进一步诊治，就诊于我院。现症：轻度乏力，轻度腰酸，皮肤无出血点，双下肢不肿，纳可，寐安，大便日1行，舌红苔黄腻，脉沉细。BP：130/80mmHg。

辅助检查 2012 年 11 月 6 日尿常规：RBC：150，RBC：40.2，PRO：（3+），管型：0.3，RBC：7.2/np，管型：0.88/np，结晶数：33.6。

肾功能：BUN：5.9mmol/L，Cr：87μmol/L，UA431μmol/L。

双肾 B 超：双肾形状、大小正常，实质回声差欠清晰。集合管无明显扩张，未见明显占位性病变。

中医诊断 腰痛。

证候诊断 脾肾亏虚，肾虚血瘀。

西医诊断 紫癜性肾炎。

治则 中医以补肾健脾，活血化瘀为主。

处方 生黄芪 90g，荠菜花 30g，土茯苓 30g，仙鹤草 60g，二蓟各 30g，三七片 30g，半枝莲 60g，青蒿 60g，五味子 60g，杜仲炭 30g，女贞子 30g，墨旱莲 30g，阿胶珠 30g，鱼腥草 60g，蒲公英 30g，升麻 15g。用法、煎服方法：水煎服，3 日 1 剂。

另予 补肾扶正胶囊，3 粒/次，每日 3 次；补肾止血胶囊，3 粒/次，每日 3 次。

二诊 2012 年 12 月 19 日。患者左腰骶部不适，纳可，双下肢不肿，大便可，舌边尖红苔薄，BP：130/85mmHg。

2012 年 12 月 19 日尿常规：BLD：（3+），PRO：（3+），RBC：6～8 个/HP。

处方 上方去二蓟、鱼腥草、升麻，加白术 30g、补骨脂 30g、覆盆子 30g、山药 30g，生黄芪增至 120g。

另予 黄葵胶囊，2.5g/次，每日 3 次；雷公藤多苷片，10mg/次，每日 3 次；保肝片，5 粒/次，每日 3 次。

其余成药同前。

三诊 2013 年 1 月 16 日。患者自行停服黄葵胶囊 1 周，现无明显不适主诉，纳可，寐安，大便日 1 行，便干，尿量可，尿中泡沫多，舌红苔白，脉沉细。查尿常规：BLD：（2+），PRO：（1+）。

处方 上方去补骨脂、山药，加败酱草 60g、火麻仁 60g，生黄芪减至 90g。

成药同上。

四诊 2013 年 2 月 6 日。患者无不适主诉。查尿常规：BLD：（2+），PRO：（2+）。

处方 上方去白术、火麻仁，加仙茅 30g、淫羊藿 30g，覆盆子增至 60g、青蒿增至 60g。

成药同上。

五诊 2013 年 3 月 6 日。患者无不适主诉。查 24h 尿蛋白定量：2.65g。

处方 上方去仙茅、淫羊藿，加芡实 60g、沙苑子 30g。

成药同上。

六诊 2013 年 4 月 17 日。患者无明显不适主诉，纳可，寐安，尿中泡沫多，舌红苔黄，脉沉细数。查尿常规：PRO：（2+），BLD：（±）；24h 尿蛋白定量：3.02g。

处方 上方去覆盆子、沙苑子，加鸡内金 30g、金樱子 60g，生黄芪增至 120g。

成药同上。

七诊 2013 年 5 月 22 日。患者无不适主诉。查尿常规：PRO：（2+），BLD：（1+），RBC：35.1 个/ml；沉渣：83.2% 非受损红细胞百分比；24h 尿蛋白定量：882mg。

处方 上方去败酱草、芡实、鸡内金，加升麻 10g、山药 15g。

另停黄葵胶囊、雷公藤多苷片、保肝片、补肾扶正胶囊。

予肾康宁，3 粒/次，每日 3 次。

其余成药同前。

八诊　2013年6月26日。患者5日前发热，咽痛，头痛未治疗。现无发热，头痛，咽干，无腰痛及浮肿，舌尖红苔白，脉细。查尿常规：PRO：(1+)，BLD：(1+)，RBC：0～2个/HP；24h尿蛋白定量：1.16g。

处方　上方去山药，加金银花30g、栀子10g，生黄芪减至90g。

另予　黄葵胶囊，5粒/次，每日3次；雷公藤多苷片，1粒/次，每日3次；保肝片，5粒/次，每日3次。

其余成药同前。

九诊　2013年7月31日。晨起时乏力，尿中泡沫多。

2013年7月30日24h尿蛋白定量：1.82g。

处方　上方去半枝莲、金银花、栀子，加白术30g、砂仁30g、芡实30g，生黄芪增至120g、升麻增至30g。

成药同上。

十诊　2013年9月4日。患者无不适主诉，纳可，大便日1～2次，舌红苔白，脉弱。查24h尿蛋白定量：0.05g。

处方　上方去芡实，加金银花30g、焦三仙各30g，金樱子减至30g。

成药同上。

十一诊　2013年10月16日。患者无明显不适主诉，舌红苔白腻，脉沉缓。查尿常规：PRO：(-)，BLD：(-)，LEU：(-)。

处方　上方去金樱子、金银花、焦三仙，加肉桂10g、桑寄生30g。

成药同上。

十二诊　2014年1月8日。患者无不适主诉。

2013年12月15日尿常规未见明显异常。

2014年1月8日尿常规未见明显异常。

处方　上方去杜仲炭、白术、桑寄生，加黄连15g、黄芩30g。

成药同上。

十三诊　2014年4月2日。患者无不适主诉。查24h尿量：4.5L，24h尿蛋白定量<0.05g。

处方　上方去黄芩、肉桂，加白术30g、陈皮30g，生黄芪减至90g、升麻减至10g。

另予　肾康宁胶囊，3粒/次，每日2次；补肾止血胶囊，3粒/次，每日2次；黄葵胶囊，2.5g/次，每日3次；雷公藤多苷片，10mg/次，每日2次；保肝片，2粒/次，每日3次。

十四诊　2014年6月4日。患者无不适主诉。查24h尿蛋白定量：0.05g。

处方　上方去白术、陈皮，加蒲公英30g、败酱草30g。

另予　肾康宁胶囊，3粒/次，每日3次；雷公藤多苷片，10mg/次，每日1次；保肝片，6粒/次，每日3次。

十五诊　2014年10月15日。尿常规转阴一年，现患者无明显不适主诉，痰多，纳可，大便可，无咽痛，口干，舌红苔薄。

2014年10月13日尿常规未见明显异常，SG：1.022，24h尿蛋白定量：0.05g。

处方　上方去阿胶珠、黄连、败酱草，加芡实10g。

成药同上。

十六诊　2014年12月24日。患者无不适主诉，查尿常规未见明显异常。

处方　上方去荠菜花、蒲公英，加苦参15g、紫草20g。

另予　肾康宁胶囊，3粒/次，每日2次；补肾止血胶囊，3粒/次，每日2次；黄葵胶囊，5粒/次，每日3次；雷公藤多苷片，10mg/次，每日1次；保肝片，4片/次，每日3次。

按语　患者发病以来以腰痛为主要症状，结合既往紫癜病史，中医属于“腰痛”范畴。张大宁教授提出肾虚、血瘀、水湿/湿热是该病发病的主要病因病机。即肾虚为本，血瘀、水湿/湿热为标。患者青年男性，先天禀赋不足，加之久病失治，致脾肾亏虚，脾虚不能运化水湿，湿浊内蕴，腰府失于濡养，故腰痛；脾虚生化不足，肾气不足精微不固，精微下泄；机体失于濡养故见倦怠乏力；久病血瘀脉络，肾虚血瘀。综观舌脉症，病在肾，涉及于脾，证属脾肾亏虚，肾虚血瘀。初诊至七诊过程中，患者病情尚平稳，中药处方在补气活血的基础上，间断加入滋肾阴与温肾阳的药物，已达到平补肾阴肾阳的作用。八九诊患者感冒，经对症治疗后，感冒与尿蛋白均好转，可视为随着机体肾气的充盛，自行排除陈年旧疾的过程。十诊之后，患者肾病基本治愈，巩固治疗。

第八章 膜性肾病

病案1

闫某，女，58岁。

初诊　2013年7月17日。

主诉　尿常规异常7个月。

现病史　2013年初，因浮肿，就诊于定州市人民医院，查尿常规：PRO：(3+)，24h尿蛋白定量：6200mg，行肾穿刺：Ⅱ期膜性肾病，服厄贝沙坦、海昆肾喜胶囊、黄葵胶囊及环磷酰胺静脉滴注1个月，浮肿减轻，24h尿蛋白定量：3159.6mg。为进一步诊治，就诊于我院。现症：双下肢肿，尿中有泡沫，无呕恶，大便日1～2次，舌质暗红苔黄腻，脉沉细。BP：110/70mmHg。

既往史　冠心病病史3年。高血压病史3年。

辅助检查　2013年5月21日肾穿：Ⅱ期膜性肾病。

2013年5月26日24h尿蛋白定量：3159.6mg。

2013年6月8日24h尿蛋白定量：3329.4mg。

生化全项：STP：51.7g/L，A：27.7g/L，BUN：4.17mmol/L，Cr：66.9μmol/L，UA：241μmol/L。

中医诊断　水肿。

证候诊断　肾虚血瘀，湿热内停。

西医诊断　慢性肾炎；Ⅱ期膜性肾病。

治则　补肾活血，清热利湿。

处方　生黄芪120g，土茯苓30g，荠菜花30g，覆盆子30g，金樱子30g，升麻15g，青蒿60g，冬瓜皮60g，白术30g，丹参30g，川芎60g，三棱30g，补骨脂30g，水蛭15g，半枝莲60g，蒲公英60g。水煎服，3日1剂。

二诊　2013年9月4日。患者双下肢肿减轻，尿中泡沫减少，无呕恶，大便日1～2次，舌质暗红苔白腻，脉沉细。

2013年8月5日24h尿蛋白定量：2.58g。

2013年9月3日24h尿蛋白定量：1.82g。

处方　上方半枝莲，升麻增至30g。

三诊　2014年10月29日。患者双下肢肿明显减轻，尿中泡沫减少，尿量可，大便日1～2次，舌质暗红苔白，脉沉。

2014年9月20日24h尿蛋白定量：1.5g。

2014年10月23日24h尿蛋白定量：1.2g。

处方　继服上方。

按语　张教授认为慢性肾炎蛋白尿的形成不仅与脾肾气虚有关，瘀血、湿热同样是其重要成因，故在治疗上主张补肾健脾、活血化瘀、清热利湿与固肾涩精之法并举，即“湿、瘀不祛，肾则不能气化生精；反之，邪去则能正安”；水肿的病机为肾虚血瘀、水湿内停，终至水瘀互结，故治疗上单用利小便方法，疗效不明显，三焦水道不利，往往使水肿顽固难治，配合活血化瘀药：丹参、川芎、三棱、水蛭等，不仅加快了利尿效果而且改善肾血流量，方中生黄芪、白术补肾健脾；丹参、川芎、三棱活血化瘀；土茯苓、半枝莲、白花蛇舌草清热利湿；金樱子、补骨脂固肾涩精。同时辅以升麻，取其升举之性，临床上取得显著疗效。

病案2

孙某，女，11岁。

初诊　2011年6月1日。

主诉　间断尿常规异常3年。

现病史　2008年6月，无明显诱因出现双下肢皮肤出血点，就诊于当地医院，查尿常规：PRO阳性，BLD阳性（具体不详），诊断为“过敏性紫癜，紫癜性肾炎”，予抗炎治疗，尿蛋白转阴性。2008年8月，就诊于中国人民解放军北京军区北戴河疗养院医院，予肾炎清等自制药物治疗。2010年11月，就诊于当地医院，复查尿常规：PRO阳性（具体不详）。为进一步诊治，就诊于我院。现症：久立则腰酸，双下肢乏力时作，手心热，纳可，大便可，夜尿1次，多汗，舌淡红苔白，脉细数。

辅助检查　2011年3月肾穿示：膜性肾病Ⅱ期。

2011年3月16日尿常规：PRO：（1+），BLD：（1+），HPF：2～5个/HP。

24h尿蛋白定量：0.71g。

生化全项：STP：59.78g/L，BUN：3.4mmol/L，Cr：40umol/L，UA：324μmol/L，K：4.77mmol/L，Na：142.9mmol/L，Cl：105.7mmol/L。

2011年4月15日24h尿蛋白定量：1.05g。

中医诊断　腰痛。

证候诊断　肾虚血瘀，阴虚内热。

西医诊断　慢性肾炎；膜性肾病Ⅱ期。

治则　补肾活血，滋阴清热。

处方　生黄芪60g，土茯苓15g，荠菜花15g，丹参15g，川芎15g，半枝莲20g，五味子30g，覆盆子30g，白术30g，杜仲炭10g，砂仁10g，白花蛇舌草30g，蒲公英30g，女贞子10g，墨旱莲10g。水煎服，3日1剂。

二诊　2012年4月25日。患者腰酸减轻，体力增加，纳可，大便可，尿可，舌质暗红苔薄白，脉沉细。24h尿蛋白定量：0.49g。

处方　原方加芡实、金樱子。

三诊　2013年5月29日。患者无明显不适主诉，纳可，寐安，大便日1行，尿量可，舌红苔白，脉细滑。查24h尿蛋白定量：0.02g。

处方　维持上方。

四诊　2014年9月10日。患者无不适主诉。查24h尿蛋白定量：0.1g。

处方　停服中药。

按语　患者先天禀赋不足，脾肾亏虚，五脏六腑之精均藏于肾，肾气充足则精气内守，肾气虚弱则精关不固，收摄无权而精气外泄，形成蛋白尿。张教授认为，肾虚血瘀为该病的病机，治疗以补肾活血为大法，予肾炎1号方加减，方中重用生黄芪补益脾肾，丹参、川芎活血化瘀，重用覆盆子、金樱子、芡实收敛固涩之品，对于慢性肾炎的蛋白尿效果显著。

病案3

聂某，男，20岁。

初诊　2014年10月15日。

主诉　水肿2个月余。

现病史　患者2014年8月劳累后颜面双下肢肿，就诊于“天津医科大学第二医院”，尿PRO：(3+)，BLD：(2+)。2014年9月9日于“天津医科大学总医院”住院治疗，肾穿刺示：膜性肾病Ⅱ期，尿常规：PRO：(3+)，BLD：(3+)，24h尿蛋白定量：6.7～12g，考虑“原发性肾病综合征”，予甲泼尼龙片32mg、每日1次，吗替麦考酚脂500g、每日2次，治疗，病情尚稳定，为进一步治疗，遂就诊。现症：颜面及双下肢肿，大便日1行，小便少，夜尿1次，舌淡暗苔白，脉沉细。BP：130/95mmHg。

2014年9月22日肾穿刺示：膜性肾病Ⅱ期。

2014年9月7日双肾B超：双肾实质弥漫病变。

2014年9月30日24h尿蛋白：9.255g。

血STP：53g/L，A：28g/L，G：25g/L，γ-GT：51U/L，TG：1.4mmol/L，T-CHO：9.9mmol/L，BUN：5.2mmol/L，Cr：66μmol/L，UA：273μmol/L。

2014年10月13日尿常规：PRO：(3+)，BLD：(3+)，上皮细胞：32.8u/μl，白细胞：23.8/μl。

24h尿蛋白定量：10.57g。

中医诊断　水肿。

证候诊断　肾虚血瘀　水湿内停。

西医诊断　慢性肾炎。

辨证分析　患者先天禀赋不足，肾气亏虚，不能化气行水，水湿内停，泛溢肌肤则水肿。

治则　补肾活血。

处方　生黄芪120g，土茯苓30g，荠菜花30g，丹参30g，川芎60g，莪术30g，三棱30g，芡实30g，白术30g，金樱子30g，覆盆子30g，茯苓60g，茯苓皮60g，冬瓜皮30g，猪苓30g，升麻15g，柴胡30g。水煎服，3日1剂。

二诊　2014年11月12日。颜面及双下肢肿明显减轻，体重下降约10kg，尿量增加，舌淡暗苔白，脉沉细。24h尿蛋白定量：7.7g；TC：15.5mmol/L，TG：2.2mmol/L。

处方　上方减冬瓜皮、猪苓，加金樱子60g、补骨脂30g、山药30g。

三诊　2014年12月10日。患者水肿消退，病情基本同前。24h尿蛋白定量：5.476g。血T-CHO：8.9mmol/L，TC：2.14mmol/L。

处方　效不更方。

四诊　2014年1月7日。颜面微肿，夜尿1次，BP：120/85mmHg。血STP：59g/L，A：38g/L，G：21g/L，TG：2.17mmol/L，T- CHO：7.55mmol/L，。BUN：6.5mmol/L，Cr：58μmol/L，UA：250μmol/L，K：3.92mmol/L，Ca：2.34mmol/L，CO_2CP：28mmol/L。24h尿蛋白定量：2.57g。尿常规：PRO：(2+)，BLD：(2+)。血常规：WBC：12.05×10^9/L，Hb：168g/L，PLT：250×10^9/L。

处方　维持原治疗。

按语　慢性肾炎属于中医“水肿”、“腰痛”、“尿血”、“虚劳”等病范畴，本患者以水肿、大量蛋白尿为主。患者先天禀赋不足，肾气亏虚，不能化气行水，水湿内停，泛溢肌肤则水肿，“肾者主蛰，封藏之本，精之处也”五脏六腑之精均藏于肾，肾气充足则精气内守，肾气虚弱则精关不固，收摄无权而精气外泄，形成蛋白尿。张大宁教授认为肾性水肿的病机为肾虚血瘀、水湿内停，而致水瘀互结。所以治疗上采用补肾活血、利水消肿大法，以“肾炎1号方”为基础方进行临证加减。方中加入柴胡取其行气之功，气行则血自行，茯苓、茯苓皮、冬瓜皮、猪苓利水消肿。二诊患者水肿减轻，仍大量蛋白尿，故原方减冬瓜皮、猪苓；加金樱子、补骨脂、山药以补肾故涩，蛋白尿逐渐减少，维持目前治疗。

病案 4

周某，男，57 岁。

初诊　2008 年 11 月 12 日。

主诉　镜下血尿 1 个月。

现病史　2008 年 4 月，因担心急性肾衰竭复发，就诊于我院门诊，予中药汤剂补肾扶正胶囊、活血化瘀胶囊及激素（1 年逐渐减量）治疗，病情稳定。今慕名前来就诊。现症：无浮肿，无不适，纳少，大便日 1 次，尿量 2000ml 左右，舌红中有裂纹苔少，脉沉滑。BP：110/70mmHg。

既往史　2007 年曾患肾病综合征，后因感冒，静脉滴注青霉素和克拉霉素后出现急性肾衰竭，就诊于天津市南开医院，予住院治疗，后痊愈。糖尿病病史 1 年，口服降糖药（具体不详），自述血糖控制良好。

辅助检查　2008. 3. 1 肾穿刺：Ⅱ期膜性肾病（自述未见报告）。

2008. 10. 30 血常规：Hb：155g/L，WBC：8. 4×10^9/L，PLT：234×10^9/L。

尿常规：BLD：(1+)，镜下 RBC：10/μl。

24h 尿蛋白定量：0. 05g。

GHb：5. 6%。

肾功能：Cr：46. 8μmol/L，BUN：5. 12mmol/L，UA：452. 8μmol/L。

血脂：CHO：5. 08mmol/L，TG：4. 15mmol/L。

中医诊断　尿血。

证候诊断　脾肾亏虚，肾虚血瘀。

西医诊断　慢性肾炎；Ⅱ期膜性肾病；2 型糖尿病。

治则　补肾健脾，活血化瘀。

处方　生黄芪 120g，土茯苓 30g，荠菜花 30g，丹参 30g，川芎 30g，三棱 30g，白术 30g，蒲公英 60g，白花蛇舌草 60g，五味子 60g，补骨脂 30g，女贞子 30g，墨旱莲 30g，青蒿 60g，冬瓜皮 60g，覆盆子 60g，茜草 60g，仙鹤草 60g。水煎服，3 日 1 剂。

另予　补肾扶正胶囊，2 粒/次，每日 3 次

二诊　2010 年 1 月 27 日。患者近日下肢肿，易汗出，时心悸，无咳喘，尿量可，大便日 2～3 次，舌红中有裂纹苔少，脉滑。BP：120/80mmHg。

2010 年 1 月 25 日生化全项：STP：48. 9g/L，A：26. 7g/L，G：22. 2g/L，TG：3mmol/L，CHO：8. 29mmol/L，Cr：41. 9μmol/L，BUN：6. 4mmol/L，UA：381. 3μmol/L。24h 尿蛋白定量：1. 7g。

尿常规：PRO：(3+)，BLD：(3+)，RBC：7～8 个/HP。

处方　上方去蒲公英、青蒿、覆盆子、茜草、仙鹤草，加茯苓带皮各 60g、芡实 60g、败酱草 60g、桑白皮 60g，生黄芪减至 90g。

另予　加雷公藤多苷片，2 粒/次，每日 3 次；保肝片，5 粒/次，每日 3 次。

其余成药同前。

三诊　2010 年 3 月 31 日。患者双下肢肿，时心悸，纳可，大便可，夜尿可，舌红苔薄而少，脉沉。BP：100/70mmHg。

2010 年 2 月 16 日生化全项：STP：62g/L，A/G：36/26，ALT：28U/L，AST：28U/L，BUN：2. 5mmol/L，Cr：89μmol/L，UA：234μmol/L，TC：8. 3mmol/L，TG：2. 7mmol/L，LDL-C：

5mmol/L，FI：4g/L。

血常规：Hb：170g/L，WBC：6.5×10^9/L，PLT：165×10^9/L。

2010年2月21日24h尿蛋白定量：0.9g。

2010年2月24日尿常规：PRO：(3+)。BLD：(2+)。

处方 上方去桑白皮，加石斛30g、苦丁茶30g。

另予 停保肝片、补肾扶正胶囊。雷公藤多苷片减至2粒/次，隔日1次。

四诊 2010年5月19日。患者双下肢肿减轻，大便日2次，尿量2500ml，时有腿部抽搐。

2010年5月10日24h尿蛋白定量：1.56g。

尿常规：PRO：(2+)，BLD：(2+)。

处方 上方去芡实、补骨脂，加天冬、麦冬各30g，黄精30g，黄连10g。成药同上。

按语 患者中老年男性，Ⅱ期膜性肾病，中医诊断考虑脾肾亏虚、肾虚血瘀，故中医以补肾健脾、活血化瘀为法，方中生黄芪、白术、女贞子、墨旱莲、覆盆子补肾健脾，丹参、川芎、三棱、茜草、仙鹤草活血化瘀，推陈出新；佐以土茯苓、荠菜花、白花蛇舌草、蒲公英等清热利湿之品。后患者二三诊时水肿反复，故加利水消肿、清热利湿之品，平调阴阳以为期。

病案5

李某，女，52岁。

初诊 2010年3月17日。

主诉 下肢浮肿半年。

现病史 患者高血压病史20余年，控制欠佳。2009年9月劳累后浮肿，未重视。2010年1月颜面及下肢肿，于2010年1月15日在天津医科大学总医院住院，当时肺感染，查尿常规：BLD：(1+)、PRO：(2+)，24h尿蛋白定量：1.115 6g，肾功能正常，并做肾穿：膜性肾病Ⅱ期，治以抗炎、利尿、扩容等治疗，并于2010年2月15日予泼尼松50mg隔日1次，并予静脉滴注环磷酰胺0.4g共两次。无明显改善，3月16日复查24h尿蛋白定量：4.99g，为求治疗，就诊于我科门诊。现症：乏力，双下肢浮肿，汗多，无发热，咳嗽，胸闷，心悸，后背痛，尿中泡沫多，尿量可，大便调。舌暗苔白腻，脉弱。

中医诊断 水肿。

证候诊断 脾肾亏虚、血瘀。

西医诊断 慢性肾炎（膜性肾病Ⅱ期）。

治则 补肾健脾、活血化瘀。

处方 生黄芪120g，土茯苓30g，荠菜花30g，茯苓30g，茯苓皮30g，白术30g，桑白皮30g，陈皮30g，丹参30g，川芎60g，女贞子30g，墨旱莲30g，半枝莲30g，五味子60g，沙苑子30g，芡实60g，冬瓜皮60g，三棱30g。水煎服，每次300ml，每日2次，3日1剂。

嘱 饮食清淡，优质低蛋白饮食为宜，禁食海鲜、羊肉、辛辣刺激制品。

二诊 2010年4月14日。乏力，双下肢浮肿减轻，时胸闷心悸，尿中泡沫多，尿量可，大便调。舌暗苔白腻，脉弱。化验：24h尿蛋白定量：2.01g。

处方 生黄芪120g，土茯苓30g，荠菜花30g，茯苓30g，茯苓皮30g，白术30g，桑白皮30g，陈皮30g，丹参30g，川芎60g，女贞子30g，墨旱莲30g，半枝莲30g，五味子60g，沙苑子30g，芡实60g，冬瓜皮60g，三棱30g，补骨脂30g，仙茅30g，淫羊藿30g。水煎服，3日1剂。

三诊 2010年5月12日。双下肢不肿减轻，夜寐欠安，舌暗红胖大苔微腻，脉沉。

2010年5月10日24h尿蛋白定量：0.999 4g。

处方 生黄芪120g，土茯苓30g，荠菜花30g，茯苓30g，茯苓皮30g，白术30g，桑白皮30g，陈皮 30g，丹参 30g，川芎 60g，女贞子 30g，墨旱莲 30g，半枝莲 30g，五味子 60g，沙苑子 30g，芡实 60g，冬瓜皮 60g，三棱 30g，覆盆子 30g，白芍 30g。水煎服，3 日 1 剂。

按语 慢性肾炎是由多种原因引起的一组病情迁延，进展缓慢，最终可发展为慢性肾衰竭的疾病，其临床表现为不同程度水肿、高血压、尿异常（血尿、蛋白尿、管型尿）和肾功能损害，该病中医可归属于“腰痛”、“水肿”范畴。因该病起病缓慢，病程较长，虚证居多，治疗原则以补虚为主，张大宁教授认为肾虚血瘀是该病基本病机，提出补肾活血为该病的治则。以肾炎 1 号方加减。张教授在治疗慢性反复发作，迁延至水肿时，多辨证为肾阳虚弱，治疗时以温肾利水为主，而这种水肿的消退，不宜操之过急，更不应以峻下逐水之剂，以免更加伤及肾气，加重病情。二诊时患者症状减轻，但仍双下肢浮肿，故加以温肾助阳之品，以助膀胱气化。三诊时夜寐欠安，故加芍药柔阴助安神，去补骨脂、仙茅、淫羊藿以防阳气过盛，阴阳失交。

病案 6

李某，男，24 岁。

初诊 2011 年 8 月 17 日。

主诉 腰痛，反复双下肢浮肿 3 年。

现病史 患者于 2008 年 11 月因感冒及劳累出现双下肢浮肿，伴有泡沫多，偶有腰痛，在上海市第五人民医院查尿常规：PRO：(3+)，血 STP：49g/L，A：26.8g/L，随后在中国人民解放军第二军医大学第二附属医院住院，住院期间予肾穿：膜性肾病Ⅱ期，予泼尼松 30mg 每日 1 次，环孢素 125mg 每日 2 次，24h 尿蛋白定量 0.8～0.9g，半年后停服激素，停服泼尼松后，24h 尿蛋白定量达 6g，其后一直服用中药治疗，2012 年 8 月 15 日因腰痛、双下肢肿，查 24h 尿蛋白定量：0.5g，血 UA：540μmol/L，BUN、Cr 均正常。现为进一步治疗，就诊于我科门诊。现症：双下肢微肿，偶腰酸痛，无乏力，劳累后出现小便泡沫多，纳可，夜尿 1 次，大便可。舌质暗红，苔薄，脉沉。BP：90/65mmHg。

中医诊断 水肿。

证候诊断 脾肾亏虚、血瘀湿泛。

西医诊断 慢性肾炎；膜性肾病Ⅱ期；高尿酸血症。

治则 补肾健脾，化瘀利湿。

处方 生黄芪 90g，土茯苓 30g，荠菜花 30g，丹参 30g，川芎 60g，三棱 30g，半枝莲 30g，败酱草 30g，五味子 60g，覆盆子 30g，杜仲 30g，砂仁 30g。水煎服，每次 300ml，每日 2 次，3 日 1 剂。

嘱 饮食清淡，优质低蛋白饮食为宜，禁食海鲜、羊肉、辛辣刺激制品。

二诊 2011 年 10 月 26 日。尿中泡沫减少，无腰酸及浮肿，纳可，尿量可，大便可。舌质暗红，苔薄，脉沉。化验：24h 尿蛋白定量：0.2g，血 UA：446μmol/L，BUN：4.3mmol/L，Cr：68μmol/L。

处方 生黄芪 90g，土茯苓 30g，荠菜花 30g，丹参 30g，川芎 60g，三棱 30g，半枝莲 30g，蒲公英 60g，女贞子 30g，墨旱莲 30g，五味子 60g，覆盆子 30g，砂仁 30g，芡实 30g，金樱子 30g，沙苑子 30g，板蓝根 30g。水煎服，3 日 1 剂。

三诊 2012 年 1 月 11 日。尿中泡沫多，无腰酸及浮肿，纳可，尿量可，大便可。舌质暗红，苔薄，脉沉。化验：24h 尿蛋白定量：0.4g。

处方 生黄芪 90g，土茯苓 30g，荠菜花 30g，丹参 30g，川芎 60g，三棱 30g，半枝莲 30g，蒲公英 60g，女贞子 30g，墨旱莲 30g，五味子 60g，覆盆子 30g，砂仁 30g，芡实 30g，金樱子 30g，板蓝根 30g，石韦 60g，黄芩 30g，焦三仙 30g，杏仁 15g。水煎服，3 日 1 剂。

四诊　2012年4月18日。尿中泡沫减少，余无不适。舌质暗红，苔薄，脉沉。化验：24h尿蛋白定量：0.1g，血UA：442μmol/L，BUN：6.05mmol/L，Cr：54μmol/L，血STP：72.5g/L，A：49g/L。

处方　生黄芪90g，土茯苓30g，荠菜花30g，丹参30g，川芎60g，三棱30g，半枝莲30g，蒲公英60g，女贞子30g，墨旱莲30g，五味子60g，覆盆子30g，砂仁30g，金樱子30g，板蓝根30g，金银花30g，桔梗30g。水煎服，3日1剂。

按语　慢性肾炎是由多种原因引起的一组病情迁移，缓慢进展，最终可发展为慢性肾衰竭的疾病，其临床表现为不同程度水肿、高血压、尿异常（血尿、蛋白尿、管型尿）和肾功能损害，该病中医可归属于“腰痛”、“水肿”范畴。因该病起病缓慢，病程较长，虚证居多，治疗原则以补虚为主，张大宁教授认为肾虚血瘀是该病基本病机，提出补肾活血为该病的治则。以肾炎1号方加减，方中以黄芪、丹参补肾健脾、活血化瘀为主，佐以土茯苓、荠菜花、半枝莲、败酱草以利湿化浊。而二诊至四诊过程中考虑患者久病，累及脾胃及肺卫功能变化，故方药中加以助纳运、宣肺气之品调理而安。

病案7

吕某，男，57岁。

初诊　2014年4月23日。

主诉　双下肢间断水肿18个月。

现病史　患者2012年10月因双下肢水肿于天津医科大学总医院住院治疗，时查尿常规：PRO：(3+)，BLD：(2+)，24h尿蛋白定量：8.33g，肾穿刺示：膜性肾病Ⅰ期，予曲安西龙、雷公藤多苷片等治疗，尿白蛋白持续3+，24h尿蛋白最低4g，感冒后症状加重，间断服用利尿药。现症：周身浮肿，乏力，尿中泡沫多，24h尿量1500ml（现服托拉塞米），大便日1行，纳可，舌质暗红苔白腻，脉沉细，BP：140/100mmHg。近期化验：纤维蛋白原：5.09g/L，血D-二聚体：6084mg/ml；STP：51g/L，A：25g/L；α-GT：50U/L。肾功能：血Cr：66μmol/L，BUN：5.9mmol/L，UA：559μmol/L。

中医诊断　慢肾风；水肿。

证候诊断　脾肾亏虚，瘀血内阻。

西医诊断　慢性肾炎；膜性肾病Ⅰ期。

治则　补肾健脾，活血化瘀。

处方　生黄芪120g，土茯苓30g，荠菜花30g，丹参30g，川芎60g，五味子60g，莪术30g，芡实30g，升麻10g，水蛭10g，青蒿60g，蒲公英60g，女贞子30g，墨旱莲30g，冬瓜皮60g，生甘草30g。

用法、煎服方法：水煎服，3日1剂。

另予　肾康宁胶囊，6粒/次，每日3次；黄葵胶囊，5粒/次，每日3次；保肝片，6粒/次，每日3次；雷公藤多苷片，20mg/次，每日2次；酒石酸美托洛尔片，12.5mg/次，每日1次；氯沙坦钾片，50mg/次，每日1次；别嘌醇缓释片，0.25g/次，每日1次；碳酸氢钠，0.5g/次，每日3次。

二诊　2014年5月21日。双下肢微肿，尿中泡沫减少，头晕，时心悸，右眼结膜充血，纳可，尿量可，大便日1行，舌暗红苔白腻，脉沉细，BP：130/90mmHg。

处方　上方加天麻30g、钩藤30g。

三诊　2014年6月25日。双下肢肿、乏力减轻，时有胸闷憋气，时有心悸，纳可，大便可，舌质暗红苔黄腻。BP：120/80mmHg。

化验：24h 尿蛋白定量：4.912g，肾功能：血 Cr：66μmol/L，BUN：10.7mmol/L，UA：458μmol/L。STP：52g/L，A：27g/L，G：25g/L，D-二聚体：3563mg/ml。

处方 上方去天麻、钩藤、女贞子、墨旱莲、生甘草，加败酱草 60g、草决明 60g。

另酒石酸美托洛尔片。

四诊 2014 年 9 月 10 日。胸闷憋气，视物模糊，浮肿减轻，纳可，大便可，舌暗红苔黄腻。

2014 年 7 月 30 日：24h 尿蛋白定量：5.16 g，STP：51.3g/L，A：28.6g/L，G：22.7g/L。

2014 年 8 月 25 日：24h 尿蛋白定量：3.25g。

处方 生黄芪 120g，土茯苓 30g，荠菜花 30g，丹参 30g，川芎 60g，五味子 60g，莪术 30g，芡实 30g，升麻 10g，水蛭 10g，青蒿 60g，冬瓜皮 60g，白术 30g，补骨脂 30g，茯苓 30g，茯苓皮 30g，生甘草 30g。

用法、煎服方法：水煎服，3 日 1 剂。

按语 患者发病以来以水肿为主要症状，属于中医学“水肿”范畴，依据国家中医药管理局重点专科协助组专家意见，中医病名为“慢肾风”。张大宁教授提出肾虚、血瘀、水湿/湿热是该病发病的主要病因病机。即肾虚为本，血瘀、水湿/湿热为标。患者先天禀赋不足，加之久病失治，致脾肾亏虚，脾虚不能运化水湿，肾虚不能气化行水，水湿内停，泛溢肌肤而发为水肿，脾虚生化不足，肾气不足精微不固，精微下泄。机体失于濡养故见倦怠乏力，久病血瘀脉络，肾虚血瘀。纵观舌脉症，病在肾，涉及于脾，证属肾虚血瘀。本虚标实，虚实夹杂，预后欠佳。该病患者脾肾亏虚，脾主升清，肾主固摄，二脏虚弱，则蛋白精微不固而外泄。而气虚无力行血则血行瘀滞，而成肾虚血瘀之证。气虚运化无力则水湿内生，内停中焦，使气机不利。故以生黄芪、升麻健脾益气升清，芡实、女贞子、五味子以固肾，丹参、川芎、水蛭、莪术活血通络则瘀去新生，败酱草、蒲公英、土茯苓、荠菜花清热利湿。二诊时患者头晕，时心悸，右眼结膜充血，为肝阳上亢之象，故方中加天麻、钩藤平抑肝阳。

病案 8

王某，男，25 岁。

初诊 2011 年 11 月 23 日。

主诉 尿常规异常半年。

现病史 2011 年 5 月，无明显诱因出现浮肿，就诊于当地医院，查尿常规：PRO：(3+)。2011 年 8 月 9 日，就诊于当地医院，行肾穿刺活检：膜性肾病（Ⅱ期）。2011 年 10 月，就诊于当地医院，予醋酸泼尼松片 60mg 每日 1 次、雷公藤多苷片 20mg 每日 3 次、吗替麦考酚脂胶囊 500mg 每日 2 次等治疗，后复查尿常规未见明显异常。今慕名就诊于我院。现症：下肢轻度水肿，乏力，尿中泡沫多，记忆力减退，纳可，尿量可，无尿痛，大便 2 日一行，舌暗苔薄黄中白腻，脉沉细弱。

辅助检查 （中山大学附属第三医院）2011 年 10 月 22 日尿常规：PRO：(2+)，BLD：(1+)。

生化全项：ALT：46U/L，STP：47.7g/L，A：28.2g/L，G：19.5g/L，CHOL：8.15mmol/L，TG：4.64mmol/L。

血常规：WBC：10.02×10^9/L。

24h 尿蛋白定量：1.82g。

2011 年 11 月 20 日尿常规：PRO：(1+)，BLD：(1+)。

血常规：WBC：12.29×10^9/L。

生化全项：STP：49.1g/L，A：27.3g/L，G：21.8g/L。

24h 尿蛋白定量：3.07g。

中医诊断 水肿。

证候诊断 肾虚血瘀，水湿泛溢。

西医诊断 慢性肾炎；膜性肾病Ⅱ期。

治则 补肾活血，利水消肿。

处方 生黄芪120g，土茯苓30g，荠菜花30g，茯苓带皮各60g，补骨脂30g，白术30g，丹参30g，川芎60g，三棱30g，五味子60g，女贞子30g，墨旱莲30g，蒲公英60g，半枝莲30g，败酱草60g。

用法、煎服方法：水煎服，3日1剂。

另予 补肾扶正胶囊，3粒/次，每日3次；醋酸泼尼松片，40mg/次，每日1次；雷公藤多苷片，2粒/次，每日3次；吗替麦考酚脂胶囊，500mg/次，隔日1次

二诊 2012年2月1日。患者下肢微肿，无其余不适主诉。

2012年1月2日尿常规未见明显异常。

2012年1月5日生化全项：STP：51.9g/L，A：29.7g/L，G：21.2g/L，BUN：3.9mmol/L，Cr：51μmol/L，UA：259μmol/L，GLU：3.8mmol/L，CHO：6.93mmol/L，TG：1.41mmol/L，24h尿蛋白定量：0.89g。

2012年1月30日生化全项：STP：62.5g/L，A：36.1g/L，G：26.4g/L，GLU：4.64mmol/L，CHO：7.74mmol/L，TG：2.28mmol/L，BUN：4.31mmol/L，Cr：78μmol/L，UA：291μmol/L，尿常规：PRO：（2+），BLD：（±），红细胞来源：混合型红细胞。

处方 上方加青蒿60g、水蛭15g。

另予 醋酸泼尼松片减至35mg，每日1次，其余成药同前。

三诊 2012年5月23日。患者双下肢微肿，左侧为甚，腰酸，时有尿频。

2012年4月16日尿常规：BLD：（4+）。

2012年4月27日尿常规：PRO：（1+），BLD：（2+）。

血常规未见明显异常。

生化全项：STP：55.6g/L，A：35.1g/L，G：20.5g/L，GLU：3.6mmol/L，TG：2.8mmol/L。

24h尿蛋白定量：0.29g。

处方 上方去茯苓、茯苓皮、补骨脂，加冬瓜皮60g、山药30g、陈皮30g、砂仁30g。

成药同上。

四诊 2012年10月24日。患者无不适主诉，查尿常规未见明显异常，24h尿蛋白定量：0.08g。

处方 上方去女贞子、墨旱莲，加杜仲30g、桑寄生30g。

成药同上。

五诊 2012年12月28日。患者乏力，面部及胸背痤疮，纳可，二便可。查STP：56g/L，A：35.5g/L，G：29.8g/L，尿常规未见明显异常，24h尿蛋白定量（-）。

处方 守方。

成药同上。

六诊 2013年4月3日。患者无不适主诉。查血STP：64.4g/L，尿常规未见明显异常，24h尿蛋白定量：0.1g。

处方 上方去山药、三棱、女贞子、墨旱莲、半枝莲、杜仲、桑寄生，加金银花30g、板蓝根30g。

成药同上。

七诊 2013年7月31日。患者午后尿频，无其余不适主诉。

2013 年 6 月 20 日尿常规：ERY：(1+)，24h 尿蛋白定量：0.1g。

血常规：WBC：9.2×10^9/L，PLT：244×10^9/L，Hb：159g/L

生化全项：AST：19U/L，ALT：16U/L，STP：68.9g/L，A：43.9g/L，BUN：3.5mmol/L，Cr：60μmol/L，UA：422μmol/L。

处方　上方去丹参、金银花、板蓝根，加仙鹤草 30g、茜草 60g、升麻 15g。

另予　停补肾扶正胶囊，加肾康宁胶囊，6 粒/次，每日 3 次；醋酸泼尼松片减至 15mg/次，每日 3 次；吗替麦考酚脂胶囊减至 500mg/次，每日 2 次；雷公藤多苷片减至 20mg/次，每日 2 次。

八诊　2013 年 11 月 13 日。患者午后尿频 5～6 次，不伴尿痛，夜寐可，劳累后腰痛，纳可，大便日 1 次，舌暗苔略腻，脉细。

2013 年 11 月 7 日生化全项：STP：66.1g/L，A：47.9g/L，ALT：15U/L，AST：14U/L，ALP：58U/L，Cr：62μmol/L，BUN：8.2mol/L，UA：381μmol/L，GLU：4.1mmol/L，CHO：4.89mmol/L，TG：1.89mmol/L。

尿常规未见明显异常。

24h 尿蛋白定量：0.08g。

处方　上方去女贞子、墨旱莲、败酱草，加金樱子 30g、山药 15g。

成药同上。

九诊　2014 年 10 月 15 日。患者午后仍有尿频，夜尿 1～2 次。

2014 年 10 月 13 日尿微量白蛋白：12mg/L。

尿常规未见明显异常。

生化全项：AST：20.1U/L，ALT：26.3U/L，STP：67.7g/L，A：46.1g/L，G：21.6g/L，BUN：6.18mmol/L，Cr：67.7μmol/L，UA：314μmol/L。

处方　停服中药。

另予　肾康宁胶囊增至 7 粒/次，每日 3 次；醋酸泼尼松片减至 12.5mg/次，每日 1 次

其余成药同前。

按语　患者发病以来以水肿为主要症状，属于中医学“水肿”范畴，依据国家中医药管理局重点专科协助组专家意见，中医病名为“慢肾风”。张大宁教授提出肾虚、血瘀、水湿/湿热是该病发病的主要病因病机。即肾虚为本，血瘀、水湿/湿热为标。患者先天禀赋不足，加之久病失治，致脾肾亏虚，脾虚不能运化水湿，肾虚不能气化行水，水湿内停，泛溢肌肤而发为水肿，脾虚生化不足，肾气不足精微不固，精微下泄；机体失于濡养故见倦怠乏力，久病血瘀脉络，肾虚血瘀。综观舌脉症，病在肾，涉及于脾，证属肾虚血瘀。本虚标实，虚实夹杂，预后欠佳。此案患者为青年男性，肾病综合征，病理示膜性肾病Ⅱ期，经足量激素治疗后，蛋白尿基本控制。治疗重点在于减轻激素的不良反应，提高患者免疫力，减少感染及复发风险。使用激素的早中期，患者出现阴虚阳亢的表现，故中药处方应在补肾活血基础方之上加入滋阴清热之品。具体再因人、因时、因地制宜，才能取得良效。

第九章　慢性肾盂肾炎

病案

黄某，女，38岁。

初诊　2003年6月12日。

主诉　患者反复发作尿频，尿滴沥3年余。

现病史　患者反复发作尿频，尿滴沥3年余，每次发作时自服诺氟沙星等抗炎药，症状略有减轻，近期症状发作频繁，非常苦恼。现症：小便频急，涩痛滴沥，腰部酸坠感，心烦，胁腹胀，舌质红，苔腻，脉细数。化验：尿常规：WBC：(1+)，尿细菌培养：大肠埃希菌。

中医诊断　淋证。

证候诊断　肾虚血瘀、膀胱湿热。

西医诊断　慢性肾盂肾炎。

治则　滋阴补肾、清利湿热，兼活血化瘀。

处方　女贞子20g，墨旱莲20g，土茯苓20g，萆薢20g，败酱草20g，丹皮20g，益母草15g，生甘草6g，车前子20g（包煎）。

用法、煎服方法：水煎服，每日1剂。

二诊　2003年6月26日。自从服药后，尿滴沥、心烦症状有所减轻，仍腰部坠痛感。

处方　前方加入枸杞子10g。

三诊　2003年7月9日。尿频滴沥症状基本消失，无心烦及胁腹痛感，稍感腰痛乏力，苔薄，脉细，查尿常规：未见明显异常，尿培养（-）。

处方　前方去败酱草、车前子，加生地20g。

按语　慢性肾盂肾炎属于中医“劳淋”范畴，《诸病源候论·淋病诸候》提出：“肾虚则小便数，膀胱热则水下涩，数而且涩，则淋沥不宣。”湿热是该病的主因，而且存在于疾病的全过程。故清利湿热是该病的治疗大法。由于湿热久积，耗伤津液，损伤正气，故临床上多表现肾阴不足的证候 。且反复发作，缠绵难愈，亦是正气不足，抗邪无力的反映。虽然古人有“淋症忌补”之说，但笔者认为此说仅对急性期适用。对慢性患者当清热利湿的同时，予以滋阴补肾之剂，使正气得复，湿热之邪无处存在。另外，慢性肾盂肾炎现代病理分析，局部炎症充血、肿胀、渗出，导致肾内以纤维化、瘢痕病变为特点。表现为血流障碍，产生瘀血，瘀血阻于脉道，血不循经，故有些患者表现为轻度血尿。故笔者认为“血瘀”在慢性肾盂肾炎的病机中占重要地位。故在治疗时要酌加活血化瘀之品明显提高疗效。方用女贞子、墨旱莲滋阴补肾；土茯苓、败酱草、车前子、萆薢清热利湿；坤草、川芎、丹皮活血化瘀，生甘草调和诸药。现代研究亦证实败酱草，丹皮具有抗菌、抑菌作用；土茯苓清热解毒，具有解毒利尿作用；而女贞子、墨旱莲可提高机体免疫，另外，活血化瘀之品可增加肾血流量，提高肾小球的滤过率，起到冲洗尿路的作用，使细菌排出体外。在临床治疗时，要注意清利湿热与滋阴补肾药孰轻孰重，必须依据患者之症状及舌脉表现，慎防滋阴恋邪，或过用苦寒而伤脾胃。慢性肾盂肾炎的预防也非常重要。该病的发病率女性明显高于男性，主要是由于女性的特殊生理特性。尿道短，靠近肛门，易被周围细菌侵袭，上行感染是反复发作，不易治愈的根由。故在治疗同时，注意外阴尿道口的清洁。还应注意情志的疏畅，由于慢性肾盂肾炎反复发作，使患者非常痛苦，情志抑郁，烦燥易怒，故要保持心情舒畅，增加抗病信心。

第十章　泌尿系结石

病案1

刘某，男性，36岁。

初诊　2002年12月12日。

主诉　右侧腰部绞痛2日，加重5小时。

现病史　诊前在我院查尿常规：BLD：（3+），LEU：2，WBC：8个/HP，B超：右肾集合系统分离1.4cm，肾盂内近输尿管口处可见1.2cm×0.7cm强光团伴声影，考虑右肾结石伴肾盂积水，遂请张大宁老师诊治。时见右侧腰部绞痛难忍，疼痛向右下腹部放射，有排尿不畅感，伴恶心无食欲，舌质红、苔黄、脉弦。

中医诊断　石淋。

证候诊断　湿热下注膀胱。

西医诊断　肾结石。

治则　清热利湿，通淋排石。

予解痉止痛抗炎疗法，待炎症消退，疼痛缓解后再以体外冲击波碎石术配合中药汤剂治疗。药用山莨菪碱10mg肌内注射（必要时可使用哌替啶），头孢噻肟钠2g加入生理盐水150ml中静脉滴注，每日2次，连用3日后复诊。

二诊　3日后腰腹痛较前缓解，无呕恶等症，纳可、尿量可、大便日1行，舌质红，苔黄腻，脉弦，尿常规：BLD：（3+），即在本院采用MZ. eswl-108A型电磁式体外冲击波碎石机在B超监测下行体外冲击波碎石术，工作电压15.5～16.5kV，冲击次数2000次，术后予中药汤剂。

处方　金钱草30g，车前子15g（包），海金沙30g，瞿麦20g，郁金10g，怀牛膝15g，半枝莲30g，三七粉2g（包），生甘草6g。

用法、煎服方法：水煎服每次200ml，每日3次，每日1剂，并嘱患者多饮水，配合适量跳跃运动。

三诊　一周后复诊，诉碎石术当天即出现尿痛及肉眼血尿，服药后间断有泥沙样结石随尿液排出，现腰痛明显减轻，无尿痛尿急及肉眼血尿，舌质淡红、苔黄、脉沉。

处方　前方去怀牛膝、郁金，加茯苓带皮各20克增强利尿排石之功。

四诊　继服上方1周，于服药第2日和第5日分别排出少量泥沙样碎石，现无腰痛及尿痛尿血等症，纳食佳，二便正常，复查尿常规未见明显异常。B超：双肾及输尿管、膀胱未见异常反射，右肾集合系统未见分离，提示结石已消失。嘱患者日后注意少食肥甘辛辣之品，多饮水，适量运动。

按语　张大宁教授认为肾结石属祖国医学“腰痛”及“淋证”门中的“石淋”、“砂淋”范畴，其病机关键是肾虚，膀胱气化不利，湿热蕴结，或因结石瘀结水道，郁滞不得下泄，致气血运行不畅，气滞血瘀，不通则痛。从现代医学观点来看，结石在肾或输尿管中长期停留，使结石停留部位的管壁粘连、嵌顿，导致尿液引流不畅，出现尿液瘀积，逐渐形成输尿管积水或肾积水，可引起肾功能损害；炎症不能加速结石增长。由于结石造成的局部充血，水肿炎症及纤维组织增

生，亦属“瘀”的范畴。体外冲击波碎石术是肾结石治疗的重大进展，但随着该技术的广泛应用，其术后引起肾损害的报道逐渐增多。体外冲击破碎石术后常出现血尿是肾实质损害的直接征象，其病理演变除急性期受冲击部位充血、水肿、细胞变性外，还有冲击波对组织损伤后的光性过程。这种损害的恢复需较长时间，且易引起远期较严重的肾损伤，所以体外冲击波碎石术后如何尽早使瘀血、水肿消散吸收，减轻组织损伤后的光性过程是减轻肾损伤、避免远期肾损害的关键。张大宁教授根据中医学活血化瘀、清热通淋、化石排石理论，指出体外冲击波碎石术后损伤的主要的病机为瘀血，其原因是由于肾血管受到高能冲击后损伤严重，循环瘀滞，血管阻力增大，这就为临床在使用通淋排石药物基础上使用活血化瘀类药物提供了理论依据。本案例中所使用的三金石韦汤可起到利尿清肿、化瘀止血、化石排石之功，提高肾血流量，改善微循环，利于局部组织瘀血消散吸收，减轻和修复肾损伤，减少并发症，提高肾结石的治愈率。

病案2

李某，男，67岁。

初诊 2003年6月1日。

主诉 反复腰痛近30年。

现病史 曾于1972年行右输尿管结石手术，1973年行左肾盂结石手术。术后经常出现腰痛、夜尿多症状。1979年因血尿查B超示：左肾盂结石，即行体外碎石，部分排石后血尿消失。1998年12月发现血Hb：115g/L、BLW：7.8mmol/L、Cr：168μmol/L。1999年3月8日出现颜面及四肢浮肿、时查尿常规：LEU：(3+)、B超；左肾多发结石，双肾体积增大，予中药排石无效，遂于天津医科大学总医院行第二次体外碎石，排出部分结石。诊前查尿常规：PRO：(±)、BLD：(1+)、LEU：(2+)；双肾B超：左肾含液性肿物伴左肾多发结石，右肾积水（中度），考虑输尿管下端不全梗阻，左肾14.2cm×7cm，右肾14.5cm×6.7cm，双肾体积增大；血Hb：100g/L；BUN：9.68mmol/L，Cr：167.5μmoL/L，UA：285.4μmol/L。遂请张大宁老师会诊，时见腰痛，颜面及四肢浮肿，夜尿多，无明显肉眼血尿及尿频、尿急、尿痛等症，纳可、夜寐安、大便日1行，诊其脉弦而略数，其舌质红，舌苔黄腻。

中医诊断 石淋。

证候诊断 肾虚血瘀，湿热下注。

西医诊断 泌尿系统结石；肾功能不全。

治则 补肾活血，利湿清热，通淋排石。

处方 金钱草60g，海金沙30g，鸡内金30g，石韦60g，车前子30g（包），车前草30g，大黄20g，大黄炭50g，五灵脂30g，蒲黄炭30g，茵陈50g，赤芍30g，乌药30g，白术30g，半枝莲60g，桑白皮30g，茯苓带皮各30g，大腹皮30g，补骨脂30g，冬虫夏草2g（先煎）。

用法、煎服方法：水煎服浓缩1800ml，每次口服300ml，每日2次，2日1剂。

二诊 服药2剂尿中即有碎石排出，最多时1日可见10余块。服药2周后复诊，眼睑及肢体浮肿明显减轻，时感腰疼痛，夜尿多，大便日3次，舌淡红苔黄，苔黄、脉弦。继以前方治疗。

三诊 继服原方2个月余，浮肿消失，尿中间断有碎石排出，仍时感腰痛、夜尿多，纳可、寐安、大便日2～3行，舌暗苔黄、脉弦。血BUN：6.88mml/L，Cr：12.67μmol/L 。

处方 原方除桑白皮、茯苓带皮、大腹皮，加入覆盆子30g、川芎30g、萹蓄30g、翟麦30g以增强补肾活血、通淋排石之功。

四诊 服上方2个月余，患者尿中有碎石排出，已无明显腰痛及浮肿，小便量可、无尿频尿急尿痛，大便日2～3行，舌暗红，苔薄黄、脉沉弦。尿常规：LEU：(±)、WBC：2～3个/HP，双肾B超：右肾积水（轻度），左肾10.2cm×5.6cm，右肾12.9cm×6.8cm。

处方 上方去补骨脂30g，加蒲公英60g、紫花地丁30g、鱼腥草30g增强清热利湿之力。嘱患者继服汤剂以排石，防止结石复发，保护肾功能。

按语 张大宁教授指出“石淋”之形成，多因过食辛辣肥甘之品，嗜酒无度而积湿热注于下焦；或因下阴不洁，秽浊之物侵入下焦，酿生湿热。下注膀胱，湿热煎熬日久尿中杂质结为砂石而成。肾与膀胱经脉互为络属相为表里，水道相通，关系极为密切。淋证日久，膀胱湿热上犯于肾，导致肾虚；而肾虚日久，侵袭膀胱，气化失常，致病势缠绕难解。可见肾虚膀胱湿热这一病理机转在该病发病过程中占有相当重要的位置，两者是互为因果，相互影响的。该病患者肾石病多年反复发作，湿热久积，肾气亏虚，因虚致瘀，湿热瘀血交结，致肾功能受损，其以肾虚为本，膀胱湿热为标，当标本兼治。张大宁老师用药以清热利湿、通淋排石、活血化瘀之品治标，以补肾健脾、扶正祛邪之品治本。既能使结石排出，又起到了保护肾功能的作用。

病案3

刘某，男性，36岁。

初诊 2002年12月12日。

主诉 右侧腰部绞痛2日，加重5h。

现病史 诊前在我院查尿常规：BLD：（3+），WBC：8个/HP，B超：右肾集合系统分离1.4cm，肾盂内近输尿管口处可见1.2cm×0.7cm强光团伴声影，考虑右肾结石伴肾盂积水，遂请张大宁老师诊治。现症：右侧腰部绞痛难忍，疼痛向右下腹部放射，有排尿不畅感，伴恶心无食欲，舌质红、苔黄、脉弦。

中医诊断 石淋。

证候诊断 肾虚血瘀。

西医诊断 右肾结石。

辨证分析 张老师认为该病属祖国医字“石淋”范畴，由于湿热下注膀胱，煎熬尿液，日久尿中杂质结为砂石所致。因结石阻滞腰府，不通则痛，故可见腰部绞痛难忍，排尿不畅等临床表现，应治以清热利湿、通淋排石之法。因结石体积较大伴发感染，只用中药汤剂疗效不佳。应先给予解痉止痛抗炎疗法，待炎症消退，疼痛缓解后再以体外冲击波碎石术配合中药汤剂治疗。

药用山莨菪碱10mg肌内注射（必要时可使用哌替啶），头孢噻肟钠2g加入生理盐水150ml中静脉滴注，每日2次，连用3日后复诊。

二诊 2002年12月15日。3日后腰腹痛较前缓解，无呕恶等症，纳可、尿量可、大便日1行，舌质红，苔黄腻，脉弦，尿常规：BLD：（3+），即在本院采用MZ. eswl-108A型电磁式体外冲击波碎石机在B超监测下行体外冲击波碎石术，工作电压15.5～16.5kV，冲击次数2000次，术后予中药汤剂：金钱草30g、车前子（包）15g、海金沙30g、瞿麦20g、郁金10g、怀牛膝15g、半枝莲30g、三七粉（包）2g，生甘草6g。水煎服每次200ml，每日3次，一日一剂，并嘱患者多饮水，配合适量跳跃运动。

三诊 2002年12月22日。一周后复诊，诉碎石术当天即出现尿痛及肉眼血尿，服药后间断有泥沙样结石随尿液排出，现腰痛明显减轻，无尿痛尿急及肉眼血尿，舌质淡红、苔黄、脉沉。前方去怀牛膝、白茅根、大蓟、郁金、加茯苓带皮各20克增强利尿排石之功。

四诊 2002年12月29日。继服上方一周，于服药第二日和第五日分别排出少量泥沙样碎石，现无腰痛及尿痛尿血等症，纳食佳，二便正常，复查尿常规：（-）、B超：双肾及输尿管，膀胱未见异常反射，右肾集合系统未见分离，提示结石已消失。嘱患者日后注意少食肥甘辛辣之品，多饮水，适量运动。

按语 张大宁教授认为肾结石属祖国医学“腰痛”及“淋证”门中的“石淋”、“砂淋”范畴，其病机关键是肾虚，膀胱气化不利，湿热蕴结，或因结石瘀结水道，郁滞不得下泄，致气血运行不畅，气滞血瘀，不通则痛。从现代医学观点来看，结石在肾或输尿管中长期停留，使结石停留部位的管壁粘连，嵌顿，导致尿液引流不畅，出现尿液瘀积，逐渐形成输尿管积水或肾积水，可引起肾功能损害；炎症不能加速结石增长。由于结石造成的局部充血，水肿炎症及纤维组织增生，亦属“瘀”的范畴。体外冲击波碎石术是肾结石治疗的重大进展，但随着该技术的广泛应用，其术后引起肾损害的报道逐渐增多。体外冲击破碎石术后常出现血尿是肾实质损害的直接征象，其病理演变除急性期受冲击部位充血、水肿、细胞变性外，还有冲击波对组织损伤后的光性过程。这种损害的恢复需较长时间，且易引起远期较严重的肾损伤，所以体外冲击波碎石术后如何尽早使瘀血、水肿消散吸收，减轻组织损伤后的光性过程是减轻肾损伤，避免远期肾损害的关键。张大宁教授根据中医学活血化瘀，清热通淋、化石排石理论，指出体外冲击波碎石术后损伤的主要的病机为瘀血，其原因是由于肾血管受到高能冲击后损伤严重，循环瘀滞，血管阻力增大，这就为临床在使用通淋排石药物基础上使用活血化瘀类药物提供了理论依据。本案例中所使用的三金石苇汤可起到利尿清肿、化瘀止血、化石排石之功，提高肾血流量，改善微循环，利于局部组织瘀血消散吸收，减轻和修复肾损伤，减少并发症，提高肾结石的治愈率。

第十一章　狼疮性肾炎

病案

郭某，女，20岁。

初诊　2013年7月17日。

主诉　发现尿常规异常9个月。

现病史　患者4年前因发热伴关节疼痛，在当地医院确诊为混合性结缔组织病，曾服激素（甲泼尼龙片32mg，每日1次）及中药治疗，症状消失，坚持中药治疗，定期复查。2012年10月查尿常规：PRO：(2+)，BLD：(2+)。2012年12月1日免疫全项示：抗核抗体阳性（<1∶80）；抗双链DNA抗体（+）；抗nRNP抗体（+）；抗核小体抗体“O”（+）；抗组蛋白抗体弱阳性；抗核糖体P蛋白抗体（+），在外院诊断为“系统性红斑狼疮”、“狼疮性肾炎”，于2013年6月15日在当地医院予甲泼尼龙片24mg、每日2次，吗替麦考酚酯胶囊500mg、每日3次，硫酸羟氯喹片200mg、每日2次等治疗。2013年7月13日改为甲泼尼龙片早24mg，晚16mg，吗替麦考酚酯胶囊500mg、每日3次，硫酸羟氯喹片由200mg每日两次改为200mg每日1次。现症：腰痛，面色少华，无浮肿，无发热及关节疼痛，纳一般，大便干燥，2日1行，排尿无不适，舌淡苔白。

中医诊断　慢肾风。

证候诊断　脾肾亏虚，瘀血内阻。

西医诊断　狼疮性肾炎。

治则　中医以补肾健脾，活血化瘀为主。

处方　生黄芪90g，土茯苓30g，荠菜花30g，丹参30g，川芎30g，金樱子30g，五味子60g，砂仁30g，覆盆子30g，白术30g，升麻15g，水蛭15g，白花蛇舌草30g，半枝莲30g，生大黄30g，青蒿60g。

用法、煎服方法：水煎服，3日1剂。

成药：肾康宁胶囊，3粒/次，每日3次；甲泼尼龙片，早24mg，晚16mg；保肝片，6粒/次，每日3次；雷公藤多苷片，10mg/次，每日3次；吗替麦考酚酯胶囊，750mg/次，每日2次。

二诊　2013年8月7日。时有心悸，乏力，腰酸，纳可腹胀，大便可，夜尿2次，BP：110/90mmHg。尿常规：PRO：(1+)，BLD：(3+)；24h尿蛋白定量：3.424g。STP：47g/L，A：29g/L，G：18g/L。

处方　上方生黄芪加至120g，水蛭减至10g，减覆盆子、白花蛇舌草，加远志30g、火麻仁60g、郁李仁60g、女贞子30g、墨旱莲30g。

三诊　2013年9月11日。乏力，时感心悸，胃脘不适，呃逆，咳嗽，咯少量白痰。2013年8月8日~26日在天津医科大学总医院感染免疫科住院治疗，住院期间输入人血白蛋白10g，共3日；免疫球蛋白200mg，每日1次，共5日。

2013年9月2日：24h尿蛋白定量：2.362g；STP：62g/L，A：35g/L，G：27g/L。

2013年9月10日：24h尿蛋白定量：1.551g。

处方　生黄芪90g，土茯苓30g，荠菜花30g，丹参30g，川芎30g，金樱子30g，五味子60g，

砂仁30g，覆盆子30g，白术30g，升麻15g，水蛭10g，白花蛇舌草30g，半枝莲30g，生大黄30g，青蒿60g，女贞子30g，墨旱莲30g。

用法、煎服方法：水煎服，3日1剂。

四诊 2013年11月6日。乏力减轻，纳可，寐欠安多梦，大便每日1～2行，大便干，尿中泡沫减少。尿常规：PRO：(±)，BLD：(3+)；24h尿蛋白定量：513mg。STP：54g/L，A：35.7g/L，G：18.3g/L。

处方 上方减白花蛇舌草、半枝莲、金樱子、女贞子、墨旱莲，加草决明60g、肉苁蓉30g。

五诊 2014年1月29日。双下肢不肿，动则心悸，夜寐多梦，纳可，大便可，舌淡红苔微腻，BP：110/70mmHg。24h尿蛋白定量：495mg。

处方 上方减大黄、肉苁蓉，加女贞子30g、墨旱莲30g。

六诊 2014年4月9日。夜寐多梦，醒后疲乏，纳可，大便干，舌红苔薄。24h尿蛋白定量80mg。

处方 生黄芪90g，土茯苓30g，荠菜花30g，丹参30g，川芎30g，升麻10g，五味子60g，砂仁30g，水蛭10g，青蒿60g，草决明60g，合欢皮30g。

用法、煎服方法：水煎服，3日1剂。

七诊 2014年6月25日。纳少，大便干，二三日1行，夜尿可，舌淡红苔薄。尿常规：BLD：(1+)，RBC：18/μl；24h尿蛋白定量：142mg。

处方 上方减水蛭，加火麻仁60、郁李仁60g。

八诊 2014年9月10日。无明显不适主诉，纳可，大便可，无咽痛，舌淡红苔薄微黄，BP：100/65mmHg。24h尿蛋白定量：230.9mg。

处方 生黄芪90g，土茯苓30g，荠菜花30g，丹参30g，川芎30g，升麻10g，五味子60g，砂仁30g，青蒿60g，草决明60g，合欢皮30g，白术30g，芡实20g，火麻仁60g，郁李仁60g。

用法、煎服方法：水煎服，3日1剂。

九诊 2014年11月12日。无明显不适主诉，24h尿蛋白定量：147mg。

处方 上方减白术，加蒲公英60g、肉苁蓉60g。

按语 张大宁教授认为患者发病以来以腰痛为主要症状，属于中医学“腰痛”范畴，依据国家中医药管理局重点专科协助组专家意见，中医病名为“慢肾风”。张大宁教授提出肾虚、血瘀、水湿/湿热是该病发病的主要病因病机。即肾虚为本，血瘀、水湿/湿热为标。患者先天禀赋不足，加之久病失治，致脾肾亏虚，脾虚不能运化水湿，湿浊内蕴，腰府失于濡养，故腰痛；脾虚生化不足，肾气不足精微不固，精微下泄；机体失于濡养故见面色少华；久病血瘀脉络，肾虚血瘀。纵观舌脉症，病在肾，涉及于脾，证属肾虚血瘀。本虚标实，虚实夹杂，预后欠佳。狼疮性肾炎必须中西医结合治疗，即激素、免疫抑制剂是不可或缺的，必要时补充人血白蛋白、免疫球蛋白等，在其基础上使用中药，可以起到起效快、少复发的作用。

第十二章 系膜增生性 IgM 肾病

病案

刘某，男，4 岁。

初诊 2014 年 11 月 5 日。

主诉 反复水肿 2 年加重 1 周。

现病史 2 年前患者因双下肢肿就诊于首都医科大学附属北京儿童医院，诊断为“系膜增生性 IgM 肾病”，予泼尼松 7mg，每日 1 次。减药后复发，后复加环磷酰胺、甲泼尼龙片、环孢素 A，自述均无效。2014 年 2 月服泼尼松：7mg，加他克莫司 5mg，服药蛋白转阴，复加雷公藤多苷片 1mg 每日 2 次，及中药治疗。1 个月后尿常规均正常。现症：近日外感，咳嗽，流涕，周身浮肿，服药恶心，纳可，大便可，舌淡红苔白，脉沉。

尿常规：PRO：(2+)，BLD：(1+)。

中医诊断 水肿。

证候诊断 脾肾两虚，肾虚血瘀，水湿内停。

西医诊断 系膜增生性 IgM 肾病。

治则 补肾健脾、活血化瘀、利湿消肿。

处方 生黄芪 10g，土茯苓 6g，荠菜花 6g，丹参 6g，冬瓜皮 12g，茯苓带皮各 6g，金樱子 3g，五味子 3g，青蒿 6g，砂仁 12g，桑白皮 6g，生甘草 10g，金银花 6g，连翘 6g。水煎服，3 日 1 剂。

二诊 2014 年 12 月 3 日。患者无鼻塞、喷嚏、咳嗽，浮肿减轻，纳可，大便日 1～2 次，舌淡红苔薄，脉沉。

2014 年 12 月 2 日 24h 尿蛋白定量：0.36g。尿常规：PRO：(2+)。血 Cr：18.18μmol/L，BUN：2.1mmol/L，UA：344.5μmol/L，STP：51.3g/L，A/G：22.7/28.6。血 FI：3.66g/L。

处方 上方生黄芪改为 15g，加芡实 6g，减金银花。

三诊 2015 年 2 月 4 日。晨起颜面浮肿，余无不适，大便日 2 次。

2015 年 2 月 3 日尿常规：PRO：(1+)，BLD：(±)。24h 尿蛋白定量：0.3g。

处方 上方生黄芪改为 20g、冬瓜皮改为 20g、茯苓带皮改为各 10g

四诊 2015 年 3 月 11 日。晨起恶心、无恶心乏力，双下肢及颜面水肿不明显。未诉咳嗽发热，大便日 1 行，小便尿浊减轻。舌暗淡根部苔黄，脉弦。

2015 年 3 月 10 日血常规：WBC：16.92×10^9/L。尿常规：尿胆原：(±)。STP：62.8g/L，A：33.5g/L，ALT：157U/L，Cr：19.88μmol/L，24h 尿蛋白定量：0.2g。

处方 上方减丹参，生黄芪改为 15g，加山药 10g。

按语 张教授认为肾虚血瘀、水瘀互结是肾病水肿的病机，故治疗上采用补肾活血、祛湿利水大法。临床实践中，张教授用药量大，药势勇猛，直至病穴。水肿与肺脾肾三脏有关，肾虚是根本，肾中阳气不足，气化失权为主要原因。张教授多用补骨脂、仙茅、淫羊藿等温补肾阳之品，取其助阳化气的功效。血瘀是肾病水肿的重要致病因素，张教授在选用活血药中善用三棱、莪术、丹参、川芎等。三棱、莪术，既能破血逐瘀，又能行气活血。但是三棱“能泻真气，真气虚者勿用”，而莪术“虽为泄剂，亦能益气”，所以两者合用可使脏腑经络的瘀滞荡涤而不伤正气。丹参活血化瘀，养血补血，有“一味丹参功用四物”之称；川芎活血行气，通达气血，更是“血中气药”。诸药并用，补血、行气、活血、破血，活血作用强又不伤正气。

第十三章　系膜增生性肾小球病

病案1

胡某，女，28岁。

初诊　2014年10月29日。

主诉　尿常规异常1年。

现病史　2013年6月体检时发现尿PRO：(3+)，BLD：(3+)，于天津中医药大学第一附属医院服汤药治疗病情尚稳定，尿PRO波动于（1+）～（3+）。近日加重，遂就诊。现症：时感腰酸痛，余无不适，大便日1～2次，夜尿2～3次，尿中泡沫多。

2014年10月19日：尿常规：PRO：(2+)，BLD：(3+)，LEU：(1+)，24h尿蛋白定量：1.02g。

2013年11月于北京大学第一医院肾穿：轻度系膜增生性肾小球病。

中医诊断　腰痛。

证候诊断　肾虚血瘀。

西医诊断　慢性肾炎；轻度系膜增生性肾小球病。

治则　补肾活血。

处方　生黄芪90g，土茯苓30g，丹参30g，川芎30g，莪术30g，芡实30g，白术30g，陈皮15g，金樱子15g，蒲公英30g，青蒿30g，五味子60g。水煎服，3日1剂。

二诊　2014年12月17日。患者咽痛偶咳嗽，月经前后腰酸，纳可，寐欠安，大便日1～2次，尿量可，舌暗苔白脉数。尿常规：PRO：(2+)，BLD：(3+)，RBC：8～10个/HP。24h尿蛋白定量：1.7g。

处方　上方生黄芪改为120g，减莪术，加板蓝根30g、金银花30g以清喉利咽。

三诊　2015年3月11日。患者感冒愈，未诉明显不适。

2015年2月8日查24h尿蛋白定量：0.75g。

处方　上方减板蓝根、蒲公英、金银花，加山药30g、补骨脂30g、覆盆子60g以补肾固涩。

按语　慢性肾炎是由多种原因引起的一组病情迁延，缓慢进展，最终可发展为慢性肾衰竭的疾病，临床表现为不同程度的水肿、蛋白尿、血尿、管型尿。因该病起病缓慢，病程较长，虚证居多，治疗上以补虚为主。张教授认为肾虚血瘀是该病的基本病机，提出补肾活血治疗大法，以肾炎1号方加减，因本患者以蛋白尿为主，故方中加覆盆子、金樱子、芡实等收敛固涩之品，疗效显著。

病案2

付某，男，22岁。

初诊　2010年9月19日。

主诉　肉眼血尿间断发作1个月余。

现病史　患者2010年8月20日旅游时受凉后发热，转天出现肉眼血尿，持续半月，于当地医院查尿常规：PRO：(3+)，BLD：(3+)。遂于2010年9月9日在天津医科大学第二医院住院期间做肾穿示：符合系膜增生性肾小球肾炎，结合光镜以轻度系膜增生性IgA肾病可能性较大。

24h 尿蛋白定量：0.945g。予黄葵胶囊、金水宝胶囊及氯沙坦等治疗，肉眼血尿消失。9 月 14 日查尿常规：BLD：（2+），PRO：（2+），RBC：20～22 个/HP，为求治疗，今日就诊于我科门诊，现症：晨起尿色深，时有腰痛，下肢乏力，平时扁桃体大，无咽痛，纳可，寐可，尿量可，大便日 1～2 行，不成形。舌质紫暗苔白，脉弦细。

中医诊断　尿血。

证候诊断　肾虚血瘀。

西医诊断　慢性肾炎（系膜增生性肾小球肾炎）。

治则　补肾活血。

处方　生黄芪 90g，土茯苓 30g，荠菜花 30g，阿胶珠 30g，仙鹤草 60g，茜草 60g，苎麻根 60g，三七 30g，白术 30g，女贞子 30g，墨旱莲 30g，半枝莲 30g，五味子 60g，蒲公英 60g，白花蛇舌草 60g，金樱子 30g。水煎服，每次 300ml，每日 2 次，3 日 1 剂。

嘱　饮食清淡，优质低蛋白饮食为宜，禁食海鲜、羊肉、辛辣刺激制品。

二诊　2010 年 10 月 27 日。无明显肉眼血尿，腰痛乏力减轻，纳可，寐可，尿量可，大便日 1～2 行。舌质紫暗苔白，脉弦细。24h 尿蛋白定量：0.408g。尿常规：PRO：（1+），BLD：（3+）。

处方　生黄芪 120g，土茯苓 30g，荠菜花 30g，阿胶珠 30g，仙鹤草 60g，茜草 60g，苎麻根 60g，三七 30g，白术 30g，女贞子 30g，墨旱莲 30g，半枝莲 30g，五味子 60g，蒲公英 60g，白花蛇舌草 60g，金樱子 30g，沙苑子 30g。水煎服，3 日 1 剂。

三诊　2011 年 12 月 28 日。近日外感后曾腹泻，发热，无明显肉眼血尿，纳可，寐可，尿量可，大便日 2 行。舌质紫暗苔白，脉弦细。

2011 年 12 月 16 日 24h 尿蛋白定量：2.06g。

2011 年 12 月 23 日 24h 尿蛋白定量：1.22g。

尿常规：PRO：（2+），BLD：（2+）。

处方　生黄芪 120g，土茯苓 30g，荠菜花 30g，阿胶珠 30g，仙鹤草 60g，茜草 60g，苎麻根 60g，三七 30g，白术 30g，女贞子 30g，墨旱莲 30g，半枝莲 30g，五味子 60g，蒲公英 60g，白花蛇舌草 60g，金樱子 30g，沙苑子 30g，山药 30g，陈皮 30g。水煎服，3 日 1 剂。

四诊　2012 年 1 月 11 日。无明显不适症状。舌质紫暗苔白，脉弦细。

2012 年 1 月 9 日 24h 尿蛋白定量：0.54g。

尿常规：BLD：（2+）。

处方　生黄芪 120g，升麻 30g，土茯苓 30g，荠菜花 30g，阿胶珠 30g，仙鹤草 60g，茜草 60g，苎麻根 60g，三七 30g，女贞子 30g，墨旱莲 30g，半枝莲 60g，五味子 60g，蒲公英 60g，金樱子 30g，败酱草 60g，沙苑子 30g，芡实 30g。水煎服，3 日 1 剂。

五诊　2012 年 3 月 28 日。无明显不适。舌质紫暗苔白，脉弦细。

2012 年 3 月 26 日 24h 尿蛋白定量：0.29g。

尿常规：BLD：（1+）。

处方　生黄芪 120g，升麻 30g，土茯苓 30g，荠菜花 30g，阿胶珠 30g，仙鹤草 60g，茜草 60g，苎麻根 60g，三七 30g，女贞子 30g，墨旱莲 30g，半枝莲 60g，五味子 60g，蒲公英 60g，金樱子 30g，败酱草 60g，沙苑子 30g，芡实 30g，杜仲炭 30g，陈皮 30g，白花蛇舌草 60g。

水煎服，3 日 1 剂。

按语　肾性血尿是指血尿来源于肾小球，临床上表现为单纯性血尿，或血尿伴蛋白尿，多见于原发性肾小球疾病，如 IgA 肾病、系膜增殖性肾炎、局灶性肾小球硬化症、肾囊肿、多囊肾，也可见于继发性肾小球疾病如紫癜性肾炎、狼疮性肾炎。如果治疗不彻底，反复发作或失治误治，病情不能得到切实有效的控制，最终导致尿毒症。张大宁教授认为该病病机为肾虚血瘀，治疗以补肾活血止血为大法。方中以生黄芪、白术、三七为主补肾活血止血，佐以仙鹤草、茜草、苎麻根、阿胶珠清热养阴化瘀止血，升麻主升举阳气，对于肾性血尿及蛋白尿均有升提固摄的作用，二诊至五诊时患者诸症减轻，尿蛋白减少，故效不更方，以初诊方药为基础方，于原方之上固肾、行气、利湿之品以调之。本方对肾性血尿有效，但该病缠绵易反复，故需长期随证应用。

第十四章 男科疾病

目前，我国男性生殖健康状况面临较为严峻的形势，由于传统观念和社会责任，男性承担更多的压力，加之作为男性角色和性格特点，对自身健康不够重视，因此男性疾病正在发生显著的改变。在中国有3亿多成年男性中，患性功能下降的有近亿人，其中40岁以上男性有52%受勃起障碍的困扰；有近5000万的男性患有不育症，各类前列腺疾病加在一起总数已达1.5亿。这种状况持续下去将会变成严重的社会问题。因此，全社会都要关注男性、关注男性生殖健康。男科学是以研究男子性和生殖功能疾病为主体的专门学科，称为”男科”。中医男科是一门与中医妇科相对应的临床分支学科，是祖国医学重要的组成部分之一。国医大师张大宁教授，精研岐黄之术，通晓中医理论，勤求古训，博采众方，在用中医药治疗各种男科及其相关的疑难顽症方面疗效卓著，验识俱丰。

一、传承经典，运用临床

诗云“内径、伤寒不离身，阴阳、脏腑心中存，四诊药道意不乱，临证自然效堪真”。张老师常讲：欲学中医，古文不可不读，尤其是《内经》。张老师不仅精通医道，还博览古今，继承和发展经典医学理论，传承经典，必须抓住其核心，领悟其内含涵，临床时方可运用精当灵活。如《黄帝内经》为中医理论基础，应重在阴阳、五行、藏象、经络、病机、治则等方面；《黄帝内经》对男性生殖器官的记载：“睾”、“睾系”、“前阴”、“阴毛”、“阴痿”、“阴器”、“囊”等。对男性与经络联系的记载：《素问·厥论》指出：前阴者，宗筋之所聚，太阴阳明之所合也；对男性病理、生理方面的记载《素问·阴阳应象大论》：年六十，阴痿，气大衰。生理功能方面指出男子在“二八”肾气逐渐旺盛，男性生殖器官已发育成熟，并具有排精功能，进入青春发育期；到了40岁以后，男性机能及生育水平开始下降，即“五八，肾气衰，筋不能动，天癸竭，精少，肾脏衰，形体皆极；八八，则齿发去”。从而揭示了男性生、长、壮、老的发展过程及生殖生理学机制。病因方面强调房事不节，情志异常及寒、热、湿与男科发病有密切关系。《素问·腹中论》：“今时之人不然也，以酒为浆，以妄为常，醉以入房，以欲竭其精，以耗散其真，不知持满，不时御神，务快其心，逆于生乐，起居无节，故半百而衰也。”指出了房事过度，醉后行房，会给人体造成伤害。《灵枢·本神》：“怵惕思虑则伤神，神伤则恐惧，流淫而不止，恐惧而不解则伤精，精伤则骨酸痿厥，精时自下。”《灵枢·经筋》：“经筋之病，热则筋驰纵不收，阴痿不用”；“足厥阴之经，伤于寒则阴缩入。”这些精辟的论述，指出了情志损伤，感受寒热之邪均可导致男性功能的异常。《灵枢·本神》：“故生之来谓之精，两精相搏谓之神。”指出了性行为是由心神通过性意识去支配的生理活动。《伤寒论》为中医学辨证论治奠定了基础，蕴藏古代哲学辩证法思想，融理、法、方、药为一体；《伤寒杂病论》以脏腑病机理论，进行分证理论与实践相结合，《伤寒杂病论》对男子失精、精冷无子、遗精、淋症、阴狐、疝气等男科病症多有论述。尤其是治疗遗精、滑精的桂枝加龙骨牡蛎汤，治疗肾气不足、精亏、精冷无子的金匮肾气汤，均体现了理法方药的整体辨证观。另《脾胃论》以脾胃为重点；《医林改错》创立的活血化瘀；《景岳全书》对男科临证理论有许多独创见解，主张辨证论治，在其“阳中求阴，阴中求阳”的理论原则指导下，创制的左归丸、右归丸、赞育丹对男性功能障碍及男性不育症的治疗有较科学的理论意义和临床实用价值，病机上也强调情志因素的相关。总之，中医学经典理论思想，在张老师男性病治疗实践运用中的不断体现与运用。

二、不断创立新理论、新概念

张老师临证中，师古不泥古，出新于法度之中。“有所为”，“有所不为”。依据中医学阴阳五行、四诊八纲、整体观念、审证求因、辨证论治为一体，由博返约，总结提炼成男科四大主症，作为男科疾病谱的四个大纲，即“腺、性、精、育四大主症”。其临床诊疗范围以男子不育、性功能障碍、前列腺疾病等三大类为主。张大宁老师根据多年临床经验，生理解剖，将前列腺、精囊等生殖相关的脏腑，归为奇恒之腑，因为其有规律的亦藏亦泻，兼具脏和腑的主要功能，同时又异于脏和腑。另外，生殖脏腑又有调尿储藏和排泄作用的功能，认为其隶属于肾与膀胱，开窍于前阴，生理病理变化可从外生殖反映出来。男性生理、病理功能，借鉴“心-肾轴心学说”等新理论，本将其充实并扩展。体现了心、肾、命门之间的生理、病理关系，将人体看作“形神一体”的动态发展过程，在心的主导的条件下，心与肾、命门之间相互促进，相互制约的相对平衡关系。临床治疗上，他指出“肾虚血瘀”是构成多种慢性疾病、老年病及人体衰老的基础。许多男性病，虽然临床表现复杂，变化多端，但均有不同程度的“肾虚与血瘀”，“肾虚与血瘀”完整有机地统一，肾虚必血瘀，肾虚为本，血瘀为标，互为因果。依据此理论，确立了“补肾活血法”。为治疗多种男性病、老年病及抗衰老的基本治疗大法。

三、依据男性病的特征，施护治疗

张大宁老师认为：男性病病情迁延，病势时轻时重，且兼证错杂，往往寒、热、虚、实并现，难应不测，诊治中注重男科病的生理、病理特点。

1. 心司情欲，“性”由心生

性行为是在天癸作用下的一种心理活动，这种过程受心神的主宰与调控，正如朱丹溪所谓：“心，君火也，为物所感，则易动随神往来者谓之魂，并精而出入者谓之魄，所以任物者谓之心，心有所忆谓之意”。在人体五脏中，同时具有生物学、心理学、社会学三种属的，只有心神的功能活动。作为心神的一个下属环节，性意识也间接接受这三种因素的制约。《素问·灵兰秘典论》云：“心者，君主之官也，神明出焉……故主明则下安……主不明则十二官危。”《灵枢·邪客篇》则云：“心者，五脏六腑之大主也，精神之所舍也。”人的精神活动由心支配，五脏六腑的功能也皆由心神所统。心的功能正常，其他脏腑功能方能协调。性行为的过程如《格致余论》所言，目之所视、耳之所听、鼻之所嗅、肌肤之所触和心之所思，心“为物所感”，以致心气涌动，更兼肾气鼓舞、肝气疏泄、肺气布散、脾气统摄，五脏协调，气血舒畅，血脉充盈，阳道奋昂，勃然而起。《类经》谓心：“为脏腑之主，而总统魂魄，并该意志”，又说：“情志之伤，五脏各有所属，然求其所因，则无不从心而发”。所以男子在性生活当中，若心有旁骛，则不能聚“精”会“神”，就会出现勃起减退，甚至不能勃起。

2. 肝肾与性反应轴

肾主前阴主要指肾控制男子前阴的排泄功能，而前阴的勃起交媾功能则与肝关系更为密切。按照五行学说，肾水生肝木，两者存在母子关系。所以，肝、肾两脏无论生理还是病理均存在十分密切的关系。肾藏精，肝藏血，精血可以互化，有“精血同源”、“肝肾同源”之说，又两者都与前阴关联，肾精、肝血是性器官生理活动的物质基础。肝藏血，主宗筋。肝脏有贮藏血液和调节循环血量的功能。过乳头，因而刺激两乳时，可通过以肝、肾为轴心的耳-肾-前阴和目、乳-肝-阴器性反应轴，激发性器官兴奋反应，男性出现阴茎勃起。肾气为其动力，肾气盛则开阖有节，当开则开，当阖则阖，尿液和精液的排泄与闭藏才正常，否则会出现排尿或排精困难，或阳痿，或遗尿、遗精。病其本在肾，标在肝，其大多由肾阳不足，水不涵本，肝经郁热，热扰心神所致，所以治疗男性疾病时，应注意两者关系。

3. 男科病与气血的关联

男子精子的生长发育，一方面基于肾藏精，司生殖和生长发育，肾精充盈，则生殖和生长机能旺盛；另一方面，脾作为后天之本的重要性。脾为生血之源，精血可以互化，脾运健旺，肾精得脾化生之精微不断补充才能保持盈满，生殖之精也得以化生。临床上有“调合气血，充润宗筋”为治则的观点。男性性功能勃起障碍（阳痿）首见于《素问·痿论》中：“思想无穷，所愿不得，意淫于外，入房太甚，宗筋弛纵，发为筋痿，及为白淫。”阳明胃为五脏六腑气血生化之源，中州运化得健，则可润养宗筋（男女性器）。反之“阳明虚则宗筋纵”，故治疗上更加注重“治痿者独取阳明”。《普济方》曰：“人之一身不离乎气血，凡病经多日疗法不愈，须为之调血。”所以，辨治男性性功能低下所致的各种病症多从调理气血入手。

4. 男科病与身心合一

张大宁老师在中医男科的治疗中，重视心与身，强调整体调节，顺应当代医学发展趋势及身心整体健康的需求，以人为本，结合生命科学、哲学理论、中西医药精华，并融合生物、生态、情志、社会于一体，实行身、心、灵三维的整体调节与护养。

四、中医药治疗男性病的思路与方法

中医男科系统的疾病多由现代医学演变而来，更应将“辨病”与西医病名区划。中医的辨证分型论治，不是简单“辨病”。如“尿频”一症，多种疾病均可出现，前列腺炎、前列腺增生、尿路感染、外阴局部炎症，首先明确辨病，再辨证，其辨证可分为肾虚、脾虚、肝郁、气逆、血瘀、湿毒等证型，这样治疗，才能做到治疗有的放矢。中医男科病辨病论治，可注意以下几个方面。

（1）针对疾病的病理变化或现代药理研究结果，无论中医辨证属何种证型，施以相同的药物。如不同男科病的证型，皆包含瘀证，这一病理基础。所瘀包括肾虚血瘀，气滞血瘀，肝郁血瘀，气虚血瘀，湿阻血瘀等。

（2）针对疾病的不同类型，施以不同的方法，男科病患者肾虚血瘀是基础病变，补肾活血是基本治疗原则，但根据具体病情将男科者证分虚实两型：“发于肝、心者，以实证居多；发于肾、脾者，以虚证居多。”并归纳为“实则治心肝为主，虚则治脾肾为主”的两个主要治疗规律。

（3）结合现代医学的药理研究结果用药，如天花粉，其生物活性，具有调节体内激素水平，调节尿道平滑肌张力的作用；补骨脂有调节激素水平的功效；灵芝与5α-还原化酶抑制剂作用近似；水蛭 、川芎等活血化瘀药具有改善微循环作用。现代医学在对男性病的发病机理上从既往强调精神心理因素，转向关注于器官的器质性病变；从神经、内分泌、血管系统多向的探查，转向聚焦于细胞分子水平上的海绵体血管窦的功能障碍。西地那非（伟哥）对阳痿的疗效确实又“广谱”，究其作用是一种5型磷酸二酯酶抑制剂，通过阻断磷酸二酯酶对环鸟苷酸（C-GMP）的降解，而扩大了神经内 NO/C-GMP 通路，保障了 C-GMP 使海绵体窦平滑肌扩张达到舒张阴茎海绵体，其根本机理就是改善了局部的血流动力学状态。这与活血化瘀药所达到的改善血液循环中主要是微循环状态的机理是完全一致的。从某种角度上讲，伟哥亦是一种“活血”药。而最新的生化药理资料亦报道，川芎等活血药的有效成分之一阿魏酸钠，具有抑制血小板凝集、改善微循环作用，同时增加血浆 C-GMP 的水平，从分子药理水平佐证了活血药治疗男科病特别如阳痿的药理机制。有中医药中“伟哥”的美誉。

五、大师心德

张老师常讲“辨证之疑，论证之难”，要掌握辨疑不惑，治难不乱，关键在详加审定，综合辨证，这样临证时才能去伪存真，治病中切中病因、病机。男科病病程长，病情沉痼，临床表现各异，其症状涉及面广，病机错综复杂，症候变化多端。

（1）以肾虚为主：肾之阴阳是各脏阴阳之根本，该病的病理基础在于肾之阴阳失调。或素体阴虚；或素体阳虚；或素体肾气不足；或久病及肾，呈肾阴阳俱虚之势，从而形成此症。由于肾藏元阴元阳，故治疗时宜阴阳同调，可以补偏纠弊，还可以“从阴引阳，从阳引阴”，如景岳所云：“善补阳者，必于阴中求阳，则阳得阴助而生化无穷；善补阴者，必于阳中求阴，则阴得阳升而泉源不竭。”临证用生地、女贞子、墨旱莲、淫羊藿、锁阳等。

（2）肝郁血瘀：肝主情志，疏条达。“凡思虑焦劳，忧郁太过者”气已先郁，塞于精关，血瘀经络不畅而，诸病继发。《杂病源流犀烛》说：“失志之人，抑郁伤肝，肝木不能疏达，亦致阴痿不起。”《灵枢·经筋》“足少阴之筋……并太阴之筋而上循阴股，结于阴器……”，肝气疏泄则使其气机通畅，则见阴茎难以勃起，胸胁胀满，睾丸、会阴部隐痛，精神抑郁，情绪不宁，喜叹息或性急易怒，临证用柴胡、青皮、川楝子等疏肝行气，常辅加石菖蒲、郁金、远志以调情志、开心窍、通络逐瘀。

（3）痰湿互结：感受外邪或平素痰盛之体，痰湿内生蕴积化热，气血津液失通调。古人云“百病多由痰作祟”，痰饮因气化功能失常，痰湿停聚所生，同时痰湿壅盛，困阻经脉，躯脂满溢，闭塞宗筋，不能润养宗筋致。可见阴囊潮湿、小便频数等，临证用半夏、胆南星、檀香、石菖蒲等化浊开窍之品不可少，同时酌加仙茅、淫羊藿温肾兴阳之品。

（4）肝郁胆热：平素过食油腻之品或酒炙之物，湿热蕴结，气机失于流畅，清阳不升，浊阴不降。可见，阳痿或遗精，阴囊湿痒臊臭，小便赤涩灼痛，睾丸坠胀甚则肿痛，治疗通阳之法，疏肝清热为要。临证用胆草、黄柏、肉桂、黄连等。酌加蜈蚣、川芎，其性走窜，内至脏腑，外达经络。

（5）心肾不交：五志过极致心火独亢，或房劳肾亏，肾水不足，至心肾不交，水火不济，可见头晕耳鸣，腰膝酸软，心悸惊惕，如朱丹溪在《格致余论》中说：“心，君火也，为物所感则易动，心动则相火亦动，动则精自走。”说明性兴奋先是“心动”，激起“相火”旺动，应首先考虑心肾不交所致。治法交通心肾，临证用黄连、阿胶、五味子等。

（6）心脾两虚：饮食失调或劳倦太过，或大病久病损伤脾胃，健运失司，气血生化乏源，宗筋失养，可见面色不华，精神疲弱，口淡无味，饮食减少，大便稀溏，少气懒言，舌淡胖有齿痕，脉缓。《景岳全书》指出血液：“灌溉一身，无所不及，故凡为七窍之灵……二阴得以调畅，凡形质所在，无非血之用也。”说明血气的运行调和对人体的滋养与功能具有重大作用，而血的化生与肾精密切相关，前阴有赖气血的涵养，心气涌动，血液充养宗筋。治法养心健脾，补血益气，临证用白术、龙眼肉、远志、党参、麦冬等。

（7）从瘀论治：一方面现代社会的多种因素影响，表现在现代生活的高强度、快节奏、竞争激烈，使人们思虑忧郁，易于情绪化。临床观察发现，男科病的发生与情志精神因素颇相关联，如下岗失业、家庭失和，忧思恚怒，不能自解，久则肝失疏泄，气血输布失常，宗筋失盈而致病。气为血之帅，气是推动人体血液运行的动力。只有气血调和，才能维持正常的人体生理活动，否则气血不和，百病及变而生。另一方面现代生活的复杂性表现于膳食中肥甘厚味，运动量减少，造成壅盛不利。嗜酒过度，伤及脾胃，积滞生痰湿。一则，痰随气行，无处不到，痰湿遇阻经脉，壅塞不通，致阴茎不能随意欲而勃起。二则，痰湿郁久，聚湿化热，湿热下注而致宗筋弛纵，阳事不兴。《灵枢·经筋》说“热则筋弛纵不收，阴痿不用”。治疗上，活血化瘀法与现代医学男科临床实践中有许多不谋而合之处。如现代医学在治疗某些特发性不育，常使用血管舒缓素，究其作用就是扩张末梢血管，改善血循营养。从瘀论治男科病，在经络学说、脏腑气血辨证，有充足的理论基础，临床亦得到普遍的应用并获得良效，确立为男科病辨证的重要法则。张老师在方中又配用了蜈蚣、九香虫这两味药物。蜈蚣味苦微寒归经入肝，本品气性禀寒，苦主降泻，能泻肝大、解热烦；且能善下气、入血分，能散恶血、破坚积、行血滞、通血脉。而九香虫味辛香，性凉，归经入心肝，本品辛开苦降，清扬善窜，上达巅顶，下行下焦，能行滞气、散肝郁、降逆气、泄壅滞，为行气解郁要药；且辛苦而凉，性善降泻，能清心热、凉营血、舒宗筋。从此两味药的性味功效来看，张老师用此两味药相配伍治此证，真可谓匠心独运，浑然天成。

世界卫生组织（WHO）预测，20世纪末或21世纪初，男性不育症将和癌症、心血管疾病一起，成为威胁人类健康生活的三大主要疾患。张老师在诊治时，不仅治病，对有条件的，夫妻同时指导。并通过从心理、饮食、运动、药物及传统疗法等全方位、多角度来改善患者体质，从而达到治病求本的目的。

病案1

吴某，男，18岁。

初诊　2003年3月12日。

主诉　滑精半年。

现病史　半年前，无梦滑精，病前犯手淫，未重视。现症：每一二夜即无梦滑精1次，伴腰酸、头晕头痛、口干不欲饮、面色灰滞、心悸少寐、脉细弦、舌红、苔薄白。

中医诊断　滑精。

证候诊断　心肾两亏、精关不固。

西医诊断　性功能障碍。

治则　心肾同治、补涩并投。

处方　诃子肉30g，远志30g，五味子30g，沙苑子30g，金樱子30g，芡实30g，益智仁30g，乌药30g，茯神30g，煅龙骨30g，煅牡蛎30g，五倍子30g。水煎服，每日2次，2日1剂。

二诊　2003年4月12日。治疗1个月后滑精减少，仍腰痛、脉细缓，再从原意扩充，原方加制首乌、墨旱莲、女贞子各30g。

三诊　2003年5月12日。上药又服1个月余，滑精痊愈，随访1年疗效巩固。

按语　张大宁教授在滑精的治疗中强调心、脾、肾同治，认为心肾两脏是发生滑精的总纲。按不同的病因病机分为四个证型，心神妄动者以清心安神为主；肝肾同病者或滋阴降火、或固摄精关、或补益肝肾；劳伤心脾者温之以气、或补之以味；湿热下注扰动精室者健脾分利。本案中补肾固涩药中配以安神养心之品，体现“精之主宰在心，精之藏制在肾”。“心藏神”，心气亏虚精神内伤而致滑精，故治疗中配合心理疏导、消除恐惧心理和不必要的精神负担，这样才能获得成效巩固疗效。

病案 2

刘某，男性，41 岁。

初诊　2003 年 4 月 2 日。

主诉　阴茎萎软不起 2 年。

现病史　患者因阴茎不能勃起 2 年，曾多处求诊未见效果，乃来我院就诊。就诊时患者性欲缺无，阴茎不能正常勃起，伴神疲乏力、头晕气短、腰酸背痛、夜尿频多、小便清长、嗜睡、畏寒怕冷、舌淡、苔薄白、脉沉细。

中医诊断　阴茎萎软不起。

证候诊断　肾精亏损、命门火衰。

治则　补肾壮阳、温补命门，佐以通络。

处方　仙茅 30g，淫羊藿 30g，威灵仙 30g，蛇床子 30g，三棱 30g，莪术 30g，柴胡 20g，蜈蚣 2 条，檀香 12g，阳起石 30g，乌药 30g，郁金 20g，补骨脂 30g。水煎服，每 2 日 1 剂，每日 2 次。

该病之肾虚可分为肾阳虚、肾气虚、肾阴虚和肾精不足。四者之间既有联系又有区别，因此在临床治疗过程中要抓住主要矛盾，有的放矢。不少患者曾经补肾治疗，但其疗效欠佳，究其原因，是未能抓住问题的关键所在。本病案抓住了肾阳虚、命门火衰之特点，补肾阳、温命门之火而达到起痿之目的，如仙茅、淫羊藿、阳起石等。另阳痿每与情志因素有关，如所愿不遂、夫妻不睦等，致肝瘀气滞、气血不畅亦致阳痿。因此，临床张大宁教授强调肝肾同治，如本案中柴胡、三棱、莪术、郁金等舒肝理气，阳气得伸，精窍通利，宗筋得养，同时加入蜈蚣、威灵仙、檀香通经活络、祛瘀、推陈出新。诸药合用，相得益彰，精气得以填补，肾脏得以温阳。

二诊　2003 年 5 月 2 日。连服 15 剂后，纳增性旺，诸症好转。继以上方加入旱莲草 30g、女贞子 30g、生地 30g。依据阳虚阴亦亏的原则，虚则补之，上述三药填精益髓、滋补肝肾，补火之中加入补水之品，以护真阴即“壮水之主以制阳光之意”，以达到阴阳相济、气血双补。

三诊　2003 年 6 月 2 日。连服 15 剂后，诸症皆除，制药为蜜丸，巩固疗效。

按语　本病临床辨证主要以虚实为纲。虚从肾论治，实从肝论治，肾虚当分阴虚和阳虚之分，实有瘀、痰、热、郁之别，病位在肾和精室。临床上常见证型主要有肾精虚损、阴虚火旺、湿热内蕴、瘀血阻滞、肝气郁结型等。在辨证和选药时要掌握因人制宜、因症制宜的施治原则。阴虚火旺型宜采用滋阴降火法，方药用知柏地黄汤加减，通过滋水制火调节阴阳平衡；肾阳亏虚型宜采用温肾壮阳益精法，方选本案方药加减，通过温煦命门之火，使肾中阳气化生无穷；痰瘀内阻型治宜痰瘀并治，采用祛痰通络、化瘀通窍法，方药选用二陈汤和失笑散加减，通过化瘀血、祛痰浊、通经脉，促使精气旺盛；对于一些虚实夹杂、寒热并存的患者，既要补其不足又要泻其有余，不仅可以扶正固本，而且通过活血解郁、祛痰化湿等药配合使用，使阳气畅达、宗筋振奋。

病案 3

张某，男，65 岁。

初诊　2004 年 8 月 13 日。

主诉　排尿不畅 5 年。

现病史　患者近 5 年来逐渐排尿不畅，小便呈滴沥状。外院检查确诊为前列腺肥大，经中西药治疗效果欠佳，近来上诉症状加重，来我院专科门诊。现症：腰酸、排尿滴沥不畅、少腹胀满、面浮肢肿、便溏不实、舌质淡、苔黄腻、脉细缓。

肛门指诊检查：前列腺Ⅲ°肿大饱满、质较硬、有压痛、无结节、中央沟消失，前列腺液未挤出。

中医诊断　癃闭。

证候诊断　湿热夹瘀、阳虚水停。

西医诊断　前列腺增生症。

治则　清热利湿、温阳化瘀。

处方　乌药30g，生黄芪30g，升麻9g，牛膝30g，茯苓30g，车前子30g，车前草30g，泽泻30g，石韦30g，苍术30g，益母草30g，泽兰30g，穿山甲15g，牡丹皮30g。水煎服，每2日1剂，每日2次。

二诊　2004年8月27日。上药服7剂后，排尿渐畅、尿痛亦减、足肿渐消，但尿道仍热、轻微疼痛、舌质红、苔薄白。酌加滋阴降火为主，知母、黄柏各30g，中焦失运、湿浊内生、久而化热、湿热互结、下注膀胱或膀胱气化失权、尿不得出、水湿内停、日久化热，故加知母、黄柏清热利湿。

三诊　2004年9月27日。小便点滴失禁大减、但仍少腹胀痛、脉细弦，加入川芎、川楝子配合穿山甲、泽兰行气活血、软坚散结，以化瘀浊利小便。

四诊　2004年10月27日。药后，病明显改善，继服上方5剂，以巩固疗效。

按语　张大宁教授认为，人体水液代谢与三焦功能正常与否至为密切。若欲小便通利，必赖以三焦气化正常，气化一日不畅、水道必然一日不通。故张大宁教授认为，辨治前列腺肥大，不离三焦气化功能，总以畅通气机为要，概括为三法：清热宣畅气机：通过清热利湿、开泻癃闭、宣通壅滞，以解癃闭之苦；升清降浊、利气机：脾胃属中焦，为气机升降与水液代谢之枢纽，若运化无力、转化失职、清不升而浊不降，则可影响三焦气化而发为癃闭，用药中升麻生发清阳，牛膝利水降浊以恢复中焦运化转输功能，以利气化之通畅；温肾化气：膀胱与肾互为表里，同位于下焦，若肾中阳气微，水必不利，本案中通过乌药、生黄芪温肾助阳，水方自通，温中兼通，使气行而水行。

病案4

李某，男性，32岁。

初诊　2004年7月10日。

主诉　少腹、会阴部轻痛，反复发作2年。

现病史　1997年7月初即感少腹、会阴部轻度胀痛，腰骶部疼痛尤甚，伴有尿意不尽，终段混浊，尿道口常有白色黏液流出，既往性欲无度，房室不节，又善酗酒、膏粱厚味。曾自服红霉素、诺氟沙星等药物治疗，已达半年之久，亦曾多外诊治，上述症状未见缓解。日前于某医院泌尿科确诊为慢性前列腺炎，先后用多种抗生素，病情仍未见明显好转，最后一次前列腺液检查：脓细胞成堆，伴少量卵磷脂小体，因病情反复求诊我科。现症：小便刺痛，伴会阴部热胀疼痛、排尿不畅、淋沥涩痛、尿道滴白、腰腿酸软、神疲乏力。

肛门指诊：前列腺肿大、中央沟消失、有显著压痛。前列腺液检查：乳白色、稠度高、脓细胞：(3+)、卵磷脂小体明显减少，脉象弦滑、舌红、苔黄腻。

中医诊断　精浊。

证候诊断　湿热瘀结下焦。

西医诊断　慢性前列腺炎。

治则　清热解毒、利湿通淋。

处方　土茯苓30g，鱼腥草30g，蒲公英60g，黄芩30g，大黄10g，川楝子30g，赤芍30g，车前子30g，车前草30g，生龙骨30g，生牡蛎30g，半枝莲30g，苍术30g，白术30g，生黄芪30g。每两日一剂，水煎服，每日2次。

二诊　2004年8月10日。连服15剂后，自觉症状明显减轻，尿道口白色分泌物明显减少。临床中张大宁教授强调在组方用药时，要抓住病症的主要病机，充分体现辨证用药的特点，理法严谨、注重分寸、灵活有度、不拘泥于古方经典。如本医案临床见小便频数疼痛、有白浊滴出、舌质红、苔黄腻、脉弦滑。辨证为湿热瘀阻。治则上重用清热解毒、化瘀利湿为大法，方中土茯苓、鱼腥草、蒲公英为主，剂量偏重、清热解毒、通淋利湿；大黄、赤芍活血化瘀 、通络散结；川楝子、生龙牡等行气软坚、散结止痛。

三诊　2004年9月10日。加入威灵仙30g、五灵脂30g、蒲黄30g以加强活血化瘀 、攻坚散结，再服15剂。三诊后，患者临床症状基本消失，肛门指诊：前列腺大小正常，轻微压痛，前列腺液镜检：WBC：（+），脓细胞：0~3个，卵磷脂小体：（2+）。再加生地黄30g、知母30g、黄柏30g、山药30g。张大宁教授指出清热解毒之品多苦寒，伤脾胃，且该患者久病、失治、误治，脾、胃、肾正气克伐，所以加健脾益肾之品，以扶正祛邪。

四诊　2004年10月10日。复查肛门指诊：前列腺大小正常无压痛、质地软，前列腺液镜检：WBC：5个/HP、卵磷脂小体：（3+）。后以基本方共研细末，做蜜丸，每丸9g，每日2次，以巩固疗效。半年后随访，已痊愈，未复发。

按语　慢性前列腺炎属中医“精浊”、“劳淋”范畴。张大宁教授认为，其病因病机多为湿、热、血、瘀，肾虚男性多嗜酒、烟、辛辣，致脾胃失运，湿热内蕴，流注下焦。该病多发于青壮年，正值气血充沛、性机能旺盛时期由于社会环境因素、传媒刺激等，频繁手淫、性交、忍精不泄，败精瘀阻于精室、蕴久酿毒、阻于经络，气血凝滞又会加重湿热毒邪的形成，互为因果，贯穿于该病发生和发展的整个病理过程。该病病位在下焦、膀胱、精室，日久必耗伤肾气，令出现一些肾虚症状，但其主要矛盾是湿热蕴结下焦、瘀久化火、火盛为毒、热毒蕴结下焦精室；若热毒得以消除，则瘀滞可化、肾虚症状自愈矣；若妄投温补之品，则犯实实之戒。

遵循其基本理论，选方用药上结合现代中药药理学的研究成果，选择药理作用更明确、针对性更强的药物。用药可分为清热解毒、利湿祛浊；活血化瘀 、软坚散结；益气补肾、扶正祛邪三大类。早期以清热解毒为主，此类药物有较强的抗病原体、抗炎作用；中期以活血化瘀为主，此类药物有改善前列腺血液循环，消除血栓及纤维组织增生，达到软化变硬的腺体，并有利于炎症的消退；后期偏于益气补肾，此类药物能明显提高机体免疫功能，增强机体抗病能力，同是对防止该病复发，有积极的临床意义。

病案5

王某，男，43岁。

初诊　2011年12月28日。

主诉　阳痿1年且逐渐加重。

现病史　患者1年前无明显诱因出现性功能障碍，阳痿遗精、腰酸乏力、耳鸣，未予重视。因逐渐加重遂来就诊。现症：阳痿、遗精、下肢酸胀、胃痞胁胀，便干。舌淡红苔白脉沉细。

中医诊断　阳痿。

证候诊断　肾虚肝郁气滞。

西医诊断　性功能障碍。

治疗：滋肾填精，疏肝活血通络。

处方　仙茅30g，淫羊藿30g，女贞子30g，墨旱莲30g，蛇床子30g，巴戟天30g，覆盆子60g，杜仲60g，川芎60g，乌药30g，肉苁蓉60g，火麻仁60g，郁李仁60g，决明子30g，五味子30g，生甘草30g，补骨脂30g。水煎服，3日1剂。

按语　患者阳痿1年余。平素下肢酸胀，胃痞胀满，两胁胀满，大便不通畅，舌淡红苔白脉沉细。张教授指出，肾主生精，为人体先天之本，故当固本培元补益先天。久病于此，患者必心理负担加重，易致肝气郁滞，出现两胁胀满之症，气滞血瘀，脉络不通畅。故治以补肾扶正，行气活血，即补肾的同时加入行气活血、疏肝解郁之药，行血中之气，使气引血脉畅通，功能自健。如选行气止痛、温肾散寒之乌药，配合大剂量川芎温通血脉，行气解郁。因肠道燥热不润，用火麻仁、郁李仁、肉苁蓉等柔润大肠以通便，临床疗效甚佳。

第十五章 杂 病

病案

苗某，女，63岁。

初诊 2012年1月4日。

主诉 失眠数年不愈，近年来加重。

现病史 患者因久病，精神压力大，周身不适影响睡眠，为求缓解症状遂来就诊。现症：失眠，夜间1点进食后方可入睡，目黑头晕，下肢沉重，舌暗苔白脉沉。

中医诊断 不寐。

证候诊断 痰湿内蕴，胃气不和。

西医诊断 失眠。

治则 化痰和胃安神。

处方 半夏12g，生黄芪120g，土茯苓30g，丹参30g，五灵脂30g，蒲黄炭30g，大黄炭60g，女贞子30g，墨旱莲30g，茵陈60g，枣仁30g，夜交藤30g，桑白皮20g，砂仁30g，麦冬60g。

水煎服，3日1剂

按语 患者久病不寐，每晚凌晨1点需进食后方可入睡，双目周围色暗，双下膝沉重明显，头昏沉，苔白，舌体胖，脉沉。既往病史：冠心病10年，肾功能不全3年，Scr：105μmol/L。辨证考虑痰湿内蕴，胃气失和。《内经》云："胃不和则卧不安。"治以化痰和胃安神，予半夏秫米汤加减。湿为阴邪，易阻滞气机，上蒙清窍，神明不爽，故见不寐。半夏辛温有毒，可燥湿化痰、降逆止呕、和胃消痞，功在祛除痰湿；同时在方中加用陈皮、砂仁等，行气和胃，使气机宣通，痰湿得化，使精神安宁。